Comprendre pour mieux prévenir
les maladies cardio-vasculaires

Mieux vaut prévenir que guérir

Éthique et pratique médicale
fondée par Richard Moreau
Collection dirigée par Roger Teyssou

La collection « Éthique et pratique médicale » est une tribune qui permet à tous les acteurs du monde de la santé, professionnels, enseignants, administrateurs, économistes et patients d'exposer leurs opinions, de décrire leur expérience et de proposer des solutions aux problèmes posés par une profession en pleine mutation, et ce en toute indépendance et en conformité avec la déontologie et les bonnes pratiques médicales.

Dernières parutions

Padrig MAHE, *Vers un mieux-vivre en EHPAD, Guide pratique pour déployer une Offre d'Activités et d'Animations (OAA)*, 2023.
Jacques MORNAT, *Presque tout sur la médecine en France. Pour mieux comprendre le système de santé*, 2023.
Michel BOURIN, *Faire face au polyhandicap*, 2023.
Dr Pierre MESTOUDJIAN, *La méthode facile pour arrêter de fumer du jour au lendemain, Le nouvel antidote du tabac*, 2023.
Thibaut COUSSENS-BARRE, *La patrimonialisation des collections d'échantillons biologiques*, 2022.
Christian PIROLLI, *Passeur... Par maux et par mots de patients, la parole d'un médecin*, 2022.
Faouzia PERRIN, *L'État et la santé. Quelle finalité à la politique de santé ?*, 2022.
Michel PINGET et Arnaud BUBECK (dir.), *Regards croisés sur le diabète. La maladie chronique : une rupture dans le temps de la vie*, 2022.
Pierre-Luc L'HERMITE, *La preuve médicale au XXIe siècle*, 2022.
Bernard MARROT, *Politique d'organisation du système de santé en France*, 2022.
Patrice COUZIGOU, *Écologie interne et relation soignante, Médecine de la personne et de ses comportements*, 2022.
Julie LENOBLE-MARTIN, *Le droit d'accès aux soins des personnes sourdes en France*, 2021.
Alain GOLDCHER, *Bien vivre avec un « oignon ». Questions/réponses illustrées sur l'hallux valgus, le trouble statique le plus fréquent*, 2021.
Jeannot BAANITSE, *Soins palliatifs en RD Congo et en Afrique. Appel à la promotion et l'intégration*, 2021.
François MATH, *La recherche médicale française. Hier on la trouvait, aujourd'hui on la cherche*, 2021.
Jacques MORNAT, *Choix et médecine*, 2021.
Philippe VIARD, *On n'est jamais assez vieux pour faire un mort, Repenser les soins pour les personnes dans les services de longue durée*, 2021.

Marc Baudet et Catherine Daugareil

Comprendre pour mieux prévenir les maladies cardio-vasculaires

Mieux vaut prévenir que guérir

L'Harmattan

5-7, rue de l'Ecole-Polytechnique, 75005 Paris
http://www.editions-harmattan.fr
ISBN : 978-2-14-035428-1
EAN : 9782140354281

SOMMAIRE

INTRODUCTION

La France est, parmi les pays européens, celui où les centenaires sont proportionnellement les plus nombreux, devant l'Italie et la Grèce, tous pays du sud de l'Europe (Teixera). L'espérance de vie à la naissance y croît presque régulièrement ; en 2015, selon l'OCDE, celle des femmes et des hommes était respectivement de 85,6 et 79 ans. Et cet allongement de l'espérance de vie n'est peut-être pas fini dans ce pays comme dans beaucoup d'autres (Foreman, Kontis 2), tandis qu'aux États-Unis, l'espérance de vie a baissé ces dernières années (Ho JY, Woolf SH 1,2, Zhu Z) (avant de remonter un tout petit peu en 2018), conséquence de multiples facteurs : augmentation de l'Index de Masse Corporelle (IMC), de la tension artérielle, de la glycémie, des over doses d'opiacés, des suicides, des maladies liées à la surconsommation d'alcool, mais aussi inégalités socio-économiques et dans l'offre de soins (Shiels, Woolf SH 1,2). De grandes disparités dans l'espérance de vie à travers les pays du monde sont observées et s'accentueront dans les prochaines décennies (Foreman).

En France, comme dans d'autres pays (Kingston), l'espérance de vie corrigée de l'incapacité (DALYs des Anglo-saxons : Disability Adjusted Life Years) relativise ces bons résultats ; elle n'est que de 64,1 chez les femmes et 62,6 ans chez les hommes, mais elle est en constante augmentation (DREES). Les champions européens sont les Suédois : 73,3 et 73 respectivement (European Commission). Les Maladies Cardio-Vasculaires (MCV) et les cancers sont les premières causes de ces incapacités. Les MCV sont non seulement fréquentes dans l'ensemble du monde occidental mais aussi dans de nombreux pays récemment « émergés ». La Chine, parallèlement à son développement économique exceptionnel, voit son taux d'obèses croître rapidement, ce qui entraîne déjà une augmentation des MCV. Celles-ci progressent donc dans certains pays (Hardoon1, Nichols M, Odegaard, Roth GA 2) tandis que leur fréquence et leur mortalité diminuent dans d'autres (Araujo F, Chen H, Colantonio, Dale AD, Hardoon 2, Hotchkiss, Jousilahti, Krumholz, Mannsverk, Moran 1, Mozaffarian 19, Nichols M, Rosamond, Roth GA 2, Smolina, Wilson PWF 2), y compris les Accidents Vasculaires Cérébraux (Aparicio HJ). En Europe, les MCV sont la première cause de mortalité mais avec de grandes disparités selon les pays. Ainsi, en France, depuis quelques années sont-elles passées de la première à la deuxième place. D'autres pays européens sont relativement épargnés : ceux du Sud (Espagne, Portugal...), mais aussi Pays-Bas et Danemark grâce à des politiques récentes de prévention (Nichols M). Dans les provinces de l'Est de la Finlande, les principaux facteurs de risque cardiovasculaire ont été réduits ces 40 dernières années et ceci a entrainé une extraordinaire diminution de la mortalité cardiovasculaire (Jousilahti). Ceci nous amènera plus loin à identifier et développer les facteurs de risque et les moyens efficaces de lutte contre eux.

Les raisons de cette (très inégale) amélioration sont identiques partout : changements comportementaux en particulier au niveau de l'alimentation (en témoigne par exemple la tendance vers une diminution de consommation des boissons sucrées aux États-Unis entre 1999 et 2010, Kit) et du tabagisme (Ford ES 4 et 6, Hardoon 2, Hotchkiss, Weintraub), ainsi qu'une meilleure prise en charge des cardiopathies ischémiques, de l'hypertension artérielle et de l'hypercholestérolémie, y compris par l'utilisation croissante des statines (Colantonio, Ford ES 4 et 6, Graham, Hardoon 2, Hotchkiss, Ogunmoroti, Wilson PWF 2). Aux États-Unis, le score de prédiction du risque de survenue d'une cardiopathie ischémique (score de Framingham, cf. plus loin) s'est un peu amélioré dans la population générale entre 1999 et 2010 (Ford ES 7) et, dans ce même pays, la mortalité par maladie coronarienne a diminué de 50 % en 50 ans (Ford ES 4).

L'augmentation de la population et son vieillissement pondèrent cette tendance vers l'amélioration, différente selon les régions (Moran 2, Roth GA 1).

Dans les pays occidentaux, la réduction de la mortalité par MCV est certes importante globalement (Wilmot), mais certains sous groupes de population, telles les femmes, en particulier jeunes, en bénéficient moins (Nabel, Wilmot).

Plus de la moitié de la population adulte mondiale sera en surpoids ou obèse en 2030 (Fontaine, Kelly T, Strauss). Déjà, au Qatar et au Koweit, plus de 50 % des femmes sont obèses (Ng). À l'opposé, dans la Tsimane Health and Lifestyle History Project (THLHP), le mode de vie qui associe peu de surpoids, de tabagisme, d'HTA, d'hypercholestérolémie, de sédentarité, avec une alimentation jugée saine, s'accompagne d'un score calcique coronaire nul ou très faible, malgré la fréquence élevée des infections et d'une CRP-us augmentée (Kaplan).

L'analyse du Global Burden of Diseases 2017 (GBD 2017 Diet Collaborators) renforce un courant de pensée récent remettant en cause le dogme de l'allongement constant de l'espérance de vie et du DALYs (Aubert, Balagopal, Center for Disease Control and Prevention, Cupples, Ford ES4, Ng, Olshansky), du fait des bombes à retardement que sont :

1. L'obésité et le diabète de type 2, dans la genèse desquels l'alimentation de type occidental trop abondante, trop sucrée, trop grasse et la sédentarité jouent un rôle fondamental étendu maintenant à une grande partie du monde
2. La trop grande consommation alimentaire dans le monde de sodium, et la trop faible consommation de céréales complètes et de fruits (GBD 2017 Diet Collaborators).
3. Mais aussi le tabagisme, en particulier féminin, qui gagne du terrain dans les pays très peuplés d'Asie tandis que la consommation de tabac diminue globalement ; les pollutions ; l'émergence de nouvelles maladies infectieuses, par exemple celle due à la Covid-19.

« Prévoir l'espérance de vie en extrapolant à partir du passé est comme prévoir le temps sur la base de son histoire » (Olshansky). En France, les MCV sont globalement la deuxième cause de mortalité et même la première chez les femmes et les personnes de plus de 65 ans (Aouba). Aux États-Unis où elles sont la première cause de mortalité et représentent 17 % des dépenses de santé, il est prévu d'ici 2030 que près d'un habitant sur deux aura un jour une MCV, que les dépenses médicales directes tripleront et que les coûts indirects liés à la perte de productivité augmenteront de 61 %.

La santé cardiovasculaire idéale a été définie aux États-Unis par « The Simple 7 » ou "Life's Simple 7", présence de 7 facteurs et comportements qui augmentent les chances de vivre, quelle que soit l'ethnicité (Appel 6, Bambs, Dong C, Folsom, Ford ES 5, Garg, Lloyd Jones 2, Lachman, Rodriguez, Sabia 3, Sacco 1)

- Sans MCV, y compris l'accident vasculaire cérébral (AVC), l'insuffisance cardiaque et la fibrillation atriale,
- Sans vieillissement cognitif anormal d'origine vasculaire,

- Sans démence,
- Sans cancer,
- Sans insuffisance rénale chronique,
- Sans bronchopneumopathie chronique obstructive.

Ils sont aussi appelés facteurs de santé :

Comportements de santé idéale

1. Ne pas fumer (ou arrêt depuis plus d'un an)
2. Index de masse corporelle inférieur à 25 kg/m2
3. Activité physique d'au moins 150 mn (intensité modérée) ou 75 mn (intensité vigoureuse) par semaine
4. Quatre à cinq composants d'une alimentation saine : au moins 5 portions de fruits et légumes par jour, au moins deux portions par semaine de poissons gras, plus de trois portions par jour de céréales complètes, moins de 1500 mg/j de sodium par jour, moins de 450 Kcal de boissons sucrées par semaine

Paramètres biométriques de santé idéale

5. Cholestérolémie totale < 200 mg/dl (pour Roberts WC : LDL-C < 50 mg/dl)
6. Pression artérielle < 120/80 mm Hg
7. Glycémie à jeun < 100 mg/dl

Chaque réponse positive donne un point et plus on approche de 7, moins grand est le risque de MCV.

Le Life's essential 8 en est la dernière version, qui rajoute aux comportements de santé idéale la qualité et la quantité du sommeil (Lloyd-Jones 3), cette dernière étant optimale entre 7 et 8 heures chaque nuit (Huang B).

Des résultats similaires, avec un suivi allant jusqu'à 34 ans (Li Y 1,2), ont été observés dans les Nurses' Health Study et Health Professionals Follow-up Study, qui utilisent 5 critères de sélection de mode de vie sain (pas de tabagisme, IMC normal, activité physique au moins modérée, petite consommation d'alcool et alimentation « saine »).

D'autres études dans différents endroits du monde retrouvent des résultats comparables (Lv, Nyberg 2).

Dans la Framingham Offspring Study (Xanthakis), cette relation entre la présence des facteurs de santé et la moindre fréquence des MCV a été mise en évidence, indirectement, par des biomarqueurs favorables : CRP, DDimères, fibrinogène plus bas ; rapport épaisseur média/intima plus faible ; moins de microalbuminurie et index cheville bras normal.

La fréquence de la santé cardiovasculaire idéale définie par l'ensemble du Simple 7 diminue avec l'âge : aux États-Unis, un adolescent sur deux âgé de 12 à 19 ans a au moins 5 de ces paramètres, mais il n'y a plus que 18 % des adultes qui remplissent ce même critère (et 11 % chez les hommes) (Mozaffarian 19). Elle est même voisine de 0 % chez les adultes vivant dans les villes (Bambs, Ford ES 4,5, Yanci CW, Sacco 1, Shay). De plus, la proportion de score de santé idéale diminue au cours des années d'enquête puisqu'elle est passée de 8,5 % à 5,8 % en un peu plus de 10 ans. Toutefois, dans l'étude NHANES, elle est restée globalement stable entre 2007 et 2018, avec toutefois une légère augmentation des chiffres tensionnels, de la glycémie à jeun et de la fréquence de l'obésité (Zhu Z).

La connaissance de ces 7 facteurs est méconnue par une grande partie de la population. Il y a donc nécessité à inventer des stratégies nouvelles de prévention de masse là où les gens vivent, travaillent, jouent (Heidenreich, Labarthe, Sacco 1). La cible fixée par l'American Heart Association visant à améliorer d'ici 2020 de 20 % la santé cardiovasculaire ne devait être atteinte que si les tendances du Simple 7 s'amélioraient (Huffman). Ce qui ne fût pas le cas. Il en est de même de l'objectif de réduction de 25 % de la mortalité par maladie chronique non transmissible fixée par l'ONU pour 2025 (Kontis). Mais chaque étape, même modeste, sur le chemin idéal du Simple 7, permet une réduction du risque cardio-vasculaire (RCV) et autres risques (Feigin, Ford ES 5,6, Lloyd Jones 2, Lachman, Rodriguez). Dans l'expérience de la Maison du Cœur de Dax, l'Education Thérapeutique du Patient (ETP) donne des résultats encourageants, bien que limités (Baudet 4, 5, 6). Les Préventions Primaire et Primordiale sont une priorité (Labarthe). En effet, les MCV ne sont pas une fatalité, elles sont même en grande partie évitables. Etant donné le coût exorbitant de leur traitement aux stades aigu puis chronique, la prévention offre un double potentiel riche en retombées bénéfiques : améliorer la Santé publique (et donc la quantité et la qualité de vie de tous les individus) et en réduire les coûts qui conduisent ou conduiront à la banqueroute des systèmes de santé (Spring 1,2, The Cardiovascular Disease Statistics 2017, Weintraub). Il convient de commencer cette prévention « tôt et de la finir fort » (Ford ES 6, Shah AM 3). Débutée dans l'enfance, les graines de la santé cardiovasculaire sont alors semées, ce qui permet une réduction nette des facteurs de risque et des marqueurs de risque cardiométabolique chez l'adulte et donc, in fine, des MCV (Castelletti, Charakida, Eckel, Gillman 1,2, Laitinen, Nupponen, Pahkala 1,2,3, Spring). La prévention est également efficace chez les seniors (Barry, Shah), particulièrement en ce qui concerne les AVC (Aparicio HJ). Les conseils pour un mode de vie protecteur sont évidemment beaucoup moins utiles chez les individus sans facteur de risque, éventualité rare (US Preventive Services Task Force 5)

Et, aux États-Unis, plus de la moitié des adultes vivent avec une ou plusieurs maladies chroniques (MCV mais aussi diabète type 2, dépression, démence, certains types de cancer), souvent liées à une alimentation de faible qualité et à une inactivité physique. Lutter contre ces deux fléaux limite la fréquence de ces maladies (Dietary Guidelines for Americans). Et lutter contre la sédentarité et l'inactivité physique est un impératif si on veut réduire les énormes coûts économiques liés aux maladies chroniques favorisées par elles (Costa Santos).

LA THÉORIE

L'athérosclérose (du grec, athere=bouillie et skleros=dure), en particulier des artères coronaires qui irriguent le cœur, est la principale cause des MCV. Les connaissances sur ce sujet ont grandement évolué depuis les travaux de Brown et Goldstein 1,2 qui leur ont valu un prix Nobel en 1985. Ils avaient mis en évidence, dans une maladie appelée xanthomatose hypercholestérolémique familiale, un déficit en récepteurs au LDL Cholestérol à la surface des cellules hépatiques. Le LDL Cholestérol, ne pouvant plus pénétrer dans la cellule hépatique, n'est plus éliminé et s'accumule dans le sang.

I. Cholestérol, Acides Gras

1- Le cholestérol est indispensable à la vie car il intervient dans la fabrication d'hormones, de vitamines et des membranes intercellulaires. La cholestérolémie est le reflet de la consommation alimentaire de cholestérol, de la synthèse cellulaire essentiellement hépatique et surtout de la réabsorption intestinale par le cycle entéro-hépatique. Insoluble dans l'eau et le plasma, il lui faut, pour être véhiculé dans le sang, des transporteurs, les lipoprotéines. Certaines apportent le cholestérol aux cellules, ce sont les Low Density Lipoproteins (LDL) ou « mauvais » cholestérol car il favorise le développement de l'athérosclérose (Chapman JM) quand il dépose le cholestérol dans les cellules endothéliales artérielles. Plus son taux est élevé, plus grand est le risque cardiovasculaire. D'autres le véhiculent pour l'apporter au foie où il est éliminé, ce sont les High Density Lipoproteins (HDL) ou « bon cholestérol » car, d'après les études épidémiologiques, il protège contre l'athérosclérose et les risques d'événements cardio-vasculaires (ECV), y compris les AVC ischémiques et hémorragiques, que l'on soit ou non diabétiques de type 2 (Gordon DJ, Rosenson 4, Saito I, Shen Y). Ses deux sous classes HDL 2 et HDL 3 n'ont peut-être pas les mêmes effets cardioprotecteurs (Toth 2). Ainsi, les ECV sont-ils plus fréquents si le HDL 3 est bas (Joshi, Martin SS 2, même équipe). Mais toutes les méthodes utilisées pour doser les sous classes de HDL ont leurs limites puisqu'elles ne font que mesurer des concentrations statiques, ignorant donc les interrelations jouant un rôle potentiel dans l'athérogénèse (Rosenson 5). On sait maintenant que le HDL est en fait une cohorte hétérogène de nombreuses particules variables en taille, forme, composition en lipides et protides (Nicholls SJ 3, Rosenson 2), aux fonctions probablement très différentes. Ainsi, le nombre de particules est-il peut-être un meilleur marqueur de risque que le taux de HDL-C ou d'Apolipoprotéine A-1 (Mora S 7), cette dernière étant la principale composante protéique de l'HDL ; elle permet l'estérification du cholestérol et ainsi son transport vers le foie puis son élimination.

Le HDL Cholestérol a plusieurs propriétés anti athérosclérotiques (Rosenson 2) : il augmente la capacité de capter le cholestérol dans les macrophages, (Heinecke 2, Khera 2, Kingwell, Rosenson 5, Rohatgi, Soria-Florido, Tall 3) et ceci est inversement corrélé à la fréquence des ECV dans l'étude de Rohatgi ; il a des effets inverses à ceux des LDL-Oxydées sur la production de NO (Lupattelli), ce qui pourrait augmenter la perfusion myocardique (Levkau) ; il améliore la fonction endothéliale (Rosenson 5) en s'opposant d'une part à l'oxydation des molécules de LDL Cholestérol, et d'autre part à l'activité inflammatoire (Wadham) ; il a des effets anti apoptotiques (Riwanto) ; il diminue l'expression des molécules d'adhésion endothéliale et la thrombogénécité (Rosenson 5). Il pourrait aussi améliorer le métabolisme glucidique et abaisser la glycémie en stimulant la sécrétion d'insuline et en favorisant le captage glucidique musculaire (Drew, Mortensen SP). D'ailleurs, un taux de HDL bas (et sa faible variabilité au cours du temps) favorise l'apparition d'un diabète (Seung-Hwan). Mais l'effet protecteur n'est peut-être pas universel (Voight) et les AVC hémorragiques pourraient être facilités par son taux élevé (Saito I). L'inflammation, déclenchée par exemple par des polluants atmosphériques, peut avoir un impact sur les taux de HDL-C et de ses particules (Bell G) et détourner les fonctions protectrices du HDL-C vers des fonctions facilitant l'athérosclérose (Riwanto). Les individus ayant un taux génétiquement élevé du fait de mutations sur la Cholesteryl Ester Transfer Protein (CETP) n'ont pas moins de MCV occlusives (Millwood), ce qui pose la question cruciale de la causalité entre HDL-C et protection cardiovasculaire ; de même, chez les patients ayant déjà une cardiopathie ischémique, le taux de HDL-C n'est pas corrélé à la mortalité cardiovasculaire ou à la survenue ultérieure d'ECV (Angeloni, Silbernagel). En 2018, une publication a montré une relation en U entre d'une part les taux de HDL-C et d'autre part la mortalité toutes causes confondues et d'origine cardio-vasculaire (Allard-Ratick). Augmenter le taux de HDL-C est-il une nécessité thérapeutique dans tous les cas ? (Heinecke 2, Vergeer). Pour l'instant, les diverses tentatives médicamenteuses ont réussi à augmenter son taux, mais échoué à réduire la fréquence des ECV (Kingwell, Schwartz GG), avec toutefois une exception (HPS3/TIMI55-REVEAL). Le raisonnement est poussé jusqu'à la provocation par certains : « Ami ou Ennemi ? » (Heinecke 2). « Est-il temps de changer de refrain ? » (Nicholls SJ 3). Il y a donc encore beaucoup à apprendre sur ces HDL. Ses actions anti athérogènes semblent liées au nombre de ses particules et à leur contenu en cholestérol (Qi T). Dans l'avenir, on s'intéressera peut-être plus à la capacité du HDL à faciliter l'efflux du cholestérol des macrophages qu'à son seul taux sérique (Hafiane, Heinecke 1 et 2, Liu C, Rosenson 5, Rohatgi, Soria-Florido).

Les recommandations actuelles sont d'avoir un taux de HDL le plus haut possible (> 0.5 g/l) mais surtout un taux de LDL le plus bas possible. Pour ce dernier, en prévention secondaire en Europe, un taux < 0.70 g/l est recommandé tandis que le consensus nord-américain est plus restrictif encore, à 0,50 g/l (Friedwald), mais les cibles thérapeutiques évoluent rapidement. Les valeurs élevées idéales de HDL-C restent vraies, pour l'instant, même si le LDL-C est bas (Kini).

2- Les graisses alimentaires sont essentiellement constituées de cholestérol, de vitamines liposolubles et surtout de triglycérides (esters de trois acides gras et de glycérol) dont le rôle est essentiellement énergétique, et de phospholipides (esters d'acides gras et de glycérol plus acide phosphorique) dont le rôle physiologique est plutôt la constitution des membranes inter cellulaires.

Les Acides Gras (AG) ont de très grands rôles dans notre organisme : structural au niveau des membranes inter cellulaires dont ils conditionnent la flexibilité et les réponses des récepteurs ; énergétique puisque ce sont des réserves utilisables au niveau des adipocytes ; métabolique puisqu'ils sont précurseurs des prostaglandines ; organoleptique ; transporteur des vitamines liposolubles.

Les AG sont formés chimiquement d'une chaine hydrocarbonée plus ou moins longue, et tous ont en bout de chaîne un radical méthyl (CH3) d'un côté et de l'autre un groupement carboxyle (COOH). La chaîne est constituée d'atomes de carbone, reliés entre eux par des liaisons simples ou doubles, ces dernières pouvant être au nombre maximum de 6.

Les AG peuvent être :

- Saturés (AGS) : catégorie très hétérogène caractérisée par l'absence de double liaison sur la chaîne ; tous les atomes de Carbone (de 6 à 24) sont saturés en Hydrogène. Ceci les rend plus stables à l'air, ce qui est utile à la conservation des aliments. Les principaux sont les acides laurique, myristique, palmitique et stéarique ; l'acide stéarique est vite métabolisé dans l'organisme et en partie transformé en acide oléique. À l'exception des AG à courte voire moyenne chaîne, mais aussi des AG à très longue chaîne (C20:0, C22:0, C24:0) qui seraient même associés à un plus faible risque de cardiopathie ischémique (Malik VS 5), ils augmentent la cholestérolémie totale et la LDL-Cholestérolémie, surtout l'acide palmitique (Blekkenhorst, Clifton, Tholstrup 2), et l'atherogénèse dans un contexte de mode de vie occidental. Mais ils augmentent aussi le HDL-C, surtout ceux à longueur de chaîne intermédiaire (Panth), ce qui pourrait compenser en partie les effets nocifs sur le RCV de l'augmentation du LDL-C (Lecerf 1, 6, Mozaffarian 20). La présence de calcium atténuerait l'augmentation du LDL-C. Il existe une relation positive entre lipides alimentaires et Index de Masse Corporelle (IMC), sans rôle spécifique clair des différents AGS. Deux méta analyses (critiquées et ayant sans doute quelques références communes) et une étude chez les Japonais (dont la consommation d'AGS est traditionnellement faible) concluent à l'absence d'association significative entre consommation d'AGS et MCV (Chowdhury 2, Siri-Tarino, Yamagishi), ce qui pourrait remettre en cause le dogme, jusque-là bien établi, du rôle délétère de tous les AGS via leur effet hypercholestérolémiant (Hu FB 10). Mais une autre méta analyse, proche de celle de Siri-Tarino, trouve au contraire une relation directe (Jakobsen 1). Dans la cohorte européenne d'EPIC-Norfolk, les individus ayant un taux plasmatique élevé d'AGS ont un risque d'ECV très majoré (Khaw 2). Une étude australienne montre, chez les femmes âgées, un risque majoré de MCV d'origine athéroscléreuse si leur consommation d'AGS est grande (Blekkenhorst). Dans les cohortes prospectives des Nurses' Health Study et Health Professionals Follow-up Study, la mortalité toutes causes confondues est corrélée à la consommation d'AGS (Wang DD). Et dans l'étude multi ethnique de l'athérosclérose, l'association de consommation des AGS avec la santé cardiovasculaire dépend de la provenance de ces AG. Issus des laitages, ils réduisent le risque tandis qu'ils l'augmentent s'ils proviennent des viandes (de Oliveira Otto). Rôles différents des nombreux AGS sur les LDL petites et denses, les seules qui seraient athérogènes ? Il est sans doute obsolète de considérer les AGS comme un ensemble à risque cardiovasculaire. Rôle d'autres nutriments, diversement associés dans les aliments riches en AGS ? La vérité est sûrement complexe ; ainsi l'acide palmitique, trouvé dans de nombreux produits alimentaires, est également synthétisé chez l'homme à partir des sucres, de l'amidon, de l'alcool, tandis que sa diabolisation actuelle ne trouve qu'un responsable : l'industrie alimentaire. Le débat est intense (Krausss RM 2,3, Kris-Etherton PM 3), mais quels conseils alimentaires donner aujourd'hui ? Les dernières recommandations d'un groupe d'experts français vont toujours dans le sens d'une réduction de la consommation d'AGS (au moins issus des viandes et surtout des charcuteries) remplacés par des polyinsaturés n-3 (Astrup) et non par des sucres ou des polyinsaturés n-6. Des experts américains sont sur une ligne différente en ce qui concerne les polyinsaturés n-6 (Mozaffarian 20). Même désarroi dans la relation entre AGS et maladie d'Alzheimer (Rönnemaa). Les AGS pourraient aussi augmenter le risque de certains cancers, en particulier le sein chez les femmes pré ou post ménopausées (Sellem)

- Mono insaturés (AGMI) : Ils ont un atome de Carbone non saturé par l'Hydrogène. Le principal est l'acide oléique qui a une double liaison sur le 9ème Carbone à partir de l'extrémité CH3 ; l'huile d'olive en est riche, elle abaisse un peu les triglycérides et le LDL-C et surtout son oxydation, augmente un peu le HDL-C et améliore la régulation glucidique (Soriguer). Peu d'études d'intervention ont été faites avec ces AGMI et leur bonne réputation repose essentiellement sur quelques études épidémiologiques, donc sans valeur décisive. Certes, en Crète, la seule huile consommée est l'huile d'olive riche en acide oléique, mais l'alimentation crétoise, comme plus généralement méditerranéenne, est bénéfique par l'ensemble de ses composantes. Certaines études expérimentales ont suggéré des effets athérogènes des AGMI à longue et très longue chaîne (par opposition à l'acide oléique qui n'a que 18 carbones). Au contraire, dans la Physicians' Health Study, un effet protecteur du 22 : 1 a été retrouvé (Matsumoto). Et, dans les études suscitées de la NHS et de la HPFS, la mortalité est diminuée chez les grands consommateurs d'AGMI (Wang DD). Encore faut-il distinguer les mono insaturés d'origine végétale (huile d'olive, cacahouètes, oléagineux) qui réduiraient la mortalité, de ceux d'origine animale (viandes de bœuf et porc, beurre) qui l'augmenteraient.

- Polyinsaturés (AGPI) : présence de plusieurs double liaisons et plusieurs atomes de Carbone ne sont pas saturés par l'Hydrogène. Les précurseurs sont :

1. Acide Linoléique (AL) : omega 6 (n-6) car la première double liaison est sur le sixième Carbone à partir de l'extrémité CH3 de la molécule ; il abaisse le LDL-C et un déficit alimentaire est associé à un risque cardiovasculaire et à une mortalité accrus (Marklund 2, Wang DD), ainsi d'ailleurs qu'un apport trop grand (Calder, Chowdhury 2, Ramsden 1,2,3), ce que certains auteurs contestent (Farvid). Une étude internationale met en évidence une réduction du risque de diabète de type 2 grâce à une augmentation de leur taux sérique (Wu JHY 3). Des études de cohorte regroupées montrent que des consommations plus grandes d'AL évaluées tant par des questionnaires que par des dosages de biomarqueurs sont associées à un risque de mortalité toutes causes légèrement plus faible (Li J). Les recommandations américaines, mais pas françaises, en favorisent la consommation aux alentours de 5 à 10 % des apports énergétiques (Harris WS 7, Marklund M 1, 2). Les omega 6 en surnombre, ce qui est habituel dans l'alimentation occidentale, « délogent » les omega 3, produisent des radicaux libres et des médiateurs pro inflammatoires (Lecerf 8), mais ceci est peut-être plus théorique que pratique (Harris WS 7). Remplacer les graisses saturées d'origine animale par des graisses omega 6 favoriserait pour certains la formation de la plaque d'athérosclérose et les ECV (Ramsden 2,3), tandis que, pour d'autres, ce remplacement réduirait le risque d'ECV (Farvid, Harris WS 7, Marklund, Wu JHY 2). Le débat est loin d'être clos !

2. Acide Alpha Linolénique (ALA) : omega 3 (n-3) car la première double liaison est sur le troisième Carbone à partir de l'extrémité CH3 de la molécule ; lui et ses dérivés abaissent la triglycéridémie et augmentent le HDL-C.

Ces deux AL et ALA sont dits indispensables car l'organisme humain ne peut les synthétiser puisqu'il ne peut introduire de double liaison au niveau des carbones 3 et 6.

Quant aux acides linoléiques conjugués (Risérus), c'est à dire des acides où les double liaisons ne sont pas séparées par un groupement CH2, présents dans le lait et les viandes, ils pourraient avoir des propriétés anti cancéreuses (Eynard) et protectrices contre les MCV (Smit). Ils sont utilisés dans certains pays chez des patients obèses (Corl) mais ils pourraient aussi augmenter le stress oxydant, l'insulino résistance et les bio marqueurs de l'inflammation (Haghighatdoost).

- Acides gras libres : ils ne sont pas estérifiés et ils sont associés au risque de mort subite (Jouven 1), de mortalité de cause cardiovasculaire et non cardiovasculaire (Miedema) et de mauvais pronostic chez les coronariens (Breitling, Huber). Ceci a une valeur pratique car une alimentation riche en AGPI diminue le taux d'acides gras libres circulants et ainsi réduit le risque de mort subite chez des patients dont ce risque est augmenté : cardiopathie ischémique, antécédents parentaux de mort subite, diabète, CRP augmentée, fréquence cardiaque de repos élevée, sédentarité, stress, déséquilibres hydro-électrolytiques.

La présence d'une double liaison introduit une courbure dans la chaîne ; les AGMI et AGPI peuvent être cis ou trans selon la position des atomes d'hydrogène autour de la double liaison. La forme naturelle des AG est surtout « cis », hormis la bio hydrogénation dans le rumen, mais certains traitements industriels comme le chauffage et l'hydrogénation les transforment en « trans » qui ont des effets cardio-vasculaires nocifs (Ascherio, Bendsen, Brouwer 3, Brownell 2, Chowdhury 2, Hunter, Imamura, Kiage, Lemaitre 2, Mozaffarian 20), même à des taux faibles de consommation. Ils augmentent aussi la mortalité toutes causes (Wang DD). Ils sont utilisés par l'industrie agroalimentaire pour certaines propriétés : meilleure conservation des produits, palatabilité, stabilité lors des fritures. Les Acides Gras trans (AGt) d'origine naturelle n'ont pas de toxicité cardiovasculaire connue contrairement aux AGt d'origine industrielle (Bendsen, Brouwer 3, Chevallier, Mozaffarian 7, Qi Sun) et ils pourraient même avoir un rôle protecteur (Lock 2), particulièrement en augmentant le HDL-C ou en diminuant le statut inflammatoire local (Lairon), mais ces notions méritent des travaux complémentaires (Chardigny). En ce qui concerne l'augmentation du HDL-C, elles ont même été contredites (Lacroix).

Ces AGt industriels entraînent une diminution du HDL-C (Aronis, Chardigny), une augmentation des triglycérides et du LDL-C (Aronis, Mensink), une diminution de la taille et une augmentation de la densité des LDL-C (Mauger, Mozaffarian 7) ; or, plus les molécules de LDL-C sont petites et denses, plus elles sont athérogènes (Coresh) et cette taille est inversement proportionnelle à la triglycéridémie. Ils entraînent aussi une dysfonction endothéliale, augmentent l'inflammation et ses marqueurs biologiques et modifient la fluidité des membranes cellulaires ainsi que les réponses de leurs récepteurs (Mozaffarian 7, Okie). Quant au risque de diabète de type 2 et de prise de poids, il est controversé (Aronis) et peut-être limité aux fortes doses d'absorption (Thompson AK 1 et 2). Ces AGt (en particulier l'acide élaïdique, isomère de l'acide oléique) issus de la synthèse chimique sont aussi accusés d'augmenter le risque de démence, en particulier maladie d'Alzheimer, au moins dans certaines populations (Takanori). Haro sur les AGt industriels, leur élimination est une priorité de santé publique (Takanori), d'autant plus que leur restriction dans l'alimentation, tentée dans certains comtés de l'état de New York, a fait reculer la fréquence des ECV (Brandt).

L'industrie alimentaire a fait des efforts en France et il y a maintenant moins d'AGt dans l'alimentation (environ 1 % des apports énergétiques quotidiens), contrairement à d'autres pays d'Europe (jusqu'à 5 voire 6 %).

Certaines enzymes (désaturases) désaturent les AG, c'est à dire introduisent des doubles liaisons là où les liaisons étaient simples (acide stéarique transformé en acide oléique) ; une relation a été évoquée entre l'activité de ces désaturases et la survenue de diabète de type 2 (Kröger). D'autres enzymes (élongases) allongent la chaîne originale mais, dans la famille des omega 3, la synthèse des EPA et surtout DHA est limitée chez l'homme dans des conditions physiologiques (Brenna, Morin). Cependant, l'étude de la cohorte d'EPIC-Norfolk a pondéré cette notion jusqu'ici bien établie (Welch AA) et certains AG d'origine laitière pourraient favoriser la conversion des omega 3 d'origine végétale en DHA (Legrand 2). Dans la famille des omega 6, l'AL est transformé en acide arachidonique à 20 atomes de Carbone, précurseur de médiateurs tels les prostaglandines, les prostacyclines, les thromboxanes qui jouent un rôle majeur dans l'agrégation plaquettaire, l'inflammation et la vasomotricité (Robinson).

Les AG ne s'accumulent pas à l'état libre dans les cellules mais ils sont principalement incorporés dans les phospholipides.

Les AG insaturés, surtout s'ils sont en excès, ont tendance à s'oxyder à l'air, leur double liaison y étant sensible (donc, plus il y a de doubles liaisons, plus cet acide gras est sensible à la peroxydation). Les radicaux libres arrachent alors un atome d'hydrogène, c'est le phénomène dit de peroxydation lipidique, délétère au niveau des membranes inter cellulaires dont la structure et le fonctionnement sont modifiés, des lipoprotéines circulantes et des acides nucléiques (Morin).

Dans notre alimentation, la majorité des AGS est d'origine animale, et la majorité (mais pas l'exclusivité) des AGPI d'origine végétale, les AGMI provenant des deux sources de façon égale. Certaines graisses alimentaires sont visibles (ex : beurre, crème fraîche, saindoux, bœuf), d'autres sont cachées (ex : charcuteries, pâtisseries, fromages, lait, œuf).

Les vertus prophylactiques des AG omega 3 vis à vis des MCV ont été en premier révélées par le fait que les esquimos du Groenland, grands mangeurs de poissons, avaient peu de MCV, un taux bas de triglycérides sanguins et un temps de saignement allongé (Dyerberg). Les études épidémiologiques, les méta analyses et les premières études d'intervention (mais pas les dernières publiées sauf une, nous essaierons de comprendre pourquoi plus loin) ont montré des effets bénéfiques des poissons en général et des omega 3 en particulier, surtout ceux à longue chaîne (acide eicosapentaénoïque ou EPA, acide docosopentaénoïque ou DPA, acide docosahexaénoïque ou DHA) :

- Sur la mortalité toutes causes confondues (Harris WS 8, Zhao LG), en particulier cardiovasculaire (Del Gobbo 3)

- En prévention des MCV y compris les syndromes coronaires aigus, les accidents vasculaires cérébraux et la mort subite, avec toutefois une grande hétérogénéité dans les résultats selon les études (Del Gobbo 3, Dolecek, Erkkila, Gillum, He K 1 et 2, Hu FB 2, 3, 5, 11, Iso, Jacobson, Koh, Lemaitre, Leung Yinko, Marklund, Mozaffarian 2, 3, 4, 5, 8, 16, Oomen, Orencia, Osler, Pan A 3, Saber, Simon JA 2, Vedtofte, Wennberg 2, Xun, Yokoyama 1 et 2). Dans la Cardiovascular Health Study concernant des individus apparemment sains âgés de plus de 65 ans, une corrélation inverse a été retrouvée entre le taux plasmatique des omega 3 à longue chaîne et la mortalité globale, notamment par arythmie en ce qui concerne le taux de DHA et par AVC ischémique en ce qui concerne le DPA. Une méta analyse comportant la réunion de la CHS, de la NHS et de la HPFS confirme en montrant une relation inverse entre les taux sériques de DPA et de DHA (mais pas de l'EPA) d'une part et le risque d'AVC ischémique d'autre part (Saber). Un gain de plus de 2 ans d'espérance de vie est mis en évidence chez les individus ayant le quintile le plus haut d'omega 3 à longue chaîne (Mozaffarian 16). Les omega 3 exercent aussi une activité anti inflammatoire auprès des neurones, occupant une petite place dans la prévention des troubles de la mémoire et de l'humeur (Joffre), voire du déclin cognitif (Gomez-Pinilla, Huede, Kalmijn, Zhang Y).

Les acides gras omega 3 sont :

- Soit d'origine végétale : acide alpha linolénique ou ALA, contenu dans :

    - Les algues, le phytoplancton, le colza et le lin, certaines salades, surtout la mâche
    - Les oléagineux dont la consommation abondante a des vertus protectrices multiples, détaillées plus loin ; ils réduiraient en particulier les risques de mort subite (Albert CM 1, 2, 4), de MCV et de diabète de type 2 : surtout les noix, qui améliorent la fonction endothéliale (Ros E 1), et beaucoup moins les noisettes (surtout très riches en acides gras monoinsaturés), pistaches et amandes (Nash).
    - Le soja, le pourpier (Apfelbaum) et certaines margarines enrichies ou naturellement riches en ALA.

- Soit d'origine animale : EPA, DPA et DHA des poissons ou d'autres animaux (escargots) dont l'alimentation est naturellement riche en ALA ou enrichie en AG omega 3 (filière Bleu-Blanc-Cœur). Le meilleur rapport alimentaire théorique omega 6/omega 3 est voisin de 4 (Lecerf 8, Herrmann 1, Schmitt) tandis qu'il est beaucoup plus haut dans notre alimentation ; un déséquilibre privilégiant une voie métabolique par rapport à une autre conduit à des maladies cardiovasculaires, métaboliques, immunologiques, neurologiques, cancéreuses, via des médiateurs ayant des effets délétères sur l'agrégation plaquettaire, la vasomotricité, l'inflammation, le rythme cardiaque, l'adiposité, les voies de signalisation cellulaire et l'expression de gènes (Schmitt). On rappelle ici l'inconvénient des AGPI n-3 à longue chaîne lié à leur haut degré d'insaturation les rendant très sensibles à la peroxydation et il est probable que de trop fortes ingestions d'AG omega 3 entraînent un stress oxydant (Allard), repérable par exemple par le dosage du Malondialdéhyde sérique, mais ceci dépend aussi du statut antioxydant de l'individu ainsi que des apports nutritionnels pro et antioxydants (Lagarde 2). Par contre, l'ingestion de faibles doses d'EPA ou DHA (environ 200 mg/j) diminuerait ce stress (Véricel). Mais, dans une sous population d'une grande étude épidémiologique (Hu FB 3), plus la consommation en AG omega 3 est élevée, moins les maladies coronariennes sont fréquentes, ainsi que leur mortalité, chez les femmes diabétiques de type 2.

Les effets favorables des omega 3 sont donc encore discutés et les doses optimales de consommation sont imprécises.

L'ALA est un élément efficace par lui-même (Bucher, Campos, Djoussé 1, Naghshi 2), y compris sur les mortalités toutes causes confondues, cardio-vasculaires et par cancers, peut-être grâce à sa transformation dans l'organisme, en fait limitée, en EPA. Il existerait une relation inverse entre les contenus en ALA (Baylin), en AG n-3 totaux, en DHA (Joensen) du tissu adipeux et la fréquence de survenue d'un syndrome coronaire aigu non fatal. Ces effets bénéfiques sont parfois contestés (Bork, Vedtofte).

Les mécanismes d'action favorable des AG omega 3 sont potentiellement multiples (Kumar, Macchia, Maki 1, 2, Motoyama, Mozaffarian 16, Reiffel, Robinson, Stivala) : diminution dose dépendante des triglycérides, d'autant plus que leur taux initial est élevé ; faible diminution des particules de LDL-C petites et denses athérogènes ; augmentation du HDL-C ; diminution de l'adhésion et de l'agrégation plaquettaire, en particulier par diminution du nombre de clusters de la glycoprotéine Ib-IX ; diminution du risque de mort subite par effet anti-arythmique sur les cellules myocardiques ischémiques ; action antifibrillatoire auriculaire (très contestée) ; amélioration de la fonction endothéliale ; diminution de l'inflammation. Un des mécanismes possibles des effets bénéfiques observés dans les maladies inflammatoires chroniques est l'inhibition des cytokines inflammatoires (Pischon 1). Certains n'hésitent pas à attribuer un rôle protecteur cardiovasculaire des omega 3 égal à celui des Statines (Studer). D'autres doutent de leur grande efficacité (Hooper 2). Un déficit en AG omega 3 pourrait jouer un rôle dans l'éclosion et le développement de certaines dépressions (Lecerf 9), le déclin cognitif (Harris 6, Morris MC, Otsuka) et la survenue des cancers colorectaux (Kojima). Mais les omega 3 ne protègent pas du risque démentiel (Devore, Rönnemaa) et une méta-analyse n'attribue aucun rôle protecteur vis-à-vis des cancers en général (MacLean). En ce qui concerne le cancer du sein, les observations sont encore plus troublantes : aucun effet protecteur de la consommation de poissons mais protection par les huiles de poissons, ce qui pose les questions de l'atténuation possible des effets favorables des omega 3 alimentaires par les polluants contenus dans les poissons ou plus simplement de la présence de facteurs confondants (Zheng JS).

Quant aux effets délétères possibles de l'ALA, le cancer de la prostate est actuellement source de débat. Une méta analyse des études s'intéressant aux effets sur les MCV et les cancers de la prostate a été effectuée (Brouwer 1). Elle retrouve, à propos de 5 études, un faible effet protecteur sur les MCV ; mais aussi, à propos de 10 études, un effet facilitateur des plus hautes absorptions d'ALA sur le cancer de la prostate. Deux autres méta analyses concluent à la possibilité d'un risque faiblement augmenté de cancer (Naghshi 2, Simon JA 1). Ceci peut, chez l'homme, en limiter les recommandations de grande consommation (Harris 1).

Aujourd'hui, on ne peut plus séparer de façon trop simpliste les AG en bons et mauvais et aucun aliment ne contient qu'un seul type d'AG (Lecerf 7, 9). Il n'y a pas qu'en Histoire des Religions que les théories dualistes sont mises à mal…C'est aussi pour cela que la classification purement biochimique des AG a été remise en cause par l'Agence française de Sécurité Sanitaire des Aliments. Elle dit, dans une saisine de Mars 2010 : « Au vu des données récentes, la classification biochimique des AGPI, AGMI et AGS ne correspond plus à la diversité des AG, à la précision des études, à la spécificité des fonctions et effets et présente peu d'intérêt pour la santé publique » (AFSSA). Elle distingue plutôt :

1. Les AG non synthétisables par l'homme, indispensables à la croissance et à certaines fonctions physiologiques :
   - AL C18 : 2 n-6,
   - ALA C18 : 3 n-3
   - DHA C22 : 6 n-3 (dont la synthèse chez l'homme est certes possible, mais limitée et dans certaines circonstances seulement)

2. Les AG non indispensables :
   - AGS Totaux et leur sous-groupe acides laurique C12 : 0, myristique C14 : 0 et palmitique C16 : 0. Et d'autre part, l'acide stéarique C18 : 0 mais aussi beaucoup d'autres à courte voire très courte chaîne
   - AGMI dont l'acide oléique C18 : 1 n-9

- AGPI hormis le DHA : par exemple l'EPA C20 : 5 n-3 (non indispensable car sa synthèse à partir de l'ALA est possible si cette dernière est en quantité suffisante) ou autres exemples l'acide stéaridonique C18 : 4 n-3 et le DPA C22 : 5 n-3, dont les rôles physiologiques et pathologiques sont encore en partie inconnus ; à noter toutefois qu'il pourrait exister une relation inverse entre les DPA et ALA d'une part et risque d'insuffisance cardiaque d'autre part (Wilk).
- les autres AG non indispensables : conjugués, trans

II. Les glucides

Leur rôle dans le développement de l'athérosclérose est apparu beaucoup plus tard que celui attribué aux lipides.

Sur le plan chimique, les sucres sont classés en fonction de leur polymérisation :

- Oses avec une seule molécule (Ex. : glucose, fructose, galactose) ; et diosides avec deux molécules (Ex. : saccharose fait de glucose et de fructose ; lactose fait de glucose et de galactose). Oses et diosides sont appelés réglementairement les « sucres ».
- Oligosides avec plusieurs molécules (Ex. : maltodextrines)
- Polyosides avec au moins 10 molécules (Ex. : amidon dont les molécules sont digérées et transformées plus ou moins rapidement en sucres simples ; autre exemple : les fibres qui ne sont pas digérées mais dégradées par la flore intestinale)

La distinction classique entre sucres simples (ou « sucres ») et glucides complexes est complétée par les notions d'index glycémique et de charge glycémique.

L'index glycémique se caractérise, à quantité égale de glucides, comme l'effet hyperglycémiant d'un aliment comparé à un liquide glucosé. Il est calculé par une fraction, au numérateur de celle-ci la surface sous la courbe glycémique durant 2 (voire 3) heures après ingestion de cinquante grammes de glucides contenus dans l'aliment testé et au dénominateur de celle-ci la surface sous la courbe après ingestion d'une solution standard de 50 grammes de glucose.

Plus l'indice glycémique d'un aliment est élevé, plus le taux de glucose s'élève fortement dans le sang sa digestion.

Voici quelques exemples d'index glycémique approximatif d'aliments courants :

Classification	Intervalle de valeurs	Aliments
Index glycémique faible	Inférieur ou égal à 55	La plupart des fruits frais et légumes verts, légumes secs, céréales en grains, chocolat noir riche en cacao, lait et produits laitiers, viandes, oléagineux...
Index glycémique moyen	Entre 55 et 70	Produits à base de céréales complètes, bananes, abricots secs, figues sèches, pommes-de-terre à l'eau ou à la vapeur
Index glycémique élevé	Plus de 70	Pain blanc, riz blanc, pâtes blanches, pommes-de-terre au four ou purée, confiseries, dattes, barres chocolatées

Son intérêt pratique, parfois remis en cause (Sacks 4), est, pour l'instant, validé. Une très vaste étude internationale effectuée sur les 5 continents montre qu'une alimentation riche en glucides à IG élevé est associée à un risque augmenté de MCV et de mortalité (Jenkins DJ 4).

Il doit de préférence être complété par la notion de charge glycémique (Wolever, Zeevi) : IG x quantité de glucides dans un aliment (g)/100. Elle est faible si < 10 (Ex. : fruits hormis la banane, légumes, légumes secs), élevée si > 20 (Ex. : fruits secs, pommes de terre, céréales du petit déjeuner, sodas et autres boissons sucrées), moyenne dans l'intervalle (Ex : confiture, fruits au sirop).

Ni l'IG ni la charge glycémique ne semblent toutefois modifier les marqueurs sériques de l'inflammation (CRP-us, IL-6, TNFalpha) qui intervient dans le développement de l'athérosclérose (Milajerdi).

III. Le stress oxydant

Le stress oxydant est lié aux espèces oxygénées réactives (ROS pour les anglo-saxons) qui constituent des espèces chimiques activées comprenant les radicaux libres tels que l'anion superoxyde ou le peroxyde d'hydrogène (Shah et Shah), produites in vivo dans des conditions biologiques normales mais qui peuvent, après agressions diverses, dépasser les systèmes de défense enzymatiques (Superoxyde Dismutase, Catalase, Glutathion peroxydase), chimiques (Vitamines C et E, Zinc, Sélénium, Coenzyme Q, Caroténoïdes...) et des scavengers de l'organisme, par exemple la Mélatonine (Dominguez Rodriguez) pour initier puis développer l'inflammation (Bhatt). Les radicaux libres sont donc des espèces toxiques générées en présence d'oxygène et leur instabilité les conduit à se lier à des protéines et des lipides en altérant leurs fonctions. Les membranes sont fragilisées par ce stress, qui joue un rôle non seulement dans l'athérosclérose (Schnabel) mais aussi dans de nombreux autres états pathologiques. Au niveau de l'endothélium artériel, l'enzyme NADPH oxydase 2 (NOX-2) joue un grand rôle dans la formation de ces radicaux libres, avec pour conséquence une réduction de production du monoxyde d'azote (NO) et donc une vasoconstriction, réversible par les antioxydants (Girodon, Loffredo). L'Arginine par voie intra veineuse, voire orale, améliore le stress oxydant exercé sur des cœurs transplantés, ce qui entraine une vasodilatation NO-dépendante, avec la possibilité de réduire les chiffres tensionnels élevés (Lim). La stimulation du système rénine-angiotensine-aldostérone est impliquée dans la pathogénie de l'athérosclérose, en partie du fait de ses propriétés pro oxydantes (Keidar). Le stress oxydant peut jouer un rôle dans le développement de certains cancers et l'étude SU.VI.MAX. avait montré que la supplémentation en anti-oxydants réduit chez les hommes la mortalité par cancer mais pas par MCV (Hercberg). D'ailleurs, aucun essai interventionnel visant à réduire le stress oxydant n'a montré une réduction des ECV.

IV.Formation et évolution de la plaque athéroscléreuse

Au fil du temps, plusieurs théories ont tenté d'expliquer la formation de l'athérosclérose. La théorie lipidique a été la première véritable, mais la pathogénie de l'athérosclérose implique aussi d'autres facteurs, complémentaires et intriqués : contraintes artérielles liées à l'HTA, stress oxydant, altérations des cellules endothéliales, accumulation cellulaire, inflammation.

Les molécules de LDL-C, surtout si elles sont nombreuses, petites et denses (Grammer), sont oxydées dans le sang et traversent la paroi artérielle au niveau de l'endothélium (site initial de la lésion vasculaire). Les cellules endothéliales et la couche sous endothéliale sont dénuées d'anti oxydants. Ces LDL oxydées, marqueur biologique d'événements cardiovasculaires ultérieurs chez les hommes apparemment sains (Meisinger, Tsimikas), favorisent la synthèse, par les cellules endothéliales modifiées par les cytokines inflammatoires (interleukine-1 (Van Tassell) et 6, interferon-gamma, TNF alpha ou Facteur de Nécrose Tumorale), de molécules d'adhésion : E-Selectine, VCAM-1 et ICAM-1, autres marqueurs biologiques possibles de l'athérosclérose et du pronostic des syndromes coronaires aigus (Rallidis) et chimio attractantes qui vont favoriser le recrutement, depuis le sang vers l'espace sous endothélial, des monocytes et lymphocytes circulants qui se différencient en macrophages. La place des cellules dendritiques dans l'athérogénèse n'est pas encore tout à fait précisée (Christ) ; elles jouent un rôle important dans l'immunité, elles captent l'antigène et le présentent aux lymphocytes T naïfs. Les LDL oxydées sont capturées par les macrophages, par l'intermédiaire des récepteurs éboueurs et l'ensemble devient une cellule spumeuse ; la multiplication de ces cellules spumeuses constitue le début de formation de la plaque d'athérosclérose. En résumé, les premiers événements actuellement retenus dans le développement de l'athérosclérose sont : 1- les modifications oxydatives des LDL-C 2- l'infiltration lipidique 3- le recrutement monocytaire. C'est la théorie « inside-out » qui suppose que les cellules inflammatoires entrent dans l'endothélium à partir de la lumière artérielle. Une autre théorie, « outside-in », plus récente, attribue à l'adventice et à ses vasa vasorum la porte d'entrée de la réaction inflammatoire (Mulligan-Kehoe). Ces deux théories, sans s'opposer, peuvent se compléter.

Ces événements peuvent débuter in utero si la femme a une hypercholestérolémie (Napoli 1,2) et ils s'accentuent insidieusement avec l'âge.

De plus, les LDL oxydées sont toxiques pour les cellules endothéliales, ce qui diminue la production du NO, vasodilatateur, anti-agrégant plaquettaire, anti spastique, anti apoptotique et stimulateur d'angiogénèse (Cooke JP 1). Le NO, in vitro, inhibe l'expression des molécules d'adhésion et la sécrétion de cytokines pro inflammatoires (Steffel). Le NO est synthétisé à partir de l'Arginine grâce à la NO synthase. Mais une autre enzyme, l'Arginase, métabolise de façon concurrente cette Arginine en Ornithine et Urée. Il a été montré que l'inhibition de l'Arginase améliore la fonction endothéliale chez les diabétiques ayant une cardiopathie ischémique (Shemyakin).

La plaque d'athérosclérose présente non seulement une composante inflammatoire et lipidique mais aussi une prolifération des cellules musculaires lisses. Elles migrent à travers la limitante élastique interne et prolifèrent dans l'intima sous l'influence de facteurs de croissance et leur phénotype contractile se transforme en sécrétoire (Li Z). Elles produisent le tissu conjonctif, l'ensemble formant la chape fibreuse. Les cytokines pro inflammatoires secrétées par les monocytes (en plus grande quantité chez l'homme que chez la femme, Wirtz), et dont l'action est modulée (Anguera, Heeschen) par la sécrétion de cytokines anti-inflammatoires (Interleukine 10), favorisent l'inflammation aiguë ; la sécrétion de métalloprotéases par les macrophages, les cellules endothéliales et les cellules musculaires lisses, qui détruisent la chape fibreuse, résulte en une instabilité de la plaque qui évolue vers l'érosion et la rupture (Arroyo, Lafont) dont une des conséquences cliniques peut être la mort subite (Burke). L'activité des métalloprotéases est contrôlée par des inhibiteurs tissulaires des métalloprotéases (TIMPS) et il est possible que des valeurs élevées de ces métalloprotéases plasmatiques soient un facteur de risque d'athérosclérose (Jguirim-Souissi) et surtout de mauvais pronostic (survenue d'un nouvel infarctus) chez les coronariens (Blankenberg, Cavusoglu). À noter enfin que les cytokines pro inflammatoires favorisent l'apoptose de tous les types cellulaires de la plaque d'athérosclérose.

La stabilité de la plaque athéroscléreuse est liée plus à sa composition qu'à sa taille (Bos D, Meier). À des degrés divers selon les études, un gros noyau lipidique, un hématome intra plaque, un contenu élevé en macrophages, en pro oxydants, en médiateurs de l'inflammation, une mince chape fibreuse, des dépôts de calcium, une rareté de cellules musculaires lisses sont des marqueurs histologiques de vulnérabilité de la plaque (rupture ou érosion) (Arbab-Zadeh, Bos D, Kelly CR, Lafont, Tian). La rupture au niveau de l'endothélium survient quand le cœur lipidique n'est plus contenu par la chape fibromusculaire et le cholestérol sous sa forme cristallisée joue un rôle de perforateur (Abela GS 1,2, Dai 2). Elle libère alors des substances qui favorisent l'agrégation plaquettaire (thrombus plaquettaire), premier stade de la formation du caillot de sang qui va obstruer brutalement la lumière de l'artère, compromettant alors la perfusion tissulaire d'aval. La rupture de plaque n'est pas la seule cause de thrombose, il peut aussi s'agir d'une simple érosion de plaque. C'est pourquoi la définition de la plaque vulnérable est plutôt une plaque encline à la thrombose (Lafont, Naghavi). Mais comment la détecter par des moyens simples, donc utiles en pratique clinique ? Le taux sanguin de microglobuline bêta 2 pourrait être un marqueur de la progression de l'athérosclérose coronaire (Möckel). Les plaques calcifiées seraient moins menaçantes que celles caractérisées par une faible atténuation du rayonnement X (Williams MC). Et la composition de la plaque a aussi une valeur pronostique (Hellings) puisque la présence d'hémorragies ou de vascularisation marquée est un facteur de prédiction d'ECV. Lors des dernières années, la composition des plaques ôtées lors d'endartériectomies carotidiennes s'est modifiée, avec moindre présence des caractéristiques habituellement évoquées pour expliquer la vulnérabilité de la plaque : volume important, thrombose, macrophages, calcifications et ceci est peut-être lié à une meilleure prise en charge des facteurs de risque (van Lammeren).

Certains marqueurs inflammatoires (Interleukine 6 et Sérum amyloïde A) ont été retrouvés à des taux augmentés au voisinage de la plaque rompue lors d'un infarctus du myocarde à la phase aigue (Maier).

À ce stade, le terme athérosclérose est remplacé par athérothrombose. Celle-ci n'entraîne pas nécessairement des conséquences cliniques mais, après cicatrisation, conduit inéluctablement à une aggravation progressive des lésions.

La quantification des cellules endothéliales circulantes a un rôle prédictif de MCV (Boos).

L'inflammation (ses quatre caractéristiques sont présentes : infiltrat mononucléé, sclérose conjonctive, prolifération cellulaire, prolifération vasculaire) intervient à tous les stades de l'athérosclérose (Ballantyne 1,2, Crea, Hansson, Iwatsuka, Kharbanda, Libby 1, 2, 3, Mulvihill). C'est donc une maladie inflammatoire chronique des grosses artères, à localisation intimale, la LDL oxydée étant l'agent d'agression peut-être initial. Ainsi, l'athérosclérose ne doit plus être considérée comme un processus dégénératif mais comme une réponse pariétale, principalement endothéliale et intimale à différentes agressions, qu'elles soient mécaniques, chimiques ou infectieuses.

Les artères répondent à la croissance de la plaque par une expansion vers l'extérieur du vaisseau (remodelage positif) ou par un amincissement de ce vaisseau (remodelage négatif). Cette distinction théorique a probablement des conséquences pratiques puisque le remodelage positif limite la sténose de la lumière artérielle et augmente la vulnérabilité de la plaque tandis que le remodelage négatif a les effets inverses.

En pratique clinique, quels sont les marqueurs d'athérosclérose faciles à utiliser en prévention primaire ? Nous développerons plus loin leur intérêt respectif dans l'estimation du risque cardiovasculaire (Goff Jr)

1. La mesure échographique étagée et moyennée du rapport des épaisseurs de l'intima et de la média de l'artère carotide est d'utilisation facile. Une épaisseur intima/media <25ème percentile est un excellent prédicteur d'un avenir sans MCV (Blaha). Au contraire, un rapport élevé est directement associé au risque de développer ultérieurement un infarctus du myocarde ou un accident vasculaire cérébral (Lorenz MW, Mehran, O'Leary). L'épaisseur intima/média carotidienne croît plus vite s'il y a des facteurs de risque d'athérosclérose (Antonini-Canterin), même chez les adolescents (Dawson, Juonala 2) ou mieux encore s'il y a une dysfonction endothéliale mise en évidence par la dilatation flux dépendante de l'artère brachiale (Halcox).
2. Encore plus simple, l'Index de Pression Systolique Cheville-Bras. Un index égal ou inférieur à 0,9 est un marqueur non seulement d'artérite mais aussi de façon plus générale de risque cardiovasculaire (Diehm, Doobay, Fowkes, Perlstein). Un index abaissé après effort est un puissant prédicteur indépendant de mortalité toutes causes (Sheikh). Chez les diabétiques, un résultat anormal (inférieur à 0,9 ou supérieur à 1,30) est associé à une mortalité augmentée, d'origine cardio-vasculaire et toutes causes confondues (Nie)
3. Le score de volume calcique coronaire, dit score d'Agatston, est calculé lors d'un scanner (Mehran). Son coût est élevé mais il se pratique sans injection et avec une irradiation minime. Un score calcique nul ou inférieur à 10 est un excellent prédicteur d'absence de MCV future et de décès précoces (Blaha 1,2, Cho, Miedema 3, Mortensen MB). Notion importante, dans l'étude CLARIFY, près de la moitié des patients ayant une hypercholestérolémie importante ont un

score calcique nul (Dong T). À noter toutefois qu'un score nul n'élimine pas formellement l'existence de petites plaques, qui multiplie par plus de deux le risque d'ECV futurs (Han D). Sa valeur prédictive de mortalité toutes causes est améliorée par le rajout du nombre de plaques et/ou de gros vaisseaux calcifiés, en particulier le tronc commun (Arnson, Lahti, Tota-Maharaj 2). Plus le score calcique est élevé, plus grand est le risque de décès prématuré, en particulier d'origine cardiovasculaire, et d'ECV, même en absence de sténose (Carr, Cho, Miedema 3, Mirbolouk), et aussi de cancer (Mirbolouk). Un score calcique supérieur à 1000 indique un très haut risque cardio-vasculaire (Peng AW). Le calcul de ce score a été préconisé pour faire pencher la balance vers le haut ou bas du risque cardio-vasculaire chez les diabétiques et les hypertendus (Uddin). Il peut aider à modifier le comportement des individus à risque (Denissen). Il aide aussi à prendre la décision d'un traitement par l'Aspirine en prévention primaire (Cainzos-Achirica 3) ; ainsi, chez les individus ayant un score >= 100 Unités Agatston, le rapport bénéfice/risque est favorable. Une méta analyse suggère que le score calcique améliore modestement la prédiction traditionnelle du risque cardio-vasculaire (Bell KJL, Fleischmann).

L'augmentation du LDL-C, du non HDL-C et de la tension artérielle (TA) à l'adolescence sont des marqueurs de risque de calcifications coronaires à l'âge adulte (Hartiala, Zalawadiya). Un apport calcique alimentaire élevé (sauf s'il est très élevé) n'augmente pas ce score (Samelson), ni d'ailleurs la mortalité ou la fréquence des ECV chez les coronariens (Welles). Plus grande est la consommation de fruits et de légumes durant l'adolescence, moins le score calcique est élevé 20 ans plus tard (Miedema 2). Même pour les scores les plus hauts, le niveau élevé de la forme cardio respiratoire atténue le risque cardiovasculaire (Radford). Et, dans l'étude MESA, le score de volume calcique est moins élevé là où il y a plus de magasins alimentaires de bonne qualité nutritionnelle (Wing JJ). Un autre score apprécie non plus le volume mais la densité calcique et il évolue de façon inverse avec le risque de MCV (Criqui). Le tour de taille et le rapport Taille/Hanche semblent corrélés au score calcique et ils sont plus faciles et moins coûteux à réaliser (Scicali 2).

4. Une technique simple d'appréciation de la fonction endothéliale, peu coûteuse mais peu reproductible, est la mesure de la vasodilatation flux dépendante observée au niveau de l'artère brachiale. Une vasodilatation réduite est un marqueur fonctionnel

d'athérosclérose infra clinique utile pour prédire les ECV chez les individus sans maladie cardiaque (Shechter 2) et également utile chez des patients à risque intermédiaire d'athérosclérose pour les reclasser dans une autre catégorie de risque (Flammer 2, Simon A, Widlanski).

L'évaluation de la fonction endothéliale sera utile en pratique clinique quand une méthode de mesure fiable, non invasive et reproductible permettra d'évaluer avec précision le RCV, de guider le traitement en prévention primaire et secondaire, de contribuer à l'évaluation de la progression de l'athérosclérose (Flammer 2).

5. La vélocité de l'onde de pouls aortique (Ben-Shlomo). Une variante de la méthode de dilatation artérielle flux dépendante est le ralentissement, induit par l'hyperémie, de la vélocité de l'onde de pouls artériel (Ellins).

6. La mise en évidence d'une inflammation artérielle par la fluorodéoxyglucose (FDG) au cours d'un examen par tomographie par émission de positons (TEP), couplée à la tomodensitométrie (TDM) de l'aorte (Iwatsuka).

7. De nombreux biomarqueurs sont répertoriés et leur liste ne cesse de s'allonger et de se diversifier (Hoefer). Ainsi, en 2020, une publication montre l'intérêt pronostique potentiel de biomarqueurs issus de la tomodensitométrie abdominale, mesurés grâce à l'intelligence artificielle : calcifications aortiques, densimétrie musculaire, contenu hépatique en graisse, rapport graisse viscérale/sous cutanée, déminéralisation osseuse (Pickhardt).

V. Facteurs de risque

1- Définition : Un facteur de risque cardiovasculaire (FR) est un état physiologique (âge avancé ; sexe masculin, mais les femmes sont de plus en plus à risque du fait du tabagisme, de l'obésité, de l'HTA et de la sédentarité), un état pathologique (HTA, hypercholestérolémie, diabète, surpoids), ou une habitude de vie (tabagisme, habitudes alimentaires à risque, sédentarité) qui augmente le risque de survenue d'ECV. Moins il y a de FR aux âges moyens de la vie, plus faible est la mortalité d'origine cardiovasculaire et meilleure est la qualité de vie (Lloyd-Jones).

2- Tous les mystères de l'athérosclérose ne sont pas encore percés mais de multiples FR sont bien connus aujourd'hui pour en faciliter le développement. Les études les plus célèbres (pas toutes irréprochables en termes scientifiques) qui les ont mis en évidence sont Framingham

Heart Study commencée en 1948, ses suites Framingham Offspring (Anderson KM, D'Agostino, Pencina, Voelker) et Framingham Genetic Study (Voelker), MRFIT (Stamler), Etude des 7 Pays (Keys 1,2), Projet Monica (Nuttens), Nurses' Health Study, Health Professionnals Follow-up Study et Reynolds Risk Score (Cook 1, Liu K, Ridker 16), Ireland-Boston Diet Heart Study (Kushi), Etude PROCAM (Assmann) et une étude cas témoins, Interheart Study (Yusuf).

3- Quels sont ces principaux facteurs ? Citons d'abord deux facteurs inéluctables, l'âge et le sexe masculin.

L'âge, puisque l'athérosclérose se développe avec les années, mais plus ou moins vite selon la présence d'autres FR, comme l'ont montré des études autopsiques effectuées sur les militaires américains morts en mission (Weber BJ). Plus longue est la durée d'exposition aux FR, plus grand est le risque (Juhola, Martin SS 3, Navar-Boggan 2, Whelton PK). Son corollaire est l'intérêt d'une prévention précoce : "The sooner, The better". Mais des mutations génétiques liées à l'âge jouent aussi un rôle de plus en plus évoqué.

Le sexe masculin, plus à risque que le sexe féminin, les femmes étant en partie protégées par les œstrogènes jusqu'à la ménopause mais cette protection hormonale n'est peut-être pas la seule explication (Kappert, Lam).

Plus intéressants sont les facteurs contre lesquels nous avons des moyens d'action ; la liste est désormais longue. Pour l'essentiel, ils tiennent dans notre style de vie « occidental » incluant nutrition malsaine, sédentarité, tabagisme (Bays HE 2), avec les quelques contre exemples souvent cités des habitants de Crète (Keys 1,2) et d'Okinawa, mais les modifications alimentaires survenues dans ces îles après la dernière guerre mondiale limitent de plus en plus les effets favorables de ces modes de vie îliens (Sofi 2, Todoriki). La protection cardiovasculaire et le grand nombre de centenaires observés à Okinawa ont été en partie expliqués par la restriction calorique, mais ce dogme est controversé (Le Bourg).

Bien que les FR soient nettement moins présents dans les pays à faible revenu, la fréquence des MCV est grande, ainsi que leur mortalité (Yusuf 5).

Les FR sont les mêmes, avec quelques nuances, pour toutes les localisations de l'athérosclérose (Forsdahl, Kastorini 2), ce qui facilite les mesures de prévention. Mais il y a des différences géographiques dans la répartition de ces localisations : les AVC sont plus fréquents dans les pays « récemment émergés » et les cardiopathies ischémiques en Amérique du Nord et en Australie (Kim AS). Il y aussi des effets contradictoires de deux des principaux FR, l'hypercholestérolémie et le diabète, sur le développement des anévrysmes de l'aorte abdominale, la première les favorisant (comme l'HTA) et le second sans influence significative (Gertz).

Notion essentielle pour les FR parmi les plus importants (sédentarité, hypercholestérolémie, tabagisme, HTA) : leur réduction par des interventions préventives et curatives explique en grande partie le recul des cardiopathies ischémiques dans les pays riches (Luepker, Mannsverk), **la mortalité toutes causes et cardiovasculaire** (Bérard)

1. **L'hyperlipémie et avant tout l'hypercholestérolémie** (Anderson KM, Chapman, D'Agostino, Hu P, Hyttinen, Langsted, Libby 1, Mc Queen, Mortensen 2, Paramsothy, Pencina, Velagaleti). Il n'y a pas de consensus international sur la définition de l'hypercholestérolémie : 2 g/l ? (valeur souvent retenue) 2,20 g/l ? 2,40 g/l ? **Mais plus le taux est élevé, plus grand est le RCV.** Pour le LDL-C, le seuil de normalité est généralement situé à 1 g/l. Là aussi, **plus ce taux est élevé, plus grand est le RCV.** Mais la valeur de ce LDL-C doit être confrontée au risque cardiovasculaire calculé ; plus ce risque est haut, plus la valeur du LDL-C, pour abaisser le risque, doit être basse (ou abaissée). Il en est de même pour sa sous fraction qui contient l'Apolipoprotéine C-III (Mendivil). Quant aux valeurs diagnostique et pronostique de la Lipoprotéine(a), beaucoup a été appris ces dernières années, mais elles sont encore sources de débats et il faudra attendre encore un peu pour savoir si son dosage plasmatique est souhaitable à grande échelle et si la réduction de son taux, aujourd'hui possible, réduit les ECV, particulièrement le risque résiduel en prevention secondaire (O'Donoghue, Paré,Thanassoulis)

Cette nécessité de tenir compte du risque cardio-vasculaire, malheureusement souvent oubliée en pratique clinique, induit d'une part une indiscutable surconsommation médicamenteuse mais aussi d'autre part des arrêts intempestifs et dangereux de ce traitement par méfiance du public qui reçoit des informations diverses et contradictoires,

S'il est habituel de pratiquer le « bilan lipidique » à jeun, là encore il n'y a pas consensus, certains recommandant même de le prélever à n'importe quel moment, les différences dans les résultats étant faibles, et la relation avec le risque cardio-vasculaire restant significative (ASCOTT-LLA, Sidhu) ; comme nous le verrons plus loin pour les triglycérides, les valeurs post prandiales ont peut-être même un plus grand intérêt prédictif de MCV.

L'hypercholestérolémie est souvent considérée comme l'ennemi public n° 1, car cette association est facile à démontrer et elle retarde l'affrontement à d'autres problèmes autrement plus complexes à solutionner (sédentarité, obésité, mauvaises habitudes alimentaires…). Pour Roberts WC, il n'y a pas lieu à controverse, l'hypercholestérolémie est certainement l'ennemi n° 1. « It's the cholesterol, stupid ! » (Roberts WC). Il en avance, comme d'autres (Chapman), plusieurs preuves irréfutables :

1. Expérimentales : les plaques d'athérosclérose sont facilement produites chez des herbivores en les nourrissant avec des graisses saturées et du cholestérol ; en revanche, on ne peut induire ce développement de plaques en augmentant la TA, la glycémie ou en faisant respirer au long cours de la fumée de tabac. On retrouve ce cholestérol dans les plaques d'athérosclérose.
2. Epidémiologiques : les sociétés et les individus dont le taux de LDL-C est élevé, comparés à celles et ceux dont ce taux est bas, ont beaucoup plus d'ECV
3. Génétiques : les variations génétiques induisant de faibles taux de LDL-C via des cibles diverses (récepteurs des LDL-C, HMG-CoA réductase, PCSK9…) sont associées à un risque plus faible de MCV.
4. Thérapeutiques : abaisser le taux de LDL-C entraîne une spectaculaire réduction de ces ECV et, dans une moindre mesure, des plaques d'athérosclérose (Nicholls SJ 2)

Roberts WC explique les origines des controverses n'ayant pas lieu d'être par :

1. La confusion apportée par la notion de plus en plus répandue que l'athérosclérose aurait une origine inflammatoire alors que, pour lui, l'inflammation ne jouerait au mieux qu'un rôle adjuvant.
2. Le fait que certains individus, à sexe, âge et taux de LDL-C équivalents à d'autres, auront des ECV et d'autres pas. La présence des autres FR pourrait alors expliquer cette « anomalie ». Mais

si le LDL-C est < 0,60 g/l, quels que soient les chiffres de TA ou le nombre de cigarettes fumées, les plaques d'athérosclérose ne se développeront pas. C'est du moins l'opinion de Roberts WC.

Dans l'étude de la Framingham Offspring Cohort, l'exposition à une hypercholestérolémie prolongée depuis la jeunesse jusque vers la cinquantaine augmente le risque de MCV (Navar-Boggan 2). Et, chez la femme enceinte, son hypercholestérolémie est corrélée chez le fœtus à la présence de plaques d'athérome (de Nigris).

Au-delà de 70 ans, le cholestérol total (CT) et le LDL-C diminuent souvent, du fait de la fréquence des cancers, des maladies inflammatoires, de la malnutrition mais la relation avec les MCV liées à l'athérosclérose persiste (Lewington). Toutefois, une méta analyse incluant des sujets de plus de 60 ans remet en cause le dogme du surrisque lié à un taux élevé de LDL-C (Ravnskov).

Les populations asiatiques ont un taux de LDL-C plus bas que les autres (Karthikeyan).

Une place à part doit être réservée à l'hypercholestérolémie familiale, maladie héréditaire autosomique avec augmentation du LDL-C importante, favorisant une athérosclérose précoce. À l'état hétérozygote, cette maladie est relativement fréquente. Sur le plan génétique, elle se caractérise le plus souvent par un défaut de captation des LDL au niveau des récepteurs hépatiques, en rapport avec une mutation du gène codant ce récepteur, aboutissant à une diminution de sa fonction. La prise en charge de cette maladie doit se faire tôt, en milieu spécialisé.

Anecdotique ? Un taux inférieur à 0,70 g/l de LDL-C pourrait augmenter le risque d'AVC hémorragique (Rist).

En dehors du LDL-C, d'autres dosages sanguins sont utiles pour évaluer le RCV, y compris en prévention secondaire. Un taux bas du HDL-C, inférieur à 0.50 g/l chez les femmes (ce qui concerne 26 % dans une étude française (Rouvre)) et 0,40 g/l chez les hommes (11 % dans la même étude) (Acharjee, Arnett, Assman, Expert Panel, Gordon T, Hausenloy, Johnsen, Nakazawa, Rahilly-Tierney 1, 2, Ridker 13, Sachdeva, Shai 1, Toth 1, 2). Son corollaire, rapport élevé CT/HDL-C (Elshazly, Gimeno-Orna), augmente le risque. Plus le taux de HDL-C est bas, plus grand est le risque cardiovasculaire (Khera 3).

Des valeurs non optimales de LDL-C (>1 g/l) et de HDL-C (<0,60 g/l) chez les jeunes sont indépendamment associées à l'athérosclérose coronaire 20 ans plus tard (Pletcher 1). L'étude des Physicians' Health Study montre que les hommes dont le taux de HDL-C augmente avec le temps, comparés à ceux dont le taux diminue ou reste égal, réduisent leur risque d'ECV majeurs (Rahilly-Tierney 1). Même résultat dans une étude effectuée chez les diabétiques (Nichols). Et dans l'étude de cohorte VA NAS, chaque augmentation de 10 mg/dl du HDL-C est associée à une réduction de 14 % du risque de mortalité avant 85 ans (Rahilly-Tierney 2). Le HDL a sans doute, comme cela a été vu plus haut, un rôle protecteur parce qu'il augmente l'épuration du cholestérol des macrophages (Heineke 1, Khera 2,3). Sa protection est peut-être aussi liée à ses effets anti aptotiques qui améliorent la fonction endothéliale, ce qui ne serait pas le cas du HDL des coronariens (Riwanto).

Un taux bas de HDL-C, sans autre anomalie lipidique, est plus fréquent dans les populations asiatiques et est là aussi associé à un RCV augmenté (Huxley).

Mais des taux très, voire modérément augmentés, de HDL-C sont associés dans plusieurs études à une augmentation de la mortalité toutes causes confondues et cardio-vasculaires, tant chez la femme que chez l'homme (Allard-Ratick, Madsen).

Le cholestérol non HDL (cholestérol total- HDL-C) est plus facile à doser que le LDL-C puisqu'il ne nécessite pas un jeûne de 12 heures, dont l'intérêt est aujourd'hui discuté sinon remis en cause (Doran, Eckel 4) et son augmentation est plus discriminante pour évaluer le risque cardiovasculaire (Brunner FJ, Farwell, Friedewald, Robinson JG 6), y compris chez les patients ayant un taux de LDL-C < 1,20 g/l (Tanaka F). Il évalue mieux le risque d'ECV chez les patients traités par une statine (Boekholdt 2), car il est le reflet de la quantité totale de cholestérol transporté par les lipoprotéines athérogènes incluant, outre le LDL-C, les lipoprotéines riches en triglycérides, les VLDL, etc... (Farnier, Friedewald VE 2).

L'hypertriglycéridémie est aussi un FR (Asia Pacific Cohort, Assman, Friedewald VE 2, Jeppesen, Sarwar 1,2), même si le LDL-C est normal (Raposeiras-Roubin). Elle est déterminée à jeun mais aussi, peut-être de façon plus prédictive du risque cardiovasculaire, en post prandial (Bansal, Egeland). Elle est définie par une valeur supérieure à 150 mg/dl, avec différents niveaux : limite jusqu'à 199 mg/dl, haut entre 200 et 499 et très haut à partir de 500 (Friedewald VE 2, Miller M 2). Les individus cumulant un taux élevé de LDL-C et de triglycérides sont à très haut risque de cardiopathie ischémique (Friedewald VE 2). L'absorption chronique de quantités importantes d'alcool et/ou de sucres extrinsèques surtout liquides est une cause fréquente d'hypertriglycéridémie et, pour diminuer celle-ci, il convient de réduire ces absorptions et de pratiquer une activité physique d'endurance (Friedewald VE 2). Un rapport élevé Triglycérides/HDL-C est aussi un marqueur d'insulino résistance (Cordero), de la présence de nombreuses particules de LDL-C petites et denses athérogènes (Bittner 1), du risque ultérieur de développer un syndrome métabolique (Salazar) et des événements coronariens (Cordero). Or, une importante hypertriglycéridémie est souvent associée à un faible taux de HDL-C, à un taux élevé de non HDL-C, à un diabète (Christian).

En cas d'hypertriglycéridémie > 4 g/l, le calcul du LDL-C par la formule de Friedewald est erroné et une autre formule plus complexe a été proposée en 2018 (Sathiyakumar).

L'hypertriglycéridémie doit être traitée par les mesures hygiéno-diététiques adaptées et éventuellement par un médicament type fibrate ou niacine ou EPA (Marston)

Outre le risque CV, une valeur haute, pas nécessairement très haute, de triglycéridémie peut occasionner une pancréatite aigüe (Friedewald VE2, Pedersen).

La place des dosages de la Lipoprotéine a, des céramides plasmatiques, sphingolipides résultant de la combinaison de sphingosine et d'AGS ou AGMI, véhiculés par le LDL-C et jouant un rôle dans l'apparition du diabète de type 2 et de l'athérosclérose, est en cours d'évaluation (Nicholls, Ye Q, Zhang M).

Tous ces dosages (CT, LDL-C, HDL-C, Cholesterol non HDL-C, Triglycérides) doivent être répétés, hors cas particuliers, tous les 5 ans, vore 10 ans (compte tenu des modifications fréquentes avec le temps, liées aux modifications du mode de vie (sédentarité, alimentation différente), à la survenue de la ménopause voire de certaines maladies (Martin SS 3, O'Malley).

Quant au dépistage systématique des anomalies lipidiques chez l'enfant et l'adolescent, hormis quelques cas particuliers, il n'est pas conseillé à ce jour (USPSTF).

2. **Le tabagisme** (Banks, Carter BD, Ding N, Doll, Hackshaw, Inoue-Choi 1,2, Janssen, Mirbolouk, Schroeder)

Actif ou passif, il accélère considérablement le développement de l'athérosclérose à tous les niveaux, en particulier coronaire (Ali, Banks). C'est un fléau grandissant dans les pays très peuplés d'Asie. En 2016, la fréquence du tabagisme dans le monde avoisine un milliard de consommateurs (Janssen).

En France, mauvais élève au sein des pays développés, 24,1 % des adultes fument quotidiennement selon l'Organisation de Coopération et de Développement Economique (OCDE), mais, selon l'Institut National de Prévention et d'Education pour la Santé (INPES), la proportion de fumeurs adultes atteint 29 % (33 % pour les hommes et 25 % pour les femmes). Toutefois, ces taux diminuent progressivement (mais irrégulièrement) depuis 1970. En 2019, la DREES évaluait la fréquence du tabagisme à 18,5 % de la population des plus de 15 ans. Globalement, entre 2016 et 2017, un million de consommateurs en moins a été recensé (Bourdillon). La dernière étude ESCAPAD 2017 montre aussi une nette diminution de consommation chez les jeunes : 25 % au lieu de 32 % en 2014 et 41 % en 2000 (Le Nézet). Les milieux sociaux défavorisés voient cependant ce taux augmenter.

Aux États-Unis, la fréquence du tabagisme diminue aussi et c'est maintenant la deuxième cause de mortalité chez les adultes masculins et féminins (les femmes ayant rejoint les hommes) âgés de 35 à 69 ans (Jha, Mokdad 1, Mozaffarian 19, Thun).

Plus on fume, et plus longtemps on fume, plus on augmente le risque de MCV (Banks, Hackshaw, Inoue –Choi 1, 2, Yusuf 2). Et le tabagisme, même passif, augmente aussi le risque de cancer, en particulier du sein (He Y). L'espérance de vie est amputée jusqu'à 10 ou 11 ans (Gellert, Pirie). Et, dans l'étude ARIC, après un éventuel arrêt du tabagisme, le risque de coronaropathie persiste 20 ans et 30 ans pour le risque d'artériopathie des membres inférieurs (Ding N).

Le tabagisme produit un stress oxydant et une dysfonction endothéliale avec réduction de la production de NO (Carnevale), une vasoconstriction, un état thrombotique par activation des plaquettes, un état inflammatoire chronique (Al Rifai), une diminution du HDL-C (Benowitz), une oxydation du LDL-C, une augmentation de l'activité du système sympathique ; chez la femme enceinte qui fume, l'enfant aura aussi un taux de HDL-C plus bas (Ayer), un plus petit poids à la naissance ainsi que des symptômes digestifs et/ou respiratoires un peu plus tard (Olives). Le tabagisme augmente aussi le risque de survenue ultérieure du diabète de type 2 (Berlin, Houston), de démence vasculaire et de maladie d'Alzheimer (Rusanen). L'exposition des enfants au tabagisme de leur(s) parent(s) augmente :

- L'épaisseur intima média carotidienne et la dysfonction endothéliale, même beaucoup plus tard (Gall),
- Le développement des plaques d'athérosclérose (Raghuveer, West).

Quant aux rapports entre tabagisme et IMC ou masse grasse, ils sont complexes ; les analyses mendéliennes montrent que l'augmentation de l'IMC génétiquement prédit favorise le tabagisme ; mais les fumeurs ont souvent un IMC inférieur à celui des non-fumeurs et l'effet du tabac sur le poids est sans doute supérieur à l'influence de l'obésité sur le tabagisme (Carreras-Torres).

Un travail non publié de notre équipe au centre hospitalier de Dax, à partir de 1200 patients hospitalisés pour un Syndrome Coronaire Aigu (SCA), a montré que les habitudes alimentaires des tabagiques sont significativement différentes de celles des non tabagiques ; les premiers mangent plus de viandes grasses, de charcuteries, d'œufs et de fromages, mangent moins de poissons, de fruits et de légumes et boivent plus de vin. Tout ceci suggère que le tabac est non seulement un FR indépendant, mais aussi un FR par le biais d'habitudes alimentaires à risque. Le tabagisme passif est aussi, comme on l'a vu plus haut, un FR (Gall, Iversen, West) et l'interdiction de fumer dans les lieux publics a réduit le nombre d'hospitalisations pour événements coronariens et cérébrovasculaires (Sims, Tan). Une étude française n'a toutefois pas mis en évidence cette réduction (Séguret). Et une étude danoise a montré que l'interdiction de fumer dans les endroits publics était certes accompagnée d'une réduction des admissions pour un infarctus, mais cette réduction préexistait à cette interdiction ; les auteurs l'expliquent par l'interdiction préalable des AG trans dans les produits alimentaires issus de l'industrie ! (Christensen). Le tabac à chiquer (snuff), ainsi que toutes les formes de tabac sans fumée, ne sont pas recommandés pour aider au sevrage tabagique, car non dénués de risque cardiovasculaire (Piano, Vidyasagaran, Yatsuya). Et pour les cigarettes électroniques, les premiers résultats en ce qui concerne l'arrêt du tabagisme sont un peu rassurants (Franck, Liberman, Zhu SH), mais elles semblent provoquer aussi stress oxydant, dysfonction endothéliale, dysautonomie cardiaque au profit du système sympathique, toutefois moindre que le tabac (Carnevale, Moheimani). En 2019, des insuffisances respiratoires aigües ont été décrites, avec présence d'acétate de Vitamine E dans les liquides de lavage bronchique (Blount). Le vapotage quotidien pourrait augmenter le risque d'infarctus (Alzahrani) mais cette étude suscite de nombreuses critiques méthodologiques. Plus sûrement, le vapotage peut être une porte d'entrée à la dépendance chez les jeunes (Liberman).

Les bénéfices de l'arrêt du tabagisme, contrairement à la simple réduction (Jeong SM), sont nets en terme de mortalité CV et globale (Holford, Hu Y, Inoue-Choi 2, Jeong SM) quel que soit l'âge de cet arrêt (Benowitz), d'autant plus grands que cet arrêt est effectué tôt dans la vie (Jha). L'arrêt du tabagisme peut exposer à une prise de poids, parfois importante, avec un risque de survenue d'un diabète de type 2. Au moment de l'arrêt, afin de limiter la prise de poids, la prise alimentaire de fruits et légumes doit être renforcée (Buijsse 1,2,3). Après un infarctus, la poursuite du tabagisme augmente nettement le risque d'ECV et de décès (Aker A).

Les différents traitements utilisés (varénicline, nicotine, cytisine…) pour aider à cet arrêt n'augmentent pas le risque d'ECV (Mills EJ 3). Le tabagique qui arrête de fumer voit son HDL-C augmenter significativement (Gepner) et cet argument expliqué peut être utilisé pour renforcer sa motivation, avec les restrictions vues plus haut en ce qui concerne la protection supposée de hautes valeurs de HDL-C.

Les flavonoïdes pourraient lutter contre les effets athérogènes du tabac (Dalgaard).

3. La sédentarité et l'inactivité physique (Andersen, Barbosa Barreto de Brito, Fletcher 2, Katzmarzyk, Kokkinos P 1, 3, 4, 6, Strath, Gulati 1,2, Hu FB 8, Mainous AG 2, Mora 1, 3, Myers 1, Stamatakis 1, 2, 3, Vetrano), FR au moins équivalent au tabagisme (Lee IM 3) et beaucoup plus fréquent (Guthold). La définition de la sédentarité est très variable d'une équipe à une autre, ce qui ne facilite pas les comparaisons. Un MET (Metabolic Equivalent Task) est défini comme la consommation d'oxygène en position assise, au repos ; elle est égale à 3,5 ml d'O 2/kg/mn. Un MET est le rapport entre la dépense énergétique d'une activité donnée sur la dépense énergétique de repos. Il équivaut à environ 1,2 Kcal/minute pour un adulte de 70 kg. Depuis 2012, la Sedentary Behaviour Research définit la sédentarité comme une situation d'éveil caractérisée par une dépense énergétique

inférieure à 1,6 MET. Ainsi, les activités de très faible dépense énergétique correspondant à la sédentarité comprennent les déplacements dans un véhicule automobile en tant que passager (1,3 MET), la position assise sans activité autre ou en regardant la télévision (1,3 MET), la position statique debout (1,3 MET), la lecture ou l'écriture en position assise (1,3 MET), le travail de bureau sur ordinateur (1,5 MET), toutes les activités réalisées au repos en position allongée (1,3 MET).

D'après la même Sedentary Behaviour Research, l'inactivité, donc différente de la sédentarité, caractérise un niveau insuffisant d'Activité Physique (AP) ne permettant pas d'atteindre le seuil recommandé de 30 minutes d'AP d'intensité modérée, au moins 5 fois par semaine, ou de 20 minutes d'AP d'intensité élevée au moins 3 jours par semaine.

Quand on parle d'AP, tout se complique encore. Dans l'évaluation d'une AP, il y a plusieurs dimensions plus ou moins difficiles à recueillir avec précision : mode, fréquence, durée, intensité. Evaluée par un podomètre, il est habituel de retenir la valeur d'au moins 10.000 pas par jour pour bénéficier de l'effet protecteur de l'AP. D'après l'Eurobaromètre 2014 sport et AP, l'inactivité et la sédentarité progressent en Europe, particulièrement en France. 75 % des Français de 18 à 64 ans n'atteignent pas ce nombre de pas. Evaluée par un accéléromètre (qui permet de calculer la dépense énergétique liée à l'activité) plutôt que par un questionnaire imprécis d'auto évaluation qui a nettement tendance à surévaluer l'activité physique réelle (Mozaffarian 19), l'AP modérée ou soutenue, durant au moins 30 minutes 5 fois par semaine a été retrouvée chez moins de 4 % d'adultes américains (Troiano). L'utilisation de l'automobile individuelle pour les trajets professionnels intervient aussi dans l'appréciation de la sédentarité et des auteurs anglais ont montré que l'adoption des transports en commun qui font marcher (un peu) plus a des effets bénéfiques sur l'IMC et le pourcentage de masse grasse (Flint).

Aux États-Unis, la sédentarité est de plus en plus fréquente, malgré les multiples mises en garde (Yang L).

Chacun d'entre nous croit être actif, mais une étude mondiale montre que plus d'un quart des adultes ne répondent pas à la définition d'une activité physique d'endurance (APE) protectrice, surtout dans les pays occidentaux (Guthold).

Le faible niveau d'AP réalisée lors d'un test d'effort mais aussi lors d'un parcours de 10 Km, parfois indépendant de l'AP pratiquée habituellement, la faible vitesse de marche au cours d'une épreuve d'effort sur tapis représentent un FR, raccourcissent la durée de vie et signent un vieillissement précoce, y compris cognitif (Gupta 2, Hartmann, Imran, Rasmussen LJ, Kokkinos P 6, Soedamah-Muthu 2, Vetrano, Williams PT 1). Moins grande est la dépense énergétique au cours d'un test d'effort, plus la mortalité ultérieure est élevée (Kokkinos P 1, 3, 4, Ladenvall) et plus les AVC sont fréquents, indépendamment des autres FR et de la présence d'une fibrillation atriale (Pandey 2).

Chez les individus ayant une faible capacité d'effort, les FR, spécialement les FR métaboliques (taux sanguin augmenté des triglycérides et du cholestérol non HDL-C, augmentation du rapport triglycérides/HDL-C, diabète et syndrome métabolique), rendent compte en partie de la surmortalité cardiovasculaire (Grundy 3, Minder). Plus le temps quotidien de sédentarité est grand, plus les biomarqueurs cardiométaboliques sont défavorables (HDL-C, triglycérides, résistance à l'insuline, pression artérielle), y compris chez les individus ayant par ailleurs une APE (Qi Q 2). Indépendamment du niveau d'AP, la station assise prolongée, par exemple devant un écran, est aussi un FR de mortalité toutes causes (Ding D, van der Ploeg, même équipe) et de syndrome métabolique (Edwardson), car elle augmente, spécialement chez l'enfant et l'adolescent, la fréquence de l'obésité centrale (Grontved 1,2, Olafsdottir), de la consommation de boissons sucrées (Olafsdottir) et plus généralement des habitudes alimentaires néfastes (Santaliestra-Pasias). Un excès de temps passé assis, joint à un manque d'AP et à un excès de sommeil (ou à l'inverse un manque) entrainent un sur risque de maladies et de mortalité toutes causes, ce que le tabagisme et la consommation excessive d'alcool majore encore (Ding D). En substituant la position assise par une station debout 6 heures par jour, une personne de 65 Kg dépense 54 Kcal de plus, ce qui entraîne une diminution de la masse grasse de 2,5 Kg en un an (Saeidifard).

La faible capacité à s'asseoir et se relever du sol, marqueur de forme musculo squelettique facile à obtenir, ainsi que la faible force musculaire du poignet mesurée par un dynamomètre, sont aussi des prédicteurs de mortalité toutes causes (Barbosa Barreto de Brito, Brown JC, Leong 2, Sayer) et de surrisque de mortalité et d'ECV chez les coronariens (Larcher).

La sédentarité et l'inactivité augmentent directement ou indirectement de 10 % le taux de mortalité prématurée (Bays HE 2) ; elles favorisent le développement non seulement des MCV, y compris les AVC des sujets jeunes (Aigner), mais aussi du diabète de type 2 (Crump 2), des cancers du tractus digestif et du sein (Lee IM2, 3), de la dépendance lors du vieillissement (Artaud) ; la sarcopénie est un facteur de risque de déclin cognitif (Tessier AJ). A contrario, l'APE réduit ces risques (Keum, Pahor) ; et il a même été mis en évidence, après traitement pour un cancer, une diminution de la mortalité par cette APE, diminution en grande partie expliquée par une réduction de fréquence des récidives (Campbell A).

Le poids économique de la sédentarité et de l'inactivité est énorme. Au niveau mondial et sans compter les pertes de productivité liées aux morts précoces et aux handicaps, des projections l'évaluent à un coût pour les systèmes de santé à 54 milliards de dollars desquels 31 incombent au service public, 13 au secteur privé et 10 aux familles (Ding D 2)

À noter qu'un haut niveau d'AP professionnelle semble aussi augmenter le risque de décès prématuré, chez l'homme (Coenen).

4. L'alimentation déséquilibrée car trop riche en calories, trop salée, avec une charge lipidique et glycémique trop élevées, avec une trop grande consommation de charcuteries et de produits ultra transformés, avec une faible consommation de fruits, légumes, légumineuses, céréales complètes et noix, caractéristique initialement du monde occidental, se généralise (Appel 1,6, Dong 2, Heidemann, Hu FB 5,7,9,10, Iqbal, Kaluza, Micha 2). Elle facilite le surpoids, le diabète, l'hypertension, l'hypercholestérolémie et elle va très souvent de pair avec la sédentarité ou l'inactivité qui en potentialisent les effets dévastateurs. Les milieux sociaux défavorisés sont particulièrement exposés, une des causes étant le moindre coût de ce type d'alimentation (Carter AR, Drewnowski 1).

5. L'hypertension artérielle est favorisée par un mode de vie qui associe stress, alimentation trop salée (He FJ 6) et déséquilibrée, comportant en particulier une quantité insuffisante de légumes, de fruits et de fibres, tabagisme, sédentarité, surcharge pondérale (Camoes, Kokkinos P, Lelong). Une étude de très grande ampleur a montré une association linéaire positive entre l'IMC et la Pression Artérielle

(Linderman).

Elle est définie par des chiffres de Pression Artérielle Systolique (PAS) >=140 mm Hg et/ou Pression Artérielle Diastolique (PAD) >= 90 mmHg lors de plusieurs mesures effectuées à un mois d'intervalle, au repos et en position assise ou couchée. La préhypertension définie par des chiffres de PAS compris entre 120 et 139 mm Hg ou de PAD comprise entre 80 et 89 mm Hg est aussi, de moindre importance, un FR (Conen, Franklin, Hsia, Shen) car, d'une façon générale, plus les chiffres tensionnels montent à partir de 115/75 mm Hg, plus grands sont les risques d'AVC, de cardiopathie ischémique et d'insuffisance cardiaque, d'insuffisance rénale chronique (Appel 2,3,4, Flint AC, Forouzanfar, Shen) et peut-être de maladie d'Alzheimer (Lennon MJ).

Aux États-Unis, les American Heart Association (AHA) et American College of Cardiogy (ACC) ont modifié en 2017 la définition de l'HTA en abaissant les valeurs à 130/80 mm Hg et en supprimant la notion de pré hypertension (AHA et ACC). Ces nouveaux critères font craindre des traitements abusifs et potentiellement délétères (Lamprea-Montealegre).

L'HTA systolique isolée, fréquente après 70 ans (Chobonian), augmente le risque de mortalité par MCV et en particulier par coronaropathie (Yano). Chez le patient âgé, l'HTA orthostatique est d'aussi mauvais pronostic que l'hypotension orthostatique (Agnoletti). La PAS au repos pourrait être, chez l'homme, un marqueur de risque augmenté de mort subite (Laukkanen). Contrairement à ce qui était admis, les augmentations de la PAS et de la PAD ont des répercussions différentes sur les ECV (par exemple plus de risque d'hémorragie cérébrale avec la première et plus d'anévrysme de l'aorte abdominale avec la seconde, Rapsomaniki).

Mais comment mesurer la PA ? Les appareils à Mercure disparaîssent, remplacés par des appareils à mesure automatique. L'effet blouse blanche est généralement associé à une augmentation nette du risque cardio-vasculaire (Mancia 2), mais est parfois apprécié différemment (Franklin 2). Il peut aussi les diminuer, on parle alors d'HTA masquée (Tientcheu), qui augmente le risque d'AVC (Satoh) et d'hypertrophie ventriculaire gauche (Cuspidi). Le meilleur endroit pour mesurer la PA n'est donc pas le cabinet du médecin, pourtant incontournable en première intention (Myers MG). Deux autres méthodes de mesure sont en cours d'évaluation pour déterminer la meilleure d'entre elles : Auto Mesure de la Pression Artérielle

(AMPA) et Monitoring Ambulatoire de la Pression Artérielle (MAPA). Dans une étude espagnole, la MAPA, par rapport à la mesure au cabinet, est un meilleur prédicteur de mortalité toutes causes et cardio-vasculaire (Banegas). Dans la même étude, les HTA « blouse blanche » et « masquée » sont associées à un plus grand risque de décès que l'hypertension permanente. La variabilité tensionnelle mise en évidence par le MAPA, mais aussi par des mesures fréquentes chez le médecin ("variabilité visite à visite"), ou moins fréquentes mais répétées au cours des années, ainsi que la pression maximale lors du nycthémère, semblent des paramètres pronostiques délétères, par atteinte en particulier des petites artères (MCV y compris les AVC, anomalies cérébrales infra cliniques mises en évidence par imagerie par résonance magnétique, Insuffisance Rénale chronique, mortalité), même chez les normo tendus (Gosmanova, Krakoff, Ma Y 2, Mehlum, Muntner, Rothwell 1, Stevens, Tully PJ). La baisse de la PAS nocturne est associée à une réduction significative du RCV (Hermida, Salles). Tout ceci justifie donc un emploi large de la MAPA. Actuellement, elle est la méthode de référence mais elle est aussi coûteuse et parfois mal acceptée par les patients, de telle manière que l'auto mesure, avec ou sans télé monitoring, est une alternative convenable y compris pour la surveillance au long cours pouvant amener à modifier la thérapeutique (Hodgkinson, McManus 2, Monahan). Elle incite par ailleurs le patient à mieux se prendre en charge, à condition d'éviter l'obsession de la mesure. La règle des trois est recommandée par les sociétés savantes : trois mesures moyennées consécutives le matin, trois autres le soir, trois jours de suite, tous les trois mois.

La PA doit être mesurée aux deux bras lors de la première consultation puis de temps en temps, afin de rechercher une asymétrie tensionnelle significative (classiquement au moins 20 mm Hg) qui est un marqueur de risque ultérieur de mortalité toutes causes, mais aussi de lésions vasculaires multiples, même si l'asymétrie est plus faible, à partir de 5 mm Hg (Clark CE 1,2,Tomiyama).

Dans le monde, les chiffres tensionnels depuis 1980 baissent légèrement, avec des variations importantes entre les différents pays ; ils sont plus hauts dans les pays à faible ou moyen revenu (Danaei). Et les années de vie sans handicap (DALYs des Anglo-saxons) diminuent avec l'augmentation des chiffres tensionnels (Forouzanfar).

En France :

- l'HTA, plus fréquente chez les hommes, concerne 31 % de la population âgée de 18 à 74 ans, de façon stable dans le temps (Perrine) ; et 80 % au-delà de 70 ans ; sa prévalence augmente en effet de manière linéaire avec l'âge et présente un gradient dégressif Nord-Sud (InVS).
- En 2007, 10,5 millions de personnes ont bénéficié d'un remboursement pour un traitement anti-hypertenseur.
- L'étude MONA LISA a montré que seuls 38 % des femmes et 22 % des hommes voient leur HTA bien contrôlée (Wagner). Dans d'autres études, l'HTA persistante a une prévalence autour de 15 %, en grande partie liée à la non observance thérapeutique qui entraîne des conséquences dramatiques (en particulier chutes, fractures… (Georges C, Sinnott)
- Durant la grossesse, la fréquence des troubles hypertensifs (HTA chronique, HTA gestationnelle, pré éclampsie et éclampsie) serait aux alentours de 8 % (Ouidir).

En règle générale :

- Le but des traitements est non seulement de réduire le RCV, avec un minimum d'effets secondaires, mais aussi celui de démence y compris maladie d'Alzheimer (Ding J). Pour cela, il faut diminuer les chiffres tensionnels mais les cibles sont encore débattues (Adamsson, Martin SA, Williamson) : le plus souvent, autour de 140 mm Hg pour la systolique chez les hypertendus de moins de 80 ans, un peu plus sans doute au-delà de 80 ans (Aronow, Douros). Le bénéfice attendu du traitement anti-hypertenseur est en effet lié à la réduction des chiffres tensionnels (Staessen) mais le RCV ne rejoint pas le risque d'un individu non hypertendu (Krakoff). L'étude SPRINT et ses suites (The SPRINT Research Group, Vaduganathan) montrent la supériorité, y compris en terme de gain de durée de vie, des traitements ayant pour but une cible de moins de 120 mm Hg de systolique par rapport à un traitement classique ayant pour cible moins de 140 mm Hg, mais les effets secondaires sont aussi plus nombreux ; les cibles les plus basses sont sans doute à réserver aux patients ayant le RCV le plus haut (Phillips). Dans la sous population de SPRINT-MIND, les risques de démence, de déclin cognitif léger et d'augmentation du volume des lésions de la substance blanche à l'IRM, sont diminués dans le bras du traitement optimal (Nasrallah). Faut-il redéfinir les cibles thérapeutiques ? (Adamsson, Bavishi, Murad, Perkovic). Par exemple, 130 mm Hg (Bangalore). Le temps passé dans une fourchette cible de 110 à 130 mm Hg pour la Pression Artérielle Systolique est, dans une analyse post hoc de l'étude SPRINT, un facteur prédictif de risque d'ECV majeur (Fatani). Une autre étude, effectuée chez les patients à risque intermédiaire, modérément hypertendus ou en pré hypertension et sans MCV, ne montre pas de bénéfice d'un double traitement anti hypertenseur (Lonn 2). Chez les hypertendus ayant des valeurs nettement élevées, l'incidence des ECV est plus basse si elles sont ramenées au dessous de 140 mm Hg ; mais au-dessous de 120 mm Hg pour la systolique, l'effet bénéfique observé sur la diminution des AVC est compensé par l'augmentation des événements coronaires (Weber BJ). Dans la population générale et surtout chez le coronarien, une TAD trop basse favorise la survenue d'ECV puisque la perfusion coronaire est essentiellement diastolique (McEvoy, Messerli, Vidal-Petiot) et le dogme « the lower the better » est remis en cause en ce qui concerne la prévention des ECV (Bangalore, Chrysant, Vidal-Petiot). L'étude de trois grandes cohortes américaines (REGARDS, MESA, JHS) a montré que la majorité des ECV survient chez des patients ayant des chiffres tensionnels inférieurs à 140/90 mm Hg (Tajeu). Il n'est pas non plus opportun d'abaisser trop les chiffres tensionnels du diabétique, contrairement aux recommandations usuelles (Cushman WC, Fox 2), mais là encore certaines études en contredisent d'autres (Adamsson). Les experts du Eight Joint National Committee (JNC8) ont élevé un peu les objectifs thérapeutiques à atteindre, chez les patients de plus de 60 ans, les diabétiques et les insuffisants rénaux chroniques : 150/90 mm Hg pour les premiers et 140/90 mm Hg pour les autres (Navar-Boggan). Pour les diabétiques, l'American Diabetes Association 2 préconise 140/80 mm Hg. Et au-delà de 75 ans, l'étude SPRINT a conclu que des chiffres cibles de 120 mm Hg pour la systolique donnaient de meilleurs résultats (mortalité globale, ECV mortels ou non) que des chiffres de 140 mm Hg (Williamson). Une étude prospective chinoise tempère cette ardeur thérapeutique ; au-delà de 80 ans, une courbe en U est observée, à savoir risque de mortalité le plus faible pour une PAS de 128 mm Hg, sur risque de mortalité cardiovasculaire au-delà de ce chiffre et un risque de surmortalité non cardiovasculaire au-dessous de 107 mm Hg (Lv YB). La porte est encore ouverte pour des débats ultérieurs mais les cibles thérapeutiques dépendront probablement toujours du RCV et des pathologies associées. Et le choix des anti-hypertenseurs dépend de nombreux paramètres ; ainsi, les diurétiques thiazidiques s'accompagneraient-ils d'un moindre risque fracturaire, ce qui peut les rendre indispensables, en particulier chez les personnes âgées (Puttnam). La quadrithérapie (diurétique, inhibiteur calcique, béta bloquant et antagoniste des récepteurs de l'Angiotensine), avec pour chacun des composants le quart de la dose standard, est une voie de recherche (Bennett, Chow même équipe).

- Il n'y a pas de limite d'âge impérative pour initier un traitement (Beckett). Mais une PA trop basse induite par le traitement peut entraîner une hypotension orthostatique avec risque de chute avec ou sans fracture, un déclin cognitif accéléré, voire un AVC ischémique, des hospitalisations et un surcroît de mortalité (Aparicio, Sexton). Et une cible thérapeutique comprise entre 130 et 140 mm Hg pour la systolique n'est peut-être pas souhaitable, sauf pour les patients ayant déjà une MCV (Brunström). Les cibles thérapeutiques sont encore discutées et probablement différentes selon des sous-groupes.
- Et quelle est la meilleure heure pour prendre le traitement ? Ce pourrait être le soir plutôt que le matin : meilleur contrôle tensionnel, mortalité réduite et moins d'ECV ultérieurs (Hermida 2, Ho CLB). Mais une autre étude ne montre pas de différence entre les prises matinales ou vespérales (Mackenzie).
- Devant une HTA modérée de Grade 1 (de 140 à 159 pour la systolique et de 90 à 99 pour la diastolique), la prise en charge de première intention n'est probablement pas médicamenteuse mais fait appel aux seules mesures hygiéno- diététiques, par ailleurs préconisées dans tous les cas (Lelong, Liu X, Martin SA, Sheppard JP) : APE, restriction en sel et en alcool, arrêt d'un éventuel tabagisme, consommation plus fréquente de fruits, de légumes et de graines, consommation moins fréquente de viandes, légère perte de poids en cas de surcharge pondérale. La quasi généralisation des smartphones permet la diffusion des « thérapeutiques digitales », ce qui peut aider à la modification prolongée d'un mode de vie sain, sans médicament (Ruilope). Le traitement anti hypertenseur ne réduit en effet ni la mortalité globale ni la fréquence d'ECV (Sheppard JP). Cette attitude doit être nuancée si le niveau de risque du patient est élevé ; dans ce cas, un traitement peut être débuté tôt, simultanément aux modifications salutaires du mode de vie (The Blood Pressure Lowering Treatment Trialists' Collaboration), avec l'espoir de réduire la fréquence de survenue d'un AVC et même la mortalité (Sundström). Les modifications de l'hygiène de vie sont bénéfiques pour tous les hypertendus mais plus difficiles à obtenir chez les hommes de 20 à 44 ans, ceux à faibles revenus, à faible niveau d'éducation (Gee). En ce

qui concerne l'APE, les obstacles évoqués à sa pratique sont souvent un handicap physique et le manque de temps (Gee), probablement exagérés. Dans le cadre de cette HTA de grade 1, la supplémentation en Vitamine D a été proposée, sans bénéfice (Arora).

- Les modifications de l'hygiène de vie sont toujours utiles et devraient être envisagées dans tous les cas, en première intention. Elles sont également efficaces devant une HTA réfractaire (Blumenthal).
- L'HTA diastolique isolée, selon les nouveaux critères de l'ACC/AHA en 2017, n'est peut-être pas à RCV augmenté (McEvoy 2).
- La durée de l'HTA joue un grand rôle dans le développement de l'athérosclérose. Ceci a été mis en évidence chez les enfants hypertendus. Si cette HTA persiste à l'âge adulte, l'épaisseur intima-média de l'artère carotide augmente plus nettement que si une PA normale a été rétablie (Juhola).
- L'APE joue un rôle préventif et curatif indéniable ; le niveau de la dépense énergétique est plus important que le type de réalisation de l'effort (marcher ou courir) (Williams PT 3) ; et l'AP en résistance est aussi favorable, sans doute pas sur les chiffres tensionnels, mais sur le pronostic de l'HTA puisque la mesure de la force musculaire est un marqueur de vie plus longue (Artero).
- Une faible capacité aérobique, surtout si elle s'accompagne d'un IMC élevé, pendant l'adolescence, augmente nettement le risque de survenue d'une HTA chez l'adulte (Crump).
- Le risque de diabète pourrait être majoré chez les hypertendus mais cette association semble surtout liée à la valeur de l'IMC (Emdin). Abaisser les chiffres tensionnels pourrait réduire le risque de survenue ultérieure d'un diabète de type 2 (Nazarzadeh).
- Un score de risque génétique élevé, portant sur plus de 100 loci, augmente le risque de développer une HTA et des ECV (Krumholz 3, Parcha, Warren).
- Les patients ayant des scores calciques coronaires et aortiques élevés sont plus à risque d'HTA (Aladin 2).
- Les enfants nés de procréation médicalement assistée ont peut-être un vieillissement vasculaire précoce et un sur-risque d'HTA (Meister).
- La possession d'un animal de compagnie, chien ou chat, a été trouvée associée à une moindre prévalence de l'HTA dans la NHANES (Krittanawong).

- L'excès de consommation alimentaire de sel joue probablement un rôle important, parfois nié et diversement apprécié (Äijälä, Appel 3,4, Cook NR 1-4, Kalogeropoulos, Ma Y 3, Mozaffarian 18, O'Donnell 2, Oparil). La plupart des études reposent sur des questionnaires, imprécis, de consommation alimentaire (Ma Y 3). Les preuves du rôle du sel sont cependant multiples, issues des études sur l'animal, épidémiologiques, des essais cliniques et des méta analyses de ces essais (Cook NR 1-4, Frost, He FJ 1,2,3,4,6, Jackson SL, Kotchen). Seul manque un grand essai clinique de restriction de consommation alimentaire de sel, étudiant son impact sur la survenue des ECV, mais cet essai est irréalisable pour des raisons logistiques, financières et éthiques (Appel 3).

Cette consommation excessive a plusieurs conséquences (Château-Degat, Dickinson KM, Forman, Haring B, Henney, Jackson SL, Kotchen, Mente 2) : elle élève la pression artérielle, facilite l'hypertrophie ventriculaire gauche indépendamment de l'augmentation des chiffres tensionnels, augmente le stress oxydant au niveau des cellules endothéliales entraînant leur dysfonction, altère le glomérule rénal avec risque d'insuffisance rénale chronique. Une autre hypothèse attribue l'effet hypertenseur d'une surcharge sodée chronique à une diminution de la capacité rénale à excréter le sodium (Cowley).

In fine, la consommation excessive de sel, prolongée plusieurs années (He FJ 6, Ma Y 2,3, Whelton PK,), augmente le risque de survenue d'un ECV, de façon indiscutable pour les AVC et, dans la plupart des études mais pas toutes, pour les cardiopathies ischémiques (Appel 4, He FJ 2, Henney, Meneton, O'Donnell 1,2, Strazzullo, Vollmer, Whelton PK 1,2), avec une relation dose-effet (Ma Y 3), augmente aussi la mortalité (Cook NR 4). En ce qui concerne les cardiopathies ischémiques, le risque peut être plus grand si les gros consommateurs de sel ont le NT-pro BNP, marqueur sanguin de surcharge volumétrique et donc d'étirement des cellules myocardiques, élevé (Joosten 2).

De plus, une étude suédoise présentée en 2017 montre que les grands consommateurs de sel ont un risque nettement majoré de développer un diabète de type 2 (Rasouli).

Notre patrimoine génétique est toujours adapté à de faibles apports sodés, tandis que l'environnement alimentaire (« manufactured demand » des Anglo-saxons ou « demande créée ») favorise une surconsommation (Meneton 1 et 2). Pour la population générale et pour les hypertendus, 5 g/j de sel (une cuillère à café) suffisent aux besoins physiologiques (2 à 3 g) (Appel 3, He FJ 1,2,3,4, Meneton 1) et au plaisir alimentaire. Cet apport est recommandé par l'OMS et l'ANSES, avec parallèlement majoration des apports calciques et surtout potassiques, ces derniers étant trop faibles dans les sociétés occidentales (Frisoli). Une consommation alimentaire de potassium augmentée réduit (peut-être pas de façon linéaire) les chiffres tensionnels, surtout chez l'hypertendu, et les ECV, surtout les AVC (Aburto 1, Binia, Filippini T, Jackson SL, Ma Y, Mente 2, O'Donnell 1,2,). Un rapport sodium/potassium alimentaire élevé est un plus puissant facteur de risque d'HTA et d'ECV que chacun de ses composants pris isolément (Yang Q).

Chez l'insuffisant cardiaque souvent âgé, la restriction peut aller jusqu'à 3 g/j en période aigüe, mais pas plus (sauf circonstances transitoires l'imposant), surtout si un traitement diurétique a été prescrit, compte tenu des risques d'hyponatrémie et d'anorexie. La tendance actuelle est d'éviter une restriction stricte.

Une restriction salée d'environ 3 ou 4 g/j, le sel pouvant être remplacé par des substituts, s'accompagnerait d'une réduction des chiffres tensionnels : respectivement autour de 2 et 5 mm Hg chez les individus non hypertendus et hypertendus voire plus de 20 mm Hg chez les hypertendus insuffisamment contrôlés (Graudal N 2, He FJ 4, Peng, Pimenta, Sacks 2, Whelton PK 2). Et cette même restriction réduirait la montée tensionnelle âge dépendante.

Les stratégies pour recommander la réduction de la consommation quotidienne de sel à l'ensemble de la population diminueraient (ceci est contesté par Aburto 2, O'Donnell 3, Stolarz-Skrzypek) les chiffres tensionnels (avec une relation positive dose-réponse), les risques d'AVC, d'infarctus du myocarde et d'insuffisance cardiaque, de morts d'origine cardiovasculaire (Cook NR 2,3, Hendriksen, Henney, Huang L, Jackson SL, Lin JS 1, Merino,Taylor RS), ce qui conduirait aussi à des économies considérables de santé (Bibbins-Domingo 1, Smith-Spangler 1) ; ainsi, aux États-Unis, la réduction de 1 g à 3 g par jour de consommation de sel pour l'ensemble de la population entraînerait une réduction de 44000 à 92000 décès toutes causes par an, une réduction de 60000 à 120000 ECV, une réduction de 32000 à 66000 AVC et une économie de 10 à 24 milliards de dollars (Bibbins-Domingo 1). Avec une restriction moindre, les bénéfices seraient encore substantiels.

Moins de consommation de médicaments, moins d'hospitalisations, vie plus longue et de meilleure qualité, économies de santé. Tout ceci pour 1, 2, 3 ou 4 g de sel en moins dans l'alimentation quotidienne ! Aux États-Unis, les aliments pré emballés commencent à contenir moins de sel, mais encore loin des recommandations (Poti).

Et que dire du réapprentissage des goûts basiques des aliments, le sel n'étant au mieux qu'un réhausseur ou au pire un cache misère. Mais le poids des représentations individuelles acquises au cours du temps, aidées par l'industrie agro alimentaire, veille. Si des directives imposaient à cette dernière une restriction des apports sodés, cela diminuerait le poids des produits finis et réduirait probablement les ventes de boissons.

Les recommandations nord-américaines de réduire la consommation de sodium à 1500 mg/j pour les adultes de plus de 50 ans, les noirs non hispaniques, et les individus ayant un diabète, une HTA ou une insuffisance rénale chronique, et pas plus de 2300 mg/j pour tous les autres (Eckel, Whelton PK) et d'augmenter simultanément les apports potassiques à 4700 mg/j ne sont atteintes que par moins de 0,015 % de la population (Drewnowski 2), ce que confirme O'Donnell 3. Tous les moyens doivent être mis en œuvre, à tout âge, pour tendre vers cet apport limité en sodium (Huang L, Steffen 2) et augmenté en potassium (Ma Y), en évitant les recommandations trop drastiques qui ne seraient pas suivies d'effet (O'Donnell 3).

Certains nient l'effet hypotenseur d'un apport diminué en sel pour l'ensemble de la population non hypertendue, voire contestent le bien fondé des messages sanitaires diffusés à l'ensemble de la population (Stolarz-Skrzypek), puisque tout le monde ne répond pas de la même façon pour des raisons génétiques et/ou ethniques (Kotchen) ; on estime que moins d'un individu sur deux a une pression artérielle sensible au sel, on parle de "sensibilité au sel" (Kotchen), l'autre moitié étant étiquetée "résistance au sel".

Il pourrait même y avoir aussi une relation positive entre restriction sodée et risque de mortalité de cause cardiovasculaire, par le biais de réponses neuro hormonales : augmentation observée, au cours d'un suivi très bref, des taux de Rénine, Angiotensine, Aldostérone, Adrénaline, Noradrénaline, CT et Triglycérides (Graudal N 1), mais ceci n'est retrouvé de façon significative que s'il y a une restriction sodée sévère et brutale (He FJ 1,2,3,4, Kotchen). Dans une étude (critiquée), l'association entre l'excrétion urinaire sodée et les ECV réalise une courbe en J (O'Donnell 1, 2). Ces publications ont déclenché un débat scientifique et médiatique riche en controverses (Alderman MH). Les études sont souvent entachées d'erreurs méthodologiques (Cobb, Cook NR3, Ma Y) tenant à la variabilité de la consommation pour un même individu selon les jours, alors que les dosages ne sont effectués que ponctuellement ; au fait que la consommation quotidienne de sel est « estimée » à partir d'un seul échantillon urinaire matinal, quand ce n'est pas à partir d'un auto questionnaire alimentaire (Titze) (à cet égard les études de Jackson SL, de Huang L et de Ma Y sont exemplaires puisqu'elles mesurent les excrétions des ions Na+ et K+ à partir des urines de 24 heures, parfois répétées) ; à la colinéarité (la consommation de sel est en rapport avec les apports énergétiques, les apports en potassium, magnésium, calcium et beaucoup d'autres nutriments) ; à la causalité inverse dans certaines études (une faible consommation de sel est plutôt la conséquence d'une maladie que la cause) (Kotchen, Whelton PK) ; et au suivi souvent très court.

Les recommandations actuelles de l'OMS, de l'AHA et de l'ANSES sont d'environ 5 g de sel (NaCl)/j.

Le sel n'est pas le seul à intervenir dans la régulation des chiffres tensionnels ; les protéines animales augmentent le risque de survenue d'une HTA, tandis qu'à l'inverse, les protéines végétales, le Magnésium, et les fibres limitent ce risque (Lelong). Quant au Potassium, une modélisation effectuée auprès d'un public chinois montre un très net effet préventif vis-à-vis des MCV, en dépit d'un surrisque d'hyperkaliémie chez les insuffisants rénaux (Marklund 3). Et l'exposition aux métaux lourds (arsenic, mercure, plomb, cadmium) pourrait avoir un rôle hypertensif (Wang X 2).

6. Le surpoids et l'obésité (Arnlöv, Aune 5, Balkau, Bhaskaran, Bibbins-Domingo2, Blanchemaison, Christou, Desprès 2, Finucane, Gjaerde, Heffron, Hu FB 8, Iliodromiti, Jensen, Khan SS, Kitahara, Kramer 2, Kurth, Lijing, Mora 4, Müller MJ 2, Poirier, Prospective Studies Collaboration, Ryan, Silventoinen, Tang ML, The Global Burden of Metabolic Risk Factors for chronic diseases collaboration, Twig, Veronese, Zhang C, Zheng Y). Depuis 1997, l'obésité est reconnue par l'OMS comme étant une maladie, chronique et évolutive, ce qui n'est pas universellement admis (Müller MJ 1). Une

addiction à la nourriture évaluée par la Yale Food Addiction Scale est retrouvée chez près de la moitié des obèses (Som).

Définition de l'OMS et Causes : « Excès de Masse Grasse (MG) corporelle, ayant des conséquences somatiques, psychologiques et sociales, qui peut nuire à la santé ». Cette définition est incomplète car l'obésité est une entité hétérogène et complexe, associant des déterminants génétiques, biologiques (exemples : interactions hormonales entre la Ghréline qui stimule l'appétit et la Leptine qui le diminue ; rôle à préciser du microbiome, Komaroff), économiques, environnementaux (exemple : rôle de plus en plus invoqué des perturbateurs endocriniens, Janesick), psychosociaux et comportementaux (Després 2, Kushner, Lecerf 11).

La taille des adipocytes augmente un peu et leur poids augmente beaucoup (phénomène en partie réversible). Leur nombre augmente aussi, sous l'effet en particulier d'une alimentation comportant trop de protéines animales (phénomène irréversible).

Conséquence de la loi de conservation de l'énergie, les apports caloriques trop grands et disproportionnés par rapport aux besoins et aux dépenses variables d'un individu à un autre expliquent toujours, mais en partie seulement, le gain de poids (Bray 1,3, DeMaria, Du, Hartline-Grafton, Shook, Swinburn 1 et 2, Wadden) ; d'autres facteurs interviennent, puisque l'épidémie continue tandis que les apports énergétiques ont tendance à diminuer et que l'activité physique augmente un peu (Mozzafarian 22). Parmi ces facteurs, citons les mutations sur des gènes codant par exemple la Leptine ou les récepteurs de la Leptine (Lakshman), mais aussi la qualité des aliments consommés quotidiennement : une pauvre qualité (céréales raffinées tels le pain blanc, le riz blanc ; les céréales du petit déjeuner ; les sucres ajoutés ; les pommes de terre ; les crackers ; les viandes rouges) favorise au long cours l'excès alimentaire par rapport aux légumes, fruits, céréales complètes, légumineuses, yoghourt, poissons, noix (Mozaffarian 20, Schlesinger). La prise de poids au long cours est d'autant plus élevée que la consommation des aliments suivants augmente au cours du suivi : frites et aliments frits (surtout s'il y a une prédisposition génétique à l'obésité), charcuteries et viandes rouges, beurre, sucreries et boissons sucrées, céréales raffinées (Bray1, Mozaffarian 14, Qi Q, Schlesinger), mais aussi peut-être le sel (Ma Y 1), tandis que l'apport total en graisses ne semble pas un élément déterminant (Estruch 3). La prise de poids est aussi plus fréquente en cas de proximité entre la résidence ou le lieu de travail et un

« Takeaway » (Burgoine), mais la fréquence de l'obésité n'est pas liée à une plus forte densité des « fast food » dans une autre étude (Mazidi).

En revanche, une relation inverse a été notée avec l'augmentation de consommation de légumes et de fruits, de céréales complètes, de noix, de yaourts, ce qui caractérise dans ses grandes lignes l'alimentation méditerranéenne, dont nous reparlerons (Mozaffarian 14). Aucune association n'a été formellement trouvée entre le type de graisses dans l'alimentation et la prise de poids ultérieure (Forouhi, Melanson). Et les femmes entre 40 et 50 ans ont d'autant plus de risque de prendre du poids qu'auparavant elles fumaient et avaient déjà un poids élevé (El Reda). Beaucoup de temps passé devant un écran télévisé dans l'enfance expose à un risque majoré de surcharge pondérale à l'âge adulte (Tahir).

Méthodes de mesure : En dehors des mesures spécifiques, sophistiquées et très précises, mais coûteuses, obtenues par absorptiométrie biphotonique, tomodensitométrie et/ou IRM, ou moins précises mais beaucoup plus simples comme l'impédance biométrique, l'obésité peut être mesurée par des valeurs anthropométriques : l'Index de Masse Corporelle (IMC = rapport poids/taille en mètre au carré) qui apprécie l'obésité globale, et le tour de taille (Nazare 2), reflet de l'obésité sous cutanée, accompagnant souvent l'obésité viscérale de plus grande valeur prédictive des ECV (Ho JS 1, Yusuf 3). La classification universelle du surpoids et de l'obésité en fonction de l'IMC est celle de la National Heart, Lung, and Blood Institute : maigreur au-dessous de 18,5 ; normal entre 18,5 et 24,9 ; surpoids de 25 à 29,9 ; obésité classe I de 30 à 34,9 ; obésité classe II de 35 à 39,9 ; Obésité classe III ou morbide à partir de 40. L'IMC doit être considéré comme un renseignement approximatif car il ne correspond pas nécessairement à la même MG selon les individus. La HAS, dans son rapport de 2011, se référant à une méta-analyse étudiant la capacité de l'IMC à détecter l'obésité, conclut que les valeurs standard d'IMC servant à définir celle-ci sont d'une grande spécificité mais peu sensibles. En effet, l'analyse des études ayant utilisé une valeur de l'IMC ≥ 30 a montré une spécificité égale à 0,97 et une sensibilité égale à 0,42. Chez les patients très musclés, l'IMC doit être interprété avec précaution car il peut être élevé sans obésité. C'est alors qu'est née la notion de distribution régionale de la graisse corporelle avec son premier corollaire, la mesure du tour de taille (Christakoudi, Després 2). Chez les Caucasiens (HAS), l'obésité abdominale est souvent définie par un tour de taille ≥ 80 cm chez la femme et ≥ 94 cm chez l'homme, mais des valeurs supérieures sont parfois retenues (90 et 100 cm respectivement). Aux États-Unis, les valeurs de 88 cm chez la femme et 102 cm chez l'homme sont actuellement utilisées pour le diagnostic clinique d'obésité abdominale. Les valeurs du tour de taille et du rapport tour de taille/tour de hanche, reflets de l'adiposité abdominale (Pouliot) sont un facteur prédictif de la mortalité globale indépendant de celle de l'IMC (Després 2, Jacobs, Sahakyan). Dans l'étude EPIC, l'indice de forme corporelle mieux connu sous le nom « À Body Shape Index » (ABSI), qui tient compte de l'IMC et du tour de taille, est corrélé avec le risque de mortalité (Christakoudi), ce que confirme une très étendue méta analyse (Jayedi). Mais ces valeurs ne peuvent distinguer avec certitude l'adiposité viscérale à haut risque de co morbidité, en particulier syndrome métabolique, et d'ECV (maladies cardiométaboliques), de l'adiposité seulement sous cutanée à moindre risque (Després 2). La simple évaluation du taux plasmatique de triglycérides à jeun permet cette différenciation : un taux élevé rattache le tour de taille augmenté à une adiposité viscérale (Després 2).

L'étude de la composition corporelle permet d'estimer la MG (adipocytes contenant les triglycérides) mais aussi la masse maigre (masse cellulaire active), déterminant prépondérant de la dépense énergétique de repos qui joue un grand rôle dans la réussite ou non des mesures prises pour lutter contre l'obésité. Un excès de MG évaluée par bioimpédancemétrie est corrélé positivement à la mortalité tandis que l'inverse est observé pour la masse maigre (Sedlmeir).

Plus les graisses viscérales (épi et péricardique, hépatique, pancréatique, rénal, péritonéal) augmentent, plus le risque de maladie cardio métabolique et d'ECV ultérieurs sont grands : diabète de type 2, HTA, hypertriglycéridémie, abaissement du HDL-C, élévation de la CRP us (Abraham, Groves, Mahabadi, Nazare). La taille des dépôts de graisse épi et péricardique, mesurée soit par tomodensitométrie soit par imagerie par résonance magnétique nucléaire (IRM) soit plus facilement par échocardiographie de façon assez fiable, est significativement associée au risque de syndrome métabolique (Pierdomenico). Mais leurs mesures n'améliorent pas nettement le calcul du RCV si celui-ci repose sur les valeurs lipidiques, tensionnels et la présence d'un diabète (The Emerging Risk Factors Collaboration).

Prévalence : L'obésité et la surcharge pondérale tiennent une place de plus en plus grande dans les sociétés initialement occidentales puis au-delà, de telle manière que les termes d'épidémie et même de pandémie sont maintenant utilisés. Claude Saunier, sénateur français, a dit : « L'obésité sera à la source d'un désastre sanitaire et d'une implosion financière de l'assurance maladie ».

La prévalence de l'obésité est plus grande chez la femme que chez l'homme (Garawi). Et, dans les deux sexes, le poids et le tour de taille augmentent au fur et à mesure du vieillissement (Arabshahi). Et la prise d'au moins 10 kg après l'âge de 20 ans augmente le RCV (Kaneko). Comme on le verra plus loin, la quantité et la qualité des AG peuvent influer sur cette prise de poids (Liu X 3).

La prévalence augmente vite dans les pays récemment émergés : Chine, Inde, Brésil.

En Espagne, elle augmente très nettement chez les garçons et les filles de 10 à 15 ans, surtout s'ils ont un faible niveau éducatif, s'ils vivent dans une famille à faible revenu et résident dans des régions défavorisés (Miqueleiz).

Aux États-Unis, la proportion d'obèses est de 33 %. Elle était en expansion continue jusqu'en 2008 (Cohen JD 2, Finucane, Flegal 1,2,3,4,5, Mokdad 2, Ogden) avant de connaître une stabilisation, contestée comme on va le voir un peu plus loin, tant chez les enfants et adolescents (Ogden 2) que chez les adultes hommes (Flegal 3,5). En 2011, si on ajoute le surpoids à l'obésité, 66 % de leur population est concernée et, chez les femmes, la prévalence continue d'augmenter (Flegal 1,2,3,4,5). Dans ce pays, la fréquence de l'obésité pourrait encore augmenter, avec de grandes disparités selon les États et les sous-groupes démographiques et socioéconomiques (Ward). L'incidence de l'obésité varie selon le métier exercé (Bonauto). Elle est la plus faible dans les métiers de santé (11,6 %) et la plus forte chez les camionneurs (38,6 %), avec des valeurs intermédiaires pour les métiers du nettoyage et de la construction (29,5 %), les pompiers et les policiers (33,3 %), les déménageurs (37,9 %). Mais, parmi les employés d'une même profession, le taux d'obésité le plus faible est retrouvé chez ceux qui ont une AP la plus importante et une forte consommation de fruits et légumes (Bonauto).

En France, 15 % à 17 % de la population est obèse et 46 à 47 % obèse ou en surpoids et on observe une tendance vers la stabilisation (ObEpi 2012, ObEpi 2). Ces chiffres sont probablement sous évalués du fait du recueil par méthode déclarative. Dans l'étude ObEpi, l'augmentation la plus importante de l'obésité depuis 1997 a été observée pour la tranche d'âge 25-34 ans (+19,5 %). Elle est allée de pair avec un accroissement des inégalités sociales qui a touché plus particulièrement les femmes. La fréquence de l'obésité a augmenté dans toutes les catégories socioprofessionnelles mais de façon inégale. Elle est inversement proportionnelle au niveau d'instruction. La relation entre niveau de vie et corpulence élevée varie en fonction du sexe. Faible niveau de vie et corpulence élevée vont de pair pour les femmes, alors que c'est plutôt l'inverse pour les hommes (HAS). L'obésité n'est pas uniforme sur notre territoire (HAS). En 2009, c'était dans la région Nord-Pas-de-Calais qu'elle était la plus importante (20,5 %). Suivaient l'Est (17 %) et le Bassin parisien (16,6 %). Dans les autres régions (Sud-Ouest, Paris, Ouest, Sud-Est, Pourtour méditerranéen), elle était inférieure à la moyenne nationale. L'étude de cohorte CONSTANCES confirme ces données (http//presse.inserm.fr/lexces-de-poids-des francais-confirme-par-la-cohorte-constances/25515/)

Dans le monde, 22 % de la population pourrait être obèse d'ici 2045, avec des variations locales importantes, contre 14 % en 2017 (Moses).

L'obésité sarcopénique associe masse grasse augmentée et masse maigre basse. Sa prévalence augmente avec l'âge et son origine est souvent multifactorielle : alimentation déséquilibrée particulièrement pauvre en protides, sédentarité ou inactivité physique, maladie chronique avec inflammation biologique, alitement prolongé.

Notion épidémiologique intrigante, l'obésité des Indiens et des Bengalis ne s'accompagne pas de surmortalité comme dans les autres pays du monde et ce phénomène pour l'instant ne suscite que des hypothèses : différences dans les adiposités abdominales, facteurs ethniques ou alimentaires (Zheng W).

Conséquences :

- Elles sont multiples, touchent presque tous les organes (Heffron, Nyberg, Vest) et entraînent une perte d'années de vie sans maladie chronique telles le diabète, la coronaropathie, l'artériopathie oblitérante des membres inférieurs, le cancer, la BPCO, la stéatose hépatique et l'asthme.
- Les co morbidités principales sont l'HTA (plus de deux fois plus fréquente par rapport aux individus ayant un IMC < 25), l'hyperlipémie (deux fois plus fréquente), le diabète de type 2 (Tang ML),

l'inflammation ; ces co morbidités sont d'autant plus fréquentes que l'IMC est haut, depuis longtemps (Micciolo, Shihab, Taylor EN) et s'accompagne d'obésité viscérale. En ce qui concerne le diabète de type 2, sa survenue est réduite s'il n'y a pas de syndrome métabolique, d'inflammation systémique et de stéatose hépatique non alcoolique (Sung KC).

Elles sont responsables d'une partie du surrisque cardiovasculaire, mais l'augmentation isolée de l'IMC y participe aussi (Aune 5, Kramer 2, Lu Y pour Global Burden of Metabolic Risk Factors for chronic diseases collaboration, Veronese). Toutefois, l'obésité saine sans anomalie métabolique n'augmente pas la mortalité toutes causes dans certaines études de cohorte (Kuk). À l'opposé, on décrit une obésité métabolique à poids (IMC) normal (Rubin) mais avec MG augmentée (mais il n'y a pas de consensus sur la définition de MG augmentée). D'autres co-morbidités sont fréquentes et sources de handicaps chroniques : psycho sociales (Micciolo), lithiases rénale et vésiculaire, reflux gastro œsophagien, syndrome d'apnée du sommeil, asthme, maladie thrombo-embolique, troubles ostéo-articulaires. Il existe un lien entre d'une part la sévérité et la durée de l'obésité et d'autre part la mortalité globale, en particulier cardiovasculaire (Abdullah, Kitahara), du fait de l'accumulation chronique de ces co morbidités.

- Une autre conséquence (peut-être aussi rôle en partie causal) est l'activation neuro hormonale, favorisée par des facteurs environnementaux (psycho-sociaux, dépression, anxiété, troubles du sommeil...).
- L'axe hypothalamo hypophyso surrénalein est suractivé avec augmentation de la sécrétion de cortisol et de son turnover.
- Le système nerveux sympathique joue un rôle important dans le déroulé des événements neuro endocriniens, en particulier dans la survenue de l'HTA de l'obésité « abdominale ». Cependant, toutes les personnes obèses ne sont pas hypertendues et la Leptine pourrait aussi jouer un rôle. Cette hormone est produite dans les adipocytes, contrôle la satiété mais, par l'intermédiaire de ses récepteurs centraux, participe à l'augmentation de la TA en cas de sécrétion abondante, ce qui est le cas dans l'obésité. Or, des polymorphismes du gène de ces récepteurs protègent contre l'HTA.
- La stimulation du système rénine angiotensine aldostérone, en particulier par le biais de la Leptine, entraîne stress oxydant, dysfonction endothéliale, rétention hydro sodée et expression accentuée

de marqueurs profibrotiques dans le cœur (Calhoun, Huby). Une relation a été trouvée entre d'une part le rapport Sodium/Potassium urinaire et d'autre part le pourcentage de MG corporelle (Jain).

- Une étude de la Mayo Clinic montre que chez des jeunes sains et minces, la prise volontaire de quelques kilos entraîne une dysfonction endothéliale réversible quand ces kilos sont reperdus et la graisse viscérale est plus en rapport avec cette dysfonction que la graisse sous cutanée (Romero-Corral 2).

- L'obésité, ainsi que dans une moindre mesure la surcharge pondérale, augmente les risques d'insuffisance rénale chronique (Chang AR 2, Chang Y), de cardiomyopathie dilatée (Robertson J), et, surtout si elle est aussi centrale, (Parra-Soto) les risques de myélome multiple et de cancer, particulièrement de la sphère digestive, du sein, du rein et de l'endomètre (Adami, Bhaskaran 2, Canoy, HAS, Kyrgiou, Parra-Soto, Pang Y, Prospective collaboration studies, Reneham, Veronese, White A, Zhang C), la mortalité globale (Adams KF, Aune 5, Berrington de Gonzales, Khan SS, Moore, Veronese, Zhang C). L'obésité constatée durant l'adolescence conduit à une surmortalité globale et par MCV beaucoup plus tard (Twig). L'obésité morbide est particulièrement à risque de mortalité précoce par MCV, cancers et diabète (Kitahara). À l'opposé, le risque de mortalité est aussi plus haut chez les femmes de plus de 75 ans ayant une faible adiposité mesurée par méthodes anthropométriques et DEXA (Rolland). Attention aux facteurs confondants !

- L'adiposité viscérale s'accompagne pour certains d'une densité minérale osseuse et d'une masse musculaire augmentées, ce qui pourrait réduire le risque fracturaire vertébral chez l'homme mais pas chez la femme (Kaze) ; pour d'autres, ce serait l'inverse (Zhang P). La masse du ventricule gauche augmente avec la prise de poids et ce phénomène est réversible (Shah RV 2). Les boissons sucrées augmentent la graisse viscérale, contribuent à l'insulino résistance et à la survenue du diabète de type 2 (Huang M, Ma J 2).

- L'individu obèse contribue aussi, un peu plus que pour tout autre consommateur alimentaire, au réchauffement climatique par le biais des émissions des gaz à effet de serre liées à l'agriculture intensive, à la transformation, conservation, emballage et transport des aliments (Edwards P).

- Les variations de poids dans le temps accentuent le risque de mortalité, mais pas celui d'ECV (Oh).

- Et, cerise empoisonnée sur le gâteau déjà imposant, le capital humain (défini comme la quantité et la qualité d'éducation qu'un individu est capable d'atteindre) est inversement proportionnel au surpoids (Gortmaker).

Chez le coronarien, il existe une relation en forme de U entre d'une part la valeur de l'IMC et/ou du pourcentage de graisse corporelle déterminée par la méthode des plis cutanés et d'autre part la mortalité, avec le risque le plus haut pour les patients avec IMC normal et ceux dépassant 30 voire 35, et le risque le plus faible pour des IMC compris entre 25 et 30, ce que certains appellent le « paradoxe de l'obésité » (Benderly, Deann Phillips, De Schutter, Galal, Herrmann J, Lavie 2, Mehta, Romero-Corral 1). Un autre « paradoxe de l'obésité » a été mis en évidence chez les individus ayant une obésité morbide, hospitalisés pour un infarctus du myocarde : ils ont une mortalité hospitalière plus faible que les autres (Dhoot), mais ils sont aussi plus jeunes et ont moins d'infarctus avec sus décalage du segment ST.

D'autres études vont même nettement plus loin puisqu'elles trouvent une protection maximale pour les patients obèses ou en surpoids tandis que le risque maximum survient chez les patients minces ou ayant un IMC normal (Angeras, Hansel 3).

En dehors de toute cardiopathie, une courbe en forme linéaire ou en J ou en U entre l'IMC et la morbi mortalité a également été décrite (Bhaskaran 3, Berrington de Gonzales, Manson JE 5, Sun YQ), y compris chez les Européens (Song X). Dans une méta analyse publiée en 2012, la mortalité (et non la morbidité, telle le diabète) n'est augmentée, de façon surprenante, que pour les IMC supérieurs à 35, alors qu'elle est diminuée pour les IMC compris entre 25 et 30 (Flegal KM 4).

Explications possibles à ce « paradoxe » en partie lié au fait que l'IMC est un reflet imprécis de l'adiposité puisqu'il ne distingue pas les masses musculaires et grasses (Banack, Coutinho 1,2, Iliodromiti, Kushner, Lee DH, Veronese) : rétro causalité, interférences avec le tabagisme, état de forme physique, consommation d'alcool et, chez les coronariens tout comme chez l'individu indemne de toute cardiopathie, la répartition androïde des graisses. Quand un index d'obésité abdominale tel le tour de taille est utilisé ou quand le % de MG est utilisé comme facteur pronostique, cette « protection paradoxale » disparaît (Coutinho 1, Dallongeville 3, Després 2, Iliodromiti, Jayedi 2, Lee DH, Padwal), confirmant ainsi une notion maintenant bien établie :

l'obésité abdominale, dite en pomme, est plus à RCV que l'obésité de type gynoïde (dite en poire) (Carmienke, Pillay, Wildman). Et la relation entre masse musculaire et mortalité suit une courbe en U. Un IMC normal, s'il est associé à une obésité centrale (type « pomme »), s'accompagne d'un surrisque cardiovasculaire (Chen GC 5, Hamer 2). Pour l'équipe de WC. Willett, le « paradoxe de l'obésité » pour les IMC bas est en grande partie lié à une faible masse musculaire (Lee DH). Une méta analyse gigantesque a éliminé les biais de rétro activité et de tabagisme ; elle confirme les résultats "classiques", à savoir une augmentation de la mortalité toutes causes avec le surpoids et surtout l'obésité (Global BMI Mortality Collaboration), ce que confirment d'autres études prospectives incluant de très nombreuses personnes (Bhaskaran 3, Iliodromiti, Khan SS, Veronese).

L'obésité abdominale, associée à une adiposité viscérale, augmente la mortalité toutes causes, cardio-vasculaires (Pillay) et par cancers chez les femmes ménopausées, même si l'IMC est normal (Jayedi 2, Sun Y 2). Elle coexiste avec :

1. Une inflammation autour des adipocytes eux-mêmes devenus nombreux et gros ; ils sécrètent des cytokines, par exemple IL-6, qui augmentent l'insulino résistance. Les macrophages s'accumulent en couronnes autour des adipocytes, surtout dans le tissu graisseux viscéral. La perte de poids induite par une intervention réduit le nombre de ces macrophages et transforme leur phénotype, qui passe d'un statut pro-inflammatoire à un statut anti-inflammatoire. La fibrose envahit le tissu graisseux et se développe parallèlement à la prolifération des macrophages, mais on ne sait pas encore si l'un déclenche l'autre et, si oui, dans quel ordre. Problème de la poule et de l'œuf.
2. Une insulino résistance ; elle est mise en évidence par l'index HOMA-IR (Homeostatic Model Assessment-Insulin Resistance) : Glycémie (mg/dl) x Insulinémie (mU/l) / 405
3. Une diminution des peptides natriurétiques qui jouent un grand rôle dans l'homéostasie sodée et le tonus vasomoteur (Cheng 2).

L'obésité est d'autant plus fréquente et à risque cardio-vasculaire qu'elle s'associe souvent à la sédentarité, établissant un cercle vicieux. À cet égard, regarder souvent la télévision pendant l'adolescence augmente l'IMC et le tour de taille à l'âge adulte (Parsons) et réduire le temps passé devant la TV contribue à augmenter la dépense physique (Otten). Il faudrait y ajouter aujourd'hui le temps passé devant les consoles de jeux, les mobiles multifonctions, etc...Et les vacances n'arrangent rien puisque la surcharge pondérale augmente souvent durant cette période (Stevenson).

Coût économique : d'après une étude de la Mayo Clinic, les dépenses de santé d'un obèse, ne prenant pas en compte celles engendrées par les complications de l'obésité, sont 3,5 fois plus importantes que celles d'un sujet de poids normal. Aux États-Unis, une autre étude conclut que près de 17 % des dépenses médicales sont attribuées au traitement de l'obésité et de ses complications (Cawley). De plus, le surpoids constitue un handicap pour l'ascension socio-économique des femmes (Tyrrell). En France, l'estimation minimale du coût économique du surpoids et de l'obésité serait de 2 % à 7 % des dépenses de santé (HAS).

Prévention : de nombreuses pistes ont été ouvertes, aboutissant toutes à des échecs complets ou partiels. La prévention n'est pas forcément un problème médical mais passe plutôt par des initiatives telles la capacité donnée aux jeunes de résister au système établi pour qu'ils développent des modèles à eux puis des modèles collectifs protecteurs (Koplan). Les apports caloriques doivent être rigoureusement adaptés aux dépenses, autour de 2000 kcal pour les femmes et 2200 pour les hommes, s'ils sont sédentaires et autour de la quarantaine. La répartition des dépenses caloriques quotidiennes est à peu près celle-ci : 70 % pour la Dépense Energétique de Repos (DER), qui dépend de la masse maigre et qui augmente linéairement avec celle-ci (elle est estimée autour de 30 Kcal/kg de masse maigre) ; 10 % pour la thermogénèse et 20 % pour l'activité physique de base. Mais il y a bien sûr des variations interindividuelles, la proportion pour cette activité physique pouvant par exemple atteindre 40 voire 50 % chez les sportifs assidus, mais ce n'est habituellement pas le cas des individus obèses.

Quantitativement, les apports caloriques trop hauts sont fréquents, y compris dans les restaurants « classiques », encore plus que dans les « fast foods » (Roberts SB).

Qualitativement, les principaux aliments qui conduisent à la prise de poids sont, dans la Food4Me Study, les charcuteries, viandes rouges, AGS et AGMI, protéines, boissons sucrées. L'âge et la sédentarité complètent ces FR de prise de poids. Par contre, les facteurs qui sont associés à une perte de poids ou à une non prise de poids sont l'AP, la consommation de céréales complètes, fibres, légumes et fruits, noix, AGPI voire AGMI, poissons gras, produits laitiers, cet ensemble caractérisant l'alimentation de type méditerranéen (Celis-Morales, Liu X 3). Celle-ci est un bon moyen de prévenir l'augmentation du poids et des graisses viscérales (Boghossian, Romaguera), surtout si l'index de qualité des glucides, qui tient compte de l'index glycémique, mais aussi de la teneur en fibres, du rapport céréales complètes/céréales raffinées et du rapport glucides solides/glucides totaux, est élevé (Santiago) ; une alimentation faiblement réduite en graisses et en sucres (Hooper L5), voire riche en apports hydriques (Muckelbauer), peut aussi avoir un intérêt. Une supplémentation en calcium et/ou en vitamine D pourrait contribuer à réduire l'adiposité abdominale (Rosenblum), voire à réduire le poids (Soares). Dans tous les cas, la pratique régulière d'une APE adaptée aux possibilités de chacun mais réalisant une dépense énergétique d'au moins 1000 Kcal/semaine est très utile, et en outre efficace bien au-delà de la seule prévention des MCV.

La pratique du « skipping breakfast » pour aider à perdre du poids ou à ne pas en prendre, ou par manque de temps, si elle est maintenue au long cours, entraîne un risque accru de mortalité toutes causes et en particulier cardio-vasculaire (Cahill, Dhurandhar, Papoutsou, Rong S, Smith KJ). Explications possibles : augmentation du tour de taille, des chiffres tensionnels, des taux de LDL-C et d'insuline à jeun. Cette pratique pourrait être toutefois plus un marqueur de risque qu'un FR (Cahill). De plus, une méta-analyse ne montre aucun effet sur le poids (Sievert).

Traitement : nous n'en dresserons ici que les grandes lignes sans les détailler. Citons JM Lecerf 11 : « L'obésité n'est pas une maladie nutritionnelle, c'est une pathologie complexe dans laquelle l'alimentation joue un rôle favorisant ou déclenchant non exclusif. De ce fait, la diététique aussi utile soit-elle n'est pas « le » traitement de l'obésité, ce n'est qu'un moyen thérapeutique parmi d'autres. Encore faut-il bien s'en servir, car les régimes, eux, peuvent tout gâcher ». « Mythes, présomptions et réalités », tel est également le titre d'un article paru dans le New England Journal of Medicine en 2013 (Casazza). Compte tenu des échecs flagrants des tentatives thérapeutiques actuelles, préventive et curative, certains proposent de repartir sur de nouvelles bases, à inventer (Müller MJ 2). Manque d'argument pour proposer un amaigrissement à un patient en surpoids sans comorbidité. Mais il est important que le poids ne progresse pas. La présence de comorbidité doit inciter à la réduction pondérale, obtenue par restriction calorique quotidienne ou intermittente selon les désirs de chacun, puisque les résultats semblent identiques (Davis). L'écoute attentive et prolongée doit précéder toutes les interventions thérapeutiques. Encore faut-il que le dialogue soit engagé avec un soignant (Clement). Éventuellement par thérapie comportementale et loin des consultations culpabilisantes, il convient d'aider les patients, d'une part à adopter une alimentation modérément hypocalorique, éventuellement par paliers, avec des variantes sur les lipides et glucides (apports protidiques respectés voire légèrement augmentés pour éviter la sarcopénie) à négocier avec chaque individu en fonction de ses goûts et d'autre part à pratiquer une APE (Koolhaas) au mieux associée à une activité en résistance (Villareal), de telle façon que la balance énergétique soit négative et que la perte de masse maigre induite par la restriction calorique soit en partie ou en totalité compensée (Ekelund 1,2, Villareal, Weiss). L'APE semble plus efficace sur la perte de poids chez les femmes quand elle est entreprise sur des sessions plus longues et moins nombreuses dans la semaine plutôt que lors de sessions plus nombreuses et moins longues (Madjd). La perte de masse maigre sous régime seul est d'environ 25 % du poids perdu mais elle n'est plus que de 12 % si une APE est associée (Ballor). Pour réduire le périmètre abdominal, mettre surtout l'accent sur la dépense énergétique totale ; pour être efficace sur la glycémie, l'intensité des efforts est plus importante que la dépense énergétique totale (Ross 3). La perte de poids obtenue en associant régime et APE et en résistance est supérieure à celle obtenue par le régime seul (Villareal, Wing), mais il faut toujours se souvenir que la perte de poids peut être compensée par un gain de masse musculaire si l'intensité de l'AP est importante (Rosenkilde). Une perte de poids peut être obtenue par un régime hypocalorique, voire dans des cas exceptionnels par un régime à très basses calories, éventuellement délivré avec des substituts de repas (Astbury, Hemmingsson), qu'il soit pauvre en glucides ou en lipides, mais les conséquences sur les FR sont différentes (Bray 1,2,3, Foster, Sacks 3) : le premier entraîne une petite diminution de la TAD, des triglycérides et du LDL-C, ainsi qu'une augmentation du HDL-C ; le second une diminution du LDL-C. Le régime cétogène est une forme accentuée d'un régime pauvre en glucides, ses effets semblent limités dans le temps et au prix d'effets indésirables nombreux (halitose, constipation, crampes musculaires…). De plus, ses effets sur les MCV et la mortalité sont inconnus (Ting).

Afin d'optimiser au long cours la perte de poids induite par le régime hypocalorique, la pratique d'une APE quotidienne est impérative, d'intensité modérée à élevée (Jakicic, Johnson NA, Mekary, Sacks 3, Wadden). En effet, la masse musculaire, mesurée par impédancemétrie, semble plus prédictrice de mortalité toutes causes que la MG (Graf). Et même s'il n'y a pas de perte de poids, l'APE agit sur les comorbidités : réduction de la TA et amélioration du bilan lipidique, en particulier réduction du taux de triglycérides et augmentation du HDL-C, réduction de la graisse viscérale (Kraus, Ross 2, Whelton SP2, Wadden) ; sur la perte de masse maigre associée à la restriction calorique (Ross 2), en la limitant ; sur la forme cardio respiratoire, en l'améliorant.

Il faut souligner l'intérêt d'une perte limitée de poids (5 à 10 %), chez des personnes obèses à haut risque de maladie cardiométabolique, pour réduire les comorbidités associées. Celles-ci peuvent guider le choix du type de macronutriment à restreindre, dans le cadre de ce régime alimentaire hypocalorique (Wadden).

Une perte de poids de 5 % à 10 %, voire moins, maintenue, a les effets suivants (AHA/ACC/TOS 2013, Basdevant, Bailey-Davis, HAS, Ma C, Sacks3) :

- Amélioration des profils glucidique et lipidique
- Diminution du risque d'apparition du diabète de type 2
- Diminution de la pression artérielle
- Amélioration des capacités respiratoires
- Réduction du handicap lié à l'arthrose
- Réduction des mortalités toutes causes confondues, y compris cancer et diabète

Dans certains cas, une alimentation hypocalorique sévère a été administrée (1400 kcal/j) et la perte de poids a été très nettement supérieure si l'apport calorique essentiel a été apporté le matin au petit déjeuner plutôt qu'au diner (Jakubowicz). La DiRECT Study a montré que, chez les patients en surpoids ou obèses diabétiques de type 2, une restriction calorique intense (voisine de 850 kcal/jour) permettait, outre une perte de poids importante, la rémission du diabète dans la moitié des cas et même éventuellement plus en fonction de la perte de poids observée ; et aussi une amélioration de la qualité de vie (Lean). Mais que l'amaigrissement soit obtenu rapidement par un régime très restrictif, ou lentement par un régime moins restrictif (pratique habituelle), le résultat est certes plus net pour le premier à moyen terme, mais décevant à long terme dans les deux cas (Purcell). Le maintien au long cours de la perte de poids induite par un régime hypocalorique et une APE est moins difficilement obtenu si le suivi médical est prolongé au moins 24 mois (Dombrowski), si une AP prolongée et vigoureuse (dans ce cas, on ne parle plus de 1000 Kcal/semaine mais plutôt d'au moins 2500 Kcal) est maintenue (Appel 5, Casazza, Jakicic, Mekary, Sacks 3, Wadden, Wing) et si l'alimentation est réduite en graisses (Bray 1,3, Hooper L 3,5, Howard 2,3) et privilégie les aliments à faible indice glycémique (Juanola-Falgarona), ce qui permet un bon contrôle de la glycémie, mais peut-être pas des autres marqueurs du syndrome métabolique (Harris, Jackson).

Quant au jeûne alterné (ou intermittent), il est à la mode et il obtient les mêmes résultats que la restriction calorique permanente (Bays HE 2, Trepanowski), avec réduction substantielle de l'insulinémie, voire des triglycérides et de la TA. La clef de l'éventuel succès est la réduction des apports caloriques (Liu D). Les régimes hyper protidiques et cétogènes n'obtiennent pas de bons résultats à long terme (Bueno).

La présence d'un des gènes de l'obésité, le FTO, ne réduit pas les bénéfices de ces interventions diététiques ou thérapeutiques (Livingstone).

En plus de cette perte de poids, une bonne hygiène de vie, même limitée, réduit le risque de mortalité (Veronese).

Que penser des incitations financières qui pourraient, dans certains cas, donner des résultats favorables (Driver) ? Dans nos sociétés actuelles, rien ne surprend plus (Rabhi).

Quant aux (rares) médicaments, ils faisaient appel à des anorexigènes (dangereux) et/ou à des inhibiteurs de l'absorption des lipides (désagréables). Et les résultats obtenus étaient transitoires et très faibles, sans influence sur la mortalité et les ECV (Douglas, Leblanc). Une voie thérapeutique plus efficace concerne les incrétines dont les agonistes des récepteurs du Glucagon Like Peptide 1 (GLP-1) sont les plus connus. Cette hormone, sécrétée par certaines cellules intestinales en réponse à un repas, fait partie des diverses hormones de la satiété. Elle stimule la sécrétion d'insuline de façon glucose-dépendante et coupe l'appétit. Elle diminue simultanément la sécrétion excessive de glucagon, également de façon glucose-dépendante. Ainsi, quand la glycémie est élevée, la sécrétion d'insuline est stimulée et la sécrétion de glucagon est inhibée. Inversement, lors d'une hypoglycémie, elle diminue la sécrétion d'insuline sans modifier la sécrétion du glucagon (Kelly AS, Pi-Sunyer, Siraj). Le polypeptide insulinotrope dépendant du glucose, lui aussi sécrété par certaines cellules intestinales, a des effets voisins mais, en cas d'hypoglycémie, il diminue certes la sécrétion d'insuline mais augmente celle de glucagon (Tuttle KR). Avec les incrétines, les résultats à moyen terme sur la perte de poids sont impressionnants (Ingelfinger, Jastreboff, Wilding, Yanovski SZ) et la poursuite du traitement peut renforcer son efficacité (Jastreboff, Rubino D, Yanovski SZ), surtout si l'activité physique est augmentée de façon durable (Lundgren).

Le rôle de la supplémentation en Vitamine D est incertain ; quelques essais cliniques ont mis en évidence une potentialisation des autres actions sur la perte de poids, la diminution de l'inflammation et du tissu adipeux viscéral (Slusher). Quant à la supplémentation en calcium, elle ne ferait perdre du poids qu'à ceux qui ont un IMC normal, ou dans certains sous-groupes d'âge (Li P).

La place de la stimulation électrique du cerveau, externe et répétitive, qui réduit l'appétit, n'est encore qu'une piste de recherche (Jauch-Chara).

Et la chirurgie bariatrique, appelée aussi métabolique ? Elle propose, dans les obésités sévères, le clip gastrique, le by pass gastrique en Y dit intervention de Roux, et la « sleeve gastrectomy », (Adams TD 1,2, Brown JD, Casazza, Gloy, Rubino, Schiavon, Sjöström, Vage), L'intervention de Roux est efficace à long terme (Adams TD 1,2, Ashrafian, Booth H, Fox 2, Osto, Peterli, Schauer, Schiavon, Sjöström), tant sur la perte de poids (importante dans la première année, suivie d'une reprise de poids plus ou moins nette selon les individus) que sur le contrôle de l'hyperglycémie (celui-ci peut-être plus en rapport avec la dérivation duodénale qu'avec la perte de poids) et de l'hypertriglycéridémie, sur l'HTA avec parfois arrêt du traitement antihypertenseur (Schiavon 1,2), sur la dysfonction endothéliale (Adams TD 2) ; et aussi probablement sur la réduction ultérieure du risque de survenue de cancer et de MCV (Aminian, Bailly, Bays HE 2, Fox 2, Vest), voire de la mortalité à long terme (Arterburn). L'espérance de vie, dans une large étude suédoise et avec un recul de plus de 20 ans, est plus longue chez les patients ayant été traités par la chirurgie par rapport à ceux traités de façon « conventionnelle » (Carlsson LMS). Ces bons résultats sont acquis au prix d'une mortalité péri opératoire voisine de moins de 1 % et de complications post opératoires fréquentes et parfois graves : thrombo-emboliques, hémorragiques, infectieuses, fuites gastro intestinales, anémiques par carence martiale, insuffisance respiratoire (Apovian, Gloy, Sjöström, Vest). Sont candidats à cette chirugie (NIH Conference) : patients motivés et pris en charge par une équipe pluri disciplinaire, après échec de la perte de poids par l'intervention diététique et l'exercice physique, avec en plus un des critères suivants : IMC supérieur à 40 ou IMC compris entre 35 et 39,9 avec présence d'une comorbidité telle un diabète, une HTA, un Syndrome d'apnée du sommeil ; un risque opératoire « acceptable » ; pas de maladie psychiatrique invalidante. Ces critères de sélection doivent être scrupuleusement respectés, ce qui n'est pas toujours le cas (Lecerf 11) et cette chirurgie est même proposée maintenant plus tôt pour des raisons surtout métaboliques chez des patients ayant un IMC < 35 (Ikramuddin).

Certains patients répondent mal à cette chirurgie bariatrique, c'est le cas de ceux ayant une importante fibrose du tissu adipeux.

Les résultats à long terme sont encore dans le domaine de la recherche (Fox 2). Une méta-analyse publiée en 2022 suggère que la chirurgie bariatrique pourrait réduire la mortalité totale et cardio-vasculaire (van Veldhuisen). En dépit de la perte de poids qui se maintient souvent, avec nette réduction des co morbidités (Inge, Schiavon), une détérioration de l'état mental a été signalée (Canetti). Les obèses diabétiques voient leur risque de développer un cancer réduit dans l'étude suédoise SOS (Sjöholm). Mais, si la chirurgie bariatrique entraîne le plus souvent une rémission du diabète, une rechute de ce dernier est observé dans plus de 20 % des cas ; les facteurs la favorisant étant l'ancienneté du diabète, un taux très élevé de l'HbA1c préopératoire, une faible perte de poids après l'intervention, une insulinothérapie préopératoire, le sexe féminin (Jans).

Cas particulier du senior : Dans une méta analyse, le surpoids n'augmente pas le risque de mortalité toutes causes (Winter). Et même, dans une petite étude suédoise, les personnes âgées en surpoids ont une mortalité plus faible que celles qui ont un poids normal (Dahl). L'élément sans doute le plus important est que les seniors qui ont augmenté ou diminué leur IMC ont un risque de mortalité plus grand que ceux qui ont stabilisé leur IMC (effet protecteur du maintien de l'homéostasie ?). Un poids normal et stable tout au long de la vie conduit à une durée de vie plus longue (Chen C).

Dans deux études de cohortes américaines, Nurses' Health Study et Health Professional Follow-up Study, la prise de poids avec l'âge augmente le risque de maladies chroniques telles HTA, diabète, MCV (Zheng Y).

Si une perte de poids est recommandée, il convient, pour réduire la MG viscérale et augmenter la masse musculaire, d'insister sur l'intérêt primordial de l'AP (Ballin) et d'une alimentation légèrement hyper protéinée (Liao, Weijs) et peut-être riche en AG omega 3 contenue dans l'huile de poisson pour réduire la perte de la masse musculaire (Smith GI).

Cas particulier de l'enfant et de l'adolescent : la définition de l'obésité est plus complexe et encore discutée (Lakshman). La prévalence a triplé aux États-Unis depuis 1980, mais cette évolution semble se ralentir. La consommation maternelle fréquente de produits ultra transformés est associée à une augmentation du risque d'obésité chez l'enfant (Wang Y 5). La plupart des adolescents ayant un poids normal ont toujours eu, au cours de leur enfance, un poids normal ; et, parmi les adolescents obèses, une prise de poids très rapide entre 2 et 6 ans avait été observée (Geserick). L'obésité de l'enfant s'accompagne vers l'adolescence d'une puberté précoce, puis cette obésité se retrouve souvent chez l'adulte, avec ses comorbidités de FR cardio métaboliques tels HTA, diabète de type 2, diminution du HDL-C, augmentation du LDL-C et des triglycérides mais aussi d'irrégularités menstruelles, syndrome de l'ovaire polykystique, stéatose hépatique, apnée du sommeil, augmentation de la rigidité artérielle mesurée par la vélocité de l'onde de pouls, AVC ischémiques, asthme, désordres musculo squelettiques, problèmes psychologiques (Gjaerde, Lakshman, Schwandt, Skinner, Yu EL, Zhang T). Des programmes de prévention de l'obésité mis en place durant l'enfance permettent de réduire les chiffres tensionnels (Cai L).

Un IMC (ou son équivalent la courbe de croissance car l'IMC n'est pas applicable à cette époque de la vie) élevé dans la petite enfance n'apparaît pas être associé systématiquement à un risque augmenté de coronaropathie à l'âge adulte (Lawlor).

Le Liraglutide et l'intervention de Roux semblent efficaces chez l'adolescent, tant sur le poids que sur les facteurs cardiométaboliques (Inge 1,2, Kelly AS).

En résumé, il est important, à partir des patients ayant un IMC haut, surtout s'il est supérieur à 30, d'identifier ceux qui sont plus à RCV :

- Augmentation du tour de taille, de la graisse abdominale et viscérale, des triglycérides et des enzymes hépatiques.

- Diminution du niveau de performance physique, du HDL-C avec rapport Triglycérides / HDL-C augmenté, marqueur d'insulino résistance.
- Présence d'une co morbidité : diabète de type 2, HTA, syndrome d'apnée du sommeil, et dans le pire des cas, syndrome métabolique (Kushner), mais la dernière méta analyse de Kramer 2 montre que les individus en surpoids ou obèses sans syndrome métabolique ont aussi, à long terme, un mauvais pronostic. L'obésité sans trouble métabolique (phénotype MHO des Anglo-saxons, soit Metabolically Healthy Obese) ne met pas à l'abri de l'athérosclérose carotidienne infra clinique (Kim TJ).

7. Le diabète augmente les risques de mortalité en particulier d'origine cardio-vasculaire, d'événements ischémiques et d'insuffisance cardiaque (Boccara, Carson, Cavender, Fox 1 et 2, Krempf, Prospective Studies Collaboration and the Asia Pacific Cohort Studies Collaboration, Salmeron 1,2, Vamos). Il est défini par une glycémie à jeun > 1,26 g/l et/ou par un taux d'Hémoglobine glyquée (HbA1c) >= à 6,5 % (American Diabetes Association 3, Fox 2). Ces deux examens peuvent ne pas déceler le diabète et, chez les patients à haut potentiel diabétique, il peut être utile d'effectuer une hyperglycémie provoquée par voie orale (Meijnikman). Le pré diabète est défini selon l'American Diabetes Association par une glycémie allant de 1 à 1,26 g/l et/ou HbA1c de 5,7 à 6,4 %, mais les valeurs ne sont pas tout à fait les mêmes pour l'OMS (Barry E). Il est aussi, dans une moindre mesure, un FR (Ali MK, Barry E, Ford ES 1,2, Fox 2, Lee M) et l'augmentation isolée de l'HbA1c est associée à l'athérosclérose coronaire et périphérique mise en évidence par le score calcique coronaire et le rapport des épaisseurs intima media (Scicali). Tout doit alors être fait pour éviter ou retarder le passage au diabète avéré, même si les résultats des interventions sont parfois insuffisants (Barry E, Rooney MR 2, Schellenberg). Plus précisément, il existe une courbe en J entre glycémie à jeun et risque de MCV, avec un risque minimum pour des valeurs comprises entre 0,85 et 0.99 g/l (Park C). Chez le diabétique, une courbe en J est retrouvée entre IMC et mortalité ; cette relation est même linéaire chez les non tabagiques et les individus de moins de 65 ans (Tobias). Toutefois, des résultats opposés ont été rapportés par d'autres (Zhao W). Le débat entre IMC et risque de MCV n'est donc pas clos et le rôle éventuel délétère de la sarcopénie sera peut-être évoqué ultérieurement (Carnethon MR 2). Un taux élevé

d'insulinémie à jeun est également à risque de cardiopathie ischémique et/ou d'HTA (Xun P2).

L'incidence du diabète et du pré diabète augmente partout dans le monde et d'abord aux États-Unis, spécialement dans les minorités ethniques (Menke, Selvin 2). D'ici 2030, il est prévu que 10 % de la population mondiale sera diabétique, ce qui posera un réel défi sanitaire (Whigting), même si les complications cardiovasculaires de cette maladie diminuent actuellement (Carson, Gregg). En France, en 2020, 5,3 % de la population est traitée pharmacologiquement pour un diabète (Santé publique France).

On distingue deux types de diabète :

- Le diabète de type 2, caractérisé par une insulino résistance et une dysfonction des cellules béta pancréatiques, concerne plus de 90 % des individus diabétiques. Son incidence, c'est-à-dire le nombre de nouveaux cas apparus dans un moment donné, (mais pas sa prévalence, c'est-à-dire le nombre de cas englobant les nouveaux et les anciens dans un moment donné) se stabiliserait dans les pays européens (Magliano), mais augmenterait, chez les adolescents et les adultes, dans de très nombreux pays (Xie J). À son origine on retrouve souvent, chez l'adulte de 50 ans et plus, la sédentarité (Crump 2), la prise de poids avec accumulation de graisse abdominale (Wander), la trop grande consommation (Dallongeville 3, Fretts, Imamura 2, Livesey, Malik 1,4, Schulze) de boissons sucrées, de charcuteries, voire de viandes rouges, le Fer héminique augmentant le stress oxydant, toxique pour les cellules pancréatiques (Pan), parfois la restriction drastique des graisses (Ha K), le travail posté surtout s'il est associé à une mauvaise hygiène de vie (Shan). 40 % de ces diabétiques développeront une MCV et les patients les plus à risque sont ceux qui ont un diabète d'apparition précoce les exposant à une plus longue durée de la maladie (Huo X, Sattar N 5), ceux qui ont une épaisseur intima media des carotides augmentée et/ou des plaques carotidiennes, qui pourraient donc être des marqueurs pronostiques chez les diabétiques asymptomatiques (Jeevarethinam) et surtout ceux qui ont une mauvaise hygiène de vie caractérisée par le tabagisme, la sédentarité et une alimentation à risque (Liu G). Pour certains (Bowman, The ASCEND 2), les AGPI Oméga 3 ne protègent pas contre les MCV chez les diabétiques, mais de grandes études épidémiologiques montrent au contraire un effet protecteur des AGPI (oméga 3 et acide linoléique) sur la mortalité toutes causes et d'origine cardiovasculaire (Jiao). Et comme décidément rien n'est simple, les

AGPI oméga 6 et oméga 3 ne semblent pas empêcher la survenue de ce diabète (Brown TJ). Les statines à forte dose réduisent le risque d'ECV (Rana JS 2). Certains cancers (foie, pancréas, endomètre, rein) sont plus fréquents (Graff, Low Wang, Oberaigner, Wei-Chih). Une diminution de l'espérance de vie d'environ 8,5 années est observée (Franco OH 2), mais avec des disparités selon l'âge (mortalité augmentée avant 55 ans), selon la valeur de l'HbA1C et la présence de complications rénales (Tancredi). Le diabète accélère d'une part le développement de l'athérosclérose et donc d'une de ses conséquences tardives, l'insuffisance cardiaque (Low Wang) et d'autre part le déclin cognitif (Rawlings). Le tabagisme associé aggrave nettement le pronostic (Pan A 5,6). Parmi les diabétiques de type 2, ceux qui ont un meilleur pronostic à long terme et un moindre risque de cardiopathie ischémique sont ceux qui ont une alimentation de type méditerranéen (Huo) car ils ont un meilleur profil lipidique (HDL-C haut, LDL-C et triglycérides bas, (Fox 2, Huo), un meilleur contrôle du poids (Kianmehr), un meilleur profil tensionnel (Fox 2, Huo), un taux plus bas de HbA1c (Huo, Kianmehr, Mohan) ; surtout si elle est associée à une APE (Zethelius). La marche post prandiale abaisse la glycémie (Reynolds AN) et l'activité physique régulière abaisse la mortalité (Beltran-Valls).

Si les complications liées à une microangiopathie sont indiscutablement réduites par un strict contrôle de l'HbA1c par rapport à un contrôle « standard », cela est moins évident pour les complications par macro angiopathies, bien qu'on observe une modeste réduction des ECV majeurs, en particulier infarctus non léthal (Boussageon, Gerstein, Kalyani, Reaven PD, Singh A). Aux États-Unis, les médicaments utiles pour traiter les diabétiques de type 2 ayant une maladie cardio-vasculaire sont très nettement sous utilisés (Nelson AJ). La perte de poids, malgré la régression du diabète surtout si la perte de poids est importante (Lean) et si l'amélioration des FR est associée, apporte un bénéfice cardiovasculaire modeste (Jiang C, US Department of Health and Human Services. National Institutes of Health). Certaines améliorations dans les habitudes alimentaires entraînent une réduction de la TA et des triglycérides (Cooper AJM) ; le régime dit "Paléolithique" améliore le contrôle glycémique et le profil lipidique (Masharani) ; un régime associant un faible apport de glucides associé à une forte teneur en protides et à une supplémentation en oméga 3 améliorerait le contrôle glucidique (van Zuuren). Le diabète accélère le développement de la sarcopénie, du fait de l'insulinorésistance, de la lipotoxicité musculaire qui accentue la résistance anabolique. En plus du risque de diabète, la forte consommation de sucres extrinsèques (ajoutés) facilite la prise de poids et l'HTA, entraine une baisse du HDL-C, une augmentation du LDL-C, des triglycérides, de l'inflammation et de la mortalité cardiovasculaire (Ambrosini, Bhupathiraju 2, Dallongeville 3, de Koning 1 et 2, Duffey, Eshak, Fagherazzi, Fantino, Hu FB 12, Malik VS 3, Malik AH, Te Morenga, Welsh JA, Yang Q2). La fréquence de l'HTA non contrôlée chez le diabétique est élevée et cette HTA s'accompagne d'un risque augmenté de MCV, selon une courbe en U avec un risque moins élevé quand la TAS est comprise entre 110 et 150 mm Hg (Navar).

La diminution de la variabilité de la fréquence cardiaque, marqueur pronostique reconnu dans la population générale, est mise en évidence dans la Maastricht Study (Coopmans). L'activité physique peut l'améliorer, dans une population non sélectionnée (Navarro-Lomas)

Quant au rôle joué par l'alcool, il est controversé ; dans l'étude ARIC, une association inverse entre sa consommation et le risque de diabète est observée, nuancée en fonction du sexe et de l'IMC (He X).

Quels sont les meilleurs moyens pour réduire la fréquence du diabète de type 2, véritable hécatombe du présent et surtout d'un avenir proche ? Là encore, une alimentation équilibrée de type méditerranéen est primordiale, éventuellement enrichie en graine de fenugrec qui réactive les récepteurs de l'insuline et en stimule sa sécrétion (Kaur). L'alimentation de type nordique en diffère par la consommation de choux, de flocons d'avoine et de pain de seigle (Lacoppidan). Ces types d'alimentation, joints à une AP régulière en endurance et en résistance (Fox 2, Pronk, Wang Y 2) sont les meilleurs moyens actuellement connus pour réduire le risque de diabète et, devant un diabète installé, prolonger la vie (Ried-Larsen).

En cas de pré diabète,

- Les interventions hygiéno diététiques classiques donnent d'assez bons résultats, surtout chez les patients ayant le plus grand risque de devenir diabétique (tour de taille élevé, sédentarité...) (Sussman).
- De nombreuses recherches sont en cours et des israéliens ont montré dans une publication en 2015 que la réponse glycémique à un repas dépend en fait de très nombreux facteurs autres que le contenu du repas, en particulier certains gènes et la composition du microbiote (Zeevi).

➢ Le dépistage précoce du pré diabète est important et ne doit pas se limiter aux patients en surpoids ou obèses. En effet, de plus en plus de patients ayant un IMC normal ont malgré tout une Hb A1c haute (Mainous).

➢ Pendant l'enfance et l'adolescence, le diabète augmente en fréquence, parallèlement à l'épidémie d'obésité (Maahs) et de surcharge pondérale ; si elles persistent à l'âge adulte, le diabète s'installera définitivement (Bjerregaard). Les complications précoces sont fréquentes et graves, particulièrement les complications cardiovasculaires, rénales et oculaires, facilitées par les facteurs de risque associés, la durée de la maladie et le contrôle glycémique insuffisant (TODAY Study Group).

Et quand le diabète est constitué, il est le plus souvent définitif. La rémission, exceptionnelle, est possible si la perte de poids est obtenue chez des patients ayant un diabète de survenue récente (Holman).

- Le diabète de type 1, caractérisé par une déficience complète en insuline due à une destruction des cellules béta pancréatiques par un processus auto immun (American Diabetes Association 1). Ceci n'élimine pas la possibilité associée d'une résistance à l'insuline (Erbey). Par rapport au diabète de type 2, ce type de diabète s'accompagne d'une inflammation biologique marquée, se complique plus précocement sur le plan cardiovasculaire et expose plus longtemps à ses fâcheuses conséquences (de Ferranti, Soedamah-Muthu 3) et à l'acido cétose. Les complications cardiovasculaires sont essentiellement liées à la facilitation de l'athérosclérose coronaire, périphérique et cérébrale, surtout s'il y a une augmentation associée et conjointe de l'apolipoprotéine B et du non HDL-C (Bjornstad). Chez la femme jeune, la protection hormonale disparaît (de Ferranti). Contrairement à ce qui est observé dans le diabète de type 2, un contrôle intense de la glycémie et de l'HbA1C entraîne une réduction des complications macro vasculaires, malgré le risque de prise de poids (Lind M, Purnell, Stettler C). L'obésité centrale, souvent viscérale, est associée fréquemment à une HTA, hyperlipémie, inflammation, résistance à l'insuline nécessitant une plurithérapie. Une place spéciale doit être réservée aux conséquences rénales de ce type de diabète, fortement corrélées aux conséquences cardiovasculaires (de Ferranti, Jensen T) : microalbuminurie (de 30 à 299 mg/24h) ; macro albuminurie (= ou > 300 mg/24h) ; insuffisance rénale (< 60 ml/mn de clairance de créatinine). La réduction de ces complications passe en priorité par l'approche anglo saxonne A,B,C : À pour le bon contrôle de l'HbA1c (d'autres marqueurs de l'équilibre sont à l'étude tels la fructosamine et l'albumine glyquée (Selvin 3)) ; B pour le contrôle de la tension artérielle ; C pour une bonne prise en charge des anomalies lipidiques (Maahs). Sans oublier l'APE (Tikkanen-Dolenc)

- Le diabète survenant pendant une grossesse augmente le risque de survenue d'un ECV précoce chez les descendants (Yu Y)

8. Le stress et l'anxiété (Houppe, Kivimäki 1 et 2, Richardson S, Santosa A, Song H, Wilbert-Lampen), impossibles à quantifier simplement, auxquels on rattache la solitude et l'isolement social (Valtorta). Quelques exemples : l'augmentation du risque d'infarctus rapidement après le décès d'un proche (Mostofsky 1) et de MCV chez la personne qui s'occupe de son conjoint atteint d'un cancer à haut risque (Jianguang, Schneiderman). Dans la première circonstance, il a été montré par Holter dans les jours qui suivent le décès d'un conjoint, que la FC était plus rapide, la variabilité sinusale plus faible, témoignant d'une altération durable du système nerveux autonome (Buckley). Les accès de colère augmentent le risque de faire un infarctus, surtout s'ils sont violents (Mostofsky 2), mais il s'agit là plus d'un élément déclenchant, par le biais d'une augmentation de la fréquence cardiaque, de la pression artérielle, de l'agrégabilité plaquettaire, que d'un élément favorisant l'athérosclérose. Les béta bloquants pourraient abaisser ce risque (Mostofsky 2). Certaines professions stressantes majorent le risque de mort subite ; il en est ainsi des pompiers, mais, en dehors du stress, ils ont aussi une haute prévalence d'obésité, de tabagisme et d'HTA (Yang J). Le travail de nuit alternant avec les autres périodes d'activité professionnelle augmente aussi le RCV (Vetter). La perception que le stress affecte la santé est plus à RCV que le niveau de stress ressenti (Nabi). Les nuisances sonores sont également un FR, particulièrement la vie près d'un aéroport (Correia) ou d'une route à trafic élevé (Halonen 2). Dans ce dernier cas, la pollution atmosphérique joue aussi un rôle.

9. La somme EPA+DHA plasmatique, ou mieux tissulaire mais ceci est plus compliqué et coûteux à mettre en évidence ; ce dosage montre des résultats inférieurs, tant dans le plasma (Harris 3) que dans les membranes des globules rouges (Block, Caspar Bauguil) chez les patients ayant un SCA par rapport à des témoins indemnes de cette pathologie. L'indice oméga 3 (rapport EPA+DHA/Acides gras totaux)

plasmatique ou mieux tissulaire est une façon similaire d'apprécier le risque cardiovasculaire : plus il est bas, plus grand est le risque (Martin F). Ce rapport semble aussi un bon indice de prédiction de la mort subite (von Schacky).

Une augmentation du rapport omega 6/omega 3 est associée, entre autres conséquences, à une progression de l'athérosclérose coronaire (Nozue 2).

La présence d'une hypertension artérielle multiplie le risque de survenue d'une athérosclérose coronaire par un facteur d'environ 3 (selon le degré de l'HTA) et l'hypercholestérolémie par un facteur d'environ 4 (selon la valeur du LDL-C) ; mais, associés, ils multiplient le risque par un facteur 9. Un des grands mérites de l'étude Interheart (Yusuf 2) a été de mettre l'accent, une fois encore, sur l'importance quantitative croissante de 3 des principaux FR : tabac (plus on fume, plus le risque augmente, mais celui-ci existe dès la première cigarette), HTA (plus les chiffres montent à partir de 115/75 mm Hg, plus grand est le risque) et hypercholestérolémie (plus le LDL-C est haut, plus grand est le risque).

4. Beaucoup d'autres FR d'athérosclérose sont actuellement répertoriés, soit indiscutables, soit négligeables, soit incertains.

- L'inflammation (Arroyo-Espliguero, Best, Bickel, Chan Seok, Danesh 1,2, Fisman, Gupta NK, Hingorani, Hurlimann, Jialal 1, Jobbé-Duval, Koenig 1,2, Lin GM, Liuzzo, Maseri, Mosca 1, Ridker 1,3,5,9,10,11,12, Rizzo, Ross, Schillinger, Sinha A, Wayne). La CRP et l'interleukine-6 pourraient être un FR (Bonnet, Cainzos-Achirica 2, Elbaz, Nissen 3, Yeh), de valeur supérieure au LDL-C (Ridker idem), et pourraient figurer dans l'échelle d'évaluation du RCV selon le modèle de Framingham (Ridker idem, Wilson PWF), surtout chez les individus à risque intermédiaire, c'est-à-dire compris entre 10 et 20 %, y compris chez les personnes de plus de 65 ans (Cushman 1). Mais d'autres études (Bos, Danesh 1,2, Khera 1, Miller M, Sattar 1,3, Tall 1) accordent à l'augmentation de la CRP un rôle plus modeste, modulé par le taux de LDL-C (dans un sous-groupe de patients avec LDL-C < 1,30 g/l, aucune association entre CRP et MCV n'a été retrouvée, Lin GM), voire celui d'un simple marqueur biochimique (Schunkert, Zacho) ; le débat aurait pu être clos par le fait qu'une augmentation de la CRP d'origine génétique n'est pas associée au RCV (Keavney), mais cela n'est pas le cas (The Emerging Risk Factors Collaboration 2). Les études épidémiologiques, en particulier de Ridker et de Pai à Boston (Nurses' Health Study et Health Professionals Follow-up Study), ont montré qu'un taux de CRP ultra sensible (CRPus) inférieur à 1 mg/l prédisait un groupe à faible risque de maladie cardiovasculaire, un taux > à 3 mg/l un groupe à risque élevé et un taux entre les deux un groupe à risque intermédiaire. Le risque semble même augmenter progressivement depuis les très faibles dosages de CRPus jusqu'aux très forts dosages (Ridker 5). Chez les coronariens ayant bénéficié d'une revascularisation percutanée, un taux bas de HDL-C associé à un taux élevé de CRP augmente le risque de décès toutes causes (Ogita). Associer la recherche de particules petites et denses de LDL-C à la mesure de la CRPus pourrait améliorer encore la prédiction des événements cardiovasculaires (Saint Pierre).

L'augmentation de la CRP réduit l'expression du NO (Venugopal). Elle est aussi un marqueur d'AVC, surtout si l'épaisseur intima/media est grande (Cao pour la Cardiovascular Health Study, Newman AB2), et d'artérite des membres inférieurs (Tzoulaki). L'inflammation marquée par une CRP augmentée est aussi associée dans l'étude DASH à une moindre réduction du LDL-C par l'intervention diététique (Erlinger). L'alimentation de type méditerranéen semble diminuer certains marqueurs plasmatiques de l'inflammation (Chrysohoou 1, Dai), et cet effet passe peut-être par les fruits et les légumes comme cela a été montré dans une population de Porto Rico (Bhupathiraju 1).

Il existe des interactions, à préciser, entre les hormones adipocytaires (Leptine, Adiponectine) et l'inflammation (Pischon 1,3, Shamsuzzaman, Wolk).

Une étude cas-témoins de grande envergure suggère que, chez les patients soumis au long cours à un traitement anti inflammatoire, l'arrêt de ceux ci augmente le risque d'infarctus du myocarde (Fischer). Certaines maladies chroniques (maladie de Crohn et autres Maladies Inflammatoires Chroniques de l'Intestin, polyarthrite rhumatoïde (PR) et autres arthrites inflammatoires, maladies auto-immunes, psoriasis…), par l'intermédiaire de l'inflammation, augmentent aussi le risque de développer un diabète de type 2 et une athérosclérose, ce risque augmentant parallèlement à l'intensité de l'inflammation biologique (Agca, Dregan, Edwards CJ, Gelfand, Klingenberg, Lee MT). Et le traitement de la PR par les anti TNF alpha, comparé au traitement classique, réduit le risque d'infarctus (Low). Le syndrome d'immuno déficience acquise par le HIV augmente aussi très nettement la fréquence des MCV liées à l'athérosclérose (Feinstein). Et le brossage insuffisant des dents ou plus généralement une mauvaise hygiène dentaire favorisant une paradontopathie infectieuse et un syndrome inflammatoire chronique augmentent le RCV (de Oliveira C, Pussinen). Mais il est possible que la mauvaise hygiène buccale et l'athérosclérose partagent des FR communs autres que l'inflammation : tabagisme, alimentation à risque, sédentarité, HTA (Pussinen).

- Le syndrome métabolique (Boulon, Bruckert 1, Després 1 et 2, Ford ES 1,2, Franco OH 1,2, Grundy 1, Ho JS 2, Lu J, Maki 1, Pereira MA, Reaven Sae). Sa dangerosité cardiovasculaire a été démontrée par une équipe Finlandaise (Lakka), par les études ARIC (McNeill), de San Antonio (Hunt), de la Hoorn Study (Dekker 1), de la Women's Health Study (Conen 1), par deux méta analyses (Gami, Mottillo) et par les études de Empana 1, Butler, Hirokazu, Zhao. Les critères diagnostiques simplifiés (et débattus…) du National Cholesterol Education Program (Expert Panel) sont l'association de trois au moins des 5 anomalies suivantes : l'obésité androïde dite "en pomme", l'augmentation de la pression artérielle à partir de 130/85 mm Hg, des triglycérides à partir de 1.50 g/l et de la glycémie à partir de 1.10 g/l et la diminution du HDL-C au-dessous de 0.40 g/l chez l'homme et 0.50 g/l chez la femme. La CRP est augmentée (Ridker 3 pour la Women's Health Study, Sattar 1) et l'activité fibrinolytique sanguine diminuée (Anand). L'insulino résistance (définie comme une diminution de l'action de l'Insuline au niveau de ses tissus cibles), avec hyperinsulinémie, accompagne ce syndrome métabolique.

Quelques jours de sédentarité et de repas gras suffisent pour diminuer la sensibilité à l'Insuline (Stettler). L'obésité et l'insulinorésistance sont généralement associées à un état inflammatoire chronique avec élévation de la CRP et la perte de poids abaisse la CRP (Selvin). L'excès de tissu adipeux abdominal conduit à une production accrue d'AG libres et à des molécules de LDL-C petites et denses, athérogènes (Lecerf 4).

La fréquence du syndrome métabolique est élevée aux États-Unis (Ford ES 1,2, Kereiakes) et en Europe (avec un gradient dégressif Nord-Sud) ; elle augmente avec l'âge et la répartition de ses composants est variable selon les pays (Scuteri). La prévalence du syndrome métabolique augmente et la Chine en est un exemple probant : elle atteint 33,9 % des individus d'une cohorte de 97.000 participants, soit, si on extrapolait à l'ensemble du pays, 450.000.000 de personnes (Lu

J). Elle est plus fréquente chez les femmes, en milieu urbain, et lorsque le niveau de vie est plus élevé (Lu J).

Sa recherche devrait être systématique devant l'existence d'un seul des 5 éléments diagnostiques. Elle pourrait être facilitée par la simple recherche d'une augmentation du tour de taille au-delà de 88 cm et d'un taux sanguin de triglycérides dépassant 1.45 mmol/l (Tanko).

La présence d'un syndrome métabolique accélère le déclin cognitif (Yaffe) et augmente le risque de cancer colorectal (Jimba), de la prostate (Bhindi) et de la vessie (Montella). L'évaluation du degré de forme physique par un test d'effort aide, au moins chez les personnes à risque, à prédire la survenue ultérieure d'un syndrome métabolique et donc d'ECV (Kodama 1,3, La Monte 1,2). Et, au sein de ce syndrome métabolique, une bonne forme physique authentifiée par le pic de VO2 réduit le RCV (Sae).

Quant à sa pathogénie, elle n'est pas encore bien comprise et ses facteurs constituants, génétiques et environnementaux, pourraient agir par le biais de l'adiponectine (Calton), dont on reparlera plus loin.

Une alimentation de type méditerranéen (Kastorini 1, Rumawas), mais aussi plus généralement riche en céréales, légumineuses, fruits de mer, poissons, laitages, protéines végétales plutôt qu'animales, en réduit le risque de survenue (Ruidavets 2, Shang, Zaribaf). Et l'alimentation de type Paléolithique, qui diffère de la précédente par l'absence de laitages, de céréales et de légumineuses, donne aussi des résultats favorables sur plusieurs marqueurs de ce syndrome : Poids, TA, Triglycérides (Boers).

Parmi les mesures thérapeutiques curatives et préventives indispensables à la prise en charge de ce syndrome, la perte de poids même modeste (5 %) (Hill AM), et la pratique régulière de l'exercice physique sont prioritaires et leurs effets bénéfiques passent par une réduction du tour de taille, une diminution de la glycémie et des chiffres tensionnels, croissant avec le niveau de l'AP (Earnest 2).

- Les infections, chronique et aigüe (Bergh, Kwong, Musher, Napoli 2, Prasad, Sager 2, Shah PK1). Elles ont peut-être une action sur le développement de l'athérosclérose. Le Cytomégalovirus, le Chlamydia Pneumoniae (Gupta S1), l'Helicobacter pylori (Fang, Rathbone), certaines souches du virus du papillome humain (Joo), en entretenant l'inflammation, pourraient jouer un rôle. Les infections aigues (respiratoires telles la grippe et urinaires, avec ou sans bactériémie), mais pas les vaccinations, facilitent la survenue d'ECV aigus, surtout dans les 7 premiers jours mais aussi plus tard, voire beaucoup plus tard (Bergh, Dalager-Pedersen, Kwong, Musher, Ruane, Smeeth). Une infection survenue dans l'enfance peut en partie expliquer la survenue d'un syndrome coronaire aigu précoce (Qanitha). Mais, dans la THLHP déjà citée en introduction, les infections dans cette population sont fréquentes, la CRPus plus haute, et pourtant, le score calcique est très faible (Kaplan). L'infection par le VIH, traitée avec succès dans sa phase aigüe, rentre ensuite dans une phase de chronicité propice au développement de l'athérosclérose, d'autant que certains antirétroviraux l'accélèrent (Lang, Sinha A). De telle façon que le risque pour un patient porteur du VIH d'avoir une MCV double par rapport à des sujets témoins (Shah ASV 2).

- La maladie graisseuse non alcoolique du foie ou NAFLD (Non Alcoolic Fatty Liver Disease). Elle est caractérisée par une accumulation de lipides dans le foie (hépatocytes) supérieure à 5 %. Elle peut évoluer vers la Stéatose Hépatique Non Alcoolique (ou NASH des Anglo-saxons), surtout si elle est associée au diabète (et elle le sera tôt ou tard Chung SM), à une HTA et à une dyslipidémie, donc au syndrome métabolique (Koutoukidis, Makadia, McDermott, Paul S). Elle affecterait un quart de la population mondiale, surtout après 40 ans (Paul S), mais aussi les enfants et adolescents (Yu EL) ; les critères diagnostiques restent imprécis, reposant, outre sur la surcharge pondérale ou l'obésité constante à tous les stades de l'évolution, sur les dosages sanguins des transaminases ALAT et ASAT, des plaquettes, et sur la mesure de la dureté du foie (fibroscan) en rapport avec le degré de fibrose, éventuellement aussi sur les dosages de la gamma-glutamyl transférase (GGT), de l'insuline et sur la mesure de la MG hépatique par IRM. Les risques au long cours sont les MCV (mais une étude européenne ne retrouve qu'une faible association avec les infarctus du myocarde et AVC, Alexander M) mais aussi le diabète, la cirrhose et le cancer du foie. Les graisses saturées, les viandes rouges, les sucres extrinsèques consommés en grande quantité en accentuent le risque de survenue, tandis qu'à l'opposé, on note un effet protecteur potentiel des yaourts par leur apport en probiotiques (Zhang S), des fruits, des légumes, des noix et des graisses végétales (He K 3, Schwimmer, Van Eekelen). L'AP importante et durable en diminue la fréquence (Oni). Le changement des habitudes de vie incluant l'AP, l'équilibre alimentaire et la perte de poids est la base de ses traitements curatif et préventif (Koutoukidis, Paul S). Autrement dit, la même hygiène de vie que celle qui protège de la survenue d'une MCV (Wang L). Les ressources thérapeutiques sont actuellement presque inexistantes (Eslam, Younossi). Un (petit) espoir récent vient des agonistes des récepteurs du Glucagon-like peptide-1 (Newsome).

- L'insuffisance veineuse chronique. Très fréquente, elle partage avec l'athérosclérose de nombreux facteurs favorisants : âge, HTA, obésité, tabagisme et sa présence est un facteur prédictif de maladie cardio-vasculaire et de mortalité toutes causes, indépendant de la présence des FRCV (Prochaska). Les raisons invoquées sont nombreuses, parmi lesquelles figurent la dysfonction endothéliale, l'inflammation, la thrombose, le stress oxydant (Hamburg NM 2).
- Le Syndrome d'Apnée Obstructive du Sommeil ou SAOS. Il concerne de 2 à 4 % de la population adulte et même beaucoup plus aux États-Unis (Paul Man, Somers, Xie C). C'est un FR indépendant (Baratta, Luyster) mais souvent associé à l'obésité et au diabète de type 2 (dans ce cas, le RCV est très nettement augmenté, Baratta, Labarca, Seicean), limité pour certains au sexe masculin âgé de moins de 70 ans (Gottlieb), mais étendu au sexe féminin pour d'autres (Campos-Rodriguez). Il a été montré qu'il s'accompagne souvent d'une HTA, surtout si l'index d'apnées et hypopnées est élevé (Mancia, Xia), d'un syndrome métabolique (Xie C), d'une élévation des marqueurs biologiques de l'inflammation, d'une augmentation de la Troponine T ultra-sensible chez les femmes (Roca), d'un stress oxydant (Jelic), d'une dysfonction endothéliale mise en évidence par la mesure de la dilatation médiée par le flux sanguin dans l'artère brachiale, de modifications défavorables du profil lipidique et in fine d'une mortalité toutes causes et en particulier cardio-vasculaire augmentée, dans les deux sexes, surtout s'il est sévère en termes d'épisodes apnéiques (Roca, Xie C). Le SAOS augmente aussi les risques de mort subite, en plus du risque de mortalité par MCV (Heilbrunn). Les patients ayant une MCV avec insuffisance cardiaque et un SAOS voient ce dernier s'aggraver (Chami, Paul Man). L'augmentation de la Fétuine-A, une hépatokine, est peut-être le lien causal entre anomalies lipidiques et risque cardio vasculaire (Liu A). Et plus le SAOS est sévère, plus l'épaississement de la paroi carotidienne est grand (Salepci). Le traitement fait appel à l'AP (Kline) et à la CPAP (pression positive continue) qui réduit le risque de MCV (Campos-Rodriguez), mais ceci est contesté (Baratta, Gottlieb 2, Yu J).
- Les durées habituellement courtes (moins de 6 heures) ou longues (plus de 8 heures) de sommeil, le ronflement, la fragmentation

du sommeil sont aussi des FR. Tous les types de trouble du sommeil sont donc des FR ou de simples marqueurs de risque (Cappuccio, Dominguez, Fountas, Laugsand, Redline, Sands, Sofi 5), mais des facteurs confondants sont possibles (Kurina).

- L'insuffisance rénale chronique. Au moins par les biais du diabète, de l'HTA, d'un abaissement du HDL-C, d'une résistance à l'insuline (Bays HE 2)
- Une crise de goutte est parfois observée avant un ECV (Cipolletta)
- La bronchopneumopathie chronique obstructive (Wang JJ), mais ceci est réfuté par la Société Européenne de Cardiologie
- La prise au long cours d'anti inflammatoires non stéroïdiens pour des raisons rhumatologiques (Atiquzzaman)
- La présence de calculs biliaires (Wirth J)
- Une FC de repos supérieure à 75 voire 65/mn, surtout chez l'homme et quel que soit l'état de forme physique (Aladin, Diaz A, Douard 2, Jensen MT, Palatini, Pittaras, Tverdel, Vazir, Woodward). Elle est un outil clinique simple pour apprécier l'état de santé d'un individu. Son élévation est corrélée à la mortalité précoce, à l'AVC et au déclin cognitif plus qu'à la coronaropathie (Wang S, Woodward). Marqueur de risque ou FR indépendant ? Plusieurs études épidémiologiques ont montré que l'augmentation de la FC de repos à des intervalles prolongés est associée à un plus grand risque de mortalité toutes causes et par cardiopathie ischémique (Chen X, Nauman, Nwabuo, Vazir). Chez les diabétiques de type 2, une FC élevée au repos raccourcit de 4,4 ans le temps d'apparition d'ECV majeurs, de la mortalité totale et par MCV (Hillis). Cette relation est également trouvée chez les hypertendus (Julius). Une diminution de la variabilité de la FC, mise en évidence par diverses techniques dérivées de l'enregistrement du rythme cardiaque par Holter, est aussi un FR de mortalité prématurée. Et cette variabilité, améliorée par l'APE, est une des composantes de la longévité (Poirier 2, Soares-Miranda). La présence simultanée d'une accélération du pouls et d'une inflammation biologique, association fréquente peut-être toutes deux conséquences d'un déséquilibre du système nerveux autonome au profit du système sympathique (Whelton SP 3), augmente la mortalité chez les coronariens (Hartalgh). Chez les individus ayant une alimentation de type méditerranéen, la FC semble légèrement plus faible (Garcia-Lopez)

- La pré éclampsie. Elle est un facteur de risque de maladie coronaire précoce (Hauge MG).
- Un petit poids à la naissance. Via peut-être l'augmentation chronique des protéines de l'inflammation (Labayen). On y rattache la prématurité, qui accroît à l'âge adulte les risques d'HTA, d'augmentation de la glycémie et de la MG et plus généralement des composantes du syndrome métabolique (Kerkhof, Markopoulou) ; la petite taille (Nelson CP, Paajanen). À l'inverse, la grande taille est associée pour certains à un moindre risque de cardiopathie ischémique et de mort subite (Rosenberg MA), pour d'autres à une diminution modeste du « vieillir sain » (Ma W).
- La ménopause. Elle entraîne la perte de protection hormonale féminine (Matthews) ; elle s'accompagne de modifications tensionnelles (augmentation des TAS et TAD), métaboliques (augmentation de l'ApoB) et morphologiques (augmentation du tissu adipeux sous cutané et intra abdominal et réduction de la masse musculaire avec au maximum sarcopénie) qui augmentent le RCV (Dehghan A) ; l'hystérectomie (Howard1) et, contrairement à ce qui était attendu il y a quelques années encore, le traitement hormonal substitutif (THS), (Bath, Hodis 1, Manson 1,2,6) et bien que ce traitement réduise le risque de développement de calcifications coronaires. Le THS, débuté tôt avec certains types d'hormones, est peut-être utile dans des populations à faible RCV (Bassuk, Schierbeck), mais il existe un surrisque de cancers du sein (à l'exception des œstrogènes administrés par voie vaginale) et de l'ovaire (Collaborative Group of Hormonal Factors in Breast Cancer, Collaborative Group on Epidemiological Studies of Ovarian Cancer). Il semble que la « pilule » contraceptive utilisée avant la ménopause diminue le risque de survenue de MCV après celle-ci, tandis qu'elle augmente ce risque avant la ménopause (Baillargeon, Baudet 1).
- D'autres épisodes de la vie potentiellement reproductive (Canoy 2, Dam, Honinberg, Prentice, Schnabel 2, Peters SAE) : les premières menstruations précoces mais aussi tardives qui s'accompagnent parfois, pour les premières, à l'âge adulte, de surpoids, d'HTA, de résistance à l'insuline, de syndrome métabolique ; un âge précoce de la ménopause (contesté par O'Keeffe) associé ou non à un IMC élevé ; un âge précoce de la première naissance ; une hystérectomie ; une puberté précoce chez les hommes.
- La rigidité artérielle. Elle est évaluée par la vélocité de l'onde de pouls (Mitchell). Cette rigidité est en relation avec les principaux FR

(HTA surtout) et elle augmente en cas de faible consommation de fruits et de légumes dès l'enfance (Aatola).

- L'hypertrophie ventriculaire gauche (Zalawadiya 2). Elle est souvent secondaire à une HTA et/ou à une consommation excessive de sel.
- La vie en plaine comparée à celle en altitude modérée (Baibas). Plus généralement, le degré de pollution. Les principales substances polluantes sont le monoxyde de carbone, le dioxyde de soufre, le dioxyde d'azote, l'ozone et les particules de diamètre inférieur à 10 micromètres, voire à 2,5 micromètres dont les pics jouent aussi un rôle déclencheur d'ECV aigus (Argacha, Balmes, Bhaskaran, Brook 1, Chuang KJ, Dockery, Hoffmann, Lim CC, Liu H, Liu C 2, Mills NL, Mustafic, Nalbone, Peters A, Pope 1 et 2, Ruckerl, Sun Q1, Tian Y, Wei y, Zhang Y 3), y compris les troubles du rythme ventriculaire et la mort subite (et précoce) (Dennekamp, Guo, Peralta), l'insuffisance cardiaque (Shah ASV, Tian Y). L'exposition chronique à la pollution aérienne et en particulier aux micro particules contenues dans l'air urbain augmente la CRP-us, les triglycérides, l'insulinorésistance et l'HTA (Bilenko, Brook 2, Cai, Kubesch), augmente le risque d'AVC et accélère le développement de l'athérosclérose (Gold) mise en évidence par l'épaisseur intima média carotidienne (Bauer, Wang Y), par les calcifications coronaires (Kaufman) ou par la vasodilatation flux dépendante observée au niveau de l'artère brachiale (Wilker), du fait de la vasoconstriction artérielle systémique (HTA) et pulmonaire, de l'inflammation systémique, du stress oxydant, de la thrombose, de la dysfonction endothéliale (Gold, Shah ASV, Wilker). La pollution aérienne augmente aussi la mortalité par cancer du poumon (Fischer H), le déclin cognitif (Weuve) et les risques de survenue d'un diabète de type 2 (Coogan). Le régime méditerranéen (rôle des antioxydants ?) pourrait réduire l'impact de toutes ces pollutions (Lim CC). La vie en altitude serait associée à une moindre fréquence de l'obésité (Voss).
- La pollution sonore. Elle pourrait augmenter le RCV par le biais d'élévations tensionnelles, de l'HbA1c et des triglycérides (Kourieh, Kupcikova, Wojciechowska).
- L'exposition importante et chronique aux pesticides (Berg), aux pyréthroïdes (Bao W), à l'arsenic, au plomb, au cuivre et au cadmium (Chowdhury 3, Moon).
- La consommation de vin. Au-delà de 1 à 2 verres/jour (Soedamah-Muthu 2, Smyth), elle augmente la tension artérielle (Foerster) et les triglycérides (Vodnala), inconvénients allant au-delà de

la « protection » liée à l'élévation induite du HDL-C et augmentant le risque d'AVC (Smyth).

- Une faible consommation de carottes et son corollaire, un taux sérique bas d'alpha carotène (Chaoyang) ; une forte consommation de phosphore (Chang) et peut-être la supplémentation calcique > ou = à 500 mg/jour (Bolland 1 et 2, Hulbert). Mais une méta analyse semble l'innocenter (Chung). De manière plus générale, les très fortes consommations de calcium augmentent le risque de décès toutes causes confondues, en particulier par MCV (Michaëlsson 2), mais, en dehors de ces cas très particuliers, une corrélation inverse a été décrite entre apports en calcium et pathologies cardio-vasculaires et aussi fractures et mortalité totale (Khan).
- Un déficit en cellules endothéliales progénitrices issues de la moelle osseuse. Qui sont-elles ? Une des avancées les plus remarquables des dernières années dans le domaine de la biologie vasculaire est la découverte de l'importance des cellules souches en général et des progéniteurs endothéliaux circulants en particulier. Ces cellules, angiogéniques et réparatrices artérielles (Cheng S1, Hill, Kawamoto, Kong, Schmidt-Lucke, Sirker, Werner, Xiao), sont des résidents normaux de la moelle osseuse mais elles peuvent être présentes dans la circulation générale soit spontanément soit en réponse à différents stimuli (cytokines pro-inflammatoires, facteurs de croissance, ischémie…). Le déficit est net chez les tabagiques, ce qui peut aussi entraîner une dysfonction vasculaire pulmonaire (Yue).
- La calvitie du vertex, surtout si elle est importante (Yamada) ; le « paraître âgé », caractérisé par calvitie, gérontoxon, xanthélasma, rides du visage et pli auriculaire diagonal et bilatéral (Christoffersen).
- Les enfants nés par Fécondation In Vitro. Ils pourraient avoir une dysfonction endothéliale et une vitesse de l'onde de pouls plus grande, anomalies favorisant l'apparition de l'athérosclérose (Zhang WY).
- La dysfonction érectile. Sa survenue précède de 3 à 5 ans les ECV (Araujo, Nehra, Schwartz BG, Thompson IM). Une des causes en est peut-être un déficit en Progéniteurs endothéliaux circulants (Baumhäkel). Un taux plasmatique faible de Testostérone augmente le risque de mort par maladie cardiovasculaire ou autres (Khaw 1, Ohlsson). Et une faible activité sexuelle est aussi un FR chez l'homme, y compris après un infarctus où elle augmente le risque de mort (Brandis Kepler, Davey Smith, Ebrahim, Hall).

- La pratique du regard prolongé de la TV. Elle augmente non seulement la fréquence des MCV, mais aussi du diabète de type 2 et de la mortalité toutes causes (Grontved).
- Les personnalités de type A (impatience, esprit de compétition, insatisfaction, dominance) et de type D (dévalorisation, dépression, difficulté à la vie en société) (Steptoe). On peut y rattacher un profil psychologique d'hostilité (Newman JD) et le fait de travailler beaucoup puisque la pratique régulière d'heures supplémentaires majore le risque de développer une cardiopathie ischémique (Kivimäki 1,2, Virtanen M). Au contraire, un profil psychologique optimiste révélé par une sensation de bienêtre est un élément protecteur (Yanek).
- Les migraines ; surtout avec aura et chez les femmes (Kurth 2, 3).
- Le rôle du microbiote intestinal est évoqué (Bays HE 2, Heianza, Mei Zhendong, Senthong, Tang WHW, tous deux de la même équipe). Il pourrait favoriser la transformation de la choline, de la carnitine et de la lécithine alimentaires (issues des viandes rouges, des laitages et des œufs en particulier, mais aussi des poissons) en triméthylamine, secondairement oxydée (TMAO). Celle-ci est très athérogène et l'augmentation de son taux sérique est retrouvée chez les patients ayant une MCV. Elle accroit la mortalité toutes causes, en particulier par syndrome cardio métabolique (Fu, Schiattarella, Yang JJ). Son augmentation au cours du temps est associée à un RCV supérieur (Heianza). Une diversité plus basse du microbiote est aussi associée à un risque majoré de MCV. Le microbiote est une voie de recherche de plus en plus explorée, dans de nombreux domaines (Vaiserman), mais, jusqu'à maintenant, aucune étude chez l'homme n'a montré une réduction des ECV par la modification du microbiote (Bays HE 2).
- Les consommations ou expositions au cannabis, à la cocaïne, aux amphétamines, à l'ecstasy. Elles entraînent une stimulation du système sympathique conduisant à une tachycardie et une HTA qui peuvent déclencher des ECV aigus sur des lésions athéroscléreuses préexistantes (DeFilippis). Un risque paradoxal de bradycardie sinusale a été signalé (Franklin SM). L'héroïne, à l'inverse, stimule le système parasympathique avec pour conséquence bradycardie et hypotension.
- La prise souvent répétée d'anti-inflammatoires non stéroïdiens. Elle augmenterait le risque d'IDM (Bally).
- Les infections bucco dentaires (Cho D-H, Pussinen).

- Une condition socioéconomique défavorable ainsi qu'un faible niveau d'instruction. Ils exposent à un surrisque du fait des FR associés : tabac, HTA, hypercholestérolémie, surpoids et obésité, inflammation montrée par des marqueurs biologiques (Berger E, Beydoun, Carter AR, Federici, Hart, Stringhini, Tillmann). Mais ces FR ne semblent intervenir que pour une petite moitié de l'interaction (Carter AR). L'analyse de deux cohortes, la UK BioBank et la US NHANES, a montré qu'un faible statut socioéconomique est un important facteur de risque, pas seulement du fait du mode de vie (Zhang YB). Les facteurs psycho sociaux défavorables durant la jeunesse, particulièrement l'environnement socioéconomique, sont corrélés positivement à un mauvais score de santé cardiovasculaire idéale, aux FR classiques et in fine à la survenue des cardiopathies ischémiques (Gidding 2, Halonen, Pulkki-Raback).
- Quelques anomalies biologiques viennent enrichir cette très longue liste :

  - La déficience en Vitamine D (Anderson JL 2, Cashman, Daraghmeh, Grandi, Holick1,2, Kassi, Khaw KT3, Lee JH, Liu L, Michaëlsson 1, Pilz, Schöttker 1,2, Vacek, Vanga, Wang TJ, Zittermann), plus fréquente qu'on ne le pensait puisqu'on estime que la moitié de la population mondiale est concernée, spécialement dans les régions peu ensoleillées. Les récepteurs de la Vitamine D (Vit.D) sont présents dans les cellules impliquées dans l'athérosclérose (Kassi) : endothéliales, musculaires lisses, de l'immunité. Les actions bénéfiques de la Vit.D s'exercent donc directement sur la fonction endothéliale, la prolifération et la migration des cellules musculaires lisses, sur l'inflammation et l'immunité, sur la régénération vasculaire (Sze Ka Wong), même si les mécanismes ne sont pas parfaitement élucidés (Kassi). La déficience en Vit.D a des effets délétères sur ces actions directes cellulaires ; mais elle a également des effets indirectes péjoratifs : elle s'accompagne d'une diminution de sécrétion de l'insuline (Pittas), d'un profil lipidique défavorable avec augmentation des triglycérides et diminution du HDL-C (Ponda, Skaaby), d'une augmentation de l'activité du Système Rénine-Angiotensine-Aldostérone (Vaidya) et d'une possible HTA (Vimaleswaran), mais la supplémentation est inefficace pour faire baisser les chiffres tensionnels (Beveridge).

Sans qu'on sache avec certitude s'il y a relation de cause à effet, le risque de mort prématurée est augmenté chez les déficients en Vitamine D :

❐Par MCV, avec une surmortalité non seulement pour les faibles taux de Vit.D, spécialement chez les diabétiques et pré-diabétiques (Anderson JL2, Bolland 3, Daraghmeh, Giovannucci 2, Khaw KT3, Liu L, Melamed, Semba, Schöttker 2, Tomson, Wang TJ, Zhang P 2, Zhao G) mais aussi pour les taux nettement augmentés réalisant une courbe en U (Schöttker 1), toutefois non retrouvée par ailleurs (Khaw KT3)

❐Peut-être aussi par cancer et par maladies respiratoires (Daraghmeh, McDonnell, Schöttker 1). Mais la supplémentation en Vitamine D ne réduit pas la fréquence des cancers ni leur mortalité, pas plus d'ailleurs que la fréquence des ECV (Goulao, Manson JE 9), de la tuberculose (Ganmaa). Ces résultats peuvent encore être contestés, au moins partiellement (Keaney)

Et les risques d'obésité (Gonzales-Molero), de diabète de type 2 chez les individus en surpoids (Husemoen, Mitri, Pittas), sont augmentés ; la correction de cette déficience permet d'améliorer la sensibilité à l'insuline (Belenchia). Mais cette relation entre Vit.D et diabète de type 2 n'a pas été retrouvée dans une étude observationnelle, quand le seul déficit en apports alimentaires sert de référence (mais il n'est pas un reflet fiable du statut corporel en Vit.D (Abbas)).

Bien que les études observationnelles montrent avec force une relation entre déficit biologique en Vit.D et MCV, les études d'intervention échouent à montrer un intérêt certain (Elamin, Kassi), hormis peut-être l'amélioration du bilan lipidique chez les femmes ménopausées (Schnatz) mais, dans cette étude, il y a apport combiné de calcium et de Vit D. Un grand essai clinique (VITAL) a montré l'absence d'intérêt de supplémentation en Vit.D (et des AGPI omega 3) en prévention primaire des MCV et des cancers (Manson JE 5), tandis qu'elle a réduit l'incidence des maladies auto-immunes (Hahn J). Un autre essai (D-HEALTH) ne montre d'effet favorable de la Vit.D (et des Omega 3) sur les cancers et les MCV (Neale), la TA, les fractures, les infections et la fonction cognitive des adultes de plus de 70 ans (Bischoff-Ferrari). Pour l'instant, il est conseillé (Brett) de ne traiter que les carencés nets (taux sanguin < 30 nmol/l, non admis universellement) et uniquement dans les buts de ralentir l'ostéoporose et réduire les risques de fracture (Schöttker2), et peut-être de cancers (Zhang Y 2).

- l'augmentation du Triméthylamine N-oxydé plasmatique, comme cela a été écrit un peu plus haut. Elle est favorisée par la consommation de certains aliments comme les poissons, les légumes et les céréales complètes (Costabile). Mais là encore, les études divergent.

- l'hyperhomocystéinémie (Chan Seok, Clarke 1, Splaver, Veeranna, Welch P, Zylberstein) dont la prévalence en Europe serait aux alentours de 10 % (De Bree). Le risque d'infarctus chez la femme est inversement proportionnel au taux plasmatique de Vitamine B6 mesuré à jeun (Page). Les vitamines B pourraient réduire le risque d'AVC (Bruins). L'hyperhomocystéinémie est également associée à des troubles cognitifs chez les patients de plus de 60 ans (Elias). Mais abaisser son taux ne réduit pas le déclin des fonctions cognitives (Clarke 3).

- l'augmentation de l'HbA1c. Plus elle est nette, plus grands sont les risques de mortalité globale et cardiovasculaire (Rossello, Sakurai), l'hyperfibrinogénémie (Chan Seok, Stec), marqueur biochimique de l'inflammation, comme l'augmentation de la CRP

- l'augmentation de la Troponine T US (Everett 2, Ford I 2, Keller, Magnoni, Saunders), de la Troponine I US (Jia X, Sigurdardottir), de la BNP (Everett 2, Nakamura M, Sato) et de la NT-proBNP (Welsh P), certains vont même jusqu'à étudier des biomarqueurs combinés (Wang J), voire des combinaisons du dosage de la troponine avec le score calcique coronaire (Sandoval). Intérêt supplémentaire chez les diabétiques de type 2 (Scirica). Dans l'étude WOSCOPS, la pravastatine a réduit le taux de la troponine, avec effet positif sur le pronostic indépendant de l'abaissement du taux de cholestérol (Ford I 2).

- l'augmentation du taux sérique du Facteur von Willebrand, favorisant l'activation plaquettaire et donc l'hémostase primaire (et sa réduction pourrait diminuer la fréquence des MCV) (Seaman).

- l'augmentation du taux sérique des acylcarnitines, que l'alimentation de type méditerranéen peut atténuer (Guasch-Ferré).

- l'augmentation des taux sériques de la phosphatase alcaline qui hydrolyse le pyrophosphate inorganique, inhibiteur du dépôt de phosphate de calcium (Panh) ; de la gamma glutamyltransférase (Ruttman, Yi SW) ; du bisphenol A (Melzer) ; de la prolactine (Haring) ; du plomb (Cook MK).

- l'excrétion urinaire très faible du Magnésium, témoin d'une carence alimentaire en ce minéral (Joosten, Larsson SC 4, Rooney). On peut y rattacher l'observation d'une relation inverse entre concentrations sériques de Mg et les chiffres tensionnels chez l'Insuffisant Rénal Chronique (Correa).

- l'élévation de la Parathormone plasmatique (Hagström) et de l'hormone de croissance (Hallengren).

- la diminution du taux sérique de testostérone chez l'homme ; ramener ce taux aux valeurs normales est associé à une réduction des ECV majeurs (Anderson JL 3).

- l'augmentation du taux sérique du peptide amyloïde béta 1-40, impliqué dans la maladie d'Alzheimer (Stamatelopoulos).

- les taux sériques bas de Déhydroépiandrostérone (DHEA) et DHEA-Sulfate (Tivesten).

- un index omega 3 (rapport omega 3/AG totaux) érythrocytaire bas a été retrouvé associé à la présence de calcifications coronaires (Bittner DO).

- la polynucléose neutrophile (Wheeler) et même un taux plus élevé de neutrophiles mais cependant considéré comme normal (Shah AD) et l'hyperleucocytose dans l'étude de la Women's Health Initiative (Margolis 1). L'hyperlymphocytose semble corrélée positivement avec les chiffres tensionnels (Siedlinski).

- des taux bas ou élevés, bien que considérés comme normaux, de plaquettes (Kabat).

- l'activité augmentée des phospholipases A2 (Lind, Rosenson 3).

- la diminution de production endogène de l'hydroxide sulfurique (Mani).

- l'augmentation de la leptine (Sierra-Johnson). Celle-ci est une des nombreuses protéines secrétées par les adipocytes du tissu adipeux, organe endocrine, regroupées sous le terme d'adipokines (Balagopal), qui jouent un rôle dans les comorbidités de l'obésité (Li S, Weyer, Zhu) : anomalies lipidiques, sensibilité à l'insuline, inflammation, angiogenèse, homéostasie, pression artérielle augmentée, stress oxydant et fonction endothéliale. Une autre adipokine, l'adiponectine, totale et à haut poids moléculaire, est plus abondante ; elle est impliquée dans les processus anti-oxydant, anti-inflammatoire et donc anti-athérosclérose. Un taux élevé a été corrélé, chez un individu, à un faible nombre de FR traditionnels, en particulier le diabète (Lindberg 2), et un RCV réduit dans la population saine (Laughlin, Lindberg, Pischon2,3, Sattar2) mais augmenté dans des populations plus ciblées, particulièrement celles ayant un diabète ou une cardiopathie ischémique (Dekker2, Lindberg, Wannamethee2, même équipe que Sattar2) et cet effet a priori paradoxal, délétère puisqu'accompagné chez les patients ayant un syndrome coronaire aigu par un plus mauvais pronostic (Nomura H) pourrait être le reflet d'un mécanisme compensatoire ou d'un blocage de la molécule au niveau de son récepteur (Lindberg). Mais, dans l'étude de la Dallas Heart Study, des taux élevés chez des adultes jeunes et sains sont associés à des mortalités, totale et cardiovasculaire, élevées (Witberg) ; à l'inverse, sa faible concentration plasmatique, curieusement observée en cas d'obésité, est associée à un RCV augmenté (Coté) particulièrement pour l'artériopathie oblitérante des membres inférieurs chez la femme (Ho DY).

- l'hyper uricémie et la goutte ; leur rôle est écarté par certains (Nossent, Palmer TM), pas par d'autres (Clarson, Vargas-Santos).
- l'augmentation du taux plasmatique des céramides (Ye Q).
- la présence de microparticules endothéliales circulantes libérées lors des blessures endothéliales, spécialement secondaires à une HTA et aux anomalies lipidiques (Amabile, Boulanger).
- un faible nombre de copies d'ADN mitochondriales (Ashar). La production d'ATP dans la mitochondrie est sous la dépendance de l'ADNmt, elle-même sensible au stress oxydant et au vieillissement.

5- À ces facteurs pour la plupart acquis s'ajoutent des facteurs génétiques (Bachmann, Kathiresan, Khera 4, Nikpay, Samani) par le biais, entre autres, et là encore, de l'hypercholestérolémie et du diabète, mais aussi d'autres anomalies génétiques de mieux en mieux connues (Tiret) et qui s'accentuent avec le vieillissement, telle l'hématopoïèse clonale de potentiel indéterminé (Jaiswal). Plus de 50 loci chromosomiques ont été reliés à la survenue de MCV (Kathiresan, Khera 4, Nikpay, Samani), ce qui conduit à décrire un score de risque polygénique, qui affine la prédiction du risque effectuée par les autres scores cliniques (Abraham G, Khera 4, Inouye). À l'inverse, des variants génétiques peuvent protéger du développement de l'athérosclérose (Southam) et prolonger la durée de vie, indépendamment du mode de vie, du statut socio- économique, du mode alimentaire (Gubbi).

Les groupes sanguins autres que O seraient à plus grand RCV (ESC 2017 April 30).

La longueur du télomère (Brouilette, Crous-Bou, Fitzpatrick, Haycock, Masi, Perez-Riveera, Rippberger), partie terminale des chromosomes, est également impliquée.

Diminuée, elle joue un rôle dans le vieillissement et peut-être dans le risque de survenue des coronaropathies et dans le pronostic ultérieur chez les patients victimes d'un ECV aigu. La longueur des télomères leucocytaires pourrait aussi être en relation avec la mortalité toutes causes et cardio-vasculaire (Kodali). D'autres études ne retrouvent cependant pas cette relation (Ye S) ou alors seulement chez les blancs (Hunt SC). Une plus grande consommation de produits alimentaires ultra transformés pourrait contribuer à raccourcir les télomères (Alonso-Pedrero).

Notion pratique essentielle : quand le score de risque génétique est élevé, une bonne hygiène de vie associant plus ou moins absence de tabagisme, APE, alimentation de type DASH ou méditerranéenne, pas d'obésité, réduit nettement le risque de MCV (Khera 4).

Les apparentés au premier degré ont plus souvent un athérome infra clinique (Taraboanta). Un antécédent familial d'artérite oblitérante des membres inférieurs augmente considérablement le risque pour un individu de développer lui-même cette maladie (Khaleghi, Wassel). Mais un antécédent familial d'artérite ne prédit pas la survenue d'une cardiopathie ischémique (Wassel).

Certains FR cardiovasculaires sont également des FR de cancer : le tabac bien sûr mais aussi l'obésité comme le montrent des enquêtes épidémiologiques, américaine (Adami, Calle) et suédoise (Lukanova). Toutefois, aucune relation entre score calcique coronaire et cancer n'a été mise en évidence, hormis le cancer du poumon chez la femme (Vinter). Il est également possible que certains de ces FR (hypercholestérolémie, tabagisme, diabète, hypertension artérielle) occupent une place dans le développement de la maladie d'Alzheimer (Derouesné). Et l'exposition chronique d'une population de jeunes adultes à certains FR (diabète, hypertension) aggrave les fonctions cognitives plus tard dans la vie (Yaffe 2), pour des raisons à préciser mais au sein desquelles la détérioration des capillaires cérébraux pourrait jouer un rôle central, en modifiant leur perméabilité et la microcirculation (Jefferson).

Le dénominateur biologique commun de certains de ces FR pourrait être l'augmentation de l'« Asymmetrical Diméthylarginine ou ADMA », inhibiteur endogène de la « nitric oxyde synthase ou NOS » qui permet la synthèse du NO à partir de la L-arginine ; l'accumulation plasmatique de l'ADMA étant une cause majeure de dysfonction endothéliale (Cooke 1,2, Mullen, Schnabel, Wilson Tang). Le NO est en effet un vasodilatateur puissant qui a aussi des effets anti inflammatoires, anti prolifératifs, anti apoptotiques, anti spastiques et anti thrombotiques. Il a été mis en évidence, chez les sujets sains, que les concentrations les plus hautes d'ADMA plasmatique étaient associées à des moindres réponses de dilatation flux médiée au niveau de l'artère brachiale (Juonala 1). Une augmentation du taux sanguin de l'ADMA lors des syndromes coronaires aigus a été constatée, réversible en quelques jours de traitement « classique » de ce syndrome (Bae). Plus important encore, dans une étude portant sur une grande communauté, l'ADMA est significativement associée à la mortalité toutes causes, particulièrement chez les non diabétiques (Böger). Et une méta analyse montre que des taux élevés d'ADMA sont associés à un risque augmenté de cardiopathie ischémique (Xuan). La réduction du taux plasmatique de l'ADMA par la surexpression de la DDAH (dimethylarginine dimethylaminohydrolase) réduit expérimentalement le stress oxydant et la sécrétion des cytokines inflammatoires et supprime la maladie du greffon (Tanaka).

Tous ces FR ont une importance inégale à travers le monde dans le développement de l'athérosclérose (Dai H). D'après le « Global Burden of Disease Study 2017 », parmi les FR potentiellement modifiables, ceux qui ont la plus grande influence sur la mortalité par cardiopathie ischémique sont par ordre décroissant l'alimentation à risque, l'hypertension artérielle, l'hyper LDL-cholestérolémie, l'hyperglycémie à jeun, le tabagisme, l'augmentation de l'IMC, la pollution atmosphérique, l'inactivité physique (Dai H).

Ces FR les plus importants n'expliquent que 75 à 90 % des ECV (Balagopal) et, même avec un faible RCV évalué par le score de Framingham (qui ne repose que sur quelques FR) ou par l'absence de FR incluant même des taux de cholestérol « bas », des lésions athéroscléreuses infra cliniques y compris coronaires sont fréquentes et parfois importantes ; mais moins ce taux de cholestérol est bas, plus il y a de lésions athéroscléreuses (Fernandez-Friera, Karim, Nair). La science doit rester modeste ! D'autant plus que l'athérosclérose existait chez les Inuites du XVI ème siècle et dans l'Égypte ancienne, comme en attestent les scanners effectués sur des momies, alors que plusieurs des FR cités ci-dessus n'existaient pas à cette époque puisqu'ils sont apparus avec les sociétés modernes (Allam, Wann).

VI. Risque cardiovasculaire

Avant de calculer le risque CV d'un individu, un interrogatoire simple permet de classer certains patients dans la catégorie du haut risque. Il en est ainsi de ceux ayant déjà une pathologie coronarienne ou autre localisation artérielle liée à l'athérosclérose et/ou un diabète de type 2, et/ou une HTA sévère (>=180 et/ou 110 mm Hg), et/ou une hypercholestérolémie majeure (définition variable dans le temps et l'espace…).

Les FR amènent à la notion, pour un individu, de RCV absolu (RA), qui est sa probabilité de développer un événement cardiovasculaire dans une période de temps définie (le plus souvent 10 ans). Ce risque est exprimé par une valeur comprise entre 0 et 1.

Les scores américains de Framingham (D'Agostino, Kannel), prenant en compte l'âge, le sexe, la TAS, le tabagisme, le cholestérol total et le HDL-C, auxquels on peut ajouter le diabète, sont souvent cités pour évaluer ce risque, (mais ils le surestiment pour les populations de l'Europe du Sud) : risque faible = <0,1 ; risque fort : >0,2 (environ 15 % de la population des USA) ; risque intermédiaire : entre 0,1 et 0,2. En utilisant cette équation aux États-Unis, le profil de RCV diminue au cours du temps, un peu plus chez l'homme que chez la femme, malgré l'augmentation des prévalences de diabète et d'obésité et grâce à une réduction du tabagisme et une meilleure prise en charge de l'hypercholestérolémie et de l'HTA (Kramarow). Ce score a été actualisé par l'équipe de Harvard et il est disponible pour de nombreux pays et, fait nouveau, pour des patients vus en cabinet médical sans analyse biologique (www.globorisk.org).

Les scores européens, voisins dans les items, font surtout appel au système SCORE (Allan, Empana 2, Halcox 2, HAS 2, Hippisley-Cox, Jackson 1,2, Jorstad) qui évalue le risque de mortalité CV, ce qui ne facilite pas la communication…. Le risque est très élevé si SCORE est supérieur ou égal à 10 % à 10 ans, élevé si SCORE est > =5 % et < 10 %, modéré si SCORE >=1 % et <5 % et faible au-dessous de 1 %. Les patients ayant une MCV ou une HTA sévère ou une hypercholestérolémie familiale ou un diabète ou une insuffisance rénale chronique sont, là encore, d'emblée considérés à risque très élevé.

Les Britanniques ont mis au point un autre score (Hippisley-Cox 1, 2). Le QRisk 1 a été complété au cours du temps par le QRisk 2 puis 3. Il prend en compte les mêmes FR mais en ajoute d'autres tels l'insuffisance rénale grave, le lupus érythémateux disséminé, le VIH.

Il existe donc plusieurs échelles de risque mais on ne sait pas aujourd'hui quelle est la plus précise, la plupart le surestiment, d'autres le sous estiment (Michos 2). Les variations s'expliquent (Jackson 2, Jorstad) :

- Par la différence des ECV retenus (avec ou sans décès)
- Par la nécessité d'une calibration adaptée à la population étudiée

Dans les échelles de risque utilisées ne figurent pas d'information sur l'activité physique d'endurance et sur les habitudes alimentaires, mais celles-ci sont pourtant essentielles et devront un jour être intégrées au calcul (Baik).

L'estimation des scores de Framingham et SCORE doit être modulée par des items non pris en compte dans l'évaluation : sédentarité, obésité viscérale (abdominale qui en est un témoin à peu près fidèle), stress chronique, faible niveau socioéconomique, pathologies psychiatriques majeures, HIV et son traitement, insuffisance rénale chronique, SA0S, antécédent familial précoce de MCV, fibrillation atriale.

On peut aussi estimer le risque en remplaçant les items biologiques par la valeur de l'IMC (Ueda).

Pourquoi est-il si important d'établir une échelle de RCV ? En premier lieu, pour proposer puis mettre en route des mesures préventives plus particulièrement utiles chez les patients à risque élevé. Et en second lieu, pour éviter de réaliser des tests de dépistage inutiles et parfois répétés sur des patients à faible risque (Chou).

Avec quelle fréquence faut-il recalculer le score ? Pour les patients à très faible risque, jamais car leur probabilité d'atteindre un risque important est très faible ; pour les patients à faible risque, un nouveau calcul ne s'impose pas avant 10 ans ; en revanche, pour les patients à risque intermédiaire, une surveillance plus étroite est justifiée et une réévaluation du risque pourra se faire dans les 5 ans.

Cette évaluation du risque peut être complétée par d'autres marqueurs de risque (Ahmadi, Celis-Morales 2, Goff Jr, Gupta2, Lindholt, Mehran, Mortensen MB, USPSTF 3) : histoire familiale d'athérosclérose ayant eu une traduction clinique précoce, niveau de forme cardiorespiratoire, force de préhension réduite, biomarqueurs tels CRP us, filtration glomérulaire, microalbuminurie, et aussi techniques recherchant une maladie cardiovasculaire sans manifestation clinique tels mesure du rapport de l'épaisseur intima/media, score calcique coronaire, index cheville bras, scanner recherchant un anévrysme aortique ou iliaque. Ajouter la mesure de ce dernier au calcul du score de risque de Framingham a une valeur limitée (Goff Jr, Lin JS 2). La mesure du rapport de l'épaisseur intima/média carotidienne est cependant peu intéressante (Den Ruijter, Lorenz MW) et n'est plus recommandée dans les Guidelines ACC/AHA 2013 (Goff Jr), mais auparavant elle était préconisée pour reclasser les patients à risque intermédiaire d'après le score de Framingham ou autres en patients à risque faible ou élevé (Ratchford, van den Oord). De plus, chez le fumeur, la détection d'une anomalie carotidienne n'a aucun impact sur sa détermination à arrêter de fumer (Rodondi). Quant au score calcique coronaire, nettement élevé, il a une forte valeur prédictive de MCV et de mortalité précoce (Mirbolouk, Ratchford, Tota-Maharaj), et il amène à préconiser des mesures préventives et en particulier la mise en route d'un traitement par statine (Martin SS) ; il peut permettre de reclasser les patients à risque intermédiaire selon le score de Framingham (Rana, Superko 2, Villines) ; modérément élevé, il peut rassurer, chez les patients à haut risque (Pletcher MJ 2) et éventuellement amener à préconiser la réalisation d'un électrocardiogramme d'effort (Grossman) ; chez les diabétiques de type 2, un quart environ a un score calcique faible, permettant un reclassement vers le faible risque (Kramer 1). Les résultats obtenus avec les échelles de score de Framingham, comparés avec ceux obtenus par l'utilisation du coroscan, sont concordants, ce qui est un argument de plus pour utiliser, malgré leurs limites, ces échelles en pratique clinique afin d'identifier les individus à haut risque de MCV (Schneer).

Toutes ces mesures améliorent, plus ou moins, l'identification des individus à haut risque au prix d'un coût plus élevé. En règle générale, inutile d'en faire trop, surtout après 65 ans, les résultats au long cours sur la mortalité toutes causes confondues n'étant pas démontrés (Lindholt, Schwenk).

On parle également de risque relatif (RR) défini comme le rapport entre le risque absolu des patients exposés au risque et celui des patients non exposés. Exemple emprunté à Ambrosi : cohorte de 2000 sujets adultes sans antécédent de MCV, dont la moitié de fumeurs ; si 60 sujets du groupe fumeurs et 30 sujets du groupe non-fumeurs ont fait un ECV au bout de 10 ans, le risque absolu des fumeurs est de 0,06 ou 6 %, le risque absolu des non fumeurs est de 0,03 ou 3 % et le risque relatif des fumeurs est de 0,06/0,03=2

À FR équivalents, peut correspondre un niveau de risque différent (facteurs de confusion). C'est le cas du French Paradox, défini par un taux relativement faible de mortalité coronarienne dans le sud de la France, alors que l'alimentation est aussi riche que dans d'autres pays en cholestérol et en AGS et que la cholestérolémie est la même (Ferrières 1). Il est plus précis de parler du gradient Européen Nord-Sud que du seul French Paradox (Ferrières 1).

Un des échecs de la civilisation occidentale sur le plan de la Santé publique est d'être en grande partie responsable, via son mode de vie favorisant le développement des FR, de l'apparition des maladies graves liées à l'athérosclérose : infarctus du myocarde, mort subite, AVC, artérite des membres inférieurs. De plus, la conséquence tardive de cette athérosclérose, mais aussi de la seule HTA, est la survenue de l'insuffisance cardiaque. Le nombre d'insuffisants cardiaques en France est d'environ 500 000, d'âge moyen de 73.5 ans, générant 3.5 millions de consultations et 150 000 hospitalisations par an. Enfin, il y a plus de 32 000 décès annuels par insuffisance cardiaque (et 180 000 décès de cause cardiovasculaire) et cette seule pathologie représente 2 % du budget de la Santé. Dans leur ensemble, les pathologies cardiovasculaires absorbent près de 12 % des dépenses de santé. Tout ceci pour montrer qu'il s'agit bien d'un problème majeur de Santé publique et il le sera de plus en plus.

Un autre immense écueil, constamment rencontré en Education Thérapeutique, tient au fait que « ce n'est pas parce qu'on sait, qu'on fait ». Cette constatation est permanente dans les consultations cliniques et bien illustrée par le profil de RCV mis en évidence par l'étude SOCRATES effectuée auprès de cardiologues italiens (Temporelli), tandis que les cardiologues américains semblent de moins mauvais modèles (Abuissa).

VII. Agir, mais quand, qui, pour qui et pour quoi ?

Le plus souvent, les interventions sont tardives, quand ces maladies surviennent et nous disposons de moyens thérapeutiques qui améliorent considérablement les patients qui en sont victimes, y compris chez les individus de plus de 70 ans (Fleg) bien que les grandes études les excluent souvent : revascularisation myocardique soit par chirurgie cardiaque (de moins en moins) soit par angioplastie (de plus en plus) avec mise en place de stent(s) actif(s) ou non, résolvables ou non ; médicaments, dont le nombre augmente de décennies en décennies sur l'ordonnance, du fait de leur remarquable efficacité (Amar, Bays, Dujovne, Lefer, MRC/BHF, Pfeffer, Pitt 1, Shepherd J2,3, Tamura, Yusuf 4) : antiagrégants plaquettaires, bétabloquants, statines, inhibiteurs de l'enzyme de conversion, antagonistes des récepteurs de l'angiotensine, ou autres antihypertenseurs. D'énormes progrès ont été réalisés dans ce sens ces trente dernières années, ce qui explique la diminution de la mortalité par MCV dans les pays les plus riches. Il n'est d'ailleurs pas toujours facile de choisir la meilleure thérapeutique adaptée à chacun. L'essai ISCHEMIA a jeté le trouble en 2019, en renvoyant dos à dos les stratégies médicales et de revascularisation chez des patients ayant une ischémie myocardique « stable » (Hochman), ce que confirme une méta analyse (Bangalore 4).

D'autres cibles thérapeutiques apparaissent (Nissen 2, Phan BAP) visant soit à renforcer le rôle de transport du HDL-C soit à modifier le métabolisme du HDL-C en inhibant la Cholesteryl Esther Transfer Protein (CETP), ce qui a pour effet d'augmenter le taux de HDL-C circulant (Boekholdt 1,2, Brousseau, Forrester, Wolfe). Les premiers essais thérapeutiques ont été décevants mais d'autres se profilent à l'horizon. Expérimentalement, l'Apolipoprotéine A-I Milano réduit la sténose aortique (Speidl). Un anticorps monoclonal dirigé sur la Proprotein Convertase Subtilisin Kexin Type 9 (PCSK9), protéine synthétisée dans le foie et qui inactive les récepteurs hépatiques des LDL en se liant à eux, abaisse de façon importante le LDL-C, et cette action potentialise les effets d'une statine et diminue les ECV (Ballantyne 3, Gaudet, Giugliano, Koren, Raal, Robinson 4, Roth EM, Sabatine 2, Stein EA 1). Il en est de même avec un inhibiteur de la synthèse hépatique de l'Apolipoprotéine B (Stein EA 2). Et l'intérêt clinique des propriétés anti inflammatoires de la colchicine apparait en prévention secondaire (Nidorf).

Une autre voie, moins spectaculaire, explore les possibilités de prévenir l'athérosclérose ou d'en ralentir le développement. On connaît beaucoup de facteurs qui la favorisent, reste à lutter contre eux, dès l'enfance (Castelletti, Nupponen) et dans tous les milieux socioéconomiques y compris et surtout les milieux défavorisés particulièrement à risque, avec le concours des parents (McGowan, Piepoli 2), des enseignants, de tous les décideurs politiques, nationaux, régionaux et locaux, les managers d'entreprises, les assureurs, les personnels des hôpitaux, les médecins généralistes et du travail (beaucoup de médecins manquent de connaissance nutritionnelle et de motivation dans le domaine de la prévention (Wirth)), les spécialistes de l'éducation pour la santé, les diététiciens scolaires (Castelletti, He FJ 5) et autres, les agriculteurs, les industriels, les restaurateurs.... Une éducation pour la santé cardiovasculaire effectuée tôt, maintenue sur plusieurs années, a donné des résultats objectifs très intéressants (Gillman 2, Nupponen, Pahkala 3). Et une hygiène alimentaire améliorée donne aussi des résultats favorables chez les personnes âgées, tant sur les chiffres tensionnels que sur le bilan lipidique et la CRP-us (Reidlinger). Donc, inciter le plus tôt possible à l'amélioration de l'hygiène de vie est profitable à tous, puisque les mauvaises habitudes de vie expliquent la plupart des principaux facteurs de risque (Castelletti). Selon l'OMS, l'élimination des comportements à risque réduirait d'au moins 80 % la fréquence des MCV et de 40 % celle des cancers. Au niveau de la population, des changements même modestes améliorent sa santé (Capewell 2, Castelletti, Ford ES 4). Ce qui a fait dire à Geoffrey Rose que de petits changements dans les facteurs de risque de l'ensemble de la population mènent à de plus grandes réductions dans le fardeau des MCV que de grandes modifications chez les seuls patients à haut risque.

Cette éducation serait-elle une tâche ingrate, à réserver à des masochistes précurseurs ? Et quels sont les résultats de ces actions éducatives de prévention ? Ils sont pour l'instant encourageants (pas tous), mais d'énormes progrès doivent être accomplis, nécessitant la participation effective de tous les acteurs cités ci-dessus, loin de la réalité actuelle de terrain (Baudet 4,5, Chomistek, De Backer 2, Evans CEL, Lyndsey-Davis, Metcalf B, Mozaffarian 14,15, Weintraub).

« Si tu ne cherches pas l'inespéré, tu ne le trouveras pas » Héraclite VIème siècle av. J.-C.

La prévention individuelle s'envisage d'une part avant la survenue des complications de l'athérosclérose, on parle de prévention primaire, d'autre part après la survenue d'une complication (par exemple l'infarctus du myocarde), on parle de prévention secondaire. Depuis la conférence de Bethesda, on parle aussi de prévention primordiale, qui s'adresse à l'ensemble de la population et qui a pour but d'empêcher l'apparition des FR (Fletcher, Gillman 2). D'autres définitions des préventions sont parfois utilisées. Elles sont toutes de réalisation difficile, voire très difficile, sous employées, en particulier du fait des faibles revenus induits tant pour les médecins que pour les structures de soins (Cohn JN) et les économies n'apparaitront que de façon retardée.

La plus gratifiante en matière de résultats obtenus (Baudet 2, Booth III) est sans aucun doute la prévention secondaire qui s'adresse à des individus confrontés à un événement aigu menaçant leur vie immédiatement et qui se poursuit dans la chronicité. Mais la Santé publique impose de s'adresser à tous, malgré les nombreux obstacles à franchir, dont quelques-uns seulement le seront, lentement, progressivement (Smith SC 3), ce qui peut frustrer les rares acteurs impliqués.

La prévention cible la lutte contre le tabagisme (Booth III, Karmali, Quist Paulsen), la sédentarité, l'alimentation à risque et la surcharge pondérale ; dans ce cadre, ainsi que dans celui plus large de modifications importantes du mode de vie, la régression des plaques d'athérosclérose dans les artères coronaires et carotidiennes a été observée (Jhamnani, Shai 2) ; la prévention cible aussi la mise en place d'une alimentation moins calorique, moins salée et de type méditerranéen (Baudet 3, Booth III, Estruch 1,2, He FJ 5, Serra-Majem, Sofi 2,3,4, Willett 2), différente de celle de beaucoup de sociétés pas seulement occidentales, la prise régulière et ininterrompue des médicaments si nécessaire. De nombreuses pistes ont été tracées et doivent être développées pour améliorer la pratique des recommandations diététiques et de l'AP, incluant les campagnes médiatiques, l'Education Thérapeutique du Patient (ETP), un étiquetage clair et précis des produits alimentaires (tel le NutriNet Score), les interventions auprès des écoles et des lieux de travail (Mozaffarian 15), les incitations économiques, par exemple augmentation des taxes sur les produits à risque, notamment les sucres (Kuehn, Ruff, Scheelbeek), et utilisation de ces revenus pour réduire celles sur les produits recommandés, fruits et légumes. Ceci a été testé au Royaume Uni (Nnoaham) avec un résultat attendu d'une réduction de plus de 6000 décès par MCV et cancer chaque année. Aux États-Unis, les villes de Berkeley et de Philadelphie ont également taxé les boissons sucrées, dans le but de lutter contre l'obésité (mais aussi d'augmenter leurs revenus), avec des résultats prometteurs (Kuehn). En règle générale, les augmentations des prix alimentaires ont, sur leur consommation, un effet plus grand dans les pays à faible revenu. Par exemple, une augmentation de 1 % du prix de la viande résulte en une réduction de sa consommation de 0.78 % dans les pays à faible revenu et de 0.60 % dans les pays à revenu élevé (Green).

En prévention primaire, on peut réduire la mortalité par cardiopathie ischémique et par AVC grâce à une saine et sereine hygiène de vie (Avanzini, Eguchi, Sacco 1) :

L'arrêt du tabagisme, le bon contrôle de la cholestérolémie et de la tension artérielle réduiraient à eux seuls la morbi-mortalité cardio-vasculaire de 50 % (Archbold, Emberson, Karmali). Et plus tôt est commencée la prévention, meilleurs en seront les résultats (Bruckert 3, Gidding, Kahn, McGill, Spring 3, Steinberg). Maintenir au long cours un mode de vie sain commencé tôt est associé à un faible profil de risque cardiovasculaire (Liu K). Un programme incluant la visualisation des lésions vues sur un écho doppler carotidien permet un meilleur contrôle des FR (Näslund).

Une étude chinoise montre, chez 134.000 habitants de Shangaï, une plus faible mortalité par MCV chez ceux qui adhèrent le plus aux conseils d'alimentation saine, type DASH (Yu D).

La prévention du diabète de type 2 fait appel à une pratique régulière d'une APE, à une alimentation moins calorique et plus équilibrée, comportant moins de sucres, avec peut-être des micronutriments tels que vitamines C et D (Carter P 1,2, Mitri). La prise en charge du diabétique avéré repose non seulement sur ces mêmes principes mais aussi (Low Wang) sur un bon contrôle glycémique, un hypocholestérolémiant (statine), un hypotenseur si besoin, sans vouloir abaisser trop les chiffres tensionnels.

Des programmes de prévention délivrés sur les lieux de travail ont montré leur efficacité pour améliorer l'hygiène de vie et réduire les FR (Salinardi), avec un retour financier dépassant largement l'investissement (Carnethon, Milani). Une récente méta analyse a montré que les coûts médicaux chutent de §3,27 et les coûts dus à l'absentéisme de §2,73 pour chaque dollar investi dans de tels programmes délivrés sur le lieu de travail (Baicker).

Une étude canadienne montre que, chez les hypertendus, atteindre un comportement plus sain (faire de AP régulière, diminuer la consommation de sel, augmenter celle des fruits et des légumes, arrêter de fumer, perdre du poids, restreindre la consommation d'alcool) est un objectif souvent atteint, au moins pour certains d'entre eux, mais rarement maintenu, en particulier dans des sous-groupes tels les hommes âgés de 20 à 44 ans et les individus à faible niveau d'instruction et/ou à faible revenu (Gee, McManus). L'ETP pourrait renforcer une motivation durable. Un programme d'ETP de proximité a montré son efficacité au Canada, en réduisant le nombre d'hospitalisations pour infarctus du myocarde (Kaczorowski).

L'utilité de la polypill sur la survenue d'ECV est plus ou moins démontrée (Chrysant 2, Huffman MD 2, Lonn, Munoz, Reddy, Roshandel, Watson, Yusuf 1,7). Cette pilule associe généralement plusieurs médicaments antihypertenseurs à faible dose (un diurétique, un inhibiteur de l'enzyme de conversion, un béta bloquant), une statine et de l'aspirine. Elle est efficace sur les chiffres tensionnels ainsi que sur le taux de LDL-C, elle réduit la fréquence des ECV et elle est bien tolérée, ce qui n'empêche pas son arrêt fréquent par les patients (Watson). Mais quel gâchis financier ! Pour éviter de traiter tous les individus de plus de 55 ans, ce qui pose entre autres problèmes celui du rapport coût efficacité, il a été proposé d'évaluer le RCV de chacun en y associant la mesure du score calcique et de réserver la prise de cette pilule aux seules personnes ayant un risque et un score élevés (Chrysant 2) ou dans des populations mal desservies en équipements sanitaires ou ne pouvant en disposer (Munoz).

L'étude épidémiologique réalisée par l'équipe de Boston (Li Y) à partir de la Nurses' Health Study et de la Health Professionals Follow-up Study, met en évidence une espérance de vie beaucoup plus longue si le mode de vie est « sain », caractère estimé par la présence de 5 facteurs : jamais de tabagisme, IMC entre 18,5 et 24,9, APE modérée à vigoureuse d'au moins 30 mn/j, consommation modérée d'alcool et score élevé de qualité alimentaire. La présence de ces 5 facteurs, comparée à leur absence, permet d'estimer, à l'âge de 50 ans, un gain en durée de vie de 14 ans chez les femmes et de plus de 12 ans chez les hommes.

L'observance des mesures idéales de la santé cardio-vasculaire (avec 3 marqueurs en particulier : IMC, régime alimentaire et glycémie à jeun) est aussi associée à un risque plus faible de cancer colorectal (Zhang J).

Les travaux de l'équipe de la Maison du Cœur de Dax (Baudet 4,5,6) donnent des résultats encourageants, significatifs, prolongés et même évolutifs, sur l'amélioration des HA et la réduction des FR par la réalisation d'ateliers thématiques intégrant un programme intitulé : "Education Thérapeutique des patients à risque cardio-vasculaire".

En prévention secondaire (et aussi primaire et primordiale puisqu'il y a continuité dans tous les types de prévention) :

- Pour les cardiopathies ischémiques, l'impact d'une meilleure hygiène de vie est aujourd'hui démontré (Aarsland, Booth III, Bouisset, Burr 2, Campbell NC, Ciccarone, Daviglus, Gillies, Goldberg, Gordon NF, Hambrecht 2, Hu FB 1,5,6,7,8,9,10,11, Johnston, Kromhout 1, Kulik 2, LaMonte 1,2, Lindström, Maruthur, McCullough, Mölenberg, Mosca 2,3, Primatesta, Rissanen, Robertson, Thompson PD, Tuttle, Williams MA1, Wood 1,2), à tout âge (Knoops), sur la réduction de la mortalité cardio-vasculaire, la réduction du taux d'infarctus, de mort subite, à plus long terme de survenue d'insuffisance cardiaque (Florido). Le nombre de ré hospitalisations est également diminué. Un bon état de santé cardio-respiratoire en milieu de vie, reflet de cette bonne hygiène de vie, prédit une réduction de la mortalité cardio-vasculaire (Willis).
- Pour les AVC et AIT, le bénéfice est parfois contesté (Lennon).
- Pour l'artérite des membres inférieurs, le bénéfice est potentiellement le même que pour les cardiopathies ischémiques, mais les études sont plus rares (Prévost).

Le prix à payer passe au mieux par une ETP qui comporte des entretiens individuels répétés mais aussi collectifs sous forme d'ateliers, avec des personnels motivés et formés à cette nouvelle spécialité. L'ETP est une chance complémentaire pour les patients devenus acteurs de leur santé et elle suppose une écoute, un accompagnement, un dialogue, donc une relation nouvelle, évolutive, approfondie et parfois prolongée (mais un des buts est l'autonomisation), entre les soignants, les soignés et leurs familles (Bodenheimer, Moley-Massol, Mosca L 3, Peterson). Une infirmière spécialisée, dont le travail est associé à celui du cardiologue, voire d'une équipe pluri disciplinaire, peut développer cette relation (Daugareil), à contrecourant de la pratique actuelle dont les résultats sont pourtant très insuffisants. Finie, la prise en charge des patients centralisée, verticale, autoritaire. La prise en charge doit être partagée et empathique.

Campbell NC a montré dans un article qui reprend 4 publications d'entretiens faits par une infirmière en prévention secondaire, les effets favorables obtenus sur l'activité physique, l'hygiène de vie et la réduction de la mortalité cardiovasculaire, ce que confirment d'autres études dites « de terrain » (Baudet 2, Nolan). Une meilleure observance thérapeutique est un autre but de l'ETP (Pladevall) et elle peut aussi être améliorée par des acteurs de Santé différents, tels des pharmaciens (Margolis KL2, Shireman, Tsuyuki, Wu JN2). Le coaching téléphonique peut aider à améliorer les habitudes alimentaires et la pratique de l'exercice physique, avec des résultats plus modestes (Leemrijse, Spring). Le coaching postal pour améliorer l'hygiène de vie après un cancer a également été utilisé avec succès (Christy), ainsi qu'une intervention par des volontaires spécifiquement formés dans le cadre d'un programme de modification du mode de vie (Rankin).

Cet optimisme sur l'efficacité de l'ETP est tempéré par Lear et surtout par le manque d'études répondant aux critères scientifiques stricts. Leurs spécialistes sont-ils prêts à se soumettre à cet impératif ou préféreront-ils en rester aux démonstrations subjectives, intellectuelles et empathiques, nécessaires mais insuffisantes ?

UTILITÉS DE LA PRÉVENTION

En prévention secondaire, les recommandations sont détaillées dans les guidelines conjointes de l'AHA et de l'ACC (Smith SC 1,2). En prévention primaire, elles diffèrent à peine.

Médicaments utilisés dans le cadre général de la « prévention »

- Les béta bloquants sont surtout indispensables en prévention secondaire, mais peut-être pas de manière systématique et définitive.
- Les anti-agrégants plaquettaires sont incontournables et souvent associés en prévention secondaire et après pose de stent (Giuseppe, Jones WS, Rodriguez F 2, Rothwell 4, Valgimigli), et leur arrêt non prescrit augmente le risque de second accident cardio-vasculaire (Sundström 2) ; reste la question non résolue du dosage de l'aspirine (Jones WS). Ils sont, en prévention primaire chez les sujets à haut risque, d'intérêt sélectif (Abdelaziz, Arnett 2, Berger, Karmali, Ridker PM6, Levin) voire discuté ou inexistant, même, dans certaines études, chez les patients à haut risque, y compris diabétiques (Antithrombotic Trialists' collaboration, Dorresteijn, Gaziano, Ikeda, Khan SU, Mc Neil 1,2,3, Nudy). En effet, chez les femmes, on observe une réduction du RCV par le biais d'une réduction des AVC, tandis que, chez les hommes, on observe aussi une réduction du risque mais liée à une diminution des infarctus du myocarde. Le rapport coût/efficacité semble positif dans certains sous-groupes de population à haut risque (Greving) et la mise en route d'un tel traitement doit être évaluée au cas par cas, du fait des risques hémorragiques qui compensent les effets positifs de telle façon que la mortalité globale n'est pas réduite. Deux méta analyses publiées en 2011 et 2019 montrent que l'Aspirine diminue le risque d'ECV en particulier d'infarctus du myocarde non mortels mais n'influence pas la fréquence des AVC, la mortalité cardiovasculaire et toutes causes et augmente le risque de saignements (Abdelaziz, Bartolucci). Une autre méta analyse suggère que les faibles bénéfices observés habituellement pourraient être liés au sous dosage de l'Aspirine chez les patients de plus de 70 Kg (Rothwell 5). Et les études publiées en 2018 concluent au manque d'efficacité cardio-

vasculaire de l'Aspirine à la dose de 100 mg/j chez des sujets à risque modéré selon le score de Framingham (Gaziano), chez des sujets âgés en bonne santé apparente (McNeil 1, 2, 3). Une grande étude néo-zélandaise publiée en 2019 montre que l'Aspirine en prévention primaire pourrait n'être utile que chez les patients ayant un RCV calculé augmenté, avec un risque de saignement bas (Selak). En cas de diabète, les effets secondaires hémorragiques éclipseraient la réduction des ECV (The ASCEND 1).

En prévention secondaire des MCV, mais aussi dans d'autres circonstances particulières (Burn), l'Aspirine réduit le risque de survenue de certains adénocarcinomes digestifs (Rothwell 2), celui de métastase en cas d'adénocarcinome constitué et augmente la survie (Bains, Rothwell 3), ce qui devrait renforcer encore la motivation pour une meilleure observance des patients qui y sont soumis. Toutefois, un effet inverse est retrouvé par certains (McNeil 3).

- Les inhibiteurs de l'enzyme de conversion ou les antagonistes des récepteurs de l'Angiotensine II sont indispensables dans presque tous les cas en prévention secondaire (EUROPA), avec de plus un espoir (controversé) de voir régresser les plaques d'athérosclérose coronaire (Ishii, Rodriguez-Granillo 2).
- Les essais pour évaluer le traitement antibiotique de l'athérosclérose ont été décevants (Anderson JL1, Cannon CP1, Grayston 1,2).
- Les capsules d'omega 3 d'origine animale augmentent très nettement le contenu de ces AG dans les globules rouges et les cardiomyocites prélevés par biopsies chez des transplantés cardiaques (Harris 6). Cependant, compte tenu des résultats discordants des grandes études, elles ne sont pas actuellement recommandées, quel que soit l'âge, en prévention primaire ou secondaire (Aung, Bays H, Galan, Hu FB11, Kalstad, Kromhout 2,3,4, Manson JE 8, O'Keefe 1,2, Origin Trial, Prescrire 1, Volpe, Yokoyama 1,2). Notons une exception : une grande étude publiée en 2018 montre que l'EPA (ou l'association EPA+DHA) prescrite à fortes doses (4G/j) en prévention secondaire chez les patients ayant une hypertriglycéridémie réduit les risques de récidive (Bhatt DL 2). Cette étude a été critiquée car le placebo utilisé était une huile non neutre puisque des biomarqueurs, tels la CRP-us, l'interleukine-1 béta, l'interleukine-6, le taux de LDL oxydé, étaient modifiés dans le sens aggravatif des MCV (Krumholz HM 2, Ridker PM 18). Et une autre étude, avec des indications voisines, ne montre

pas d'intérêt (Volpe). Dans ce contexte mais aussi celui de prévention primaire, cette prescription est pourtant validée aux États-Unis (Skulas-Ray 2). Les compléments alimentaires à base d'omega 3 sont soumis aux mêmes incertitudes (Li ZH). Les conseils de consommation deux fois par semaine de poisson, dont un gras, sont toujours d'actualité dans ces deux types de prévention. Le poisson ne contient pas que des omega3 mais aussi des protéines plus saines que les protéines apportées par les viandes rouges (Hu FB 11). La méta analyse de Chowdhury est troublante : elle montre l'intérêt, pour la prévention des AVC, de la consommation de poissons mais pas des omega 3 : autre nutriment protecteur ? dose d'omega 3 ? interaction favorable entre les nutriments du poisson ? La supplémentation, en prévention secondaire, peut être proposée aux patients ayant une raison quelconque de ne pas manger de poissons. Une action positive sur les signes d'une dépression nerveuse ayant été notée par certains, les omega 3 ont été essayés, sans succès, dans cette situation en post infarctus (Giltay). En dehors de toute action cardio-vasculaire, ils pourraient toutefois avoir une action favorable sur le déclin cognitif des personnes âgées (Zhang X 2).

- Les inhibiteurs de la SGLT2 (co transporteurs Sodium-Glucose), utilisés dans le diabète, semblent réduire le risque d'ECV (Usman).
- La supplémentation en Vitamine D, spécialement chez ceux, nombreux surtout dans certaines populations, qui ont un déficit en cette vitamine (Vacek) a été proposée. Augmenter les taux sanguins de Vitamine D serait un moyen efficace et peu cher pour réduire la mortalité toutes causes dans la population générale (Grant WB), mais les essais cliniques ont échoué à montrer un quelconque intérêt. Un grand essai testant la supplémentation en Vitamine D et/ou en omega 3 d'origine marine, en prévention primaire des MCV et des cancers, a conclu à l'absence d'intérêt (Manson JE4, 8, 9). Ce qu'a confirmé une méta analyse, hormis la mortalité par cancer (Zhang Y 2).
- Les complexes multi vitaminiques sont largement utilisés, sans aucun effet favorable démontré sur les MCV et/ou la mortalité globale (Lonn EM, Macpherson, Sesso 4), et avec un doute sur un petit effet favorable dans la prévention des cancers (Gaziano).
- L'hormonothérapie substitutive post ménopausale. Elle n'a un effet protecteur vasculaire que si elle est débutée tôt après la ménopause (Hodis 1,3). La voie vaginale semble efficace sans majorer la fréquence des cancers gynécologiques (Crandall). L'hormonothérapie combinée

diminue le risque de mortalité toutes causes confondues de 9 % dans une étude anglaise (Akter)

- La « polypill » pourrait faciliter l'observance des multiples médicaments utilisés au long cours, en réunissant, dans l'étude SECURE (Castellano, Wang TJ 2), Aspirine, IEC, Statine. Les ECV sont effectivement réduits, mais la mortalité globale n'est pas modifiée. De plus, ces trois molécules sont souvent insuffisantes, l'état clinique du patient en nécessitant d'autres.
- Les Statines tiennent le devant de la scène et devraient être systématiquement prescrites en prévention secondaire, même si le taux de LDL-C est « normal » (Arya, Bays H, Bickel, Cannon 2, Cholesterol Treatment Trialists' Collaboration 1,2, Collins, Corti 3, Crouse, Dasari, Domanski, Dujovne, Everett 1,3, 4, Ford I, Frolkis, Komiayama, Lefer, Levantesi, Lu, Michos 4, Mills EJ1,2, MRC/BHF, Pfeffer, Plenge, Ravipati, Robinson JG 1,3,4,5, Shepherd 3, Silverman, Spencer, Strandberg, Tamura, Tsujimoto, Wei L, Yeung), et de façon nuancée en prévention primaire (CTT 2, Collins, Mills EJ 1,2). Toutes les études concernant les Statines ont montré les mêmes résultats favorables statistiquement significatifs (Collins, Michos 4), ce que les méta analyses du CTT et de O'Reagan pour la prévention des AVC ont confirmé :

  - Diminution de la mortalité globale et cardio-vasculaire (et peut-être de la mort subite)
  - Diminution des taux d'infarctus myocardique et AVC.

Ces résultats impressionnants sont liés à leurs modes d'action. Elles ont :

1) Pour effet biologique une réduction dose dépendante de 30 % à 50 % des taux de cholestérol total et LDL-C, 10 % du taux de triglycérides et une augmentation de moins de 10 % du taux de HDL-C ; la tendance actuelle est d'utiliser des fortes doses des statines les plus efficaces afin d'obtenir une réduction de 50 % du taux de LDL-C (Eckel). Elles augmentent aussi la taille et diminuent la densité des molécules de LDL-C, les rendant ainsi moins athérogènes (Karalis).
2) Pour effet morphologique :

a) D'une part un ralentissement du développement voire une régression des plaques d'athérosclérose par remodelage de la paroi avec réduction du cœur lipidique, chez les diabétiques ou non diabétiques (Corti 3, Kataoka, Lee CW, Nicholls 2,4, Nissen 1,3, Noguchi, Nozue 1 et 2, Qian, Rodriguez-Granillo 1, Stegman, Yahagi). Cette réduction du volume de la plaque semble plus importante dans les angors instables que dans les angors stables (Nozue 3) et si la Rosuvastatine est utilisée (Qian) ;

b) D'autre part, une modification de la forme de la plaque d'athérosclérose la rendant moins sensible à la rupture.

En prévention secondaire, la prescription de Statine devrait donc être systématique ; abaisser au-dessous de 70 mg/dl, et même 55 mg depuis le congrès de l'ESC 2019, le LDL-C entraîne un bénéfice plus grand : « Lower is better » (Boekholdt 4, Cannon 2, Collins, Eckel, LaRosa 1 et 2, Leeper, Michos 4, Mills EJ 2, Nicholls1, Puri2 même équipe que la précédente, Shepherd 2,3, Tentzeris, Tikannen), sans augmenter beaucoup la toxicité de la statine (Newman C). Ceci n'était pas admis universellement (Schmermund), d'autant plus que le risque d'une insuffisance rénale aigüe liée à la prescription de fortes doses de statine a été rapporté, avec des tentatives d'explication : rhabdomyolyse, blocage de production du coenzyme Q10 anti oxydant (Dormuth). Et une relation entre un taux bas de LDL-C et la survenue d'une hémorragie cérébrale a également été décrite (Collins, Noda). D'autres études et une méta analyse ne trouvent toutefois pas de relation significative entre la prise de statine et le risque d'hémorragie cérébrale (Chia-Hsuin, Hackam). Dans l'étude TNT (LaRosa 2), la mortalité totale n'est pas réduite par de plus fortes doses d'Atorvastatine, mais les ECV, surtout si on englobe l'ensemble des ECV qui peuvent survenir au long cours et non plus le seul premier événement, sont très significativement réduits (LaRosa 3). Après l'accident aigu, l'usage très précoce (Navarese, Tecson) et généralisé de fortes doses de Statine est admis sauf exception (Pitt 1). Les guidelines nord américaines (Shah PK) recommandaient un taux de LDL-C < 0.7 g/l, mais les dernières guidelines de l'ATP III et de l'ACC-AHA ne préconisent plus de valeur cible pour un traitement par Statine (Psaty), contrairement aux guidelines européennes qui recommandent un objectif de <70 mg/l de LDL-C, avec une Statine puissante, éventuellement associée à l'Ezétimibe (Bohula 1,2), voire à un inhibiteur de la PCSK9. Partout, la tendance depuis les années 2016 est d'atteindre un objectif de <50 mg/l, voire 30 mg/l chez les patients à haut risque après un ECV (haut risque défini par le score TIMI Prév 2 qui inclut la présence de plusieurs de ces facteurs : âge >= 75 ans, diabète, HTA, tabagisme, artériopathie oblitérante des membres inférieurs, AVC, pontage coronarien, insuffisance rénale, insuffisance cardiaque). Le pronostic ultérieur en serait amélioré sans augmenter la toxicité (Bohula 2, Giugliano 2, mêmes équipes). Tout évolue très vite et ce n'est pas fini ! Objectif : 70 mg ou 50 mg ou 30 mg, l'avenir le dira, mais cet objectif n'est sans doute pas le même pour tous les patients. Réduire considérablement le LDL-C, par les inhibiteurs PCSK9 éventuellement associés à une Statine, pourrait être un objectif incontournable pour les patients à très haut risque, déjà atteints par une MCV et ayant en plus un diabète et/ou une insuffisance rénale chronique et/ou un athérome pluri focal (Vallejo-Vaz 2).

Les Statines ont aussi un intérêt, maximum pour une cible de moins de 0,70 g/l de LDL-C, dans la prévention cardio-vasculaire après un AVC ou un accident ischémique transitoire, auprès de tous les patients, surtout s'ils sont diabétiques (Amarenco 1, 2, O'Brien, SPARCL) et dans la réduction des ECV dans l'artériopathie oblitérante des membres inférieurs (Arya, Sharma), d'autant plus si elle entraîne une ischémie critique (Westin). Dans cette dernière indication, leur prescription est insuffisante (Colontonio). L'objectif étant d'abaisser le LDL-C au-dessous de 70 mg/l (Amarenco, SPARCL), mais les débats persistent là aussi (Lee TH).

En prévention primaire, les indications sont nettement plus compliquées. Les Nord-Américains étaient sévères puisqu'ils préconisaient pour tous les adultes un taux de LDL-C inférieur voire très inférieur à 1 g/l (Friedewald, Roberts WC) et les Statines avaient là aussi une grande place thérapeutique (Collins, Mills EJ 1,2, Ridker 8), même chez les individus à faible risque (CTT3), et la question d'un traitement systématique de toutes les personnes au-delà de 50 ans avait même été posée dans un éditorial du Lancet (Ebrahim Shah). Pour certains, les effets des Statines dans ce type de prévention diffèrent ou pourraient dans l'avenir différer selon le sexe et l'âge (Fuster, Petretta, Ray) : chez l'homme, la fréquence des ECV est significativement réduite ce qui n'est pas retrouvé chez la femme ; et dans les deux sexes, la mortalité globale n'est pas diminuée significativement ; pour d'autres, la parité entre les sexes est confirmée (CTT 2, Kostis). Dans une méta-analyse regroupant plus de 13000 femmes, les ECV, mais pas la mortalité globale, ont été significativement réduits (Mora 2) et une autre méta analyse, confondant prévention primaire et secondaire et regroupant 170.000 participants, conclut que pour une réduction de LDL-C de 1 mmol/l soit 0,39 g/l, on réduit de 10 % la mortalité (CTT 2). Une autre méta analyse confirme l'intérêt indéniable des Statines en prévention primaire (Karmali). Dans une autre étude portant sur des personnes à risque intermédiaire sans MCV, la Rosuvastatine à la dose de 10 mg/j réduit significativement le risque d'ECV (Yusuf 6).

La « Cochrane Collaboration » conclut que les Statines utilisées en prévention primaire réduisent la mortalité toutes causes de 14 %, diminuent le risque d'ECV englobant les AVC d'au moins 20 %, avec un rapport coût efficacité acceptable (Taylor F). Les résultats à long terme sont si bons dans l'étude WOSCOPS qu'il est recommandé de traiter par Statines tous les patients ayant un taux de LDL-C >=1,90 g/l, sans passer par la case du calcul du RCV (Vallejo-Vaz). Une nouvelle méta analyse publiée en 2019 montre l'intérêt des Statines quel que soit l'âge (Fulcher). D'autres études sont moins enthousiastes et soulignent l'intérêt indéniable des Statines chez les seuls porteurs de calcifications coronaires, avec un bénéfice d'autant plus grand que le score d'Agatston est élevé (Mitchell JD).

Essayons de synthétiser. Les Statines sont utiles :

a) certainement en prévention secondaire, à fortes doses, tant chez les femmes que chez les hommes, avant et même après 75 ans (Keaney). Pourtant, elles sont encore sous utilisées, particulièrement chez les femmes (Peters SAE 2). La réduction de 50 % du LDL-C est l'objectif minimal ; si le patient est à très haut risque de récidive, l'objectif est d'atteindre un taux de LDL-C de moins de 70 mg/dl, en associant si besoin à la Statine de l'Ezétimide, voire un inhibiteur de PCSK9 (Alenghat).

b) mais aussi en prévention primaire dans des sous-groupes à haut risque, comme par exemple les diabétiques de type 2 (Collins, Ji Eun, Michos 4, USPSTF 2). Selon les dernières guidelines de l'ACC/AHA 2013, puis 2014 (Eckel, Keaney), puis 2018 (Alenghat), la décision de mise en route d'un traitement par Statine doit être prise dans trois circonstances : chez les adultes de 40 à 75 ans si le LDL-C est >= à 190 mg/dl ; diabète et LDL-C >= à 70 mg/dl ; LDL-C >= à 70 mg/dl et risque de MCV calculé selon le nouveau score de Framingham à 7,5 % ou plus, ou selon SCORE de plus de 10 %. Il n'y aurait plus de valeur seuil à atteindre par le traitement (Psaty), mais les patients à haut risque doivent bénéficier des hautes doses de Statine (Collins). Au-delà de 75 ans, pas de nouvelle prescription de Statine, ce que confortent une analyse ancillaire de l'étude ALLHAT-LLT (Han B) et une très large étude catalane (Ramos), mais ceci est contesté (Gencer B 2, Odden, Orkaby, Zhou Z), surtout chez les diabétiques (Ramos).

Si ces guidelines étaient rigoureusement appliquées aux États-Unis, elles entraîneraient la mise en route d'un traitement chez 12,8 millions d'individus supplémentaires, plus particulièrement chez les seniors de plus de 60 ans (et de moins de 75 ans) sans MCV (Pencina 2). Et l'US Preventive Services Task Force préconisait en 2016 quelques adaptations : dose faible à modérée pour les adultes de 40 à 75 ans sans antécédent de MCV, ayant au moins un FRCV et un risque calculé à 10 ans d'au moins 10 % ; idem mais adaptation au cas par cas pour un risque calculé compris entre 7,5 et 10 % (USPSTF).

En Europe et donc en France, les guidelines de l'ESC/EAS datant de 2011 et révisés sont un peu moins strictes, pour des raisons d'adhérence au traitement (Ray 2). Si le risque calculé selon SCORE est faible (<1 %), l'objectif thérapeutique (modification de l'hygiène de vie +/- Statine) à atteindre est de <1,9 g/l de LDL-C ; si le risque est modéré (entre 1 et 5 %), l'objectif est de <1,3 g/l ; si le risque est élevé (entre 5 et 10 %), l'objectif est de <1 g/l ; si le risque est très élevé (>=10 %), l'objectif est de <0.70 g/l.

L'étude JUPITER complique encore la pratique quotidienne : la Rosuvastatine réduit les risques d'ECV chez des individus sans antécédent cardiovasculaire ayant une CRP au-dessus de 2 mg/l et un LDL-C inférieur à 130 mg/l (Cushman M2, Ridker 11). Et, sur cette base, il a été estimé que 6.500.000 Américains pourraient être traités (Michos 1), avec un rapport coût/efficacité convenable, surtout depuis l'apparition des « génériques » (Lazar). Le pronostic est d'autant meilleur que la CRP est haute au départ et chute ensuite sous traitement (Ridker 12,13,14). Les résultats de cette étude ont été critiqués par de Lorgeril 5, puis ce dernier, en retour, a lui-même été sévèrement critiqué (Harrington, Ridker PM12).

Dans une étude post hoc, ces derniers auteurs ont mis en évidence, chez les patients ayant atteint un taux de LDL-C < 0,30 g/l par rapport aux autres, une augmentation des risques de diabète de type 2, d'hématurie, d'anomalies biologiques hépatiques, d'insomnie, mais pas de cancer (Everett). Les autorités sanitaires européennes ont validé une indication de la Rosuvastatine en prévention primaire, quel que soit le taux de LDL-C, chez les patients à haut risque selon les échelles de score de Framingham ou Score (Koenig 3). Et ces scores sous estiment, par rapport aux seuls critères biologiques de Jupiter, le nombre de patients à traiter ! (Sondermeijer).

Dans la moitié des cas, les prescripteurs ne respectent pas les indications des sociétés savantes (Sager). Mais il est vrai qu'elles fluctuent largement avec le temps, les équipes, les continents, ce qui ne facilite pas cette prescription !

Et que penser de cette proposition récente de distribuer dans les fast foods une Statine qui contrebalancerait les effets néfastes de ce mode d'alimentation chez les accrocs ? (Ferenczi). Commandez donc en toute sécurité et avec bonheur un double McStatin ! (Radcliffe). Cependant, aucune drogue ne peut compenser totalement le large panel des effets nocifs d'une alimentation à risque qui, non seulement augmente le LDL-C, mais aussi la glycémie, la TA, le poids, le stress oxydant... Par JUPITER, en pratique, que peuvent faire les cliniciens ? Affaire à suivre, mais, en attendant, d'énormes dépenses de santé sont en cours. Rappelons ici qu'une bonne hygiène de vie ne coûte rien à la société et les résultats sont excellents et généralement très bien vécus ! « Ah ! Si j'avais su plus tôt », entend-on souvent au cours des entretiens. Mais on entend aussi : « je prends ma Statine et je ne modifie en rien mon alimentation habituelle puisque mon taux de cholestérol est normalisé », comme si le cholestérol était l'unique vecteur du risque.

Les Statines ont aussi des effets pléiotropes plus ou moins avérés, voire contestés :

- Amélioration de la fonction endothéliale en augmentant la synthèse et la biodisponibilité du NO du fait de la réduction des taux plasmatiques de l'ADMA (Lu) ou d'autres modalités biochimiques, ce qui peut être la voie de l'effet anti-inflammatoire dose dépendant (Singh U), authentifié par la diminution en quelques jours de la CRP (Plenge). Dans l'étude Prove IT-TIMI22, les risques cardiovasculaires après un SCA sont d'autant plus réduits que le LDL-C et la CRP sont plus abaissés (Ridker PM 4). Les patients en prévention secondaire sous Statines qui voient leur CRP ne pas augmenter ont un meilleur pronostic et une plus grande régression des plaques athéromateuses que ceux qui voient leur CRP augmenter (Puri).
- Effets antioxydants en réduisant la production des ROS et en augmentant la résistance à l'oxydation des molécules de LDL-C (Rosenson 1, Shishehbor).
- Effet antiagrégant plaquettaire.

- Effet anti prolifératif du muscle lisse de la paroi vasculaire.
- Effets sur l'interaction monocytes-endothélium.
- Augmentation du contenu fibreux des plaques d'athérosclérose ce qui augmente leur stabilité, effet corrélé à la baisse du LDL-C (Hou, Komiayama).
- Densité du calcium intra plaque augmentée (van Rosendael).
- Dissolution des cristaux de cholestérol de la plaque, ce qui favorise là encore sa stabilisation (Abela 1,2).
- Réduction de la production d'aldostérone, au moins chez les sujets diabétiques ou hypertendus (Baudrand).
- Modifications favorables de la composition sérique en acides gras, privilégiant ceux à très longue chaîne grâce à une activité enzymatique augmentée de l'élongase et des désaturases delta 5 et 6 (Jula 2).
- Et, cerise sur le gâteau (trop riche ?), un effet anti fibrillatoire auriculaire post pontage aorto-coronarien (Elgendy), fortement nuancé par une méta analyse qui retrouve un effet pro fibrillatoire des supplémentations en omega 3, surtout pour les plus fortes doses (Gencer B 3, Link MS).

Elles auraient aussi une action sur l'immunité chez les transplantés cardiaques. Certains immunologistes suggèrent d'ailleurs que l'athérosclérose devrait être sur la liste des maladies auto-immunes (Ehrenstein).

Les Statines sont donc les premiers médicaments d'une longue liste à venir d'agents anti-athéroscléreux et non pas seulement hypocholestérolémiants (Ferrières 3). Elles n'augmentent pas la fréquence des cancers (Cholesterol Treatment Trialists 3, Dale KM, Marelli, Setoguchi, Strandberg, Wei L) et elles pourraient même réduire le risque de cancer colorectal (Poynter), prostatique (Shannon) ou pulmonaire (Khurana) et réduire la mortalité par cancer (Nielsen). Une atteinte rénale n'est pas retrouvée (Bangalore 2), même chez les diabétiques de type 2 (Lai), hormis d'exceptionnels cas de toxicité aigüe. Un effet sur la préservation de la fonction rénale a même été observé (Geng, Sukhija). Un effet préventif sur la maladie d'Alzheimer et les démences en général chez les patients hypertendus, hyperlipidémiques ou diabétiques a également été rapporté par plusieurs équipes (Chuang CS, Haag, Zissimipoulos). Aucun effet secondaire sur le déclin cognitif n'a été noté chez les utilisateurs « persistants » par rapport aux « non persistants » (Lilly). Certaines études observationnelles ont montré un effet favorable sur l'ostéoporose avec réduction du risque de fracture, mais l'étude JUPITER n'a pas confirmé (Pena).

L'observance du patient est donc indispensable et cependant incomplète, (Bruckert 3, Ferrières 3, Frolkis, Gitt, Kim MC, Kulik, Penning-van Beest, Vinogradova, Wong ND, Zhang H). La majorité des coronariens reste éloignée des valeurs cibles (variables avec le temps, comme déjà dit plus haut). En Europe, en prévention secondaire, l'observance des recommandations concernant aussi bien les traitements que les modifications de l'hygiène de vie reste très insuffisante (Gitt, Tang L). Outre l'insuffisance des prescriptions médicales, on estime à près de 20 % le taux d'arrêt du traitement à court terme par le patient (Zhang H 1), un peu plus chez les moins de 50 ans et les femmes (Hsue, Vinograda), atteignant parfois 75 % au long cours, justifiés surtout par des douleurs musculaires, avec toutefois des taux de reprise ultérieure importants. Cette reprise réduit le risque d'ECV et de décès (Zhang H 2). Les raisons les plus fréquemment évoqués par les patients pour expliquer cette non-observance (Harrison) sont liées au flou entretenu autour des risques de l'hypercholestérolémie et aux effets secondaires du médicament, nettement surévalués. Deux études anglaises montrent que seule une minorité d'effets secondaires attribués aux Statines sont en réalité dus à celles-ci, le placebo obtenant des résultats voisins, sauf pour les risques de diabète, de douleurs musculaires avec ou sans augmentation des CPK (la vraie intolérance aux Statines est tout de même voisine de 5 à 10 % des utilisateurs) et d'augmentation des enzymes hépatiques (Ahmad, Finegold, Herrett). Tout doit être fait pour améliorer cette observance, car l'arrêt des Statines après infarctus conduit à une surmortalité au long cours (Kim MC) et à un surcroit d'ECV (Hsue, Stroes), ce qui est également possible dans tous les types de prévention (Giral, Rea).

Des professionnels de santé et des messages négatifs de certains médias (Nordestgaard, Schiele) contestent l'utilité des Statines. Et cette contestation est maximum pour la prévention primaire (Vinograda) ; elle accentue le doute et la réticence du public.

Une meilleure observance passe par l'information et la sensibilisation du public et des médecins (Bruckert 4, Cholesterol Treatment Trialists 3, Stone, Wong ND). L'Education Thérapeutique (Baudet 4,5) et la prescription des génériques (Gagne) y contribuent. Des incitations financières, impliquant à la fois les patients et les prescripteurs, ont même été proposées, avec un certain succès sur les valeurs de LDL-C atteintes ! (Asch)

De plus, la prescription par les médecins aux États-Unis est inférieure chez les femmes et les hommes noirs ou hispaniques (Johansen ME, Yao X) et elle est partout insuffisante en prévention secondaire, spécialement chez les femmes, avec des valeurs requises de LDL-C non atteintes (Arnold, Larsen AI, Rodriguez F, Schoen, Virani), ce qui conduit à des ECV « illégitimes » (Larsen AI). À l'opposé, cette prescription est souvent supérieure aux recommandations en prévention primaire, mais il est vrai que les valeurs de LDL-C à partir desquelles la prescription est justifiée sont floues, variables dans le temps et d'un pays à l'autre. Notion importante, déjà soulignée plus haut mais parfois oubliée : plus le risque de survenue d'une MCV est élevé, plus est légitime la prescription d'une Statine. Et si le risque est faible malgré un taux de LDL-C élevé, cette prescription est sans doute inutile (Mihaylova, Psaty). Aux États-Unis, les dernières recommandations en 2020 préconisent, entre autres, pour la prévention primaire, l'utilisation de doses modérées de Statine et le non-recours aux inhibiteurs de la PCSK9 ; et pour la prévention secondaire, l'utilisation en première intention de doses modérées de statine, en augmentant graduellement les doses chez les patients à haut RCV (O'Malley). Ainsi, un sous-groupe à risque extrême comme défini plus haut, avec présence de plusieurs des caractères suivants : diabète, âge >=75 ans, HTA, tabagisme, artériopathie oblitérante des membres inférieurs, AVC, pontage coronarien, insuffisance rénale, insuffisance cardiaque, maladie coronarienne précoce, nécessite un traitement maximum, ce qui est rarement le cas (Rallidis).

Les débats sont loin d'être clos, en particulier sur l'âge du début du traitement en prévention primaire (Grundy 4, Robinson JG 3). Si les dernières guidelines américaines étaient appliquées strictement, près de la moitié des Américains serait théoriquement à traiter ! (Shah RV).

Rappelons encore qu'améliorer l'hygiène de vie est efficace mais malheureusement courcircuité par l'ensemble des partenaires. Anecdotique ? Une équipe anglaise a modélisé les avantages et les coûts comparés des Statines d'une part et de la consommation quotidienne d'une pomme. Match à peu près nul quant aux bénéfices et réduction des coûts pour le système de santé en faveur de la pomme ! (Briggs ADM 2)

Les effets bénéfiques des Statines sont potentialisés :

- Par l'APE qui diminue la mortalité, probablement d'autant plus que le niveau de performance physique est élevé (Kokkinos 5). Et on sait que l'ETP améliore l'incitation à la mise en place et à la poursuite de cette nouvelle habitude de vie (Baudet 4,5,6).
- Par une alimentation riche en céréales complètes qui améliore encore le profil lipidique, entre autres avantages (Wang H).
- Peut-être par la prise concomitante de l'EPA (omega 3), quel que soit le type de prévention (Doshi).

Les Statines ont aussi des effets cliniques et biologiques défavorables et les risques peuvent être supérieurs aux bénéfices dans certains sous-groupes de population en prévention primaire (Curfman, Han) :

- Myotoxicité (sans définition précise, mais sans diminution de la force musculaire, Panza) avec ou sans (cas les plus fréquents) augmentation des CK, au repos et après effort prolongé (Parker). Avec augmentation importante des CK, elle affecte de 1/000 à 1/10.000 individus traités par année (Collins, Stroes). Sa pathogénie fait peut-être appel à une diminution de la fonction des mitochondries, à une production énergétique diminuée, à une dégradation protéinique (Stroes) et, dans des cas exceptionnels, à une myopathie auto immune avec auto anticorps contre la HMG-CoA réductase (Mammen, Wei J). Les douleurs et la fatigue musculaire sont souvent symétriques et proximales, et apparaissent typiquement tôt après le début du traitement, surtout si ce dernier est donné à fortes doses. La forme la plus grave de la myotoxicité, habituellement régressive à l'arrêt du traitement, est la rhabdomyolyse qui s'accompagne de myoglobinurie et/ou myoglobinémie, avec risque d'insuffisance rénale aigüe. Sa fréquence de survenue est de 1 cas pour 100.000 patients traités par année de traitement (Collins). Dans les cas où la myotoxicité est soupçonnée, la Statine peut être changée au profit d'une autre, sa posologie peut être réduite ou sa prise discontinue dans la semaine (un jour sur deux par exemple). Résultats non garantis ! (Cai T). À cette myotoxicité, on peut ajouter les douleurs articulaires et tendineuses (Auer). Compte tenu du nombre croissant de patients auxquels sont prescrits des Statines, de leur puissance thérapeutique et des fortes doses actuellement recommandées, la myotoxicité a un bel avenir (Auer)

- À forte dose surtout, augmentation de la glycémie, variable selon la molécule mais directement liée à l'inhibition de l'HMG-coA réductase, et donc risque possible de diabète y compris chez les patients ayant des glycémies normales ou basses au début du traitement (Ahmadizar, CarterA, Crandall JP, Everett, Go, Ko, Kohli, Preiss, Rha, Rajpathak, Sattar 4, Shen 2, Swerdlow, van de Woestijne, Wang KL). L'impact diabétogène des Statines est plus grand en cas d'IMC et de triglycérides augmentés (Kohli). Cependant, les bénéfices l'emportent sur cet inconvénient et il n'y a pas d'excès de complications microvasculaires en cas de survenue d'un diabète (Collins, Rha, Wang KL). Néanmoins, cet effet secondaire justifie, chez les patients à risque de développer ce diabète, une éducation concernant l'alimentation protectrice et les bienfaits de l'activité physique (Ahmadizar).
- Surrisque minime (Collins, CTT 2) et contesté (Asberg) d'hémorragie cérébrale, voire de cataracte si le taux de LDL-C est < 15 mg/dl (Robinson JG 5) ; d'infections cutanées (Ko), d'ostéoporose si la Statine est prescrite à fortes doses (Leutner).
- Augmentation des enzymes hépatiques (Naci).
- Réduction, sans doute préjudiciable, des concentrations en certains anti oxydants plasmatiques (Jula 1) : béta carotène, lycopène, alpha tocophérol et Coenzyme Q10 (Mortensen SA). Cette réduction des anti-oxydants a pour effet de perturber, de façon réversible, la fonction endothéliale (Tiano), ce qui contrecarre l'effet anti oxydant direct de ces molécules. Dans l'appendice non publié d'un travail portant sur 70 patients hospitalisés pour un SCA, notre équipe (Caspar Bauguil) a trouvé des réductions de ces mêmes anti-oxydants un an après traitement par Statines, malgré une ETP ayant parmi ses objectifs atteints une augmentation de la consommation alimentaire des fruits et des légumes.

- D'autres effets secondaires ont été rapportés, non confirmés (Samaras) : troubles cognitifs, Maladies de Parkinson et d'Alzheimer, lupus, etc.... En ce qui concerne la maladie d'Alzheimer, les Statines liposolubles entraînent peut-être un léger sur risque (Brassard).

Elles ont aussi leurs limites car elles augmentent le taux de PCSK9 qui dégrade les récepteurs hépatiques du LDL-C (Alvarez) et surtout n'agissent biologiquement que sur le LDL-C et peu sur les autres valeurs de la triade lipidique que sont l'augmentation des triglycérides (Abt, Karlson) et la diminution du HDL-C (et de l'Apolipoprotéine A1). Le HDL-C augmente le plus souvent un peu sous Statine, après un infarctus du myocarde, mais il peut, dans de rares cas, paradoxalement diminuer ; chez ceux-là, le risque d'ECV augmente (Ota). Tout ceci explique en partie la persistance d'un risque résiduel important chez les patients en prévention secondaire (Barter P, Barter PJ 1, Boekholdt 3, Carey, Faergeman, Fruchart, Jafri, Ogita, Stone). Ce risque est moindre si le LDL-C est inférieur à 0,70 g/l (Mora S 6), mais, même dans ce cas, il persiste et est aussi lié à la présence, entre autres, d'un diabète, d'une HTA, d'une mauvaise hygiène alimentaire, d'une sédentarité, d'un surpoids, d'un tabagisme, de la persistance d'un syndrome inflammatoire avec augmentation de la CRP (Bayturan, Mora S 5, Puri), surtout s'il accompagne un taux de HDL-C bas (Ogita). Ceci encourage ceux qui recommandent de baisser le LDL-C au-dessous de 25 mg/dl.

D'autres médicaments ayant pour but de réduire le taux de LDL-C sont également utiles, seuls ou en association avec les Statines puisque le taux le plus bas de LDL-C semble souhaitable :

- L'Ezétimibe (Bohula, Cannon CP3, Hayek, Michos 3, 4, O'Keefe 4) surtout en prévention secondaire même si le LDL-C est inférieur à 0,70 g/l avant traitement, et chez les diabétiques (Giugliano 3, Oyama même équipe), mais aussi en prévention primaire (Ouchi)
- Les anticorps monoclonaux, évoqués plus haut, dirigés contre la Proprotéine Convertase Subtilisine Kexine 9. Cette protéine, synthétisée dans le foie, se lie au domaine extracellulaire des récepteurs du LDL-C, les dirige vers les lysosomes où ils sont dégradés. Les anticorps monoclonaux sont des médicaments très puissants (Bergeron, Blom, Bonaca, Casula, Desai, Everett 3, 4, Kawashiri, Koren, Kiyosue, Koskinas 2, Michos 4, Navarese 2, O'Keefe 4, Raal

1,2, Räber, Sabatine 1,2,3, Schwartz GG 2, Vallejo-Vaz 2), ils diminuent rapidement le LDL-C d'environ 50 %, réduisent à plus ou moins long terme les taux de mortalité et d'infarctus dans des études petites ou grandes et méta analyses, réduisent aussi les événements vasculaires périphériques dans l'artériopathie oblitérante des membres inférieurs (Bonaca, Cainzos-Achirica, Sabatine 3), font régresser le volume de l'athérome (Nicholls SJ 4, Räber), mais leurs effets secondaires au long cours sont inconnus, leur mode d'administration sous cutané et répétitif est compliqué, leur coût est élevé, surtout comparé aux génériques des Statines (Navarese 2). Leur perte d'activité au long cours du fait de la synthèse induite d'anticorps dirigés contre ces anticorps en exclut, pour certaines molécules, mais pas pour d'autres (Koren 2), l'utilisation. Expérimentalement chez la souris, un vaccin dirigé contre la PCSK9 entraîne la production d'anticorps, réduit le taux de cholestérol et des biomarqueurs de l'inflammation, diminue la surface de la plaque d'athérosclérose (Landlinger).

- D'autres anticorps monoclonaux sont en phase de recherche. Ils sont dirigés contre l'angiopoietin-like protein 3 (ANGPTL3), inhibiteur de la lipoprotéine lipase, enzyme qui permet l'hydrolyse des triglycérides des lipoprotéines plasmatiques : chylomicrons, VLDL (Dewey, Martin SS 4) ; les premiers résultats, dans l'hypercholestérolémie familiale homozygote, sont encourageants (Kersten, Raal 4). Cette voie thérapeutique est d'autant plus intéressante qu'elle est peu dépendante des récepteurs hépatiques du LDL-C dont l'expression est augmentée par les Statines, les inhibiteurs des PCSK9, les inhibiteurs de l'absorption digestive du cholestérol (Kersten, Martin SS 4).
- Des anticorps monoclonaux peuvent être dirigés contre les processus inflammatoires, tel l'inhibiteur de l'Interleukine 1 Beta, avec des résultats d'autant plus significatifs sur les ECV que la CRP est plus abaissée (Ridker 16,17).
- Le Fénofibrate, associé à une Statine, pourrait avoir une place dans le traitement du syndrome métabolique (Kim NH). Un autre fibrate, le Pémafibrate, bien qu'améliorant certains paramètres biochimiques, ne réduit pas la fréquence des ECV (Das Pradhan). Le rôle thérapeutique des Fibrates est de plus en plus limité (Virani 2).
- Dans la synthèse du cholestérol, une nouvelle étape thérapeutique, en amont de l'HMGCoA réductase, est apparue récemment. Il s'agit de l'inhibition, par l'acide bempedoique, de l'ATP

citrate lyase (ACLY). Cette voie semble prometteuse (Ray KK 5,6, Ference BA, Goldberg AC).

- Les dernières approches font appel à la génétique : inhibition de la synthèse hépatique de la PCSK 9 par manipulation génétique et oligonucléotides antisens, ARN interférant avec l'ARNm codant la PCSK9 et qui donc diminue la production de cette protéine dans les cellules hépatiques, avec de premiers résultats encourageants (Fitzgerald, Graham MJ, Khan SA, Orion-10, Raal FJ 3, Ray KK 3,4,5,6, Tall 4, Viney, Wright).
- Si les tentatives pour augmenter le taux de HDL-C par les fibrates, la Niacine (Bruckert 2) et les inhibiteurs de la protéine de transfert de l'ester de cholestérol ont jusqu'ici échoué (HPS2-THRIVE, Keene, Lincoff), elles appellent encore à des développements (Barter PJ 2, Hovingh, Kühnast), dont certains portant sur l'inhibition pharmacologique de la CETP sont modestement encourageants puisque la fréquence des ECV est faiblement diminuée (HPS3/TIMI55-REVEAL). Certes, le taux de HDL-C augmente et celui de LDL-C diminue, mais la concentration de particules LDL-C très petites, délétères, augmente.
- D'autres essais apprécient l'efficacité de perfusions de HDL recombiné, au moins au stade aigu d'un syndrome coronaire, pour aider à la stabilisation de la plaque (Kingwell). L'acide nicotinique augmente nettement le HDL-C, mais les résultats de son utilisation ont été décevants. D'autres voies thérapeutiques sont explorées pour augmenter le HDL-C (Barter PJ, Vasan), mais est-ce nécessaire ?

Mais atteindre des cibles de <25 mg/dl voire <15 mg/dl, voire encore moins, préconisées par certains aux États-Unis puisque « Lower is better », est-ce raisonnable ? Certes, en prévention secondaire, la réduction des ECV majeurs est proportionnel au degré de réduction du LDL-C dans une méta analyse (Koskinas), mais Quid des effets indésirables connus, soupçonnés ou encore inconnus ? Les premières réponses sont plutôt rassurantes (Benn, Everett 4, Gencer, Robinson JG 5), mais il convient d'attendre prudemment. Et en prévention primaire, les céphalées du prescripteur, induites par la discussion autour de la mise en route ou non d'un traitement par Statine, ont un bel avenir ! L'avis éclairé du patient, toujours nécessaire, peut, dans certains cas limites, être le juge de paix.

En ce qui concerne le traitement médicamenteux des hypertriglycéridémies, il est aujourd'hui limité. Les Statines ont un petit rôle favorable (Karlson), ainsi que les AG omega 3 (Bhatt DL 2, Kastelein, Marston). L'avenir est peut-être aux inhibiteurs de l'Apolipoprotéine C-III (Gaudet 2)

- Quant au rôle thérapeutique supposé des anti-oxydants, il est actuellement au point mort (Diaz MN, Greenberg, Roberts CK). De nombreuses études (Eidelman, Hayden, Hodis 2, Lee IM 1, Miller ER 1, Marchioli, Sesso 1,2, Vivekananthan) plaident pour l'absence d'effet thérapeutique des anti oxydants testés, que ce soit en prévention primaire ou secondaire et une méta analyse négative publiée en 2013 confirme ce manque de bénéfice (Myung). Jusqu'ici cependant, les essais cliniques ont inclus des patients sans tenir compte de leur stress oxydant ni de l'état de leur défense contre ce stress (Violi). Un effet protecteur des vitamines C et E sur la progression de l'épaisseur intima/média des patients ayant une hypercholestérolémie même minime a été montré (Jialal 2, Salonen) et ces mêmes vitamines améliorent la fonction endothéliale chez les enfants ayant une hyperlipémie familiale (Engler). La vitamine C pourrait protéger contre la survenue d'un AVC (Myint, Oakley, Voko). D'autres vitamines ont été essayées (B6, B9, B12, Folates) sans succès en général, que ce soit en prévention primaire ou secondaire (Bonaa, Clarke 1, Durga, Hope 2, Miller ER 1,2), y compris dans la prévention de la resténose après mise en place d'un stent coronaire (Lange) mais des effets favorables de faibles doses d'acide folique sur la fonction endothéliale et sur le stress oxydant vasculaire ont cependant été mises en évidence (Shirodaria), ainsi qu'une amélioration du pronostic chez les patients ayant une coronaropathie avec une hyperhomocystéinémie (Mager). Une étude publiée en 2013 montre qu'une consommation élevée d'anti oxydants alimentaires est associée à un moindre risque d'insuffisance cardiaque, au moins chez la femme (Rautiainen). Chez les coronariens, l'effet délétère possible de l'association acide folique et vitamine B12 pourrait augmenter le risque de développer un cancer, spécialement bronchique (Ebbing). Quant aux caroténoïdes (Alpha et Béta carotène, Zeaxanthine, Astaxanthine, Lutéine, Lycopène), leurs structures chimiques différentes expliquent sans doute leurs activités biologiques diverses voire opposées sur la peroxydation lipidique membranaire. Et le béta-carotène ne prévient pas les ECV chez les fumeurs (Tornwall). Le sélénium n'est pas efficace en prévention au moins primaire (Stranges 1). La porte des anti-oxydants n'est pas définitivement fermée et les échecs des tentatives thérapeutiques jusqu'à ce jour sont peut-être liés à un mauvais choix de l'anti-oxydant, à une mauvaise posologie, à une durée de traitement insuffisante, à un mauvais marqueur du stress oxydant ou à une mauvaise indication… ou à une absence d'utilité.

Vis-à-vis de la prévention des cancers, l'utilité des anti oxydants est rapportée par certains (Hercberg) et contestée par d'autres (Zhang SM). Cette utilité n'est pas non plus trouvée pour la prévention du déclin cognitif chez les individus à haut RCV (Kang).

Dans un cadre général, les médicaments dont l'utilité a été démontrée en prévention secondaire (Statines, inhibiteurs de l'enzyme de conversion et antagonistes des récepteurs de l'angiotensine, béta bloquants, antiagrégants plaquettaires, vaccination anti grippale (Udell)) sont insuffisamment prescrits (Newby) mais l'étude Euroaspire 3 montre une nette amélioration des pratiques thérapeutiques, contrairement aux tentatives non médicamenteuses de modification de l'hygiène de vie. Cependant, ces médicaments certainement efficaces sont très souvent abandonnés par les patients (Jackevicius, Patrick), au profit de compléments alimentaires, d'antioxydants dont les utilités n'ont pourtant pas été démontrées.

D'autres médicaments, déjà cités, peuvent être prescrits :

- Anti-inflammatoires comme la colchicine (Nidorf 1,2, Tardif),
- Inhibiteurs du sodium-glucose cotransporteur 2 (SGLT2) et agonistes du glucagon-like peptide 1 récepteur (GLP-1) recommandés dans le traitement du diabète type 2 à haut RCV (Das SR, Filion)

II. Trop souvent, la lutte contre le diabète, l'HTA et l'hypercholestérolémie n'est que médicamenteuse et néglige les causes au moins partielles sous-jacentes : mauvaises habitudes alimentaires, sédentarité, surcharge pondérale ; or, celles-ci ont aussi des impacts négatifs sur la formation de la plaque athéroscléreuse : fonction endothéliale, stress oxydant, inflammation, thrombose (Mozaffarian 11, 13, 14, 20).

Des conseils pour changer de style de vie (régime à très bas contenu en lipides, lutte contre la sédentarité, l'obésité et le tabagisme) ont été donnés dans le cadre d'une petite étude (Ornish) et les résultats obtenus ont été spectaculairement bons, aussi bons que ceux attendus par une revascularisation myocardique ! Dans une autre petite étude de la même équipe, une amélioration de la fonction endothéliale et des marqueurs biochimiques de l'inflammation par la modification (drastique !) du mode de vie a été décrite (Dod). Plus convaincante, l'étude CARDIA (Spring 3) a mis en évidence un moindre développement des calcifications coronaires et de l'épaisseur intima média carotidienne chez les jeunes qui améliorent leur mode de vie, jugé sur l'absence de surcharge pondérale, de tabagisme, une faible consommation d'alcool, une alimentation saine et la pratique d'une APE pendant la période d'observation de 20 ans.

Quant au tabagisme :

1. L'interdiction de fumer dans les lieux publics entraîne une réduction nette du nombre d'infarctus (Meyers).
2. Son arrêt après un infarctus est associé à une vie plus longue (Gerber).

D'autres études ont été publiées, qui toutes encouragent à travailler dans cette voie de la modification du mode de vie, mais leur degré de crédibilité scientifique n'est pas toujours optimum. Citons :

- L'étude de Lyon (de Lorgeril 3) où un régime alimentaire de type méditerranéen et apport augmenté en acide alpha–linolénique par l'intermédiaire d'une margarine spécialement confectionnée pour l'étude a entraîné, chez les patients convalescents d'infarctus, une réduction spectaculaire des événements coronariens.
- L'étude GISSI Prévenzione (Marchioli) où plus de 11000 patients après infarctus ont été inclus (sans groupe placebo) pour tester l'efficacité éventuelle des acides gras omega 3 d'origine animale, à longue chaîne de carbone, donnés dans un contexte d'alimentation de type méditerranéen. De faibles mortalités, globale et par mort subite, ont été observées. La même équipe italienne a montré (avec randomisation), chez les patients ayant une insuffisance cardiaque, qu'une supplémentation en AGPI n-3 à longue chaîne réduisait significativement les décès (GISSI-HF Investigators).
- Les publications de Trichopoulou 1,2,3,4 en particulier celle où 1302 Grecs ayant une maladie coronarienne ont été suivis avec un recul moyen de 3.8 ans. Plus leur alimentation était de type méditerranéen, plus faible était la mortalité.
- Une autre étude grecque (Chrysohoou 3) montrant que plus l'alimentation est de type méditerranéen, moins il y a de dysfonctions ventriculaires gauches et d'ECV dans les suites d'un SCA.
- Et d'autres études en prévention primaire : Health Professionals Follow-up Study (Chiuve 1), DASH (Sacks 2,3, Bray 2)

(intérêt des légumes et des fruits, cependant limité si la CRP est augmentée (Erlinger), DASH Diabetes (Liese) où le niveau d'adhérence à ce type d'alimentation chez les jeunes diabétiques réduit le RCV, PREMIER (Maruthur), JELIS (Yokoyama 1,2) commentée par Mozaffarian 4, JPHC (Kokubo 1), Physician's Health Study (Djoussé 3,4,5).

- Et d'autres études en prévention secondaire : DART et l'intérêt du poisson (Burr 2), Etude Indienne (Singh RB 1,2) : intérêt du poisson, des légumes et des AGPI, Indo-Mediterranean Diet Heart Study qui montre le rôle protecteur de cette alimentation via peut-être son contenu élevé en acide alpha linolénique (Singh RB 1), Etude d'Oslo (Hjermann) où un régime riche en AGPI a diminué, chez le coronarien, le nombre d'événements cliniques. Plus l'adhérence à une alimentation de type méditerranéen est étroite, moins grande est la mortalité globale chez les individus ayant une MCV d'origine athéroscléreuse (Lopez-Garcia 4). Nous avons publié une étude non randomisée dite « de terrain », portant sur les patients hospitalisés pour un SCA pris en charge par une équipe d'ETP, avec des résultats également favorables (Baudet 2).
- Encore et surtout, l'étude de Harvard qui regroupe les Nurses' Health Study et Health Professionals Follow-up Study. Elle montre que la qualité alimentaire modifiée durablement (dans le sens d'une alimentation de type Méditerranéen ou s'en rapprochant beaucoup) réduit très significativement la mortalité toutes causes, en particulier cardiovasculaire (Sotos-Prieto 1, 2).

Les études discordantes sont plus rares :

1. La publication de Burr 1 qui ne retrouve, chez des coronariens chroniques, aucun bénéfice de différents régimes essayés
2. Celle de Romero-Corral 1 qui ne confirme pas l'intérêt d'un IMC normal en prévention secondaire (on en a vu plus haut les raisons évoquées)
3. Et surtout celles concernant les AG omega 3, tant en prévention primaire (ce que conteste Li ZH), particulièrement chez les patients ayant un diabète ou à risque élevé de devenir diabétique (Origin, Roncaglioni), qu'en prévention secondaire :

- Essai ALPHA OMEGA après un infarctus du myocarde qui ne montre aucun bénéfice de ces AG sur les ECV majeurs (Kromhout 2) ; toutefois, dans le sous-groupe des diabétiques, une forte réduction des ECV, en particulier les arythmies ventriculaires, a été observée dans le groupe traité par les omega 3, spécialement s'ils avaient une double provenance, animale et végétale (Kromhout3). On voit que, chez les diabétiques aussi, les choses sont bien compliquées et les études discordantes ! Remplacer les AGS et trans par des insaturés pourrait abaisser la mortalité cardiovasculaire (Mölenberg). Dans cette même étude, la CRP-us n'est pas abaissée par les omega 3 (Hoogeveen).

- Essai SU.FOL.OM3 qui ne retrouve pas non plus d'effet protecteur cardiovasculaire après un accident ischémique aigu cérébral ou coronarien (Galan) ; ni d'ailleurs d'effet préventif sur la survenue de cancers (Andreeva).
- Essai OMEGA après un infarctus du myocarde.
- Essai STRENGTH où les omega 3 à très forte dose chez des patients ayant une hypertriglycéridémie et à haut risque traités par Statine n'entraînent aucun bénéfice (Nicholls SJ 5, Nissen SE 4).
- Etudes ASCEND chez les diabétiques en prévention primaire (présentée à l'ESC en 2018) et VITAL (Manson JE 8), toutes deux négatives, la dernière montrant aussi l'absence d'intérêt en prévention des cancers.
- Méta analyses (Kwak, Rizos).
- À l'inverse, l'étude REDUCE-IT, en prévention primaire et secondaire chez des patients ayant une hypertriglycéridémie résiduelle sous Statine, a montré un intérêt significatif de l'EPA ultra purifiée à très fortes doses sur la réduction des événements ischémiques englobant la mortalité (Bhatt DL 2, Kastelein, Marston). Une analyse rétrospective de cette étude, ciblée sur les patients ayant un antécédent d'infarctus du myocarde, trouve une réduction significative du risque d'ECV ischémiques, y compris les décès (Gaba).

- Et des études de cohortes prospectives montrent que la protection cardiovasculaire (mort y compris subite, nouvel ECV) apportée par les poissons n'est observée que chez les individus ayant des FRCV importants (Mohan D).

En ce qui concerne les AG omega 3, les résultats discordants peuvent être en partie expliqués par les différentes doses utilisées (il a été écrit plus haut que nous ne connaissions pas les doses optimales de consommation), le type de poisson consommé et ses méthodes de préparation, la présence de contaminants tels le mercure, l'intervalle entre le symptôme et le début du traitement, la durée du suivi, le cas particulier des patients diabétiques, et surtout la puissance statistique insuffisante, en particulier due au fait que les patients ont vu leurs récidives d'ECV réduites considérablement par l'efficacité des traitements modernes et l'utilisation de plus en plus large des conseils diététiques comportant en particulier la consommation des oméga 3 (Galan, Hu FB 11, Kromhout 4, Mozaffarian 21). Il n'y a en effet respectivement « que » 57 et 40 décès liés à une cardiopathie ischémique dans les essais SU.FOL.OM3 et OMEGA. Pour étayer cette hypothèse, on constate, dans les différents essais cliniques impliquant les omega 3 depuis 1995, que la mortalité diminue de moins en moins depuis cette date jusqu'à maintenant. Ainsi, dans l'essai ALPHA OMEGA, un sous-groupe de patients ne prenant pas de Statine après un IDM mais suppléé par des omega 3 à faibles doses a vu sa fréquence d'ECV majeurs réduite significativement (Eussen). Restent d'autres hypothèses : grande variabilité interindividuelle des contenus plasmatiques en omega 3 en réponse aux administrations thérapeutiques (Superko) ; protection des populations consommant des poissons par un type d'alimentation globalement plus sain (Eckel 2) ; voire rôle protecteur des poissons sans lien avec les AG omega 3 ; ils contiennent en effet d'autres micronutriments éventuellement protecteurs : vit. D, riboflavine, iode, calcium, phosphore, potassium, magnésium, zinc, fer (Mozaffarian D 21).

Une notion importante doit être retirée de toutes ces études : peu d'aliments peuvent actuellement être isolés dans la genèse des bons résultats observés et il faut donc garder la notion de nécessité des modifications globales de l'alimentation (Mozaffarian 20), progressives et négociées avec le patient, tout en gardant impérativement un plaisir certain et constant à se nourrir. Les vertus de l'alimentation de type méditerranéen traditionnel, très voisine de l'alimentation type DASH, sont maintenant reconnues, comme on le verra plus loin, et ce type d'alimentation, joint au fait de ne pas fumer, d'avoir un IMC normal et une AP régulière, allonge de façon importante la durée de vie des hommes et des femmes et est associé à une meilleure qualité de vie, avec un risque diminué d'IDM, d'insuffisance cardiaque, de cancer, de maladie respiratoire, de déclin cognitif, de goutte, d'AVC, de progression de l'épaisseur intima/média (Bellavia 1,2, Berendsen, Deng, Estruch 5, Guasch-Ferré 6, Henriquez Sanchez, Jimenez-Torres, Kaluza 2, Khera 4, Martinez-Lapiscina, Rai, Shan Z 2, Tangney, Tektonidis, Tuttolomondo, Valls-Pedret, van der Brandt).

Au sein de cette alimentation méditerranéenne, les aliments les plus protecteurs sont les fruits et légumes, les céréales complètes, les légumineuses, les produits laitiers, les poissons, les oléagineux, l'huile d'olive, le thé et le café, le chocolat et les plus aggravateurs sont les viandes rouges, charcuteries et sucres extrinsèques (Deng, Serra-Majem, Sofi 4). De façon surprenante, les poissons ne semblent avoir aucune action favorable, mais les études qui l'ont montrée ont été effectuées dans une population ayant une faible consommation de ceux-ci (Trichopoulou 1,2,3,4). Quel que soit le score de risque génétique, une bonne hygiène de vie (alimentation saine, pas d'obésité, APE régulière et vie sans tabac) réduit nettement les risques de MCV (Khera 4).

L'alimentation de type méditerranéen réduit aussi la survenue de diabète (Salas-Salvado 1,2) et de fracture de la hanche (Benetou). Dans les suites de l'étude DASH, des biomarqueurs ont été isolés qui montrent une réduction, à court terme, de la troponine I (diminution de la souffrance myocardique infra clinique) et du NT-proBNP, (diminution de la contrainte cardiaque) (Juraschek 2).

Malheureusement, malgré leurs bénéfices reconnus, ces types d'alimentation sont de moins en moins consommés dans les pays du pourtour méditerranéen (Sofi 2,4). Et pourtant, au cours du vieillissement, une meilleure adhésion, même modeste, à ce type d'alimentation méditerranéenne ou DASH, est associée à une réduction, à court et long terme, du risque d'ECV ; a contrario, une pire adhésion est associée à un surrisque (Sotos-Prieto). L'etude PURE, Prospective Urban-Rural Epidemiology, retrouve, dans diverses populations du globe, les bons résultats obtenus par l'alimentation de type méditerranéen et réhabilite les produits laitiers ainsi que les viandes rouges non transformées, pourtant riches en acides gras saturés (Mente 3).

Les effets favorables de l'alimentation protectrice, méditerranéenne surtout, sont obtenus par des mécanismes différents et complémentaires (Iestra, Stefanick, Sumner, Toledo) :

1- Action favorable sur le poids, sur les taux de cholestérol total et LDL-C et plus généralement sur le profil lipidomique plasmatique (augmentation du HDL-C et des particules de LDL de grande taille, diminution du LDL-C oxydé, de l'apolipoprotéine B et des particules de LDL de très petites tailles) par des apports caloriques équilibrés (par rapport aux dépenses) et/ou par la moindre consommation des AGS et trans, issus des charcuteries, viandes grasses, fritures et beurre (Bajaj, Eckel 3, Estruch 1,2, Lapointe, Toledo).

2- Diminution de la triglycéridémie, du LDL-C, du cholestérol non HDL, des VLDL-C par les omega 3 (Ballantyne 2, Domenech, Kromhout 4, Robinson 2, Singhal, Skulas-Ray)

3- Augmentation du taux de HDL-C par le vin et les omega 3 (Ashen, Maki 2, Motoyama, Robinson)

4- Diminution de la tension artérielle (Davis CR) par la réduction du sel, cette modération profitant plus ou moins selon la génétique (Eckel 3, He 1,2,3,4) ; par la réduction des sucreries solides et boissons sucrées (Chen L, Eckel 3) ; et par une alimentation riche en légumes (Eckel 3, Estruch 1,2), en fibres qui augmentent expérimentalement chez la souris la synthèse par le microbiome d'AGS à courte chaîne ayant un effet favorable sur la TA et les MCV (Marques), en noix et en huile d'olive (Domenech), en fruits rouges (Cassidy). À noter que la supplémentation en Vitamine C a un faible effet hypotenseur (Juraschek), mais on ne sait pas si les aliments riches en cette vitamine ont le même effet.

5- effets anti inflammatoires (CRP-us, IL-6, TNF-alpha entre autres), testés par des scores comme l'indice AIDI (Anti Inflammatory Diet Index). On les retrouve globalement dans l'alimentation de type méditerranéen (Li J 2, Waldeyer, Yu Z 2), et particulièrement avec les AG omega 3 (Ferrucci, Kromhout 4), les fruits et les légumes, les noix, le thé, le café, les céréales complètes, les huiles d'olive et de colza, le chocolat, les fromages (Estruch 6, Kaluza 2, Li J 2). Effets parfois contredits (Darghosian, Hoogeveen, Skulas-Ray). Plus largement, l'alimentation globalement saine, caractérisée par un Alternative Healthy Eating Index (AHEI) élevé, réduit les concentrations plasmatiques des molécules d'adhésion solubles intercellulaires ICAM, de la CRP (Labonté 2, Li J 2, Reinders), des IL-6 et TNF-alpha (Akbaraly, Buscemi, Labonté 2, Li J 2, Yang Y). L'effet anti-inflammatoire du mode alimentaire réduit très nettement le risque de MCV dans les études impliquant les professionnels de santé aux États-Unis (Li J 2). L'effet anti inflammatoire s'accompagne aussi d'une réduction de la mortalité, chez les femmes, par maladie inflammatoire (Gopinath). À l'opposé, les aliments pro inflammatoires (céréales raffinées, viandes rouges, charcuteries, sucres simples extrinsèques) augmentent le RCV (Li J 2).

6- Effets anti thrombotiques (Franzese) et tout particulièrement anti agrégants plaquettaires directs des AG omega 3 qui inhibent la cyclo oxygénase (Lagarde 1,2). En s'incorporant dans les phospholipides membranaires, ils diminuent aussi la disponibilité de l'acide arachidonique et la formation de ses métabolites délétères (Lagarde 1,2).

7- Effets anti arythmiques des AG omega 3, qui augmentent la variabilité sinusale (Albert CM 1,2,4, Calo, Chrysohoou 2, Leaf 1 et 2, Metcalf RG 1, Mozaffarian 1,10, Schrepf, Siscovick 1 et 2, Virtanen JK, WeiX), ce qui explique peut-être la réduction des morts subites (Kromhout 3,4, Lavie 1). Il faut toutefois citer ici les études de Brouwer IA 2 et de Raitt qui ne confirment pas cet effet anti-arythmique dans des populations très sélectionnées. Dans la population générale ainsi que chez les opérés du cœur, les omega 3 ont des effets très variables, voire contradictoires, sur la survenue d'une Fibrillation Atriale (Albert CM 5, Berry, Bhatt DL 2, Camm, Darghosian, Nigam, Nodari, Virtanen JK 2, Wu JH). Ces effets dépendent peut-être des doses, réalisant une courbe en U (Metcalf RG 2).

En dehors des omega 3, une action préventive vis-à-vis de cette Fibrillation Atriale par l'alimentation méditerranéenne enrichie en huile d'olive est possible (Martinez-Gonzales 2)

8- Effets favorables sur la fonction endothéliale de l'alimentation de type méditerranéen (Davis CR, Marin), avec diminution de l'ADMA (Thomazella) ; même effet favorable des protéines végétales, en particulier celles contenant de l'Arginine, substrat de la synthèse du NO (Ros E 1,2,3,4), du jus d'orange sanguine (Buscemi) ; des anti-oxydants et là encore des AG omega 3 (Ganz, Kromhout 4, Oe, Stirban). Toutefois, deux études, dont l'une faite sur une très courte durée, ne retrouvent pas cette amélioration par ces AG (Sanders, Skulas-Ray).

9- Diminution du risque de développement du diabète de type 2 par une moindre consommation de graisses animales (Guasch-Ferré 2), par les fibres (Ros E 1,2,3,4), par une plus grande consommation de céréales complètes (Hu Y 2), de Magnésium (Lopez-Ridaura), de café (Floegel, Salazar-Martinez), des anthocyanines contenues en particulier dans les myrtilles, cassis, sureau, poires et pommes (Wedick) et surtout par une bonne hygiène de vie globale (Mozaffarian 11) ; on y rattache la diminution du risque d'insulino résistance (Buscemi 2, Domenech).

10- Diminution par les polyphénols (surtout les flavonoïdes) de la triglycéridémie post prandiale, de l'oxydation des molécules de LDL-C, des biomarqueurs de l'inflammation (Annuzzi, Kishimoto, Macready).

11- Diminution de la masse ventriculaire gauche (Gardener 3).

12- Les omega 3 pourraient aider à vieillir en bonne santé (Lai HTM) et réduire la fréquence d'une insuffisance rénale chronique s'ils sont d'origine maritime (Ong KL).

13- Et pourquoi pas, raccourcissement moindre au cours du temps de la longueur des télomères grâce une bonne hygiène de vie incluant une alimentation contenant moins d'AGS et plus de légumes, de fruits, de poissons et de céréales complètes (Ornish 2, Lee JY, Tiainen) qui protègent contre l'inflammation, le stress oxydant et l'insulinorésistance (Garcia-Calzon, Ornish, Sun Q 2). Ainsi, l'alimentation de type méditerranéen ralentit le raccourcissement, au cours du temps, des télomères (Crous-Bou, Rafie). Les seuls omega 3 auraient le même effet (Farzaneh-Far). À l'opposé, les AG trans raccourciraient les télomères (Mazidi 2).

14- Cerise sur le gâteau, la spermidine, contenue dans les fromages, les céréales complètes, les champignons, allonge la vie chez les souris, mais aussi peut-être chez l'homme (Kiechl 2).

Quant aux vertus de l'exercice physique, Hippocrate disait déjà : "la nourriture seule ne peut garder un homme en bonne santé ; il doit aussi prendre de l'exercice" (Hippocrates). La science lui a ultérieurement donné raison. Toutes les études, qu'elles soient basées sur les auto questionnaires validés ou sur des techniques plus précises comme l'accéléromètre (Ekelund 3, 4), observent, quel que soit l'âge et quel que soit le type de prévention, primaire ou secondaire, une réduction de la mortalité toutes causes, des événements cliniques cardio-vasculaires incluant les AVC ischémiques et l'insuffisance cardiaque, une augmentation de la longévité (et pas seulement grâce à l'action protectrice contre l'athérosclérose), une réduction du risque de diabète de type 2, d'obésité, de certains cancers et de dépression, un moindre rapport intima/media carotidien, une limitation de la prise de poids pendant la grossesse et de la fréquence du diabète gestationnel. Ainsi, l'AP est intégrée dans la prévention et le traitement de nombreuses pathologies chroniques, retardant la mortalité : cardiopathies ischémiques, AVC, insuffisance cardiaque, diabète de type 2, obésité, cancers, asthme et BPCO, maladies ostéo-articulaires, dépression, démence toutes causes confondues et schizophrénie (Albert MA2, Andersen 2, Apullan, Armstrong, Blair 1,2,3, Bouisset, Brion, Bull, Chu, Cooper, Dos Santos M, Eckel 3, Ekelund 3, Florido, Gulati 1,2, Hambrecht 1,2,3, Hamburg, Haskell, Hooker, Hsu B, Huxley 2, Idriss, Imran, Johnson, Joseph, Kettle, Knittle, Kokkinos PF 1,2,3,4,5, Kraus,

Ku PW, Kyu, Lahtinen, Lee DC 1,2, Lee IM 4, Lee DH 2, Lear SA 2, McCullough LE, McGuire, Manson JE 1,4, Mark, Moholdt, Mora 1, Morris JN, Mok, Mueller PS, Murphy, Myers J 1,2, Nelson, Newman AB1, O'Donovan, Paffenbarger, Pandey, Papadimitriou, Pedisic, Phan DQ, Reddigan, Roberts CK, Rothenbacher, Sacco 1,2, Saeidifard, Saint-Maurice 1,2, Sattelmair, Schnohr, Sesso 3, Shiroma, Smith SC Jr 1,2, Soares-Miranda 2, Stamatakis 2, Stensvold, Stessman, Stewart, Sung, Tanasescu, Task Force, Tessier, Yates, Wannamethee 1, Warburton, Webber BJ, Wen, Willis BL, Zhao M).

La marche est la meilleure médecine de l'homme (Huxley 2) et nous le répétons dans notre programme d'ETP, en expliquant les détails des bénéfices et en stimulant l'élan motivationnel. Les résultats obtenus sont encourageants (Baudet 5,6). Dans une ville, il est préférable de pratiquer la marche en espace vert moins pollué plutôt qu'en centre-ville animé (Sinharay). L'acquisition d'un chien peut aider à pratiquer une marche régulière (Powell L).

Et les programmes encadrés d'exercice physique pour traiter l'artériopathie oblitérante des membres inférieurs sont également très utiles, donnant sur le périmètre de marche de bons résultats (Hamburg, Murphy).

Ainsi, l'exercice physique, surtout l'APE, joue un rôle central dans les traitements curatif et préventif des différentes localisations de l'athérosclérose ; il doit être conseillé avec force et persévérance auprès de tous, y compris les individus ayant tendance à relâcher leurs efforts avec l'âge. D'autant plus que les bénéfices de l'APE sont multiples et incluent la lutte contre certains cancers (Pedisic), la maladie d'Alzheimer (Rabin), le diabète, le déclin cognitif (la sarcopénie pourrait être un marqueur précoce de ce dernier (Tessier)) et même une amélioration indirecte de la nutrition, en particulier une augmentation de la consommation des fruits et des légumes (Hajat).

Or, la sédentarité et l'alimentation à risque sont des pourvoyeurs des deux maladies chroniques les plus fréquentes : MCV et Cancers.

Les exercices physiques utiles excluent pour certains les efforts intenses et/ou très prolongés et/ou répétés souvent dans la semaine (Armstrong, Margeli, Pedisic), mais la plupart des études montrent au contraire l'intérêt d'une activité physique d'endurance très fréquente, d'intensité forte quand elle est possible (Bull, Hidalgo-Santamaria, Imran, Intwala, Kyu, Lee IM 4, Pandey, Stamatakis 2), y compris chez le coronarien (Biscaglia, Rogno). Il a été montré qu'un programme de réadaptation cardiovasculaire comportant d'importantes dépenses caloriques chez les coronariens en surpoids donnait de meilleurs résultats qu'un programme plus léger, tant sur le surpoids que sur les FR métaboliques (Ades). Chez les diabétiques, plus l'AP est élevée, plus grand est le bénéfice en termes de réduction de mortalité et d'incidence des MCV, sans exclure un petit bénéfice pour des activités modestes (Kodama 3). Les recommandations actuelles sont la pratique d'un exercice physique d'endurance de 30 mn par jour (et plus si possible), en continu ou éventuellement par « bouts » de 10 ou 15 mn, tous les jours ou presque, entre 40 et 60 % du VO2 Max ou de la FC Max (Pearson). Mais une durée limitée à 15 mn, surtout si elle est intense, peut éventuellement être une étape utile, voire remplacer une activité plus longue (Kettle, Warburton, Wen). Et l'APE concentrée sur le weekend end est également utile (O'Donovan), mais ses vertus protectrices globales sont-elles de même ampleur ? Cette question est débattue et une publication concernant 351.000 adultes américains montre que les bénéfices sont identiques (Dos Santos M). Une analyse américaine portant sur des cohortes de grande ampleur et avec un suivi très long montre que la pratique d'une APE d'intensité modérée pendant 5 à 10 heures par semaine donne les meilleurs résultats sur la réduction de mortalité toutes causes confondues et cardio-vasculaires ; si l'activité physique est intense, les bénéfices maximum sont observés pour des durées de 2,5 à 5 heures par semaine (Lee DH 2).

Et, en dehors de l'APE, la simple station debout protège un peu contre la mortalité cardiovasculaire : plus elle est longue dans la journée, plus la protection est nette (Katzmarzyk). Réduire la durée de la station assise au profit de la station debout et de la marche est donc une priorité, qui conduira peut-être à de profonds bouleversements dans notre mode de vie quotidien (Healy, Lopez-Jimenez, Stamatakis). L'APE et l'activité en résistance améliorent probablement aussi la fonction cognitive (Northey). Chez les personnes au-delà de 70 ans, l'AP intense et/ou qui augmente au cours du temps allonge l'espérance de vie et réduit le risque de mortalité toutes causes confondues, en particulier par MCV et par cancer (Hsu B).

L'ETP prenant en compte la dimension psychoaffective individuelle améliore la durabilité de la motivation (Baudet 6, Peterson).

L'acquisition d'un podomètre ou d'un accéléromètre ou d'autres outils connectés peut renforcer la motivation (Ferguson, Harris T, Hodkinson).

Le sport de très haut niveau avait mauvaise réputation mais les mortalités toutes causes confondues et cardio-vasculaires sont nettement diminuées chez les anciens coureurs du Tour de France (Jouven 2, Marijon) et chez les sportifs olympiques (Antero-Jacquemin), avec toutefois dans ce dernier exemple une restriction pour les athlètes hyper endurants. En règle générale, il semble que plus l'activité physique est intense et prolongée (marathoniens, amateurs de trails...), plus les calcifications coronaires sont nombreuses, mais pas nécessairement péjoratives (Aengevaeren).

Sur le plan évolutionniste, les effets favorables de l'exercice physique régulièrement pratiqué reflètent un réajustement de notre environnement à un patrimoine génétique façonné pendant toute la durée de l'évolution des êtres vivants par un milieu pauvre en aliments obligeant à une activité physique constante (Gielen, Swynghedauw 2).

Les mécanismes incriminés dans ces effets favorables, qui apparaissent progressivement et disparaissent rapidement si l'activité est arrêtée, sont là encore multiples (Albert MA 1,2, Ashen, Blair 1,2,3, Casella-Filho, Cornelissen, Chu, Di Loreto, DuttaRoy, Eckel 3, Ford ES 3, Ganz, Halle, Hambrecht 1,3, Hamer, Hankinson, Harvey, Idris, Jarvie, Jolly, Kodama 2, Kokkinos PF 2,3,4, Kraus, Leon AS, Lin JS, Mattusch, Miyaki, Morales, Mozaffarian 15, Nualnim, Pahkala 1,2,3, Ribeiro de Meirelles, Schuler ,Thompson PD, Tomaszewski, Vona, Williams PT 2, Womack). Ils s'exercent aux niveaux cardiaque, vasculaire, musculaire, pulmonaire, biologique et du système nerveux autonome :

- diminution de la fréquence cardiaque au repos et à l'effort,
- raccourcissement du temps de récupération sinusale, amélioration de la variabilité sinusale,
- diminution de la TA, surtout diurne, jusqu'à 10,5 mm Hg pour la systolique et 7,6 mm Hg pour la diastolique,
- diminution du stress et effet antidépresseur,
- augmentation du taux de HDL-C si la durée de l'exercice correspond à une dépense énergétique supérieure à 1000 kcal /semaine. On y rattache l'augmentation des sous fractions anti oxydantes du HDL-C. Réduction des taux de triglycérides et de non HDL-C ainsi que du nombre des particules de LDL-C petites et denses,

- diminution de l'insulino résistance et du risque de survenue d'un diabète, même pour des niveaux faibles d'activité physique d'endurance,
- facilitation du développement de la circulation collatérale et augmentation de la perfusion coronaire,
- en dépit d'un effet aigu et transitoire pro thrombotique de l'exercice physique, celui-ci, à long terme, a des effets anti thrombotiques : augmentation de l'activateur tissulaire du plasminogène, diminution de l'adhésivité et agrégabilité plaquettaire, du taux de fibrinogène, des facteurs VIII et IX de la coagulation, de la viscosité sanguine,
- les effets anti inflammatoires sont probables, la Pentraxine 3, l'interleukine 6 et la CRPus sont le plus souvent abaissées dans les différentes études, dont une porte sur un suivi de 10 ans. L'exposome regroupe les effets des déterminants du mode de vie et des expositions environnementales sur l'inflammation et l'immunité. L'activité physique l'améliore,
- production par les cellules musculaires d'un cofacteur agissant sur la transcription génique intervenant dans l'inflammation et l'angiogenèse,
- amélioration de la fonction endothéliale avec libération augmentée du NO,
- réduction des taux circulants du Vascular Endothelial Growth Factor (VEGF),
- mobilisation des cellules progénitrices,
- diminution du risque de développement d'une obésité si le régime alimentaire est équilibré. Et maintenir chez les jeunes adultes une activité physique au long cours limite la prise de poids ultérieure.

Les preuves des bienfaits d'une d'alimentation de type méditerranéen et de l'activité physique d'endurance sont donc multiples et les mécanismes sont de mieux en mieux élucidés. Et les bénéfices ne sont pas limités au système cardio vasculaire ; ils réduisent aussi la fréquence de certains cancers, digestif et sein par exemple (Kirkegaard) ; ils préservent la mobilité des seniors (Parsons). Mais l'accumulation de ces connaissances est inutile sans leur application pratique par le plus grand nombre d'individus. On en est loin. En voici un exemple peu encourageant : faible réduction de consommation de fast food au restaurant après un IDM, particulièrement chez les jeunes, les hommes, les travailleurs et les patients des classes sociales défavorisées (Salisbury). Et pour la pratique d'une APE régulière, les résultats ne sont pas plus rassurants (Orrow).

Pour modifier efficacement et durablement l'hygiène de vie, l'ETP est utile. Elle devrait faire partie de la désormais longue chaîne thérapeutique efficace dans la lutte contre toutes les localisations de l'athérosclérose.

LA PRATIQUE

En fonction de ce qui a été écrit plus haut, la prévention de l'athérosclérose passe par des modifications progressives et négociées de l'hygiène de vie, utiles pour tous quel que soit le risque génétique (Said), conseillées si besoin par une équipe spécialisée en Cardiologie et en Education Thérapeutique, ayant des connaissances en cardiologie, psychologie, nutrition, épidémiologie. L'écoute patiente est une condition nécessaire à l'obtention ultérieure et durable de bons résultats.

Les trois pôles d'une hygiène de vie protectrice sont :

1. la lutte contre la sédentarité et l'inactivité
2. la lutte contre le tabagisme
3. la recommendation d'une alimentation de type créto-méditerranéenne, (Baudet 3,4, Buckland 1,2, Chrysohoou 3, Davis, Eckel 1, Estruch 1,2,4 Hu FB 1,10, Fung 1,2, Graham, Iqbal, Gardener 2, Kromhout, Knoops, Lichtenstein, Lopez-Garcia 4, Mente, Mitrou, Paterson KE, Sjögren, Sofi 2,3,4,Trichopoulou 1,2,3,4, van den Brandt, Yang Q 3).

Il ne faut pas oublier la détection et la prise en charge d'une dépression, relativement fréquente après un événement clinique cardiaque et qui est par elle-même un facteur de risque de l'athérosclérose (Frasure-Smith, Grace) et de mauvais pronostic incluant la mort après un infarctus (Carney, Lichtman, Smolderen), y compris par suicide (Larsen KK, Williams RB) ; dans ce cadre, les résultats obtenus sur la prévention des événements cliniques cardiovasculaires sont cependant faibles (Sorri, Williams RB).

L'air pollué par les microparticules (Kettunen, Routledge) et par l'ozone (Ruidavets 3) favorise également le déclenchement d'événements aigus cardiaques et cérébraux et la mise à l'écart de cette pollution est souhaitable (Pope 1,2).

I. Exercice physique

Les bienfaits de l'exercice physique au long cours étant démontrés sans ambigüité, il faut conseiller des efforts essentiellement aérobies d'endurance (marche, jogging, vélo, natation, ski de fond), efforts de moyenne intensité accessibles à presque tous mais aussi de forte intensité pour ceux qui le peuvent et le souhaitent. Le plus simple à réaliser est une séance quotidienne de marche d'environ 30 minutes minimum (soit une dépense énergétique d'au moins 1000 kcal par semaine), à la vitesse de 4 à 5 km/h si possible (Kokkinos PF 1,2,3,4,5) amenant aux alentours de 40 à 60 % voire 80 % du VO2 max. ou de la Fréquence Cardiaque Maximale (FCM). Les valeurs les plus protectrices de l'intensité de l'effort et de sa durée sont débattues (Armstrong MEG, Manson 1,4, Myers J 1,2, Paluch, Rognmo, Schnohr, Tanasescu), mais, dans l'étude CARDIA (Paluch), comme auparavant dans celle de NHANES, le nombre de pas supérieur à 7000/jour est nécessaire pour avoir un impact protecteur significatif. Dans deux populations très ciblées, celle de l'étude LIFE (Fossum) et celle de Taïwan (Ku PW), une activité physique régulière y compris domestique ou au travail, même modeste, suffit à allonger la durée de vie. Le slogan habituel des 10.000 pas quotidiens nécessaires pour avoir un réel effet protecteur pourrait au moins être remplacé par « Marcher est bénéfique pour la Santé ». Et passer de la sédentarité ou de l'inactivité à une activité recommandée réduit la mortalité toutes causes et d'origine cardio-vasculaire (Mok). Pour certains, le volume total de l'activité physique dans la semaine est plus protecteur que la fréquence de pratique (Chomistek 2). Pour d'autres, la régularité est plus importante que la fréquence voire l'intensité (Pedisic), mais la plupart des études se font sur la méthode déclarative. Une étude de très grande cohorte a montré que l'activité physique intense était encore plus protectrice qu'une activité physique d'intensité modérée (Wang Y 3). Rappelons ici la relation inverse entre la capacité d'effort exprimée en MET et la mortalité (Kokkinos 1).

En dehors de la prise de médicament bradycardisant :

- 60 % de la FCM peut être obtenu par une marche aux alentours de 5 km/h ou du vélo vers 12 km/h,
- 70 % par une marche aux alentours de 7 km/h ou du vélo vers 16 km/h,
- 80 % par une course aux alentours de 10 km/h ou du vélo vers 21 km/h.

La part des lipides parmi les substrats énergétiques utilisés par les muscles est d'autant plus élevée que l'exercice est moins intense et poursuivi plus longtemps : 50 % jusqu'à 50 %-70 % du VO2 max. puis de moins en moins ensuite (Brion).

L'activité physique de loisir est plus efficace que l'activité physique effectuée au travail (Sofi 1). La pratique du yoga donnerait des résultats intéressants, en particulier sur l'IMC, la TA systolique, le LDL-C et le HDL-C (Chu).

De courtes périodes d'effort en résistance, par exemple poids et haltères à faible charge sont également utiles (Braith, Kelly GA, Williams MA 2). Ce type d'effort est moins efficace sur les chiffres tensionnels et la prévention des ECV que les efforts en endurance (Kelly GA), mais il préserve équilibre, souplesse et force musculaire, indispensables pour un vieillissement serein.

Les risques de cette activité sont minimes (de même que les tests d'effort diagnostiques qui la précèdent parfois, Skalski), en particulier la survenue d'un infarctus quelques instants après la fin de la séance d'entraînement, voire pendant la durée de celle-ci, ce risque existant particulièrement chez les patients au passé très sédentaire (Dahabreh). Chez les athlètes pratiquant le sport au-delà de ce qui est habituellement recommandé et de façon prolongée, quelques risques peuvent éventuellement apparaître (Myrstad, Parry-Williams, Qureshi) : Flutter et Fibrillation atriale, mais les connaissances sont encore très partielles dans ce domaine de la rythmologie (Bhatt AG), bradycardie sinusale, bloc auriculo-ventriculaire du 1er degré, hypertrophie du VG, augmentation des troponines, du peptide natriurétique B, fibrose myocardique, calcification artérielle.

Dans tous les cas, ces risques minimes sont statistiquement bien inférieurs aux bénéfices escomptés sur une population générale et/ou à risque (Balducci, Chakravarty, Hambrecht 1,3, Joseph, Kokkinos PF 1,2,3,4,5, Lee IM2, Manson1,4, Maron, Mok, Nelson, Shephard, Sherman, Sherman 2, Stahle, Stensvold,Tall 2).

Les effets bénéfiques incluent aussi la prévention des troubles du rythme auriculaires et ventriculaires (Elliott AD, O'Neal), du diabète de type 2, de l'hypertension, de l'ostéoporose, de certains cancers (Myers 1, Pedisic, Rock, Slattery), de l'altération de la santé mentale (Chekroud), de la dépendance (Pahor) et peut-être des démences, qu'elles soient d'origine vasculaire (Aarsland) ou liées à la maladie d'Alzheimer (Desai P, Larson, Podewils). Dans une étude (Sabia), le déclin cognitif n'est pas prévenu par l'APE mais un facteur de confusion (la diminution de l'APE précède nettement le déclin cognitif) ne permet pas de conclure. Le profil métabolique est nettement amélioré chez les individus pratiquant une APE, ce qui peut aussi contribuer à la motivation pour la poursuite au long cours de cette activité (Cheng 3) : la glycémie est plus basse, la composition sérique des lipides est modifiée avec moins d'acides gras saturés, de VLDL-C (Kujala). Et dans une vaste étude chinoise (Jia J), un mode de vie sain englobant, entre autres données, l'activité physique et une alimentation saine, ralentit le déclin de la mémoire, quel que soit le risque génétique reposant sur l'allèle APOE-E4. Chez l'insuffisant cardiaque, un programme d'entrainement physique a aussi des effets anti agrégants, anti inflammatoires et anti oxydants (Ribeiro de Meirelles), laissant espérer, entre autres avantages artériels, une réduction des thromboses veineuses. L'activité physique fait maintenant partie du parcours de soin des patients traités pour un cancer, mais l'hétérogénéité de cette population impose la personnalisation de la prise en charge (Forbes).

L'activité physique adaptée prévient et traite aussi de très nombreuses maladies chroniques (BEH).

Chez l'obèse, l'exercice physique seul réduit un peu l'adiposité abdominale (Ekelund) mais a peu d'action sur la perte de poids, sauf s'il est intense et prolongé, ce qui est difficilement réalisable ; quand elle est obtenue par le régime alimentaire qui diminue la masse grasse mais aussi la masse maigre, il aide à préserver les bons résultats et limite la perte de masse musculaire. De toute façon, l'exercice physique chez l'obèse est souhaitable car les bénéfices portent sur la prévention des maladies cardiovasculaires, le mieux être et évidemment la performance physique (Brion, Weinstein). Les personnes en surpoids devraient être incitées à pratiquer un volume d'activité physique égal à 1800-2 500 kcal/semaine, correspondant à 225-300 minutes d'activité d'intensité modérée par semaine (HAS). Une étude publiée en 2016 montre que l'activité physique pratiquée 3 fois par semaine, comparée à celle effectuée six fois par semaine, avec temps global égal dans les deux groupes (300 minutes/semaine), donne de meilleurs résultats sur la perte de poids et la réduction du tour de taille (Madjd).

Chez les seniors de plus de 70 ans, une bonne condition physique prédit la longévité, tandis que les FR classiques perdent leur valeur prédictive (Whelton SP 4).

Bien sûr, ces conseils d'exercice physique doivent être renouvelés au long cours, de telle manière que l'activité soit maintenue au fil du temps. Ils sont au mieux initiés, après un épisode coronarien aigu, par une phase de rééducation en centre spécialisé, de préférence ambulatoire, où la rééducation cardio-vasculaire est couplée à l'ETP comportant des entretiens individuels et des ateliers collectifs (Baudet 4,5, Bittner 2, de Vries, Martin BJ, Piepoli). Puis, la motivation peut être entretenue au long cours par l'adhésion à un Club. Cette voie est bénéfique quel que soit l'âge (Mehta H). Un exercice intermittent en piscine, court-circuitant la monotonie des efforts prolongés, peut booster cette motivation (Depiazzi).

En règle générale, la motivation pour exercer une APE au long cours est très faible ; en prévention primaire, une méta analyse de 15 essais a montré qu'il fallait informer 12 patients pour qu'un seul bouge à des niveaux d'activité actuellement recommandés (Orrow). Là encore, l'Education a un bel avenir (Baudet 4,5,6), ainsi que les entretiens motivationnels (Huffman JC) et peut-être aussi les incitations financières (réduction de cotisations par les mutuelles) ou médicales (ordonnance de prescription d'une activité physique d'endurance avec délivrance gratuite de matériel par des municipalités).

Concernant l'activité sexuelle très souvent réduite après un ECV (Levine), peu de patients font état de conseils donnés par les professionnels de santé (Lindau). Presque toujours, elle n'est pas contre-indiquée (si elle l'est, c'est sur conseil médical) (Cheitlin). En effet, les relations sexuelles créent une augmentation de la tension artérielle et de la fréquence cardiaque (Levine, Steinke) mais, quand il a été mesuré directement (!), ou, de façon plus soft, indirectement, le VO2 n'a atteint généralement que de 10 à 15 ml/mn/kg d'oxygène pendant les phases pré orgasmique et orgasmique (Bohlen, Douard 1, Hellerstein, Levine, Steinke), ce que seul(e)s les patient(e)s ayant une insuffisance cardiaque grave et/ou démotivé(e)s ne peuvent atteindre. Les effets secondaires sexuels des médicaments, en particulier diurétiques et béta bloquants doivent aussi être abordés, ainsi que la contrindication des inhibiteurs de PDE5 chez les patients traités par des dérivés nitrés (Steinke). Montrer l'efficacité de la prise en charge des problèmes sexuels est difficile et une seule étude randomisée a été réalisée (Klein). Elle met en évidence des résultats favorables, évidemment subjectifs, de l'éducation thérapeutique et des techniques comportementales. L'activité physique régulière est aussi un facteur réduisant le risque d'impuissance (FR de l'athérosclérose au moins par le biais du stress induit) chez l'homme de plus de 50 ans (Bacon), y compris après un infarctus (Begot). Il faut néanmoins connaître la possibilité de troubles de l'érection chez l'homme et de difficultés à atteindre l'orgasme chez la femme, liés à la pratique régulière (plus de 3 heures par semaine) du vélo avec selle allongée (Huang). Sex or cycle !

II. Hygiène alimentaire

La nutrition est un des problèmes principaux de notre époque (Mozaffarian 20), revêtant des aspects divers selon les revenus des pays. La diversité alimentaire s'accompagne d'une prolongation de la durée de vie en bonne santé (Miyamoto). Mais "Manger de tout avec modération" est un slogan obsolète pourtant rabâché. Une étude en confirme le côté "vintage" : les résultats d'une telle recommandation sur le poids et l'apparition d'un diabète sont pires qu'avec une moindre diversification, si celle-ci utilise des produits sains (de Oliveira Otto). Plus intéressante serait la réduction de taille des portions alimentaires quotidiennes, utile pour recalibrer les perceptions de la « normalité » (Robinson E).

L'influence de l'alimentation sur la mortalité et certaines maladies, en particulier celles liées à l'athérosclérose et les cancers, est admise (Budhathoki, Chaltiel, INCA, Hu FB 1,2,3,4,5,6,7,9,10,11, Heath, Mente, Micha 3, Rock, Uzhova, Veettil, Zhong Y). À partir de ce constat, les propositions pour préserver une bonne santé ont prospéré et s'affinent sans cesse.

- Les sévères recommandations des Départements de l'Agriculture et de la Santé américains préconisaient des apports caloriques comportant 60 % de glucides, 25 % de lipides et 15 % de protides, car les lipides étaient initialement considérés comme des ennemis de la santé (Yanci WS). Mais une méta analyse faite à partir de 27 essais d'intervention randomisés (Hooper 3) a montré que la mortalité totale et le taux d'événements coronaires n'étaient pas modifiés par la simple réduction des apports lipidiques, ce qu'ont confirmés d'autres publications (Howard 2 pour l'étude Women's Health Initiative Dietary Modification, Hu FB 10). En effet, une alimentation hypo lipidique s'accompagne en parallèle d'une augmentation des apports sucrés, ce qui a pour conséquence certes une possible réduction du LDL-C mais aussi une réduction du HDL-C et l'apparition de molécules de LDL-C petites et denses athérogènes. De plus, cette restriction des lipides se fait aux dépens des AG indispensables et en particulier du DHA.

- Chahoud a comparé l'intérêt cardiovasculaire des différents modèles alimentaires actuellement préconisés. Mais il est plus important de modifier l'alimentation dans son ensemble (Hu FB 10), ce qui a pour effet d'atténuer les facteurs de risque (diabète, hypercholestérolémie, surcharge pondérale, hypertension artérielle) et de faire bénéficier les patients du rôle plus ou moins protecteur propre de certains nutriments (omega 3, omega 9, fibres, antioxydants, minéraux, vitamines, oligo éléments).
- Le régime PORTFOLIO à base de fruits à coques, de protéines végétales, de fibres visqueuses et de stérols végétaux, peut aider à améliorer le bilan lipidique (Chiavaroli).
- L'alimentation de type pro inflammatoire (sucres simples extrinsèques, glucides raffinés, gluten, alcool, acides gras trans, augmentation du rapport omega 6/omega 3….) est évaluée par l'Energy Adjusted Dietary Inflammatory Index ou E-DII. Elle favoriserait les cancers colo rectaux (Obon-Santacana) et l'apnée du sommeil (Liu Y).
- En ce qui concerne les régimes amaigrissants, problème que nous n'aborderons pas en détail ici, les programmes commerciaux Weight Watchers et Jenny Craig semblent avoir montré un petit intérêt au long cours (Gudzune, Jebb). À l'opposé, les régimes hyper protéinés, efficaces à court terme sur le poids, l'adiposité abdominale, la TA et le taux des triglycérides (Santesso), sont inefficaces à moyen et long terme et ils pourraient même augmenter le RCV (Lagiou) et ne font qu'initier, ou entretenir, un cercle vicieux (Lecerf 10,11).

La recommandation essentielle est une alimentation globalement hypocalorique, sans attention particulière sur un des trois macronutriments (négociations individuelles en fonction des goûts de chacun), hormis la recommandation de consommation des glucides à faible index glycémique (Juanola-Falgarona) qui, entre autres actions favorables, diminuent l'inflammation (Gögebakan). Mais en ce qui concerne le surpoids, toutes les calories ne sont pas égales : à apports caloriques égaux, certains aliments contrecarrent l'homéostasie du poids, d'autres ont un effet neutre, d'autres enfin facilitent cette homéostasie (Mozaffarian 20).

Aujourd'hui et en attendant mieux, l'objectif le plus sage est une stabilisation du poids ou une diminution de quelques pourcents plutôt qu'une perte plus importante

L'idéal à atteindre, en l'adaptant au cas par cas, en préventions primordiale, primaire et secondaire, est une alimentation de type méditerranéen (classée en 2020 meilleur type d'alimentation, devant les types DASH et flexitarien, dans le US News and World Report's) avec quelques variantes (Brassard D), car ce type d'alimentation entraîne une réduction de la mortalité totale et cardiovasculaire, des ECV y compris les AVC, de la complexité et de la sévérité des lésions coronaires (Brassard D, Buckland 1,2, Chrysohoou 3, Delgado-Lista, Dinu, Eckel 1, Estruch 1,2, 4, Hu FB 1,10, Fung 1,2, Graham, Iqbal, Gardener 2, Kromhout, Knoops, Lichtenstein, Lopez-Garcia 4, Meier T, Mente, Micha 3, Mitrou, Mohammadifard 2, O'Malley, Paterson KE, Sans, Sjögren, Sofi 2,3,4,Trichopoulou 1,2,3,4, van den Brandt, Waldeyer, Yang Q 3), et peut-être même des morts subites, au moins chez les femmes ménopausées (Bellavia, Bertola 2), voire de certains cancers (Anic, Fowke, Fung 2, Zhong Y) mais il faut rester prudent sur ce sujet (Willett 1), des maladies neuro dégénératives et du déclin cognitif (Adjibade, Bhushan, Dinu, Tsivgoulis, Valls-Pedret), de la survenue du diabète de type 2 (Dinu, Martinez-Gonzales, Mozaffarian 17) et du diabète gestationnel (Karamanos), du syndrome métabolique et de ses différents composants (Kastorini 1, Lagström), de la stéatose hépatique (Properzi), de dépression (Jacka, Lassale), de déperdition osseuse liée à l'âge (Jennings A 1). De plus, un petit effet hypotenseur est possible (Jennings A 2). L'adoption d'un mode de consommation alimentaire sain pourrait réduire de près de 50 % le risque de développer une MCV (Bays HE 2).

Le syndrome de fragilité des seniors, évalué sur l'échelle FRAIL qui comporte 5 items (fatigue, diminution de la résistance et de la capacité aérobique, avoir au moins 5 maladies, perte de poids de plus de 5 %), est plus fréquent si l'alimentation s'éloigne du type méditerranéen ou DASH (Dinu, Struijk). Le syndrome de fragilité des seniors diabétiques est également moins fréquent lorsque le score d'adhésion au régime méditerranéen est le plus élevé dans l'étude PREDIMED (Lopez-Garcia 5). La méthodologie de cette étude a été critiquée, ce qui a conduit à son retrait puis, après modifications, à sa republication (Estruch 4), ce qui peut diminuer la confiance en ses résultats (Agarwal).

Associer l'adhérence au régime méditerranéen et l'activité physique régulière potentialise leurs effets bénéfiques (Alvarez-Alvarez).

Certaines populations à haut risque cardio-vasculaire (diabétiques, sédentaires, fumeurs, personnes peu éduquées et/ou en surpoids) ont plus de mal que d'autres à suivre ce type d'alimentation (Hu EA 2).

L'alimentation « occidentale » est très éloignée du modèle méditerranéen et les résultats sont désastreux (Pereira 2), y compris sur la formation des tumeurs (Kesse). Le terme de « coca-colonisation » a été utilisé (Hu FB 9,10,12) pour qualifier la tendance ubiquitaire de l'alimentation de type américain. En Chine par exemple, la consommation de produits animaux a augmenté de 40 % entre 1989 et 1997 et le nombre de fast foods a doublé entre 1999 et 2005 (Hu FB 9).

Le sel consommé en quantité trop importante est préjudiciable à beaucoup d'entre nous (Meneton 1, Strazzullo, Vandevijvere), ce qui est rarement contesté (Graudal, Stolarz-Skrzypek).

Franco O a publié des résultats théoriquement intéressants : ses « polymeals » sont des repas constitués à partir d'une alimentation riche en poissons, légumes, fruits, mais aussi de petites quantités de vin, d'ail et de chocolat noir. Ils s'accompagnent d'un faible taux d'événements cardiovasculaires. D'autres propositions (Robinson 1) s'en approchent. Et un grand débat est ouvert aux États-Unis et en Grande-Bretagne pour une politique de prévention incluant une taxation des produits très sucrés au profit de la lutte contre l'obésité, taxation qui, pour être efficace et acceptée, doit parallèlement être accompagnée d'une réduction du prix des produits « sains » (Briggs, Brownell, Tiffin). Cette taxation est intervenue récemment en France, pour des raisons budgétaires, mais, pour l'instant, il n'est pas question d'instaurer une prévention « punitive ». Il est cependant sûr que la réduction de consommation des produits sucrés, obtenue ou non par cette taxe, s'accompagne d'une diminution du risque d'obésité, du syndrome métabolique et aussi des chiffres tensionnels (Chen L, Colchero). Dans le même ordre d'idées, les Danois avaient instauré une taxe sur les acides gras saturés en 2011 pour inciter à une réduction de leur consommation ; ce qui fut observé, mais la taxe fut ensuite abandonnée (Vallgarda).

Les modifications de l'alimentation doivent se faire progressivement et de façon négociée avec chaque individu, en tenant compte, pour les milieux défavorisés, du rapport qualité nutritionnelle/prix de l'alimentation. Généralement, la densité énergétique de l'alimentation (quantité d'énergie apportée par 100 g d'aliment) est inversement proportionnelle à son coût ; diminuer la densité énergétique de l'alimentation implique donc des dépenses alimentaires plus importantes. Des pistes existent, par exemple recommandation de la consommation de féculents et de produits laitiers qui n'augmentent pas le coût (Drewnowski 1).

Les retraités qui ont de faibles ressources financières réduisent leurs dépenses alimentaires, particulièrement celles liées aux produits d'origine animale, aggravant la perte musculaire physiologique, mais aussi celles liées à d'autres produits contenant des micro nutriments indispensables (Allais).

Il faut être patient (politique des petits pas) et convaincant. L'enjeu est important et motivé par des études d'intervention nutritionnelle qui ont montré qu'un ralentissement de la progression de la plaque d'athérosclérose, voire la régression de celle-ci, était possible.

Enfin, des points communs existent dans le développement des MCV et de certains cancers, avec niveau de preuve probable : les facteurs qui réduisent les risques sont l'activité physique et la consommation des fruits et des légumes ; les facteurs qui l'augmentent sont le tabagisme, la consommation de boissons alcoolisées, le surpoids et l'obésité, la forte consommation de charcuteries, de viandes rouges, d'aliments ultra transformés et de sel.

Pour aider les consommateurs à faire des choix sains dans les achats alimentaires, le Nutri-Score, élaboré à partir du score FSAm-PS (Food Standards Agency Nutrient Profiling System qui comporte différents items tels la quantité énergétique, les teneurs en sucres, en AGS, en sodium, en fibres, en protéines contenues dans 100 g d'un aliment), est d'une grande utilité, reconnue en France et une partie grandissante de l'Europe. Plus ce score est élevé, plus grand est le risque de mortalité toutes causes et par cancer (Deschasaux). Le Nutri-Score est affiché sur les paquets d'aliments sous forme de lettres de A (idéal) à D (à éviter) et selon un code couleur (du vert, idéal, au rouge, à éviter).

A/ Grandes lignes de l'alimentation protectrice

Préambules :

- Une pathologie associée (par exemple allergie, colopathie, diabète, intolérance au gluten, hypolactasémie) interfère ponctuellement avec les conseils à prodiguer.
- Au fur et à mesure du vieillissement, les conseils diffèrent légèrement. Les apports caloriques doivent tenir compte

du risque de dénutrition ; les apports protidiques, sûrement, et calciques, probablement, doivent être renforcés. La sarcopénie (diminution physiologique inéluctable et progressive de la masse, de la force et de la fonctionnalité musculaire) a des conséquences préjudiciables sur la mobilité et l'autonomie des seniors (Farsijani, Rosenberg). Maintenir une masse musculaire correcte dans cette population est donc nécessaire et fait appel, d'une part à la pratique régulière d'activités physiques adaptées, d'autre part à une alimentation apportant au moins 1,2 g/Kg/j de protides (Bernabei). Pour combattre la résistance anabolique au repas liée à la séquestration splanchnique des protides entraînant une diminution de la synthèse des protéines musculaires, concentrer les apports protidiques journaliers sur un repas (régime protéique pulsé) pourrait être utile (Aussel). D'autres disent au contraire que les apports protidiques régulièrement répartis sur la journée augmentent la force musculaire (Farsijani). Les personnes âgées se nourrissent de plus en plus mal au cours du vieillissement : moins de fruits, de légumes, de viandes et poissons, de graines et plus de viandes ultra transformées, de graisses saturées (Long T).

L'« Institute of Medicine's Food and Nutrition Board » définit comme aliment fonctionnel (alicament) tout ingrédient qui peut offrir un bénéfice pour la santé allant au-delà des macronutriments qu'il contient. Exemples : phytostérols, levure de riz rouge, polyphénols. Mais ces aliments fonctionnels n'apportent au mieux qu'un tout petit remède à un beaucoup plus vaste problème, celui d'un mode de vie alimentaire à risque qui doit être pris en charge de façon globale (Hu FB 11).

Le remplacement d'une partie des AGS de l'alimentation par des glucides ne réduit pas le risque cardio-vasculaire (Jakobsen 1,2) car seuls les glucides à faible index glycémique ont une valeur protectrice (Hu FB 9, Jakobsen 2).

En France, les apports alimentaires en protides privilégient traditionnellement les origines animales par rapport aux origines végétales. La synthèse protéique quotidienne, égale aux pertes, voisine de 300 g/j sur un stock d'environ 12 Kg, est optimale si l'apport en acides aminés indispensables est équilibré. Globalement, l'apport protéique quotidien nécessaire est voisin de 1 g/Kg/J, un peu plus, voire plus de 1,4 g/Kg/J chez les seniors ayant un cancer, du fait de la sarcopénie (Capitao) ; or, souvent, les seniors réduisent leur consommation de protides animales sans les remplacer par des protéines végétales. Les sources de protéines sont essentiellement les céréales et les légumineuses, les viandes, poissons et œufs, les laitages. Mais les protéines d'origine végétale contiennent moins d'acides aminés indispensables et sont moins digestibles. Elles doivent être diversifiées dans l'alimentation quotidienne.

Dans les cas où une perte de poids stable est un objectif, la seule recommandation actuellement sûre et efficace est une APE régulière associée à une alimentation légèrement hypocalorique portant à parts plus ou moins égales selon les goûts sur les trois macronutriments (Clarke 2), malgré un apport calorique des lipides plus de deux fois supérieur à celui des protides et des glucides : Lipides = 9 Kcal/g ; Glucides = 4 Kcal/g ; Protides = 4 Kcal/g.

Des aliments sains peuvent devenir délétères s'ils sont frits. Une forte consommation de ces aliments augmente les risques de MCV, de mortalité toutes causes en particulier cardio-vasculaires, en grande partie du fait de la prise de poids, de l'hypertension, du diabète de type 2 et de l'hypercholestérolémie (Cahill 2, Sun Y).

Le petit déjeuner est indispensable à l'équilibre nutritionnel et le sauter habituellement est associé à un risque augmenté d'athérosclérose (Uzhova), avec toutes ses conséquences cliniques habituelles (Tang J, Rong S). Raisons évoquées : augmentation des rations de midi, pics insuliniques, HTA, hypercholestérolémie…

Il n'avait pas été démontré de supériorité nutritionnelle de l'agriculture biologique sur l'agriculture intensive (Smith-Spangler 2). Cependant, une méta analyse parue en 2014 trouve des taux d'antioxydants poly phénoliques nettement plus hauts (sans doute dûs à l'absence d'utilisation d'engrais azoté), particulièrement les anthocyanes, en même temps que des taux de Cadmium et de résidus de pesticides plus bas dans les produits issus de l'agriculture biologique (Baranski). Fin 2018, l'étude française prospective NutriNet-Santé a montré un effet protecteur de l'agriculture biologique sur la fréquence des cancers et du syndrome métabolique (Baudry 1,2).

La classification NOVA sépare les aliments frais ou peu transformés des autres.

Elle se décompose en 4 catégories définies par les processus de transformation alimentaire :

- « **Aliments frais ou peu transformés** : des aliments frais ou modifiés par des procédés comme le retrait des parties non comestibles, le séchage, le concassage, le broyage, la pasteurisation, la réfrigération, la congélation, l'emballage sous vide (des procédés qui permettent de prolonger la durée de vie). Aucun de ces produits ne comporte de substances ajoutées. On retrouve par exemple les fruits, les légumes et les légumineuses frais, séchés ou congelés, la viande coupée et emballée, le lait pasteurisé, le yogourt nature, les œufs, le riz, le maïs, les pâtes…
- **Ingrédients culinaires transformés** : ils comprennent les condiments, les amidons, le beurre et les huiles végétales.
- **Aliments transformés** : ce groupe comprend les aliments en conserve, les aliments fumés, les fromages, les pains.
- **Aliments hautement transformés** : des produits avec des formulations industrielles qui comportent plus de 4 ou 5 ingrédients. Ces aliments peuvent comporter des additifs alimentaires, des protéines hydrolysées, des amidons modifiés et/ou des huiles hydrogénées. Un aliment hautement transformé est un produit qui est hyper palatable, souvent peu coûteux, facile à consommer. Ces produits sont généralement énergétiquement denses, riches en sucres ajoutés, en sel et matières grasses. »

Les produits ultra transformés représentent près d'un tiers des apports caloriques quotidiens en France (Srour 3). D'après C. Monteiro et C.Debras, « la matrice des produits alimentaires a subi d'importants procédés de transformation (dont la friture, l'hydrolyse, le chauffage à très haute température,…) conduisant à des composés potentiellement toxiques. Les colorants, édulcorants, émulsifiants ou d'autres substances d'origine industrielle (huiles hydrogénées, amidons modifiés, malt dextrine, protéines hydrolysées, sucre inverti) peuvent favoriser les perturbations métaboliques, les altérations du microbiote intestinal et l'inflammation de bas grade ». La même étude NutriNet-Santé a montré un risque supérieur de mortalité, de cancer (du sein en particulier), de MCV, d'obésité, d'HTA, de diabète de type 2, de dépression chez les plus grands consommateurs de ce type d'aliments, y compris après multiples ajustements statistiques

(Astrup 2,3, Debras, Monteiro, Srour 1,2,3, même équipe). Les raisons invoquées sont trop nombreuses pour être claires.

Le régime paléolithique est recommandé par certains. Il exclut les céréales, les légumineuses, les produits laitiers, les sucres. Cela pourrait entraîner une augmentation des taux sériques de TMAO, biomarqueur des maladies cardiovasculaires signalé plus haut (Genoni).

Le régime cétogène, pauvre en glucose et fructose (glucides totaux < 10 % des apports caloriques totaux) mais iso calorique, est une voie de recherche dans la potentialisation des traitements contre le cancer (Kanarek). L'organisme tire son énergie des lipides se traduisant par une production importante de corps cétoniques. Ce régime aide à perdre du poids chez les obèses ; mais il est très déséquilibré et peut augmenter le taux de LDL-C (Bays HE 2).

La restriction calorique prolongée et/ou les périodes intermittentes de jeûne ont des effets bénéfiques probables sur la santé (de Cabo, Enriquez Guerrero, Kanarek, Wilkinson). Elles peuvent aider à lutter contre l'obésité, le diabète, l'HTA, l'hypercholestérolémie et donc les MCV, le cancer, les maladies neurodégénératives, la sclérose en plaques, les arthrites chroniques, l'asthme...Voilà une voie de recherche en pleine expansion, qui va à l'encontre de notre mode d'alimentation actuel qui privilégie les 3 repas quotidiens, plus les grignotages et collations. Mais les données disponibles en ce qui concerne l'accompagnement des traitements contre le cancer n'apportent pas la preuve aujourd'hui d'un bénéfice, y compris sur le pronostic (INCA 2).

Une alimentation réduisant le risque de diabète de type 2 diminue aussi le risque de survenue d'un cancer du sein, probablement par le biais d'une réduction du poids, mais pas uniquement (Kang JH 2)

Les connaissances sont en constante évolution. Dans l'état actuel des connaissances, il faut conseiller, en règle générale, une alimentation normo calorique, riche en AG omega 3 (poissons gras et huile de colza) et 9 (huile d'olive), en céréales complètes et légumineuses, en fruits et légumes, en produits laitiers, très pauvre en AG trans non naturels, réduite en sel, en sucres ajoutés, en AGS (Alpert JS, Micha 3, Wade). Ce mode d'alimentation, typiquement méditerranéen, joint à une activité physique régulière, à l'absence de tabagisme et au maintien d'un IMC<25 voire 30, maximise les chances d'éviter les MCV liées à l'athérosclérose (Estruch 2,4 Frisoli, Hu FB 10).

Et oublier, comme cela a déjà été dit plus haut, le très répandu "manger de tout avec modération" dont on se doute depuis longtemps, et dont on sait depuis peu, qu'il favorise la prise de poids, l'augmentation du tour de taille, du fait de la consommation d'aliments sains parfois, délétères souvent (de Oliveira Otto 2). Ceci n'exclut pas la diversité alimentaire et l'espérance de vie en bonne santé est la plus longue dans les pays où l'alimentation est variée, Japon en tête (Miyamoto). Dans les sociétés occidentales, la constatation est plutôt "manger de tout sans modération".

En prévention primaire, pour tous et surtout pour les personnes ayant soit :

1) un risque cardiovasculaire très haut déterminé par la présence :

- d'un diabète associé à un autre FR ou à une microalbuminurie,
- ou d'un score de Framingham > 20 % à 10 ans,
- ou d'un SCORE européen de > 10 %

2) un risque intermédiaire compris entre 5 et 10 % en ce qui concerne SCORE, les apports nutritionnels conseillés en macro nutriments sont de 50 % de glucides (35 % de glucides complexes, 10 % de sucres simples intrinsèques et 5 % de sucres simples extrinsèques), 15 % de protides (de 1 à 2 g/Kg/j, Petermann) et 35 % de lipides dans les apports énergétiques (AE) quotidiens voisins quantitativement de 2000 à 2200 Kcal/j, pour un adulte de la quarantaine (un peu plus pour les hommes que pour les femmes), en dehors d'activités physiques importantes et de cas particuliers. La quantité d'énergie totale absorbée quotidiennement, plus que la teneur en lipides des différents types d'alimentation, est généralement corrélée au risque de pathologies comme le diabète, le syndrome métabolique, l'obésité, les MCV et certains cancers (AFSSA). La prévention des MCV (entre autres) passe avant tout par un équilibre entre les apports et les dépenses énergétiques. Et à ration calorique égale, l'obésité et les ECV augmentent si on diminue les lipides au profit des sucres. C'est pourquoi :

- le taux des lipides totaux a été réévalué, autour de 35 %, par rapport aux ANC précédents, ce qui évite aussi un déficit en AGPI.

- les sucres extrinsèques sont fortement limités.

La répartition des lipides comporte, selon les Apports Nutritionnels Conseillés (ANC) par l'AFSSA 2010 :

Pour les AG indispensables :

Δ acide linoléique (omega 6) : 4 % des AE, soit un peu moins de 9 g (aux États-Unis, le double est recommandé)

Δ acide alpha linolénique (omega 3) : 1 %, soit environ 2 g

De telle façon que le rapport acide linoléique / acide alpha linolénique soit voisin de 4, valeur optimale déduite des études d'observation pour la prévention des MCV (Institute of Medicine). Un rapport plus haut favorise la prise de poids, le syndrome métabolique, le diabète de type 2, les MCV et du système nerveux, la DMLA, les maladies auto immunes et inflammatoires, la cancérogénèse (Schmitt).

Δ acide docosahexaénoïque ou DHA (omega 3) : 250 mg.

Pour les AG non indispensables :

Δ acide eicosapentaénoïque ou EPA (omega 3) : 250 mg, car le total EPA+DHA recommandé est de 500 mg. Dans certains pays, les poissons ne sont pas disponibles et l'ALA pourrait remplacer les effets bénéfiques des EPA et DHA (Harris 1,2).

Δ acides gras saturés totaux : < ou égal à 12 %. L'OMS recommande moins de 10 % (United Nations. 'Bad' fats targeted in new global health guidelines. 04 May 2018. https://news.un.org/en/story/2018/05/1008912). Moins de 8 % pour le sous-groupe « acides laurique, myristique et palmitique » athérogène en cas d'excès. Dans ce cas, leur remplacement partiel par des acides gras polyinsaturés réduit les ECV (Mozaffarian 12). Comme il a déjà été dit, les AGS sont un groupe très hétérogène et l'acide stéarique, longtemps considéré à risque, ne l'est plus pour certains (Astrup), mais toujours pour d'autres.

Δ acide oléique : entre 15 et 20 %. En préférant les acides gras monoinsaturés d'origine végétale (huile d'olive, fruits à coque) plutôt qu'animale (beurre, viandes de bœuf et porc)

Δ autres AG non indispensables : pas d'ANC car les données disponibles sont actuellement insuffisantes, mais les acides gras « trans » non naturels occupent une place à part du fait de leur fort pouvoir athérogène. Il existe en effet une relation linéaire entre la consommation de « trans » et le RCV (Kyungwon). Ils ne doivent donc pas dépasser 1 % des AE, puisque leur seul intérêt connu est l'apport énergétique. De plus, ces « trans » atténuent le bénéfice des AGPI n-3. Le New York City Board of Health a interdit des teneurs en acides gras trans d'origine industrielle supérieures à 0.5 g par portion dans 22000 restaurants de la ville (Okie).

Pour le cholestérol, les AE ne doivent pas excéder, chez les individus ayant une hypercholestérolémie nette, 200 à 300 mg par jour. Mais le cholestérol alimentaire contribue moins que les AGS et surtout les AG Trans à l'augmentation du LDL-C.

Les conseils portant sur une alimentation pauvre en acides gras trans, en certains acides gras saturés et en cholestérol peuvent être appliqués dès l'âge de 1 an, pratique sûre et efficace (Daniels), à condition de ne pas restreindre les autres lipides.

En prévention secondaire, les ANC ne sont plus applicables, puisque ceux-ci sont évalués pour l'ensemble de la population saine (prévention primaire). Cependant, les recommandations sont à peu près les mêmes, sauf pour la somme EPA+DHA qui atteint 750 mg au lieu de 500 mg.

B/ Détails de l'alimentation quotidienne protectrice

Ces vingt dernières années, la science de la nutrition a fait de remarquables avancées qui viennent très souvent à l'encontre des nombreuses représentations du public, accumulées au cours des siècles. **Les habitudes alimentaires influencent la fonction endothéliale et les FR cardiométaboliques : obésité, hypercholestérolémie, HTA, métabolisme des glucides, stress oxydant, inflammation ; mais aussi le métabolisme des adipocytes, la fonction hépatique, les voies de la régulation du poids, l'adiposité viscérale, le microbiote avec de possibles effets favorables sur le vieillissement** (Ghosh TS), **l'hémostase, la satiété, la récompense du cerveau** (Mozaffarian 20).

Les toxicités réelles, attendues, masquées ou supposées des additifs alimentaires, des produits phytosanitaires, des métaux lourds et différents polluants et perturbateurs endocriniens, ayant des conséquences sur les MCV et les cancers, ne seront abordés que très succinctement et ponctuellement (se référer à différents numéros de la Revue Prescrire2 dont celui de Décembre 2010, aux revues spécialisées, à la fiche repère de l'INC intitulée « les perturbateurs endocriniens » Juillet 2019 et à une publication gouvernementale disponible sur le site www.economie.gouv.fr). Citons toutefois ici 5 études et une méta analyse :

- celle portant sur les enfants bretons qui montre, entre autres résultats inquiétants, que la consommation de plusieurs groupes d'aliments (céréales, fruits,…) est associée à un risque accru d'exposition aux pyréthrinoïdes (Glorennec).
- celle qui montre dans son nouveau rapport la présence de pesticides dans les fruits et les légumes, certains étant même issus de l'Agriculture Biologique (Générations Futures).
- celle, française, qui répertorie les perturbateurs endocriniens d'origine alimentaire (Lee A 2).
- celle du Kuakini Honolulu Heart Program qui montre qu'une forte exposition professionnelle aux pesticides augmente le risque d'ECV (Berg).
- celle, française, NutriNet-Santé, qui montre une augmentation nette du risque de cancer du sein chez les gros consommateurs de nitrates contenus dans l'alimentation et de cancer de la prostate chez les gros consommateurs de nitrites (Chazelas 2). Nitrites et Nitrates, utilisés pour des raisons « esthétiques » et anti microbiennes, augmentent aussi les risques de cancer colorectal.
- Une méta analyse montre que l'exposition aux pesticides, spécialement les organochlorés, augmente le risque de syndrome métabolique (Lamat).

Voici la classification française des aliments, séparés en sept familles dont les fonctions complémentaires permettent le bon fonctionnement de l'organisme, sous conditions.

❑**FAMILLE VPO** (Viandes, Poissons, Œufs)

✍ Une faible (voire inexistante dans les populations asiatiques, Lee JE) relation a été trouvée entre consommation de viandes rouges (par définition de l'OMS : toutes les viandes hormis les volailles) et viandes rouges transformées d'une part et MCV et même parfois mortalité toutes causes (Al-Shaar, Barnard ND, De Oliveira, Johnson BC, Kappeler, Micha, Ogilvie, Orlich MJ 3, Rohrmann, Steur, Zhong VW). L'augmentation de cette consommation au cours de la vie accroît le risque de survenue du diabète de type 2, par les biais évoqués de la prise de poids (Ley, Pan A 4) et du stress oxydant. Par ailleurs, les viandes grasses (agneau, mouton, porc sauf certains morceaux comme le filet mignon, bœuf sauf l'onglet, la bavette et le filet qui contiennent moins de 5 % de lipides) sont riches en AGS qui ont un effet facilitateur, parfois controversé (Chowdhury, Roussell, Siri-Tarino, Tabatabaei), sur l'obésité centrale, l'hypertriglycéridémie, tous deux éléments constitutifs du syndrome métabolique, l'augmentation du LDL-C et la peroxydation lipidique (Cocate), la résistance à l'insuline, sur les MCV, les cancers colorectaux (Chao) et le déclin cognitif (Huede, Kalmijn). Par ailleurs, la cuisson à température élevée forme des amines hétérocycliques expérimentalement cancérogènes (Zheng W 2). D'après Wagemakers, la consommation de viande n'augmenterait toutefois ni la cholestérolémie ni la tension artérielle et c'est donc par d'autres biais que le risque cardiovasculaire pourrait s'exercer : par exemple le stress oxydant, provoqué par le Fer héminique, qui augmenterait l'inflammation et la toxicité auprès des cellules pancréatiques, avec pour conséquence une diminution de l'insulinémie puis un diabète (Van Woudenbergh). Mais la ferritinémie élevée semble plus un marqueur d'un profil à risque qu'un médiateur (Quintana Pacheco). Il est sans doute important de distinguer les viandes rouges maigres des autres ; en effet, la consommation importante des premières semble diminuer le cholestérol LDL, les triglycérides, l'insulinémie, le HOMA IR, la CRP, la TA et le poids (O'Connor). Ceci peut expliquer tout ou partie des différences sur le risque cardiométabolique évoquées ci-dessus.

Dans les Nurses'Health Study et Health Professionals Follow-up Study, la consommation importante de viandes rouges, surtout si elles sont issues de produits transformés ou ultra transformés, est aussi associée à un excès de mortalité, réversible si cette consommation est réduite et remplacée par une alimentation type méditerranéen (Zheng Y 2). Remplacer la consommation de viandes rouges par celle d'autres sources de protéines, animales ou végétales, réduit aussi le risque de survenue d'un diabète de type 2 (Würtz). Les risques d'insuffisance cardiaque (Virtanen HEK), de cancer (De Oliveira), en particulier du sein dans l'étude NutriNet-Santé (Diallo, Fiolet), colo rectal, pancréatique et prostatique (Bouvard) semblent aussi augmentés par la consommation de viandes rouges. Elle est donc probablement délétère pour la santé de l'homme, mais aussi pour celle de la planète (Potter). La substitution iso calorique des protéines animales (surtout les viandes rouges et ultra transformées) par des protéines végétales réduit la mortalité toutes causes confondues et cardio-vasculaire dans une revue systématique de la littérature (Zheng J).

Santé publique France recommande en 2019 la consommation hebdomadaire maximale de 500 g de viandes rouges et de 150 g de charcuteries. Moins, c'est mieux.

Les végétariens (essentiellement lacto-ovo-végétariens mais aussi pesco végétariens et autres) excluent les produits carnés. Les végétaliens excluent tous les produits d'origine animale (y compris le miel). Les vegans rejettent complètement les produits d'origine animale, pas seulement dans leur nourriture. Ils ont tous un apport calorique moindre, ont moins d'énergie apportée par les protides et les lipides, plus d'énergie à partir des glucides. Ils ont aussi plus d'apports en fibres. Les végétariens (régime lacto-ovo-végétarien surtout) évitent une partie de ces écueils, ont moins de cardiopathie ischémique grâce sans doute à une valeur plus basse des taux de Cholestérol non HDL-C, des chiffres tensionnels et de l'IMC (Crowe FL 4). Ils ont peut-être aussi une mortalité toutes causes diminuée, mais les facteurs de confusion dans les différentes études sont nombreux (Orlich 1). Par contre, ils peuvent avoir une carence en fer et en vitamine B12 (s'ils ne mangent pas assez d'œufs et de produits laitiers) (Pawlak) et une hyperhomocystéinémie, possible facteur de risque d'athérosclérose (Herrmann). Les végétaliens sont également plus minces que les non végétaliens, ont une TA (Lopez PD), un taux de cholestérol et de non HDL-C plus bas sans doute indépendamment de l'IMC (Bradbury, Yokoyama Y 2), moins de problème cardio-vasculaire et leur mortalité toutes causes est là encore peut-être diminuée (Orlich 1) ; les végétaliens diabétiques de type 2 ont une réduction de l'HbA1C (Yokoyama Y). Mais tous sont sujets à un déficit en acides aminés essentiels s'ils ne diversifient pas suffisamment les céréales et les légumineuses (Craig), en acides gras omega 3, en vitamine B12 (plus accentué encore que pour les végétariens, Pawlak) et vitamine D, Fer et Calcium.

La fragilité osseuse des végétariens et des végétaliens est diversement appréciée (Fontana, Iguacel).

Chez les végétariens, végétaliens et végans, la fréquence des cancers colo rectaux et prostatiques est diminuée, particulièrement chez les pesco végétariens (Orlich 2, Tantamango-Bartley), ou même exclusivement chez eux (Godos). Une étude est discordante avec les précédentes (Gilsing).

Mais attention aux carences ! Pour les végétariens, elles sont relativement faciles à compenser par la complémentarité des protéines végétales ; il n'en est pas de même pour les végétaliens qui ont en plus des déficits en apports de calcium, vitamine D, vitamine B12, acides gras omega 3. Attention aussi aux pesticides, phytooestrogènes, mycotoxines, Cadmium, Aluminium, Nickel… (Fleury)

Ne pas oublier enfin qu'une alimentation de type végétarien peut être délétère (frites, boissons sucrées, céréales raffinées, sel, etc.) et, à l'inverse, une alimentation non végétarienne peut être composée d'aliments sains.

Chez les séniors, la sarcopénie est inéluctable et son importance a été soulignée plus haut ; il faut insister sur la nécessité d'un apport protidique au moins préservé, c'est-à-dire 1 g/Kg/jour, mais plutôt augmentée un peu (Houston DK).

La consommation des volailles, sans la peau ni le jus de cuisson qui contiennent des AGS, est encouragée car son effet sur les MCV est neutre, hormis dans une étude de cohortes américaines (Zhong VW). D'autres viandes blanches comme le lapin sont également recommandées (Keys 1,2, Mozaffarian 20, Sinha 1).

Les charcuteries (beaucoup d'acides gras saturés, de sel, de fer héminique, de nitrates, nitrites et nitrosamines) doivent être consommées très modérément, ainsi que les aliments ultra transformés (Etemadi, Mozaffarian 20, Orlich MJ 3) car ils augmentent :

- le risque de diabète du fait de leur haute teneur en sucres ajoutés (Srour 2)
- le risque de certains cancers, en particulier de l'œsophage, de l'estomac, du colon et du rectum (Bouvard, Yip)
- le risque de cardiopathie ischémique (Bonaccio 2, Key, Srour 1)
- les mortalités par MCV englobant les AVC ischémiques, par cancer (Bouvard, Chen GC 2, Etemadi, Pan 1,2, Popkin, Rohrmann, Schnabel L, Sinha 1) et toutes causes (Bonaccio 2, Orlich MJ 3). À noter toutefois les résultats discordants, en ce qui concerne les AVC, de l'étude EPIC dans sa cohorte espagnole (Amiano)
- la probabilité d'avoir un état de santé cardio-vasculaire précaire selon le « Life's Simple 7 » (Zhang Z 2)

Mais l'association entre d'une part la consommation des morceaux gras des viandes rouges et de charcuteries et d'autre part les MCV peut être en partie biaisée par des facteurs confondants (Johnston BC), en particulier une alimentation globalement à risque contenant peu de fruits, de noix, de céréales complètes (Fogelholm)

Les poissons sont habituellement conseillés à raison de deux repas par semaine dont un de poisson gras (Bucher, Harper, He K1,2, Hu FB 2,3, Steur, Wang C, Whelton SP1) : harengs, saumons, maquereaux, sardines, thons rouges et anchois. Ces poissons sont facilement reconnaissables puisqu'ils ont une chair foncée et colorée. La truite, le flétan, le merlan sont aussi de bons vecteurs d'AG omega3. Les poissons blancs, moins intéressants en ce qui concerne le rapport omega 6 / omega 3, sont cependant utiles pour leur apport en protides et en sels minéraux ; toutefois, une grande étude épidémiologique trouve une augmentation du risque de cardiopathie ischémique chez les consommateurs de ces poissons (Al-Shaar) ; tandis qu'une autre, chez les Suédoises, montre le contraire en ce qui concerne les AVC (Larsson SC 1).

Plus le statut socioéconomique est bas, plus faible est la consommation de poissons, comme en témoigne l'index omega 3 (Wagner A 2).

Il est établi (à tort ?) que la consommation de poissons, gras en particulier, offre soit une protection, soit un effet neutre contre les MCV (Senftleber, Zhong VW). Des méta-analyses et une étude Japonaise (Iso) confirment le grand intérêt de la consommation régulière de poissons. Une étude Danoise montre aussi un effet protecteur des AG omega 3 à longue chaîne contre les cardiopathies ischémiques, uniquement chez les femmes (Vedtofte). Mais une méta analyse portant sur les intérêts des huiles de poissons est plus nuancée puisqu'elle montre une réduction significative de la mortalité cardiaque mais pas totale, pas d'effet sur l'arythmie, ce qui pose les questions du rôle respectif des EPA et DHA, de leurs combinaisons optimales (Leon H) et d'un effet protecteur non lié exclusivement aux omega 3. Une autre méta-analyse effectuée chez des patients à haut risque ne montre pas d'effet favorable d'une supplémentation, il est vrai à des doses très variables selon les études retenues (Aung). Une étude attribue à la consommation de poissons un effet favorable sur la survenue d'ECV mais aucun effet sur le risque de cancer et sur la mortalité globale par maladies chroniques (Virtanen JK1). Les AG à longue chaîne contenus dans la chair des poissons gras réduisent, dans certaines études, plus le risque de mort subite que celui de coronaropathie, quelle que soit par ailleurs l'absorption contemporaine d'acides gras omega 6 (London, Mozaffarian 2). Et comme rien n'est simple et sûr, ces mêmes AG omega 3 pourraient augmenter le risque de survenue d'un diabète de type 2 (Djoussé 6, Patel).

Pas de miracle en tout cas avec la consommation de poissons ou de compléments alimentaires apportant des omega 3, contrairement à ce qui est parfois affirmé pour ces derniers. D'autres études en cours

(STRENGTH, REDUCE-IT) apporteront peut-être un supplément à la connaissance.

On ne peut écarter l'effet substitution : plus de consommation de poissons donc moins de consommation de viandes, donc moins d'effets délétères de ces dernières.

Les poissons ne sont pas contrindiqués chez les patients soumis à un régime hyposodé car leur teneur en sodium est faible s'ils ne sont pas conservés à l'huile, séchés ou fumés. De multiples modes de cuisson leur conviennent. La vapeur a apporté un renouveau dans ce domaine. Eviter les poissons panés, fris ou en sandwich avec mayonnaise sans intérêt cardiovasculaire (Mozaffarian 3). Privilégier les poissons frais, même d'élevage, aux poissons surgelés car les EPA et DHA se dégradent au cours des semaines de congélation. Le stockage en conserve, même prolongé, n'altère par contre pas la qualité de ces omega 3. Dans les poissons les plus gros et les plus âgés au bout de la chaîne alimentaire, la teneur est élevée en Méthyl Mercure (Bolger, Guallar, Mozaffarian 13, Nielsen 2, Wennberg 2, Yoshizawa) qui, outre sa neurotoxicité, peut augmenter le risque de développer une maladie cardiovasculaire, en inactivant les mécanismes anti-oxydants et en favorisant la production de radicaux libres, mais les études ne sont pas concordantes. On recommande par prudence, surtout chez la femme enceinte, de ne pas dépasser 350 grammes de gros poisson carnivore par semaine. En Finlande, une étude a montré que le meilleur marqueur biologique sanguin de la consommation de poissons n'est pas la teneur en acides gras omega 3 (variable d'une espèce à l'autre), mais plutôt les taux de Dioxines, PCB et Méthyl Mercure (Turunen) ; pas rassurant !.....Les poissons d'élevage peuvent contenir plus de produits toxiques (sans parler des produits frauduleux comme la bétadine pour rougir artificiellement la chair) que les sauvages, en particulier les dioxines et les PCB mais pas les métaux lourds. Leur teneur en acides gras omega 3 est différente selon les fermes marines, bien que l'alimentation des poissons, à base de farines animales, réponde théoriquement à une charte de qualité. Plus sédentaires, ils sont toutefois logiquement plus gras, mais leur teneur en AG omega 3 diminue ces derniers temps puisque l'alimentation animale en contient souvent moins.

Une étude européenne (Dallongeville 1), deux méta analyses (Mozaffarian 5, Hidayat 2) et une étude chez les patients ayant fait un infarctus et ayant une fraction d'éjection abaissée (O'Keefe 1) montrent que les consommateurs habituels de poissons ont une fréquence cardiaque légèrement moindre (ce qui entraine une forte économie d'énergie cellulaire) que ceux qui en mangent moins d'une fois par semaine et on sait qu'une fréquence cardiaque élevée est un marqueur de mort cardiovasculaire.

Une alimentation riche en poissons, mais aussi en fruits et légumes et pauvre en viande rouge diminue aussi le risque de survenue de maladie thromboembolique (Steffen).

Le rôle nocif des œufs, autrefois bien ancré, n'a pas été démontré (Al-Shaar, Alexander, Dehghan, Djoussé 9, Drouin-Chartier, Geiker, Hu FB4, Key, Krittanawong 2, Larsson, Lee A, Qin C, Rong, Scrafford, Shin, Virtanen JK5, Zazpe) malgré leur teneur élevée en choline et en cholestérol (environ 200 mg dans un jaune d'œuf), peut-être compensée par leur richesse en minéraux, vitamines du groupe B et acides gras monoinsaturés et aussi polyinsaturés omega 3. En règle générale, les aliments riches en cholestérol n'augmentent pas nécessairement la cholestérolémie et l'absence de relation entre la consommation des œufs d'une part et les taux de LDL-C et de HDL-C, y compris chez les diabétiques, a été mise en évidence par certains et contestée par d'autres (Fuller). Par contre, une relation entre cette consommation et l'importance des surfaces de plaques d'athérosclérose carotidienne a été soulignée (Spence).

Une méta analyse (Rong Y) montre une grande dispersion des points correspondant aux études publiées, en faveur d'une absence de corrélation (attention aux biais toujours possibles) entre la consommation d'œufs et le risque de développer une MCV, que ce soit une coronaropathie (hormis chez les diabétiques) ou un AVC ischémique.

Les NHS, NHS2 et Health Professionnals Follow-up Study et une meta analyse associée (Drouin-Chartier), ainsi qu'une autre méta analyse confirment l'absence de corrélation entre consommation d'œufs et mortalité d'origine cardiaque et survenue de MCV (Krittanawong 2). Au contraire, une forte consommation réduirait le risque d'AVC (Alexander). Quant au risque de diabète de type 2, il est, selon les études, tantôt augmenté (Shin), tantôt diminué (Virtanen JK3), tantôt neutre, au moins pour les consommateurs de moins de 4 œufs/semaine (Djoussé 8).

À noter toutefois une méta-analyse publiée dans Circulation en 2022 qui montre qu'une plus grande consommation de cholestérol, en particulier fournie par les œufs, est associée à un sur risque modéré de mortalité totale et d'origine cardio-vasculaire (Zhao B).

De façon plus anecdotique :

- Nakamura Y (coauteur de la méta analyse de Shin) avait montré, dans un travail antérieur, le rôle nocif de la consommation des œufs sur la santé cardiovasculaire, chez la femme. Mais il ne confirme pas en 2017, tout en montrant dans cette population de femmes japonaises une augmentation de la mortalité totale et par cancer (Nakamura Y 2)
- Chez les hommes de la « Physicians' Health Study » (Djoussé 4) et dans une étude Suédoise (Larsson SC 6), le risque de survenue d'une insuffisance cardiaque augmente chez les consommateurs d'au moins un œuf par jour.

Actuellement, la consommation maximale tout compris de trois œufs par semaine ne doit être recommandée que chez les seuls individus ayant une hypercholestérolémie nette associée à un RCV élevé.

❐FAMILLE FRUITS ET LÉGUMES

✍Les légumes à racines, à bulbes et à feuilles, les fruits sont à consommer à chaque repas, préparés, surgelés ou en conserve, plutôt crus que cuits, en accord avec les messages du Programme National Nutrition Santé (PNNS) diffusés dans les médias sous forme de 3 fruits (deux chez les diabétiques) et 2 légumes par jour. Leur consommation augmente mais cet objectif fixé par le PNNS n'a été atteint en 2010 que par 7 % des enfants et 25 % des adultes (Tavoularis). Le message du PNNS doit être diffusé ET expliqué car la simple information est insuffisante.

Dans l'expérience de la Maison du Cœur de Dax (Baudet 5), 20 % des participants (sur un effectif de plus de 3000) au programme d'Education Thérapeutique remplissent cette recommandation avant éducation et ce pourcentage augmente à 30 % et 40 %, un an et 4 ans après éducation. Rituel du « Ce n'est pas parce que je sais que je fais ». Aux États-Unis, une campagne similaire à celle du PNNS, 5-A-Day, a permis depuis 1991 une nette augmentation de la consommation des fruits et légumes (US Department of Agriculture) mais dans ce pays, comme sans doute dans le nôtre, les prix des fruits frais et légumes augmentent plus vite que ceux d'autres produits alimentaires, en particulier les boissons sucrées, ce qui en limite la consommation (Popkin 2).

La plus grande consommation de fruits et de légumes est associée :

• à un risque réduit de mortalité par cardiopathie ischémique, AVC, diabète, insuffisance cardiaque et même par cancer dans certaines études, sans que la relation soit nécessairement causale (Afshin, Aune D 6, Bonaccio, Cassidy 4, Crowe 2, Dauchet 1, Du 2, Leenders, Lichtenstein 2, Lo YT, Miller V, Naghshi, Okuda, Scheffers, Stefler, Wang X, Wang DD). Une méta analyse regroupant plus de 700.000 participants montre que chaque augmentation de 3 % de la consommation énergétique issue des protéines végétales réduit de 5 % le risque de mort toutes causes confondues (Naghshi). Dans l'étude PURE, le bénéfice est maximum pour une consommation entre 375 et 500 g/j (Miller V).

• à une réduction du risque de stéatose hépatique et du contenu en triglycérides du foie (Van Eekeren).

• à un indice de calcification coronaire plus bas quand cette consommation est commencée dans l'enfance (Miedema 2).

• à une "fragilité physique" moindre chez les personnes âgées (Garcia-Esquinas E).

• à une diminution du taux de LDL oxydé, des particules de LDL petites et denses athérogènes.

• à une augmentation de la lutéine plasmatique, caroténoïde protecteur, quand l'avocat est consommé (Wang L 2)

Dans une grande étude suédoise, la consommation de moins de ces 5 fruits et légumes augmente la mortalité toutes causes (Bellavia). La recommandation de cette consommation est un des moyens à utiliser pour réduire l'inégalité devant les problèmes de santé (McDermott) et, comme on l'a vu, le chemin sera long avant de parvenir à 5 portions par jour. Chez les fumeurs, un effet protecteur vis-à-vis des MCV d'une consommation importante de fruits et légumes a été montré (Dauchet 3), mais les fumeurs apprécient généralement peu les fruits et les légumes ; cette recommandation doit aussi être faite aux fumeurs ayant décidé d'arrêter de fumer (Vergnaud 2).

Pour certains, la quantité absorbée semble plus protectrice que la variété (Bhupathiraju 3), avec un seuil de cinq portions par jour au-delà duquel le bénéfice n'augmente peut-être plus (Miller V, Wang X, Wang DD 2). Cependant, pour d'autres, les fruits blancs (pommes et poires), les fruits à baies riches en anthocyanes, les légumes à feuilles et les fruits et légumes riches en béta carotène et en vitamine C (Bendinelli, Bhupathiraju 3, Carter P, Dauchet 1 et 2, Guo X, Kimble, Mursu, Oude Griep, Pereira) réduiraient un peu plus le risque de cardiopathie ischémique, des diverses localisations de l'athérosclérose, de diabète de type 2. Des taux élevés de caroténoïdes circulants pourraient protéger de la survenue d'un cancer du sein chez les femmes à haut risque (Peng C). Les purs jus de fruits contiennent moins de fibres et de vitamine C (Scheffers) et une étude ne les recommande pas, comme cela sera écrit plus loin (Guasch-Feré 4).

Comment expliquer les bénéfices de l'alimentation riche en légumes et fruits ?

❐Les fruits (pommes en particulier) abaissent la cholestérolémie et la triglycéridémie (Ferdowsian, Koutsos, Yuan C), si la consommation recommandée n'est pas dépassée. Une place à part pour les avocats qui n'agiraient que sur le HDL-C, en l'augmentant (Mahmassani).

❐Les fruits et les légumes abaissent les chiffres tensionnels, surtout si ces derniers sont riches en nitrates (betteraves, choux fleurs, salades vertes, roquette), précurseurs dans l'organisme du NO, dont la production augmente (Biesinger, Du 2, Ghosh), ce dont témoigne l'amélioration de la fonction endothéliale (Velmurugan). Le jus de tomate non salé réduit les chiffres tensionnels et le LDL-C dans une étude japonaise (Odai).

❐Ils stimulent l'immunité (Gibson).

❐Ils réduisent la résistance à l'insuline et aident à prévenir l'apparition du diabète de type 2 (Dower, Du 2, Guo X, Mancini). Une combinaison de biomarqueurs de consommation de fruits et légumes (Vitamine C, Béta carotène et lutéine) peut aider à mettre en évidence cette relation (Cooper AJM 2). Dans ce cadre, les fruits les plus protecteurs, dans une étude réunissant trois grandes cohortes nord-américaines, sont les myrtilles, les raisins, les pommes et les poires, les bananes (Muraki 1).

❐Ils réduisent l'apport énergétique (Bendinelli).

❐Ils augmentent l'apport en fibres (détail un peu plus loin), vitamine C (qui abaisse l'Hémoglobine glyquée et la glycémie (Carter P 2, Sesso 2)), vitamines B6 et B9, caroténoïdes (alpha carotène, béta carotène, lycopène), minéraux (peu de sodium et beaucoup de potassium, magnésium et calcium).

❐Une place toute particulière doit être réservée aux polyphénols, spécialement les flavonoïdes qui diminuent la mortalité par MCV et par cancer (Ivey). Parmi ces flavonoïdes, les flavonols et les anthocyanes sont très intéressantes par leurs propriétés anti inflammatoires, vasodilatatrices (la dysfonction érectile est plus rare chez ses grands consommateurs, Cassidy 3) et donc antihypertensives (Biesinger, Cassidy 1,2) ; elles sont contenues en grande quantité dans les aubergines, mûres, myrtilles, cerises, fraises, prunes, raisin, pommes de terre vitelottes et aussi, effet de mode, baies de goji, grenade, cranberry, açaï. Le lycopène est un pigment de la famille des caroténoïdes qui donne sa couleur rouge à la tomate. Il est mieux assimilé lorsque la tomate a été coupée, cuite et mélangée à l'huile (d'olive, évidemment !). Il exerce sa probable action préventive sur l'athérosclérose cérébrale et coronaire (Karppi, Sesso 1) par le biais d'un effet antioxydant, anti inflammatoire, anti agrégant plaquettaire et anti thrombogénique (Karppi). Mais une alimentation riche en tomates n'entraîne pas, dans l'étude de Thies, de réduction des marqueurs biologiques du stress oxydant, pas plus que ceux de l'inflammation ! Et si les légumes diminuent le stress oxydant chez les diabétiques de type 2 en surpoids (Mirmiran), certains pourraient augmenter les marqueurs de l'inflammation (Tabung). Tout, là encore, n'est pas très clair. L'ail paraît plus protecteur contre certains cancers que contre l'athérosclérose (Kim JY).

Une alimentation riche en fruits et légumes réduit aussi la fréquence des AVC surtout de nature ischémique (Threapleton 2), des lithiases vésiculaires (Chung-Jyi) et pourrait interférer, (par ses effets anti-oxydants ?), avec la formation de certains cancers (Emaus, Er, Ferrari, Giovannucci, Hung, Link, Stoner, Wang M) : prostate, estomac, poumon, sein, vessie. Toutefois, l'action préventive envers les cancers des fruits et des légumes n'a pas été mise en évidence par d'autres (Hsin-Chia Hung, Kirsh, van Gils).

Les oléagineux sont parfois rattachés aux fruits (Ros E 3), plus souvent aux matières grasses : noix, noix de cajou, de pécan, noisettes, amandes, pistaches. La consommation régulière de noix et des autres fruits à coque (y compris les cacahuètes) assurerait une protection contre les cardiopathies ischémiques (Afshin, de Souza, Estruch 2, Guasch-Ferré 3, Kris-Etherton 2, Luo, Zhou) et réduirait même les mortalités totale, cardiovasculaire et par cancer (Baer, Bao, de Souza, Fadelu, Grosso, Hshieh, Liu G, Luo, van den Brandt), (mais la Nurses' Health Study ne trouve aucune association entre consommation de noix et risque de cancer colorectal chez les femmes (Yang M)), les morts subites (Ros E 2) et le risque d'obésité (Liu X 4). Parmi les oléagineux, les pistaches et les noix seraient peut-être plus efficaces que les autres pour abaisser le LDL-C, les triglycérides et le cholestérol total (Liu K 2). Les noix réduiraient aussi le risque de survenue de fibrillation atriale (Larsson SC 9).

Comment expliquer les actions favorables des oléagineux ? Ils sont riches en fibres, AGMI et même en acides gras omega 3 pour les noix (Gebauer, Hu FB 6). Celles-ci diminuent la TA, les taux de cholestérol total, de LDL-C et de triglycérides (Del Gobbo 2, Domenech 2), à court terme (Banel, Sabaté) mais aussi à moyen terme (Torabian) et elles sont très riches en polyphénols, riches en sélénium et en vitamine E, toutes substances anti oxydantes (Anderson KJ). Elles augmentent la disponibilité en Arginine et améliorent ainsi la fonction endothéliale (Ros E 4). Elles assurent aussi une protection, parfois contestée (Luo, Zhou), contre la survenue d'une obésité, d'un diabète de type 2, d'une insulinorésistance (Afshin, Arab, Asghari, Salas-Salvado 1, Tindall), du syndrome métabolique grâce surtout à une réduction du tour de taille (Salas-Salvado 2) et peut-être aussi contre l'HTA (Djoussé 5, Mohammadifard, Zhou). Elles sont un aliment à haute densité nutritionnelle (protéines végétales, antioxydants, fibres, micronutriments) et, malgré leur forte densité énergétique, ne font pas grossir (Flores-Mateo) si on ne dépasse pas le nombre de 5/jour, sans doute du fait de leur important effet satiétogène (Ros E 2). Pour certains, les noix de cajou diminuent aussi les taux de cholestérol et de LDL-C (Mah) ; pour d'autres, elles n'ont pas d'impact sur le bilan lipidique, ni d'ailleurs sur la pression artérielle et la glycémie (Baer DJ). Outre les noix, il semble que d'autres oléagineux (amandes, noisettes, pistaches, cacahuètes...) aient aussi des actions favorables sur le bilan biologique (diminution des triglycérides surtout, du LDL-C), la fonction endothéliale et réduisent la mortalité cardio vasculaire et globale (Dikariyanto, Liu X 2, Luu).

Un rôle de plus en plus important est attribué aux fibres. Elles sont un ensemble complexe de polysaccharides issus des parties comestibles des plantes, non digérées par les enzymes intestinales mais dégradées par la flore intestinale dans le gros intestin en donnant lieu à des fermentations qui produisent des acides gras à courte chaîne ; non absorbées, elles ont une valeur énergétique négligeable ; elles retiennent l'eau, régularisent l'activité intestinale et se lient au cholestérol et à certains minéraux pour les expulser hors du corps. Les gros consommateurs de fibres (rôle respectif à préciser des fruits, des légumes et des céréales complètes, des fibres solubles et insolubles) ont une mortalité plus faible, en particulier d'origine cardiovasculaire (Buil-Cosiales, Chuang SC, Crowe 3, Katagiri, Partula, Reynolds AN 2), ont moins de diabète de type 2 (Kuijsten, Meyer, Partula, Pereira 1, Reynolds AN 2, Schulze MB 2), de surpoids (Liu S 2,

Reynolds AN 2) et de risque cardiovasculaire calculé (Ning), de cancers colorectaux (Aune 1, Hullings, Kunzmann, Partula, Reynolds AN 2) et du sein (Dong JY 1), mais aussi moins de MCV incluant les AVC ischémiques et hémorragiques et de pathologie respiratoire et infectieuse (Chen GC 3, Chuang SC, Crowe 3, Kokubo 1 et 2, Ning, Park 2, Pereira 1, Streppel, Threapleton 1,2, Ye EQ). Et la consommation plus faible de fibres durant le jeune âge s'accompagne d'une rigidité augmentée de l'artère carotide à l'âge adulte (van de Laar).

Les mécanismes impliqués dans ces multiples effets favorables sont nombreux et certainement pas tous élucidés (Landberg) : abaissement des taux de LDL-C, de glycémie et d'insulinémie post prandiale, des marqueurs inflammatoires ; les plus grands consommateurs de fibres ont aussi des taux plus faibles de marqueurs biologiques de l'inflammation (King, Ning) : CRP us, IL-6, TNF Alpha et fibrinogène ; diminution de la TA (Tighe) ; diminution de l'absorption des macronutriments, donc de l'apport calorique ; temps de contact des produits cancérogènes avec la muqueuse intestinale plus court ; effet protecteur des acides gras à courte chaîne issus de la fermentation colique sur le cancer colique et peut-être sur le taux de cholestérol.

La consommation des fibres, malgré tous les avantages énumérés ci-dessus, est insuffisante. Plusieurs raisons peuvent être évoquées : réticence du public qui les assimile à tort (surtout les féculents) à la prise de poids ; goût ; prix ; intérêt uniquement reconnu pour le transit intestinal (avec effet boomrang, variable selon les individus : flatulences et diarrhée en cas de consommation exagérée) ; méconnaissance des effets bénéfiques par les professionnels de santé ; poids des représentations culturelles. Les ateliers thématiques réalisés à la Maison du Cœur de Dax amènent à une augmentation significative de leur consommation (Baudet 4,5).

On distingue les fibres solubles et insolubles :

1. LES FIBRES SOLUBLES

Elles comprennent les gommes, mucilages, alginates, carraghénates et les pectines. Elles abaissent le taux de cholestérol (Whitehead) et la tension artérielle. Elles ont aussi le pouvoir de ralentir l'absorption du glucose dans le sang, ce qui diminue l'index glycémique (Ludwig). Ce dernier dépend de l'aliment, de son environnement alimentaire et de facteurs propres à chaque individu.

On trouve ces fibres solubles dans le cœur des végétaux, dans les fruits (surtout pommes, poires, pruneaux, abricots secs, mûres, mais les jus de fruits frais ont une teneur réduite en fibres), les légumineuses, les céréales complètes, certains légumes (poireaux), l'avoine, l'orge, le seigle. Les produits animaux n'en contiennent pas.

2. LES FIBRES INSOLUBLES

Elles comprennent la cellulose, l'hémicellulose et la lignine. Elles accélèrent le transit intestinal. Ceci a pour effet de ralentir le temps de contact entre les aliments cancérogènes et les cellules intestinales, leur conférant probablement une protection contre le cancer du côlon et du rectum, mais ceci n'est pas universellement admis (Park Y 1). Les grands consommateurs de fibres insolubles diminueraient aussi le risque de développer un cancer de la prostate (Sawada). On les trouve dans l'enveloppe externe des végétaux, les fruits, les légumes, les céréales complètes, les graines et les noix.

3. APPORTS RECOMMANDÉS

La quantité de fibres alimentaires idéale dans l'alimentation quotidienne, à moduler en fonction de la tolérance digestive, est de 25 à 30 g (ANSES non référencée, Nathan, Park Y 2). L'énorme majorité des Américains en consomme moins (Dietary Guidelines for Americans). Il importe donc d'augmenter la consommation quotidienne, via les céréales complètes, les fruits et les légumes (Landberg, Chuang SC). À titre d'exemple, pommes, prunes, abricots en apportent environ 2 g pour 100 g ; les noix environ 5.5 g, les abricots secs plus de 10 g et les haricots blancs 18 g en poids cru et 8 g en poids cuit. Une consommation trop élevée peut entraîner une intolérance digestive.

❑FAMILLE CÉRÉALES ET LÉGUMINEUSES

On regroupe sous le terme de féculents les aliments d'origine végétale riches en glucides complexes et en protéines : céréales, légumineuses, soja, pommes de terre et manioc (tapioca). Les protéines végétales semblent réduire la mortalité toutes causes et en particulier cardio-vasculaire, tandis que l'inverse est observé pour les protéines animales ; et la substitution de ces dernières, surtout s'il s'agit de charcuteries, par les premières, est bénéfique (Budhathoki, Song M).

Parmi les raisons invoquées : augmentation de l'IGF1 par les protéines animales, contenus élevés en sodium, nitrates, nitrites (Song M)

Les céréales complètes (blé et avoine surtout, mais aussi riz, orge, seigle) sont recommandées, pluri quotidiennement (minimum trois fois par jour), en les diversifiant. Elles réduisent le risque de cardiopathie ischémique y compris l'infarctus, les mortalités totale, cardiovasculaire et par cancer (Benisi-Kohansal, Chen GC 4, He M, Helnaes, Liu S 2 et 3, Montonen, Tang G, Wu H, Zhang, Zong). Aucun bénéfice quant à la prévention des AVC ischémiques n'a par contre été mis en évidence, hormis peut-être par la consommation de son au petit déjeuner, chez la femme (Juan). Elles peuvent aider à réduire le poids et l'adiposité en augmentant le contenu en calories des selles (Karl).

Elles contiennent, en dehors d'un concentré de produits phytosanitaires amenant à la recommandation de consommation de produits issus de l'Agriculture Biologique :

1. une grande partie de l'enveloppe de la graine, appelée son, riche en fibres.
2. le germe riche en Vitamines E et B1, en fer, calcium et magnésium.
3. l'amande riche en glucides complexes.

Depuis la révolution industrielle, elles ont été remplacées par les céréales raffinées privées du germe et de l'enveloppe.

En ce qui concerne le riz, certaines études ont évoqué son rôle favorisant les MCV (arsenic contenu dans l'eau ?), mais ceci n'a pas été retrouvé dans une analyse groupée (Muraki).

Chez les femmes ayant un diabète de type 2, les céréales complètes réduisent les mortalités toutes causes et en particulier cardio-vasculaire (He M).

Comment expliquer ces actions favorables des céréales complètes ?

Les germes contiennent des vitamines, minéraux, composés phénoliques, phyto œstrogènes, qui ont tous des effets favorables sur la santé au moins cardiovasculaire (Hu FB 10, Mellen, Mozaffarian 20, Ros E 3, Ye EQ).

Et l'enveloppe est riche en fibres (cf. plus haut) :

- elles favorisent, par rapport aux céréales raffinées, la perte de poids et/ou de matière grasse (Pol), car les fibres ont un bon pouvoir satiétogène et réduisent l'absorption des macro nutriments (Harland, Koh-Banerjee, Liu 2, Ros E 2) ;

- elles améliorent le métabolisme du glucose avec meilleure sensibilité à l'Insuline (Juntunen, Wirström) et diminution du risque de diabète de type 2 (de Munter) ;
- elles abaissent le LDL-C et le non HDL-C (Hollaender, Jenkins DJ 1, Kristensen) ;
- elles diminuent la TA (Appel 2, Tighe) ;
- elles diminuent l'inflammation (Qi L) et le stress oxydant (Slavin), améliorent donc la fonction endothéliale.
- L'acide phytique, contenu dans l'enveloppe des céréales et légumineuses, peut, s'il est consommé en excès, chélater des minéraux et entraîner des carences en Fer, Zn, Ca (Bohn). Mais, en pratique, la biodisponibilité de ces minéraux semble à peu près préservée.

Les céréales raffinées diminuent le taux d'adiponectine, hormone secrétée par les adipocytes qui facilite la captation du sucre par les cellules. En diminuant l'adiponectine, les céréales raffinées, à index glycémique élevé, augmentent les risques de diabète de type 2, d'obésité et de maladies cardiovasculaires (Dong 2, Hu EA 1, Hu FB 10). Les régimes riches en amidon et en aliments à haut index glycémique et charge glycémique, et pauvres en fibres augmentent le risque de diabète (Livesey, Sluijs)

Certaines personnes sont intolérantes au gluten, fraction protéique insoluble des grains de blé, seigle, orge. Cette intolérance (maladie cœliaque à mécanisme auto immun touchant environ 1 % de la population française) entraîne des symptômes divers à prédominance digestive, mais avec aussi une fatigue chronique en rapport avec des carences vitaminiques liées à une mauvaise absorption. Elle augmente le risque de MCV. Le seul traitement actuel est la suppression stricte, à vie, des aliments en contenant.

L'intolérance non cœliaque au gluten serait plus fréquente, donnerait des symptômes voisins de l'intolérance confirmée, mais son diagnostic est pour l'instant hypothétique (Molina-Infante).

Le mythe de l'hypersensibilité au gluten s'installe rapidement en France, après un point de départ retentissant aux États-Unis, suite à la parution d'un livre devenu best-seller intitulé Grain Brain écrit par Perlmutter. Dans ce livre, de nombreux maux, en particulier une détérioration des fonctions cognitives, sont attribués aux aliments contenant du gluten et leur éviction est donc recommandée, ce que font beaucoup d'Américains qui les remplacent par des aliments gras. Gare aux effets de mode, sous tendus par des exemples médiatiques forts et par des pressions de l'industrie agro-alimentaire (Nash DT). Aucune association entre consommation de gluten et détérioration des fonctions cognitives n'a été observée dans une grande cohorte féminine (Wang Y 4). De plus :

- La farine de riz qui remplace celles contenant du gluten contient plus d'arsenic, plomb, cadmium et méthyl mercure, produits qui se retrouvent dans le sang (Bulka). Les individus excluant le gluten consomment plus de produits contenant ces produits toxiques
- Une alimentation pauvre en gluten pourrait favoriser la survenue d'un diabète de type 2 (AHA)
- L'exclusion du gluten entraîne une réduction préjudiciable de consommation de céréales complètes (Lebwohl)
- Les adeptes du « sans gluten » semblent avoir un profil de risque cardio-vasculaire meilleur mais un état de santé auto-évalué moins bon et une plus haute prévalence d'anomalies sanguines et immunes (Littlejohns)

✍Le pain, en variant les farines (type = ou > 65) de blé, seigle, épeautre, khorasan, mélange de céréales, est recommandé tandis que les farines trop raffinées de type 45 ou 55 (que l'on trouve dans le pain blanc, les pizzas, les viennoiseries, les biscuits, les corn flakes...) augmentent l'index glycémique (plus ou moins selon la présence de fibres et du mode de fabrication) et la charge glycémique, conduisant à des pics insuliniques qui favorisent la survenue du diabète de type 2 (Salmeron 1) et de l'athérosclérose (Barclay). Une baguette (magique ?) vient d'être mise au point et a obtenu la note A de Nutri-Score ; elle contient 7 fibres végétales : son d'avoine, son de blé, pectine, inuline, dextrine de blé, gomme de caroube, flocon d'avoine qui apportent 11 g de fibres pour 100 g de pain (INRAE).

✍Les légumineuses (pois chiches, petits pois, flageolets, haricots blancs, haricots rouges, lentilles). 2016 avait été proclamée année internationale des légumineuses par l'ONU, car elles représentent une partie de l'avenir de l'alimentation humaine. Elles sont riches en glucides complexes, en fibres, en minéraux et vitamines, en protéines. En complément des céréales, elles apportent les acides aminés indispensables. Elles diminuent les chiffres tensionnels, réduisent le poids et le taux de cholestérol, abaissent l'Hb Glyquée plus que ne le font les céréales complètes riches en fibres (Jenkins DJ 2).

✍Les pommes de terre sont moins caloriques que les pâtes et le riz : pour 100 gr, environ 84 kcal contre 120. Elles sont riches en vitamine B6, minéraux (potassium), polyphénols et fibres. L'amidon, constitué de longues chaînes de glucose, est le principal constituant de la matière sèche, ce qui élève la charge glycémique des pommes de terre. Il est rapidement digéré dans les voies digestives hautes, ce qui peut favoriser le diabète, la prise de poids, tandis que les légumes sans amidon ont les effets inverses (Mozaffarian 20, Borgi) et les cuissons prolongées à température élevée entraînent une plus forte élévation de l'index glycémique. Il est donc recommandé de consommer les pommes de terre modérément, si possible avec la peau riche en micro nutriments, associées à des portions de légumes sans amidon ou à des légumineuses. Cependant, plusieurs études montrent que la consommation de pommes de terre n'est pas corrélée au risque de MCV ou plus généralement à un problème de santé (Larsson SC 11, Schwingshackl). Et la consommation de frites, comparée à celle, iso calorique, d'amandes, n'augmente pas la masse grasse, dans une étude expérimentale de brève durée (Smith DL).

Les protéines de soja (ou le soja) abaissent les chiffres tensionnels (Jiang H 2), le taux de LDL-C plasmatique (Anderson JW, Reynolds, Sacks 1, Wofford) en augmentant l'activité des récepteurs au LDL-C, diminuent la E-Selectine secrétée par les cellules endothéliales stimulées par l'inflammation, ce qui témoignerait d'une fonction endothéliale améliorée (Rebholz). Les boissons au soja sont une alternative lointaine aux produits laitiers dans les populations qui n'en consomment pas. Cependant, les protéines de soja peuvent déclencher des allergies. Le soja contient aussi des isoflavones ayant une structure chimique voisine des œstrogènes dont les effets (Sathyapalan), parfois favorables sur la glycorégulation et l'insulino résistance, parfois défavorables sur la fonction thyroïdienne, sont débattus. Ils n'ont pas d'action sur le métabolisme du NO, contrairement à ce qui était espéré (Wong WW).

Et les céréales du petit déjeuner ? Très prisées en famille, pratiques, elles sont utilisables à condition de privilégier les flocons d'avoine, les céréales nature ou associées aux fruits secs, sans sucre ajouté (gare au croustillant revendiqué !) et sans oublier (c'est très souvent le cas) le laitage associé.

❑FAMILLE LAITAGES

Les laitages, principales sources de calcium dans notre alimentation, suscitent des débats prolongés (Givens), émaillés parfois d'idées irrationnelles. Et comme de nombreuses questions se posent, sans conclusion nette à ce jour (Bonthuis, Givens, Lecerf 5, Lock 1 et 2, Michaëlsson 3, Tognon, Willett WC 3), la tentation est grande de trouver sa place commerciale. Peu d'études épidémiologiques ont été publiées et leurs résultats ne sont pas concordants ; citons celle d'un groupe hollandais qui a montré, chez la femme uniquement, une faible relation entre la consommation de laitages et la mortalité toutes causes et en particulier par cardiopathie ischémique (Goldbohm). Les hommes de la Framingham Offspring Study qui consomment le plus d'acides gras saturés d'origine laitière ont un profil métabolique athérogène meilleur que ceux qui en consomment moins (Yuan M 2). D'autres études (Guo J, Key, Michaëlsson 3, Praagman, Sellem, Tognon) montrent soit une augmentation de la mortalité en fonction de la consommation de lait (et de beurre, en fait souvent intégré dans la famille matières grasses du fait de l'absence de calcium), soit un effet neutre, soit au contraire une diminution avec la consommation de produits laitiers fermentés en particulier les fromages et yaourt (Cruijsen, Sellem 2), cette différence étant peut-être liée au D-Galactose aux propriétés anti inflammatoires et anti oxydantes. Les produits laitiers ne sont donc pas une entité uniforme et il convient de séparer lait, yaourt, fromage, allégés ou non, aux conséquences peut-être différentes sur la santé cardiovasculaire, y compris après infarctus du myocarde (Cruijsen, Ding M 3, Givens, Praagman, Sellem 2, Steur). Les produits laitiers fermentés (transformés par des microorganismes tels que bactéries, levures et champignons) améliorent le bilan lipidique, protègent la santé osseuse et peut-être aussi des MCV, du diabète de type 2, des AVC et de certains cancers (Machlik, Ong, Sellem 2).

Dans d'autres grandes études, parfois réalisées chez l'enfant et l'adolescent (Lu L, Rangan), la mortalité globale et le risque de MCV ne sont pas influencés par la forte consommation de produits laitiers (Chen Mu, Givens, Soedamah-Muthu 1 même équipe que la précédente). Une étude épidémiologique comportant un nombre très impressionnant d'inclusions conclut à l'innocuité des laitages consommés selon les recommandations internationales (deux à trois par jour) avec cependant une légère augmentation de la mortalité totale, cardio-vasculaire et par cancer, quand la limite de 4 portions quotidiennes de lait entier est dépassée (Ding M 3). D'autres études, parfois contradictoires, (Aune 3, Deschasaux-Tanguy 2, Elwood 1, 2,3, Engberink, Fumeron, Gijsbers, Lock 1,2, Malik4, Pereira MA, Rautiainen 3, Santaren, Sluijs, Sonestedt, Tong, Van Eekelen, Warensjo, Wennersberg, Yakoob 2, Yung Kai, Zhang S), notent une relation inverse entre d'une part la consommation de yaourts, de fromages et de produits laitiers allégés ou non selon les études, et d'autre part la survenue d'une hypertension artérielle, d'une insulinorésistance, d'un diabète de type 2, d'un surpoids et d'un syndrome métabolique, de stéatose hépatique, de cancers. Cet effet clinique discrètement favorable a été confirmé par des dosages plasmatiques et érythrocytaires de biomarqueurs de consommation de produits laitiers, en particulier l'acide transpalmitoléique (Mozaffarian 17, Yakoob 2). À l'opposé, l'acide pentadecanoic (C15 : 0) semble sans rapport avec le risque d'AVC (Yakoob 1). L'effet bénéfique observé pourrait être lié pour l'HTA au calcium et autres minéraux (Magnésium, potassium) ou aux peptides bioactifs (He J, Hidayat, Martinez-Maqueda) et pour le reste aux acides gras trans « naturels », à la teneur du lait en acide linoléique conjugué (Smit) ou en acides gras saturés à courte ou moyenne chaîne (Legrand), à sa fraction protéique qui pourrait aussi abaisser les taux sanguins de cholestérol et de LDL-C (Earnest 2). Les protéines alimentaires, dont celles issues du lait, pourraient en effet abaisser les chiffres tensionnels mais, dans une étude clinique effectuée chez les personnes âgées, cet effet n'a pu être démontré dans la durée (Hodgson 1). Il est possible aussi qu'une forte consommation de produits laitiers, riches en calcium, limite la prise de poids et le développement de la masse adipeuse (Laville) mais ceci est également controversé (Chen M, Vergnaud 1, Yanovski), de même que les effets anti inflammatoires (Labonté). Dans une méta analyse, les acides gras (non précisés) des laitages sont associés à un poids plus faible chez les enfants (Ebbeling, Vandrhout), ce qui va à l'encontre des recommandations actuelles.

La consommation de yaourt est considérée comme un marqueur d'alimentation saine par son contenu nutritionnel, son impact sur la santé métabolique incluant le contrôle de la balance énergétique et de la glycémie et par ses rapports avec des comportements de vie plus sains (Panahi).

Et les fromages allégés ont-ils un impact différent, sur le LDL-C, le HDL-C, les triglycérides, la glycémie, la T. A., le tour de taille, que les fromages non allégés ? Il semble que non (Raziani)

Quelques limites à leur utilisation doivent être formulées :

• l'intolérance au lactose par déficit en lactase qui dégrade le lactose en glucose et galactose. L'hypolactasémie, qui s'accentue avec l'âge, n'entraîne que rarement des symptômes. Ceux-ci surviennent quand le déficit est grand, que les quantités consommées sont importantes et que certains types de produits laitiers sont utilisés (les fromages fermentés ne contiennent plus de lactose). Les bactéries lactiques du yaourt aident à digérer le lactose (4,6 g de lactose pour 100 g) au niveau intestinal.

• l'allergie aux protéines de lait.

• la prise de poids longtemps après des excès d'apports protéiques avant l'âge de deux ans (Pimpin 2).

• le cancer de la prostate. Il est un peu plus fréquent chez les gros consommateurs, contrairement aux cancers colorectaux (Allen, Aune 4, Chan JM, Crowe 2, Wilson KM, WRCF). L'étude NutriNet-Santé ne retrouve pas cette association (Deschasaux-Tanguy 2). Quant aux cancers du sein, une méta analyse et la même étude NutriNet-Santé innocentent les laitages (Chen L 2).

• l'apport sodé important avec certains fromages et l'apport en sucres ajoutés avec certains laitages.

Les AGS du lait sont très nombreux et chacun possède des actions physiologiques différentes ; ils n'augmentent pas tous le LDL-C ; il en est ainsi des AGS à courte chaîne de carbone. De plus, les laitages augmentent un peu le HDL-C (Nestel 2). Les produits laitiers écrémés ou demi- écrémés (ceux-ci ne contiennent que 1,6 % de matières grasses) ne sont conseillés que chez les individus ayant une hypercholestérolémie nette. Les fromages, du fait de leur richesse en AGS, sont habituellement restreints, sans doute trop, car ils n'ont pas d'impact sur la santé cardiométabolique (Givens, Lecerf 5 et 6, Mozaffarian 20, Thorning) et ils augmentent moins le LDL-C que le beurre, (Hjerpsted même équipe que Tholstrup, Nestel 1, Tholstrup 1). Ils apparaissent moins athérogènes qu'une alimentation pauvre en graisses et riche en sucres (Thorning). Rôle protecteur du calcium qui augmenterait l'excrétion fécale des graisses (Thorning) ? Et les vaches nourries dans certains pâturages des Alpes donnent un lait riche en AG omega 3 et pauvre en AGS ; leur fromage pourrait donc être consommé plus fréquemment (Hauswirth). En règle générale, le rapport omega 6/omega 3 est correcte pour tous les produits laitiers. Consommés en grande quantité, les omega 6 mais aussi plus généralement certains acides gras (Crowe 2), voire d'autres contenus à identifier (Aune 4), pourraient favoriser le développement des cancers du sein (Sieri) et de la prostate (Allen, Aune 4, Chan JM, Crowe 2, Wilson KM) mais la relation, si elle existe (niée par une méta analyse sus citée), est faible (ANSES 2012) et n'implique que les gros consommateurs (Huncharek). Les laitages, par leur apport en calcium, sont classiquement recommandés pour lutter contre l'ostéoporose, les fractures et la sarcopénie (Bruins, Feskanich, Radavelli-Bagatini), mais l'étude de Michaëlsson 3 affirme le contraire et les végétaliens, dont les apports en calcium ne sont en principe pas optimum, ont des os solides (Fontana, Ho-Pham 1, 2, 3). Le rôle du seul calcium dans la prévention de l'ostéoporose semble modeste. Combiné à une augmentation de l'apport en Vit.D, il est associé à une réduction du risque de fracture de la hanche (Bruins).

Là encore, pour les produits laitiers, nos riches connaissances sont cependant très incomplètes et nous imposent une modestie toute provisoire ! Rien ne permet en tout cas aujourd'hui de restreindre leur consommation, sauf exception. De plus, la restriction en produits laitiers peut mener, non seulement à un apport calcique insuffisant, mais aussi à un déficit en d'autres macro nutriments tels protides, et micronutriments tels vitamines B2 et B12, phosphore, iode, sélénium (Givens).

En synthèse, aujourd'hui, il est recommandé de consommer de 2 à 3 produits laitiers par jour, voire 4 chez les seniors.

✍ Effet de mode, surtout chez les végétariens, végétaliens, végans, allergiques aux protéines de lait (ces allergies sont très rares chez les adultes et moins rares chez les enfants), intolérants au lactose (du fait de la diminution progressive avec l'âge de la sécrétion de lactase), les « laits » végétaux de plus en plus préconisés sont en fait des jus lactescents, ayant l'aspect du lait sans en être : « laits » de soja, amande, riz, noisette, avoine. Riches en AG polyinsaturés, pauvres en AGS, ils peuvent être utilisés chez l'adulte dans le cadre d'une alimentation saine. Attention toutefois :

- au fait que ces « laits » sont pauvres en calcium
- au « lait » de coco qui fait exception par sa richesse en AGS
- aux réserves déjà formulées pour le soja ; s'il est consommé, il doit être enrichi en Vitamines A et D et en Calcium (Dietary Guidelines for Americans)

❑FAMILLE MATIÈRES GRASSES

Le beurre (constitué de 16 % d'eau, 82 % d'acides gras dont 67 % de saturés et quelques pourcents d'acides gras trans), même à doses modérées, augmente le LDL-C (Engel) et peut-être la fréquence des coronaropathies (Steur) et la mortalité toutes causes (Tognon). Toutefois, les effets nocifs des AGS du beurre sur la santé cardiométabolique et les ECV sont minimes (Pimpin, Mozaffarian 20, même équipe) et variables en fonction de la longueur de la chaîne carbonée (Zong 2). La consommation des AGS à courte ou moyenne chaîne (4 à 10) n'augmente pas le risque de MCV. Par contre, le sous-groupe des AGS « acide laurique (C12), myristique (C14) et palmitique (C16) » et peut-être aussi l'acide stéarique (C18), qui augmentent le LDL-C, doit être restreint dans notre alimentation quotidienne. Or, le beurre est constitué essentiellement d'AGS à longue chaîne (Zong 2).

Pour réduire le RCV et maintenir un équilibre énergétique, il est préférable de remplacer les AGS par des AGPI plutôt que par des AGMI ou des glucides (Jakobsen 2, Mozaffarian 12, Zong 2). Le beurre et la crème fraîche (tous deux pauvres en calcium et en protéines, ce qui les exclut de la famille des produits laitiers), les pâtisseries du commerce sont à restreindre. Préférer les pâtisseries maison sans beurre et avec « bonne margarine » (voir un peu plus loin). Quand, au cours des ateliers, nous conseillons de restreindre l'utilisation du beurre, nous entendons en réplique immédiate deux sortes de remarques péremptoires : « c'est trop bon », la discussion s'annonce alors difficile ; et « c'est notre source de vitamine A » ; là par contre, la discussion est plus aisée, car on retrouve cette vitamine dans d'autres aliments : sous forme de rétinol dans les foies de nombreux poissons (flétan, morue, thon blanc, thon rouge, requin) et d'autres animaux (porc, veau), les huîtres, le lait, le jaune d'œuf. Et on la trouve aussi sous forme de provitamine A dans les aliments d'origine végétale : les légumes (épinards, carottes, laitue, choux, pommes de terres…) et les fruits (framboises, oranges, abricots…). Arguments souvent rejetés car on en revient vite au « c'est trop bon » ! Le summum est atteint quand le beurre est salé ; là, on ne peut plus que se retirer honteusement sous les huées et changer de sujet.

Les margarines chauffées et partiellement hydrogénées par fixation d'hydrogène transformant les AG insaturés en AGS (si elles sont complètement hydrogénées, elles ne contiennent plus de « trans » mais exclusivement des AGS) pour les rendre plus dures contiennent des acides gras insaturés de type “trans” qui augmentent la fréquence de l’athérosclérose (Kyungwon) et probablement des morts subites. On ne connaît pas d’action bénéfique des acides gras trans d’origine industrielle, hormis leur apport calorique et il parait donc logique de les supprimer de l’alimentation (Mozaffarian 7), alors que les Européens (à l’exception des Français qui ont nettement réduit ce type d’AG dans l’industrie alimentaire) et les Américains y puisent de 1 à 6 % de leurs ressources énergétiques. Nous appelons schématiquement ces margarines les « mauvaises margarines ». Les industriels français savent faire des margarines avec des quantités réduites à moins de 1 % de “trans”, qui peuvent donc être utilisées, surtout celles enrichies en acide omega 3 (Lecerf 1, 6). Nous les appelons les « bonnes margarines ». Il en existe pour la cuisson et pour la tartine, voire les deux simultanément. Les margarines enrichies en phytostérols (composants non nutritifs qui jouent un rôle structural dans les membranes cellulaires) abaissent les taux sanguins de cholestérol et de LDL Cholestérol sans modifier ceux des triglycérides et de HDL-C, essentiellement par diminution de l’absorption intestinale et augmentation secondaire de l’expression des récepteurs de LDL-C au niveau des hépatocytes (Casas-Agustench, Cater, Grundy 2, Lau, Lin X, Platt, Ros E 3, Salo, Thompson GR, même équipe que Grundy). La consommation quotidienne de 20 grammes de ces margarines, apportant environ 2 g de phytostérols, diminue le cholestérol d’environ 10 %, en principe sans effet biologique supplémentaire si les apports sont augmentés mais ceci est discuté (Racette). Et diminuer le cholestérol de 10 % pourrait réduire le risque de survenue de maladie cardio-vasculaire de moitié chez un homme de 40 ans, en prévention primaire. Au long cours, les margarines enrichies en stanols semblent biologiquement plus efficaces que celles enrichies en stérols (O’Neill). Cette efficacité biochimique des phytostérols semble égale, qu’ils soient ajoutés aux margarines ou aux laitages (Noakes), y compris ceux qui sont pauvres en lipides (Salo) et est probablement plus importante s’ils sont ingérés pendant les trois repas plutôt qu’en un (AbuMweiss). L’effet est additif à celui des Statines (Cater). Un inconvénient de ces margarines est leur prix plus élevé. Les phytostérols sont également contenus dans le soja, le colza et le tournesol. Ils pourraient aussi avoir des vertus anticancéreuses (Woyengo). Les firmes industrielles développent actuellement cette nouvelle filière. Cependant :

- la fonction endothéliale ne parait pas améliorée par l'utilisation pendant trois mois de ce type de margarine (Ras)

- et surtout, aucune étude n'a montré une réduction des ECV par ces phytostérols et l'innocuité à long terme des margarines enrichies en stérols végétaux n'est pas certaine car, si elles diminuent réellement le taux plasmatique de cholestérol, elles augmentent parallèlement et malheureusement celui de sitostérol, dont la formule chimique est très voisine (Miettinen) et qui pourrait élever le risque d'infarctus. La présence de stérols végétaux a été retrouvée dans des plaques d'athérosclérose carotidienne (Miettinen 2) et de valves cardiaques chez des patients consommateurs de produits enrichis en stérols (Vergès). La revue Prescrire de Novembre 2005 et Lecerf 3 ne recommandaient pas l'utilisation de ces margarines. Une méta analyse a étudié la relation entre les taux plasmatiques de sitostérol et de campéstérol d'une part et les ECV d'autre part (Genser). Les résultats sont tellement contradictoires qu'il faudrait attendre une étude randomisée avant de conclure, mais elle ne verra sans doute jamais le jour compte tenu du faible abaissement du taux de LDL-C qui nécessiterait le recrutement d'un très grand nombre d'individus.

☛Les huiles de colza (10 % d'acide alpha linolénique) et d'olive (85 % d'acide oléique), doivent remplacer les autres (arachide : 55 % d'acide oléique, 40 % d'acide linoléique mais pas d'acide alpha linolénique ; maïs : 60 % d'acide linoléique mais pas d'acide alpha linolénique ; tournesol : 75 % d'acide linoléique, 20 % d'acide oléique mais pas d'acide alpha linolénique ; palme : 44 % d'acide palmitique, 38 % d'acide oléique, 10 % d'acide linoléique). On trouve de l'huile de palme, compte tenu de son relatif faible prix, dans un très grand nombre de produits agro alimentaires. Mais, comparée à l'huile d'olive, elle augmente significativement le LDL-C (Tholstrup 2), et on rappelle ici ses propriétés athérogènes si sa consommation est importante. Les huiles de colza et olive supportent le chauffage (cuisson douce, inférieure à 120 degrés, pour le colza). L'huile de soja est intermédiaire en ce sens qu'elle est riche en ALA mais moins que le colza. Les huiles de riz et de sésame, utilisées en Asie, abaissent la glycémie et améliorent le profil lipidique (Devarajan). L'huile de noix de coco, populaire, est diversement appréciée : si elle semble plus proche de l'huile d'olive que du beurre pour certains (Khaw 4), elle est à éviter pour d'autres, du fait de l'augmentation induite du LDL-C (Neelakantan). On peut également utiliser certains mélanges du commerce mais ils sont soit fragiles et à conserver uniquement au frais, soit mal associés mais ce défaut a pu être corrigé. On peut aussi les associer soi-même, en mélangeant olive et colza, selon son goût. L'huile d'olive (et parallèlement les plus hautes valeurs d'acide oléique plasmatique) contribue à réduire la fréquence des cardiopathies ischémiques (avec réduction des biomarqueurs de l'inflammation et amelioration du profil lipidique) dans les grandes études des professionnels de santé (Guasch-Ferré 5), la mortalité globale et d'origine cardiovasculaire dans l'étude EPIC-Spain (Buckland 2) et dans celles de la NHS et de la HPFS (Guasch-Ferré 6), le risque d'AVC chez les personnes de plus de 65 ans dans l'étude française des Trois Cités (Samieri), le développement des lesions carotidiennes chez les patients ayant une coronaropathie (Jimenez-Torres). Associée à la forte consommation de légumes à feuilles, elle réduit le risque de cardiopathie ischémique (Bendinelli) et a peut-être aussi des vertus contre les cancers du sein (Menendez). Dans une communication orale faite au congrès de l'American Heart Association en 2018, Marine Cygler et Nancy Melville ont montré qu'une alimentation riche en acides gras monoinsaturés d'origine végétale (huile d'olive, cacahouètes, oléagineux…) réduit les risques de MCV, contrairement aux acides gras monoinsaturés d'origine animale (viandes de boeuf et de porc, beurre…).

L'effet vasculo protecteur de l'huile d'olive est lié en partie à l'acide oléique mais aussi et peut-être surtout à ses constituants insaponifiables ayant des effets expérimentaux (Cardeno) anti inflammatoires, anti prolifératifs et pro aptotiques (l'insaponifiable est la fraction résiduelle insoluble dans l'eau, mais soluble dans les solvants organiques, après saponification : ce sont par exemple le Squalène, un hydrocarbure, les phytostérols, les polyphénols et l'alpha tocophérol qui contrecarrent l'ion superoxyde, radical libre dont on connaît l'effet majeur in vivo sur la formation des LDL oxydées, Covas). Une alimentation de type méditérranéen et spécialement riche en huile d'olive est associée à un pouvoir antioxydant du plasma élevé (Razquin).

Détail pratique qui a son importance, surtout chez les individus en surpoids, toutes les huiles sont équivalentes en valeur calorique (9 kcal pour un gramme), une cuillère à soupe correspond à un apport d'environ 90 kcalories.

❑FAMILLE GLUCIDES

La distinction est essentielle entre les sucres simples, intrinsèques et extrinsèques (dits autrefois rapides) et les glucides complexes (dits autrefois lents). Les sucres extrinsèques (ou ajoutés) doivent être de consommation limitée (par exemple pour un apport énergétique immédiat en cas d'activité physique), compte tenu de leurs effets cardiométaboliques néfastes, et de la facilitation de la stéatose hépatique, contrairement aux glucides complexes (Beulens, Halton 1 et 2, Jakobsen, Jayalath, Ludwig, Martinez-Gonzales 3, Schwimmer, Van Eekelen, Vos) et ils doivent être intégrés dans une alimentation équilibrée quantitativement et qualitativement.

Une grande étude et une méta-analyse (Seidelmann) décrivent une courbe en U entre la quantité de glucides consommés et la mortalité. En ce qui concerne les faibles consommations, tout dépend des macro nutriments qui les remplacent ; si ce sont des protéines et des graisses animales, ceci explique le surcroît de mortalité, qui disparait si les produits de remplacement sont des protéines et des graisses végétales. Cette publication a été critiquée car la nature des glucides n'est pas détaillée.

Dans une étude suédoise, les sucres simples ajoutés augmentent la mortalité si leur consommation excède 20 % (c'est énorme) des apports énergétiques quotidiens, mais aussi si leur consommation est inférieure à 5 %, bien que les patients ayant cette faible consommation aient une meilleure hygiène de vie (Ramne).

La notion de plaisir alimentaire est également essentielle, une restriction draconienne pouvant être contreproductive en favorisant les troubles du comportement alimentaire. 5 % de l'Apport Energétique Total doit provenir des sucres simples extrinsèques (ajoutés), hormis cas particuliers (Schwimmer, Van Eekelen) ; et 10 % pour les sucres simples intrinsèques (contenus dans l'aliment, fruit et miel essentiellement). Puisque les apports conseillés en glucides représentent 50 % des apports caloriques, les glucides complexes représentent un apport de 35 %.

Pour certains qui utilisent une méthodologie sophistiquée et des biomarqueurs, la consommation de sucres n'augmenterait peut-être pas les risques de diabète et de MCV (Tasevska).

☛le chocolat est bénéfique pour la santé cardiovasculaire, sous conditions (Corti 2, Kwok, Loffredo, Ros E 3, Steinhaus). Malgré sa forte teneur en sucres simples différemment associés, l'IG du chocolat noir est voisin de 50. Ceci est vraisemblablement dû à sa richesse en graisses qui ralentit la vidange gastrique. Sa consommation est inversement corrélée aux cardiopathies ischémiques (Buitrago-Lopez, Djoussé 7, Kwok, Larsson SC 7, Zomer), au diabète (Maskarinec), en particulier chez les hommes jeunes et sans surpoids (Matsumoto 2) et, chez la femme, aux AVC (Dong JY, Larsson SC 2). Chez l'homme, les hospitalisations ou les décès pour insuffisance cardiaque sont réduits chez les "petits" consommateurs de chocolat (Steinhaus). La Zutphen Elderly Study et EPIC ont mis en évidence une relation inverse entre sa consommation et les mortalités totale et cardiovasculaire (Buijsee 1 et 3, Heiss). Préférer le noir, à 70 % de cacao au moins, beaucoup plus riche en flavonoïdes, antioxydants (Serafini), en particulier l'épicatéchine qui induit une vasodilatation donc une réduction des chiffres tensionnels (Ellinger) et dont la consommation a été associée à une réduction de la mortalité par coronaropathie dans la Zutphen Elderly Study (Dower 2). La TA systolique baisserait d'environ 3 à 5 mm Hg grâce à cette consommation régulière (Buijsee 1 et 2, Ried). Rappelons ici que le double de cette baisse est obtenu par une activité physique régulière. L'épicatéchine du cacao améliore aussi la fonction endothéliale, diminue l'insulino résistance, l'adhésivité plaquettaire, le stress oxydant et l'inflammation (Corti 2, Flammer 1, Hooper L 1 et 2, Katz, Ried). La poudre de cacao est encore plus riche en polyphénols. Les fabricants de chocolat en retirent l'épicatéchine, sauf pour le chocolat noir, car elle donne un goût amer au cacao pur. La théobromine, autre constituant du chocolat, augmenterait le taux de HDL-C (Neufingerl). Conseil précieux aux hypertendus sans surcharge pondérale (compte tenu de la très haute densité energétique du chocolat, environ 500 Kcal/100g = 1 bouteille de vin) : 30 mn de marche quotidienne et un ou deux carrés de chocolat noir avant le départ, à prendre avec une tasse de thé vert ! Dans les hypertensions légères, ce bon conseil, à condition qu'il ne se réduise pas à la prise de chocolat, pourrait normaliser un temps les chiffres tensionnels. Manger du chocolat rendrait plus heureux et moins agressif (mais il faudrait en manger beaucoup, sans garantie du résultat) et compléterait l'effet anti stress de la marche. Mais attention aux calories et à la prise de poids, bien que l'effet satiétogène important en limite (parfois) sa consommation (Ros E 3).

Les nombreuses boissons sucrées (par fructose, glucose, saccharose), très prisées par les jeunes, sont la plus grande source de sucres ajoutés dans notre alimentation (Vuilleumier) et figurent donc dans cette famille « Sucres » plutôt que dans celle des boissons. Elles doivent être consommées avec grande modération (Chazelas, Huang M, Johnson RK, Ma J 2, Malik VS 6, Mozaffarian 20, Mullee, Singh GM), car elles :

- augmentent la mortalité globale, cardio-vasculaire et par cancer
- abaissent le HDL-C
- augmentent l'IMC et le tour de taille, la graisse viscérale, la T.A., le LDL-C, les triglycérides, les marqueurs biologiques de l'inflammation
- augmentent le risque de survenue d'un diabète de type 2, du syndrome métabolique, d'ECV (par exemple AVC ischémique), de goutte, de calculs rénaux

Le Fructose a été particulièrement accusé, chez l'adolescent, d'augmenter le poids, avec augmentation concomitante de la TA, de la CRP, de la glycémie et baisse du HDL-C (Pollock) et de la satiété ; mais cette augmentation du poids n'est pas retrouvée dans une méta analyse et elle n'apparaît sans doute, comme pour toutes les boissons sucrées, que par le fait de sa consommation excessive qui surdimensionne les apports caloriques (Choo, Sievenpiper). Le Fructose consommé en petites quantités diminue même la glycémie en favorisant la glycogénèse hépatique, tandis qu'en grande quantité, il est transformé en triglycérides et acide palmitique et il favorise l'accumulation des graisses abdominales. Le Fructose semble avoir un rôle très modeste dans la surmortalité toutes causes et n'intervenir que pour des consommations importantes (Tasevska). Le sirop de maïs riche en fructose, consommé à fortes doses, altère le bilan lipidique (Stanhope), induit une stéatose hépatique et élève les chiffres tensionnels, par des mécanismes pour l'instant hypothétiques (Cai W, Malik AH, Rebello) : augmentation de la production d'acide urique qui, en retour, diminuerait la production du NO, vasodilatateur ; diminution de l'excrétion du sodium ; activation du système nerveux sympathique.

Le rôle délétère du fructose est toutefois évoqué par certains, accusant même les purs jus de fruits pressés d'augmenter les ECV et la mortalité (Collin LJ, Guasch-Ferré 4).

Quant aux édulcorants de synthèse, leurs effets sur la santé diffèrent selon les études et les cohortes concernées (Malik VS 6), mais de grandes études de population, en particulier française, montrent le même rôle délétère que les boissons sucrées (Chazelas). Ils peuvent induire des modifications du microbiote entrainant une intolérance au glucose (Suez). Les édulcorants utilisés industriellement, spécialement dans les boissons, ont un rôle potentiel délétère, à préciser, sur la survenue d'un diabète, d'un syndrome métabolique, de la prise de poids et de tumeurs malignes, voire d'AVC chez les femmes ménopausées (Aune 2, Azad, de Koning 1, de Ruyter, Debras 2, Fagherazzi, Gardener 1, Huang M, Mossavar-Rahmani, Schernhammer, Toews, Yang Q, Young). Ils sont surtout utilisés pour se donner bonne conscience et ils entretiennent l'appétence au sucre. Et, quand l'objectif est une diminution du poids, le bénéfice est quasi nul (Toews).

Dans l'étude EPIC, que les boissons soient sucrées ou édulcorées, regroupées sous le terme de « soft drink », la mortalité globale ainsi que cardio-vasculaire (mais pas par cancer hormis le colon), est augmentée en cas de consommation importante (Mullee).

❑FAMILLE BOISSONS

Les vins, rouges surtout, car plus riches en micronutriments et en particulier polyphénols (autour de 100mg/100 ml selon les cépages), du fait de la macération plus longue avec les pépins et la peau, paraissent bénéfiques pour la prévention des MCV, y compris pour la prévention des Anévrysmes de l'Aorte Abdominale, d'après les études épidémiologiques observationnelles (Albert CM 3, Bell, Broustet, Costanzo, de Lorgeril 2 et 4, Djoussé 3, Kiechl, Kunzmann 2, Leong, Mukamal 3, O'Keefe 3, Ogilvie, Opie, Rigaud, Rimm, Ronksley, Ruidavets 4, Shaper, Song, Stackelberg, Tolstrup), même chez l'hypertendu (Britton) ou après un infarctus du myocarde (Carter MD, Pai 2, Rosenbloom), à tout âge adulte (Hvidtfeldt) et y compris chez le diabétique de type 2 (Gepner). Dans le « Million Veteran Program » (Song RJ), les bénéfices d'une consommation modérée d'alcool sont également retrouvés, surtout si elle est régulièrement répartie dans la semaine et quel que soit le breuvage (vin, bière, autre alcool). Dans l'étude EPIC-CVD, la consommation d'alcool est inversement corrélée au risque de coronaropathie, mais positivement associée au risque d'AVC ischémique ou hémorragique (Ricci). Dans la population générale, une consommation faible à modérée d'alcool réduit le risque de survenue d'un diabète de type 2 (Holst, Li XH, Ma H, Sluik).

Cet effet protecteur probable contre les MCV n'est pas universel dans le monde et on parle là encore du Paradoxe de l'Asie du Sud où la protection contre les MCV n'est pas retrouvée (Leong).

On décrit souvent une courbe en J entre l'absorption de vin et l'effet protecteur cardiovasculaire (Di Castelnuovo, Kunzmann 2, Soedamah-Muthu 2), englobant la mort subite (Bertola), avec une protection maximale pour une consommation d'un demi-verre par jour, soit entre 5 et 8 grammes d'alcool (Kloner), et potentialisation des effets favorables par la pratique régulière d'une APE (Soedamah-Muthu 2). Cependant, aucun essai thérapeutique n'a été effectué, difficile à réaliser, et donc aucun lien formel ne peut être établi. De plus, il existe de grandes variations interindividuelles dans le métabolisme de l'alcool, rendant la susceptibilité de chacun variable, tant pour les effets bénéfiques que pour les effets nocifs (Kiechl). Une méta analyse parue en 2018 révèle qu'à partir de 100 gr d'alcool pur consommée (environ 10 verres de vin de 100 ml) par semaine, l'espérance de vie diminue progressivement (et surtout à partir de 200 gr), les risques d'AVC, de maladie coronaire hormis l'infarctus, d'insuffisance cardiaque, d'HTA fatale, d'anévrysme aortique fatal augmentent (Wood AM).

De petites consommations pourraient aussi ralentir le déclin cognitif (Stampfer) mais n'auraient pas ou peu d'action sur la prévention des accidents vasculaires cérébraux d'origine ischémique chez l'homme (Mukamal 2). La même courbe en J est retrouvée pour la survenue de la démence, l'excès de risque chez les abstinents est attribuée à l'augmentation du risque de pathologies cardio-métaboliques (Sabia 1, 2).

Dans une étude expérimentale, une quantité importante de vin rouge (Saint Emilion) réduit les nombreux méfaits du tabac portant sur l'endothélium vasculaire (Schwarz).

Les différences de mode de vie entre buveurs modérés et non buveurs ou buveurs excessifs expliquent peut-être une partie des effets réputés protecteurs du vin (Evans DA, Hansel 1,2, Johansen, Ruidavets 1,4). En effet, les premiers ont un IMC, une FC, une TA, une glycémie, des triglycérides plus bas que les non buveurs. Ils ont aussi une activité physique plus importante et un niveau social plus élevé. Où l'on voit que la célèbre phrase « In vino veritas » (en latin) attribuée à Alcée de Mytilène (grec) doit être nuancée. D'autant plus que même de faibles quantités de consommation d'alcool augmentent aussi le risque de certains cancers, surtout en cas de tabagisme associé (Cao Y), et que ces mêmes faibles quantités, avant d'exercer leur effet protecteur CV présumé, accroissent ce même risque cardiovasculaire dans les 24 heures suivant leur consommation (Mostofsky 3). À plus forte consommation, les effets péjoratifs du vin l'emportent sur ses bénéfices présumés (O'Keefe, Ricci C 2). Il augmente le risque d'obésité (Laurenco), la tension artérielle de façon linéaire à partir du deuxième verre (Burke, Klatsky 3, Stranges 2, Taylor B), les triglycérides et bien sûr de nombreux autres risques, en particulier hépatiques. L'augmentation du rapport intima/média carotidien (Zyriax) est une conséquence de ces effets péjoratifs facile à mettre en évidence. Une consommation d'alcool rapide et importante (binge drinking) augmente les risques d'HTA, d'AVC (Leong, Ruidavets 4) et même, dans les 24 heures suivantes, d'IDM chez les personnes âgées, du fait de l'HTA, du stress oxydant, de la facilitation de l'inflammation, d'une diminution de la fibrinolyse et d'un rebond de l'activité plaquettaire (Kiechl, Leong, O'Keefe). L'arrêt de la consommation importante d'alcool s'accompagne habituellement d'une réduction rapide des chiffres tensionnels (Dickinson HO, Xin).

Mais les bénéfices potentiels ci-dessus évoqués d'une faible consommation de vins sont remis en cause par la très grande étude englobant de nombreux pays du « Global Burden of Disease Study 2016 » (GBD 2016) : le niveau de consommation qui minimise les problèmes de santé est zéro.

Les vins contiennent (en dehors des sulfites, pesticides…) :

1. des polyphénols (Gorelik), ensemble de plusieurs centaines de molécules dont on distingue dans le vin deux groupes, celui des flavonoïdes présents dans la peau et les pépins (ils se composent des flavanols, procyanidines et anthocyanes) et celui des non flavonoïdes tel le Resvératrol. Les flavonoïdes pourraient aider à lutter contre les MCV et les cancers (BondonnoNP).

2. de l'éthanol ou alcool éthylique CH_3CH_2OH : 1 verre de 100 ml en contient environ 10 g. Un gramme d'alcool apporte 7 kcal, une bouteille de vin environ 500 kcal. A ce jour, le vin n'est pas démontré plus protecteur que les alcools, mais les études concernant ces derniers sont rares et de petite ampleur (Ronksley).

3. des micronutriments : sels minéraux, vitamines B, oligo éléments anti oxydants comme le sélénium et le zinc.

Comment expliquer les possibles effets favorables des faibles consommations de vin ? Les vins rouges (Kiechl, Klatsky 1, Koppes), et même blancs (Gepner Y) :

- augmentent les taux d'adiponectine qui améliorent la sensibilité à l'insuline et pourraient prévenir l'apparition du diabète de type 2 ;
- augmentent les taux de HDL-C mais cette augmentation n'est peut-être pas le mode d'action favorable sur les MCV (Brien, Gepner Y, Krauss, Magnus) ; et d'acides gras poly-insaturés dans ces particules de HDL-C (Perret) ;
- augmentent le taux sérique de paraoxonase-1, enzyme anti-oxydante synthétisée dans le foie qui réduit le développement de l'athérosclérose (Gruppen) ;
- s'opposent à la migration des cellules musculaires lisses vers l'intima (Lijima) ;
- améliorent la fonction endothéliale et augmentent la libération du NO (Leikert) ;
- ont une action anti thrombotique (Stote), par la diminution de l'agrégation plaquettaire et par l'augmentation de la fibrinolyse (Lee KW) ; et anti-inflammatoire : la CRP et le fibrinogène sont plus bas chez les buveurs modérés que chez les non buveurs (Albert MA 1 pour l'étude PRINCE de Harvard, Brien, Chiva-Blanch, de Lorgeril 2, Hvidtfeldt, Imhof, Stote, Zairis) ;
- les polyphénols du vin sont anti oxydants et modulent la croissance du microbiote intestinal humain, avec des effets favorables possibles sur l'inflammation, la TA et certains éléments du profil lipidique (Queipo-Ortuno). Parmi les polyphénols, le Resvératrol, bien que mal absorbé et vite métabolisé (Walle), a un effet potentiellement bénéfique grâce à des modes d'action multiples, dont un mimétisme de la restriction calorique (Swynghedauw 1), un effet anti oxydant, une réduction possible du LDL-C (Ramprasath), un effet anti inflammatoire (Haghighatdoost 2) et un pouvoir fibrinolytique augmenté (Tomé-Carneiro). Mais une étude clinique effectuée en Italie ne montre aucun résultat favorable lié à cette molécule (Semba 2). Et une supplémentation prolongée en Resvératrol ne modifie pas la sensibilité à l'insuline (de Ligt).

Comme la santé est un tout indissociable, les publications de l'Institut National du Cancer, de la Nurses' Health Study (Chen WY), de l'étude EPIC (Schütze), de l'Agence Internationale pour la Recherche contre le Cancer (Rehm), de l'étude britannique PLCO (Kunzmann 2), montrant que le risque de développer certains cancers (oro-pharynx, œsophage, foie, colon, sein) augmente dès le premier verre de vin (effet cancérogène de l'acétaldéhyde mais aussi des métaux lourds, pesticides…), voire de bière, mettent un frein à la recommandation de sa consommation. D'autant plus que celle-ci, importante, est délétère pour le cerveau, avec en particulier atrophie de l'hippocampe (Topiwala), tandis qu'une consommation faible à modérée pourrait au contraire améliorer les capacités intellectuelles (Stampfer, Zhang R). Claude Got a écrit : « L'alcool est un produit à double visage. Il associe au plaisir de sa consommation et à la richesse économique de ceux qui le produisent ou le commercialisent les désastres individuels et collectifs qui ont pour noms dépendance, accidents, violences, cirrhoses, psychoses, cancers… » Tout problème passé ou actuel avec l'alcool doit évidemment faire renoncer à la recommandation de cette consommation, même faible (Costanzo).

Le jus de raisin, sans alcool, est-il un substitut utile (Stein JH) ? Il contient certes très peu de polyphénols (1 mg/100 ml), l'extraction de ceux-ci nécessitant l'alcool mais il peut améliorer la fonction endothéliale et réduire l'oxydation de LDL-C ; les études scientifiques le concernant sont rares.

La bière, riche en Vitamine B (Letonturier), a peut-être des effets comparables à ceux du vin (Panagiotakos, Song RJ).

Les thés sont riches en polyphénols (Kuriyama), surtout le vert. Une méta analyse (Wang ZM) et une étude japonaise (Saito) confèrent un rôle protecteur cardio-vasculaire et une réduction de la mortalité toutes causes confondues au thé vert mais pas au thé noir privé de polyphénols, même s'il augmente le débit coronaire chez les sujets sains masculins (Hirata). Il diminue la variabilité tensionnelle nocturne (Hodgson 2). Une étude chinoise montre un effet protecteur contre les AVC du thé vert (Tian T). Une étude japonaise donne les mêmes résultats, les étendant au post infarctus (Teramoto). L'étude de la MESA montre que chez les buveurs de thé réguliers, sans distinction de couleur, le score calcique coronaire et les ECV sont réduits par rapport aux non buveurs (Miller PE). Le thé pourrait aussi avoir un effet favorable sur le surpoids (Huang J) et le diabète de type 2 (Mancini). Les polyphénols, en particulier la catéchine, auraient aussi des vertus métaboliques (diminution du LDL-C (Samavat)) et anti cancéreuses (Betuzzi, Yuan), en plus des bénéfices cardio-vasculaires vus plus haut avec le chocolat. Les thés ont aussi un effet antistress (Hozawa). Le lait ajouté annulerait les effets bénéfiques endothéliaux (Lorenz M).

La consommation de café, caféiné ou décaféiné, est associée, même chez les seniors (Torres-Collado), à une réduction du risque de coronaropathie et de la mortalité totale, par cancer, par maladie cardio-vasculaire, hépatique, rénale, pulmonaire et neurologique (Chieng, Ding M 1 et 2, Floegel, Freedman, Gardener H 4, Guallar 2, Gunter, Hefzy, Larsson SC 5, Lopez-Garcia 1, 2, 3, même équipe que Ding, Mesas, Mineharu, Mukamal 1 et 3, Park SY, Poole, Silletta, Tommerdahl, van Dam 2, van Dongen, Wierzejka, Wu 2), bien que ne diminuant pas l'épaisseur intima média carotidienne (Hefzy). L'effet protecteur apparait dès la première tasse quotidienne (Torres-Collado) et le maximum est observé pour la consommation de 3 à 5 tasses quotidiennes (Ding M 1 et 2, Gunter, Ros E 3, van Dam 2, Zhou A), tandis qu'un effet favorisant les MCV apparait au-delà (Zhou A). Les buveurs de café voient leur risque de développer un diabète de type 2 diminué par rapport aux non buveurs, avec un effet dose, les plus grands consommateurs étant les plus protégés (Bhupathiraju 2, Ding M 1 et 2, Hiroyasu, Koloverou, Park SY, Salazar-Martinez, Sartorelli, van Dam 1), peut-être grâce à une augmentation de sécrétion de l'adiponectine (Hang, Imatoh, Kurozawa) ou à un effet anti inflammatoire, anti oxydant, de certains de ses composants (Chieng, Hang, Koloverou) ; le café pourrait aider à conserver la perte de poids obtenue chez les individus en surpoids (Icken) ; il pourrait augmenter le risque de cancer du poumon (Xie), mais le tabagisme dans ce cas précis est un grand facteur confondant ; il pourrait par contre réduire les risques de cancer colo rectal, avec un effet dose et ralentir sa progression quand il est déjà présent (Mackintosh, Schmit), de gliome (Michaud), de cancer du foie (Innoue, Kennedy), de thrombose veineuse (Roach), de lithiase rénale (Ferraro), de maladie de Parkinson (van Dam 2). En ce qui concerne le colon, la vessie et la prostate, les résultats sont contradictoires (Michels, Sinha 2, Yu EYW, Zhong). Il pourrait enfin réduire la fréquence des fibrillations atriales (Kim EJ, Mostofsky 4).

Très riche en polyphénols (215 mg/l), il contribue à presque la moitié de l'apport quotidien en polyphénols en France (Perez-Jimenez). La caféine améliore la fonction endothéliale des sujets aussi bien sains que coronariens (Schechter) mais augmente l'activité sympathique et peut donc élever transitoirement, même décaféiné, les chiffres tensionnels chez les hypertendus (Mesas), les buveurs occasionnels (Chiche,

Corti 1) mais pas chez les buveurs habituels (Winkelmayer WC, Zhang Z). Les effets hypertenseurs de la caféine sont peut-être compensés par les effets hypotenseurs des polyphénols et des minéraux (Ros E 3), le résultat final étant un effet neutre sur les chiffres tensionnels (Rhee). Le café augmente aussi l'homocystéinémie et, surtout s'il n'est pas filtré, le taux sanguin des LDL Cholestérol (par l'intermédiaire du caféstol) et triglycérides (Cai).

Compte tenu de tout ceci, sa consommation est recommandée en quantités raisonnables (environ 3 tasses quotidiennes), exception faite des fumeurs (Klatsky 2) et des sujets qui le métabolisent lentement, notion plus théorique que pratique (Cornelis).

Les boissons « énergisantes » semblent favoriser les ECV aigus (Goldfarb), mais leur rôle n'est pas encore bien documenté. Elles contiennent de multiples composants dont des taux élevés de caféine, sucre, taurine, guarana, ginseng, L-Carnitine. Combinées ou non à un stress mental, elles augmentent la TA, la FC, le débit cardiaque et le taux de Noradrénaline, l'agrégabilité plaquettaire et peuvent déclencher une dysfonction endothéliale (Grasser, Hampton). Leur consommation est souvent associée à une grande variété de « comportements à risque » (épisodes d'alcoolisation aigüe, tabagisme, déséquilibre alimentaire…) (Utter).

❏**SANS APPARTENANCE A UNE FAMILLE** (micronutriments et autres)

Le sel (cf. paragraphe sur l'HTA) est consommé en trop grande quantité (He FJ 6) dans les sociétés occidentales (environ 8 g/j en France, un peu plus chez l'homme que chez la femme car il y a une corrélation entre l'apport énergétique total et la consommation de sel). On le trouve en grande quantité dans les aliments préparés en dehors du domicile (Harnack) : pains, fromages, pâtisseries, charcuteries et aliments préparés industriellement (Ahuja), certaines eaux minérales et…quelques médicaments, en particulier effervescents (George). Et attention à l'étiquetage ! Le sel (Nacl) est un mélange de sodium (Na) et de chlore (Cl). Or l'étiquetage mentionne parfois le sodium, ce qui prête à confusion le consommateur qui devrait multiplier le nombre affiché par 2,54 pour obtenir la réelle teneur en sel. Vigilance pour tous, hypertendus et insuffisants cardiaques plus particulièrement.
L'accoutumance au sel est acquise et non innée à l'inverse des saveurs sucrées, amères ou acides mais toutes disposent de récepteurs buccaux ;

elle est donc potentiellement réversible en quelques semaines (Meneton 2). Les épices, contenant par ailleurs des anti oxydants et des anti- inflammatoires, sont un substitut excellent (Anderson CAM, China Kaddorie Biobank). Une place de choix pour le Fénugrec qui pourrait augmenter l'insulinémie et lutter contre l'apparition d'un diabète chez les prédiabétiques de type 2 (Gaddam).
Récemment, le rôle du sel présent dans les lumières intestinales et tubulaires rénales a été mis en évidence dans la régulation de la glycémie par l'intermédiaire des cotransporteurs sodium/glucose au niveau intestinal (SGLT1 ou Sodium GLucose Transporteur 1) et rénal (SGLT2). Plus le sodium est présent dans ces lumières, plus l'absorption (intestinale et rénale) de glucose est élevée, ce qui peut conduire au diabète de type 2 (Baud).

✎Plus les apports en Magnésium sont élevés, moins on observe de cardiopathies ischémiques (Del Gobbo, Larsson SC 3, Joosten), d'AVC ischémiques et hémorragiques (Adebamowo), de morts subites (Chiuve 2), de diabète de type 2 (Dong JY 3, Lopez-Ridaura, Veronese 2, Villegas) et de cancers colo rectaux (Chen GC 1). Ceci peut être contredit (Song Y 1). Le Magnésium réduit un peu les chiffres tensionnels (Kass, Song Y 2) et cet effet anti hypertenseur est retrouvé chez les individus consommant le plus d'oléagineux (Djoussé 5). Sa forte consommation s'accompagne aussi de taux de CRP sanguins plus bas et cette action anti inflammatoire est peut-être aussi une des raisons de son action bénéfique (Dibaba). Sont riches en Magnésium les noix, noisettes, amandes, épinards, blettes, légumes secs et certaines eaux minérales.

✎Une alimentation riche en Potassium contribue à abaisser un peu les chiffres tensionnels et pourrait réduire le risque d'AVC (Adebamowo). Il en est peut-être de même avec une alimentation naturellement riche en calcium (Jayedi)

✎Les compléments alimentaires en diverses vitamines, minéraux, huiles de poissons, etc…, sont de plus en plus utilisés, surtout aux États-Unis et en Grande-Bretagne. Leur intérêt est incertain et leurs inconvénients, voire dangers puisque certains (béta carotène qui pourrait augmenter le risque de cancers liés au tabagisme), sont mieux répertoriés (An P, Chen F, Fortmann, Hutchinson, Jenkins DJ 3, Kim J, Mozzafarian 20, Moyer, Rautiainen 2, Sesso, US Preventive Services Task Force 4, Zhang X, Zhang FF, Zhao H). Possibles exceptions pour la supplémentation en Vit.D qui pourrait réduire le risque de diabète 2

(Barbarawi) mais pas de fracture (LeBoff), pour l'acide folique qui pourrait réduire le risque d'AVC (An P, Jenkins DJ 3), les AG omega 3 qui pourraient réduire la mortalité cardio-vasculaire (An P) mais aussi toutes causes, spécialement chez les hypertendus (Li ZH), pour le coenzyme Q10 qui pourrait diminuer la mortalité toutes causes confondues (An P). Autre exemple : les levures de riz rouge, très en vogues dans la population générale depuis la suspicion envers les statines ; elles contiennent de la monacoline K, précurseur d'une statine et donc elles réduisent potentiellement le LDL-C de 20 à 30 %. Mais la dose seuil d'efficacité est voisine de 10 mg. Au-dessus : ce devrait être un médicament, avec les éventuels effets secondaires d'une statine, au-dessous, ce complément alimentaire est inefficace. Et dans le commerce, les doses sont très variables mais le plus souvent inférieures à 5 mg. De plus, certains lots de culture de cette levure peuvent contenir des pesticides et/ou de la citrinine, une mycotoxine néphrotoxique (Dujovne 2). Mais quel succès populaire, malgré l'absence d'efficacité sur le LDL-C (Laffin LJ, Rodriguez F 3).

Constatation amusante pour finir, sans incitation prosélytique : le jeûne périodique des Mormons (au moins deux repas de suite, une fois par mois) réduirait la fréquence des sténoses coronaires (Home). Mais leurs habitudes de vie sont très différentes ; par exemple, ils ne fument pas et ne consomment pas d'alcool.

CONCLUSION

En prévention secondaire, il convient de garder à l'esprit une des check lists suivantes qui reprennent les divers aspects thérapeutiques d'une conséquence clinique de l'athérosclérose :

- Aux États-Unis : ABCDE (Cohen 1)

  A comme **A**spirine
  B comme **B**établoquants
  C comme **C**holestérol à faire baisser
  D comme **D**iète
  E comme **E**xercice.

- En France, en général : BASIC

  B comme bétabloquant
  A comme antiagrégant
  S comme statine
  I comme inhibiteur de l'enzyme de conversion
  C comme contrôle des facteurs de risque

- En France, à Dax (Baudet 2), on préfère BAISER, car il est le seul à évoquer l'ETP :

  B comme bétabloquant
  A comme antiagrégant
  I comme inhibiteur de l'enzyme de conversion
  S comme Statine
  E comme Education Thérapeutique
  R comme Rééducation cardiovasculaire

Les limites des informations données aux patients (qui incitent, comme cela a été dit plus haut, à compléter ces informations, indispensables mais insuffisantes, par l'Education) ont été évaluées dans trois études :

- Help Study (Shepherd 1), concernant près de 10 000 personnes, et il s'agissait là de prévention primaire. Dans cette étude, malgré l'information de tous, les sujets à risque d'accidents coronariens fumaient plus, étaient plus sédentaires et avaient plus rarement une vie "saine" que le reste de la population à moindre risque. Une fois sur deux, les sujets à risque ne connaissaient pas leur taux de cholestérol et dans 69 % des cas, ils ne se sentaient pas concernés par une meilleure diététique. Difficulté classique de croire en ce que l'on sait. De plus, ce n'est pas parce qu'on sait et qu'on croit, qu'on fait.

- Les autres études, EuroAspire 1, 2, 3, 4, 5 ont été réalisées en 1995-1996, 1999-2000 puis 2005-2006, 2006-2007, 2014-2015, 2016-2018 dans 9 puis 22 puis 27 pays Européens. EuroAspire 2 a permis de suivre 5.556 patients coronariens ayant subi une intervention de revascularisation myocardique et revus 17 mois plus tard pour juger de l'évolution de leurs facteurs de risque :
  - 81 % étaient en surcharge pondérale (IMC > 25) et même 33 % obèses (IMC > 30)
  - 61 % n'avaient pas d'activité physique,
  - 50 % avaient une pression artérielle élevée, caractérisée par des chiffres supérieurs à 140 mmHg pour la systolique et 90 pour la diastolique,
  - 59 % avaient un taux de cholestérol jugé trop haut, supérieur à 2 g/l.

Les résultats sont identiques, voire pire, en 2006, 2016 et 2019 (Capewell, De Backer, Kotseva 1, 2, 3, Wood 1) ; peu se sont améliorés et ils sont alors généralement liés à une meilleure prescription médicamenteuse (prise en charge de l'hypercholestérolémie) avec toutefois une non-observance auto-évaluée autour de 10 % (Jennings CS), d'autres se sont aggravés et sont habituellement liés à l'hygiène de vie, telle la surcharge pondérale. Ceci montre que les patients ne sont pas assez attentifs aux conseils prodigués pour changer leur style de vie et que les médecins sont insuffisamment convaincus et convaincants, « pensant qu'ils ont rempli leur devoir en sauvant quelques grammes de myocarde lors d'un SCA grâce à leurs prouesses technologiques bien maîtrisées » (Mosca 2 et 3). Ceci a fait dire au Pr.Poole-Wilson, lors du congrès de l'European Society of Cardiology à Vienne en 2007 : « Si les cardiologues traitent en effet leurs patients en accord avec les recommandations, par contre les modifications des comportements sont inexistantes et l'amélioration des prescriptions n'est pas suffisante si on ne s'intéresse pas aux causes sous-jacentes comme l'hygiène de vie ». En 2021, la même phrase pourrait être prononcée. Et en 2030 ?

- Il en est de même pour la prévention secondaire des AVC (Brewer).

D'où un appel à une diffusion plus large de l'ETP qui contribue à améliorer la prise en charge, ce que la publication des résultats de l'étude EUROACTION confirme en partie (Wood 2). Les scores appréciant la qualité de la vie sont aussi améliorés par les modifications au long cours de l'hygiène de vie (Baudet 6, de Smedt). Il n'y a pas d'équivalent en médecine actuellement que cette efficacité de la prévention des maladies cardiovasculaires, en investissant aussi peu de moyens financiers. C'est un grand paradoxe de plus dans notre société. Mais simultanément aux incitations pour changer le comportement des individus des sociétés riches, il faut aussi investir dans la recherche des causes de ces comportements à risque (Mozzafarian 11), pour mieux les combattre. Et la meilleure prévention est celle qui commence tôt dans la vie (Gidding, Kahn, McGill, pour la PDAY Study, Miedema 2) puisque l'athérosclérose commence très tôt. Mais il n'est jamais trop tard pour obtenir des résultats positifs et des efforts, même très parcellaires, sont utiles (Dong C, Liu K)

Quelques citations pour finir :

- Camille Adamiec : « Alors que nous sommes abreuvés d'informations nutritionnelles, elles ne semblent jamais satisfaire le mangeur orthorexique. Insatisfait et inquiet, il multiplie ses sources d'informations et ses recherches. Quête frénétique, quasi extatique d'un savoir qu'il veut à tout prix posséder mais qui n'a de cesse de lui échapper ». Attention à la névrose obsessionnelle, souvent toute proche ! En mots simples, l'« orthorexie est une fixation sur la qualité de la nourriture et non sur la quantité » (Park Y, Université du Maryland/programme de psychiatrie Sheppard Pratt). C'est un trouble du comportement alimentaire mais, alors que dans l'anorexie les patients dissimulent leurs habitudes alimentaires, dans l'orthorexie, ils les affichent.

- Carlo Petrini, sociologue : « Partons de cette vérité absolue : nous sommes vivants parce que nous mangeons. Mais manger ne peut être réduit à la mécanique qui consiste à introduire du carburant dans une machine. Il s'agit d'un acte capital, ancré dans le geste d'amour de l'allaitement maternel. Lorsque nous grandissons et que nous nous attablons avec nos amis, nous désirons perpétuer cet instant crucial qui est à la base de la vie. Cet acte de partage est l'essence du bonheur ».

BIBLIOGRAPHIE

1. Aarsland D, Sardahaee FS, Anderssen S et al. Is physical activity a potential preventive factor for vascular dementia? A systematic review Aging Ment Health 2010 ; 14 : 386-95
2. Aatola H, Koivistoinen T, Hutri-Kähönen N et al. Lifetime fruit and vegetable consumption and arterial pulse wave velocity in adulthood. The Cardiovascular Risk in Young Finns Study Circulation 2010 ; 122 : 2521-8
3. Abbas S, Linseisen J, Rohrmann S et al. Dietary vitamin D intake and risk of type 2 diabetes in the European Prospective Investigation into Cancer and Nutrition : the EPIC-InterAct study Eur J Clin Nutr 2014 ; 68 : 196-202
4. Abdelaziz HK, Saad M, Pothineni NV Aspirin for primary prevention of cardiovascular events J Am Coll Cardiol 2019 ; 73 : 2915-29
5. Abdullah A, Wolfe R, Stoelwinder JU et al. The number of years lived with obesity and the risk of all cause and cause specific mortality Int J Epidemiol 2011 ; 40 (4) : 985-96
6. Abela GS, Aziz K, Vedre A et al. Effect of cholesterol crystals on plaques and intima in arteries of patients with acute coronary and cerebrovascular syndromes Am J Cardiol 2009 ; 103 : 959-68
7. Abela GS, Vedre A, Janoudi A et al. Effect of statins on cholesterol crystallization and atherosclerotic plaque stabilization Am J Cardiol 2011 ; 107 : 1710-17
8. Abraham TM, Pedley A, Massaro JM et al. Association between visceral and subcutaneous adipose depots and incident cardiovascular disease risk factors Circulation 2015 ; 132 : 1639-47
9. Abraham G, Havulinna AS, Bhalala OG et al. Genomic prediction of coronary heart disease Eur Heart J 2016 ; 37 : 3267-78
10. Abt M, Bao W, DeMicco D Fasting triglycerides predict recurrent ischemic events in patients with acute coronary syndrome treated with statins J Am Coll Cardiol 2015 ; 65 (21) : 2267-75
11. Abuissa H, Lavie C, Spertus J et al. Personal health habits of american cardiologists Am J Cardiol 2006 ; 97 : 1093-6
12. AbuMweiss SS, Vanstone CA, Lichtenstein AH et al. Plant sterol consumption frequency affects plasma lipid levels and cholesterol kinetics in humans Eur J Clin Nutr 4 June 2008
13. Aburto NJ, Hanson S, Gutierrez H Effect of increased potassium intake on cardiovascular risk factors and disease : systematic review and meta-

analyses BMJ 2013 ; 346 : f1378
14. Aburto NJ, Ziolkovska A, Hooper L et al Effect of lower sodium intake on health : systematic review and meta analyses BMJ 2013 ; 346 : f1326
15. Acharjee S, Roe MT, Amsterdam EA et al. Relation of admission high density lipoprotein cholesterol level and in hospital mortality in patients with acute non ST segment elevation myocardial infarction (from the National Cardiovascular Data Registry) Am J Cardiol 2013 ; 112 : 1057-62
16. Adami HO, Trichopoulos D Obesity and mortality from cancer N Engl J Med 2003 ; 348 : 1623-24
17. Adamsson Eryd S, Gudbjornsdottir S, Manhem K et al. Blood pressure and complications in individuals with type 2 diabetes and no previous cardiovascular disease : national population based cohort study BMJ 2016 ; 354 : i4070
18. Adams KF, Shatzkin A, Harris TB et al. Overweight, obesity, and mortality in large prospective cohort of persons 50 to 71 years old N Engl J Med 2006 ; 355 : 763-78
19. Adams TD, Davidson LE, Litwin SE et al. Health benefits of gastric bypass surgery after 6 years JAMA 2012 ; 308 : 1122-31
20. Adams TD, Davidson LE, Litwin SE et al. Weight and metabolic outcomes 12 years after gastric bypass N Engl J Med 2017 ; 377 : 1143-55
21. Adebamowo SN, Spiegelman D, Willett WC et al. Association between intakes of magnesium, potassium and calcium and risk of stroke : 2 cohorts of US women and updated meta analyses Am J Clin Nutr 2015 ; 101 : 1269-77
22. Ades PA, Savage PD, Toth MJ et al. High calorie expenditure exercise. A new approach to cardiac rehabilitation for overweight coronary patients Circulation 2009 ; 119 : 2671-8
23. Adjibade M, Assmann KE, Julia C et al. Prospective association between adherence to the MIND diet and subjective memory complaints in the French NutriNet-Santé cohort J Neurol 2019 doi : 10.1007/s00415-019-09218-y
24. Aengevaeren VL, Mosterd A, Sharma S et al. Exercise and coronary atherosclerosis. Observations, explanations, relevance, and clinical management Circulation 2020 ; 141 : 1338-50
25. AFSSA Avis de l'agence française de sécurité sanitaire des aliments relatif à l'actualisation des apports nutritionnels conseillés pour les acides gras Saisine n° 2006-SA-0359, 1er Mars 2010
26. Afshin A, Micha R, Khatibzadeh S et al. Consumption of nuts and legumes and risk of incident ischemic heart disease, stroke, and diabetes : a systematic review and meta analysis Am J Clin Nutr 2014 ; 100 : 278-88

27. Agca R, Hopman LHGA, Laan KJC et al. Cardiovascular event risk in rheumatoid arthritis compared with type 2 Diabetes : a 15 year longitudinal study J Rheumatol 2020 ; 47 (3) : 316-24
28. Agnoletti D, Valbusa F, Labat C et al. Evidence for a prognostic role of orthostatic hypertenion on survival in a very old institutionalized population Hypertension 2016 ; 67 : 191-6
29. AHA/ACC/TOS guideline 2013 for the management of overweight and obesity in adults. A report of the American College of Cardiology/American Heart Association Task Force on practice guidelines and the Obesity Society Circulation 2014 ; 129 : S102-138
30. AHA Low gluten diets may be associated with higher risk of type 2 diabetes AHA Meeting Report Presentation http://newsroom.heart.org/news/low-gluten-diets-may-be-associated-with-higher-risk-of-type62-diabetes?preview=fcdd
31. AHA et ACC Guidelines of the American Heart Association (AHA) and the American College of Cardiology (ACC) for detection, prevention, management and treatment of high blood pressure Congress American Heart Association 2017, 13 Nov
32. Ahmad Z Statin intolerance Am J Cardiol 2014 ; 113 : 1765-71
33. Ahmadi N, Hajsadeghi F, Blumenthal RS et al. Mortality in individuals without known coronary artery disease but with discordance between the Framingham risk score and coronay artery calcium Am J Cardiol 2011 ; 107 : 799-804
34. Ahmadizar F, OchoaRosales C, Glisic M et al. Associations of statin use with glycaemic traits and incident type 2 diabetes Br J Clin Pharmacol 2019 doi : 10.1111/bcp.13898
35. Ahuja JKC, Pehrsson PR, Haytowitz DB et al. Sodium monitoring in commercially processed and restaurant foods Am J Clin Nutr 2015 ; 101 : 622-31
36. Aigner A, Grittner U, Rolfs A Contribution of established stroke risk factors to the burden of stroke in young adults Stroke 2017 ; 48 : 1744-51
37. Äijälä M, Malo E, Santaniemi M et al. Dietary sodium intake and prediction of cardiovascular events Eur J Clin Nutr 2015 ; 69 : 1042-7
38. Agarwal A, Ionnidis JPA PREDIMED trial of Mediterranean diet : retracted, republished, still trusted? BMJ 2019 ; 364 : l341
39. Akbaraly TN, Shipley MJ, Ferrie JE et al. Long term adherence to healthy dietary guidelines and chronic inflammation in the prospective Whitehall II Study Am J Med 2015 ; 128 : 152-60
40. Aker A, Saliba W, Schnaider S et al. The impact of smoking status 1 year after ST-segment elevation myocardial infarction on cardiovascular events and mortality in patients aged <=60 years Am J Cardiol 2022 ; 175 : 52-7
41. Akter N, Kulinskaya E, Steel N et al. The effect of hormone

replacement therapy on the survival of UK women : a retrospective cohort study 1984-2017 BJOG doi : 10.1111/1471-0528.17008
42. Aladin AI, Whelton SP, Al-Mallah MH et al. Relation of resting heart ate to risk for all cause mortality by gender after considering exercise capacity (the Henry Ford Exercise Testing Project) Am J Cardiol 2014 ; 114 : 1701-6
43. Aladin AI, Al Rifai M, Rasool SH et al. Relation of coronary artery calcium and extra coronary aortic calcium to incident hypertension (from the Multi-Ethnic Study of Atherosclerosis) Am J Cardiol 2018 ; 121 : 210-6
44. Albert CM, Campos H, Stampfer MJ et al. Blood levels of long chain n-3 fatty acids and the risk of sudden death N Eng J Med 2002 ; 346 : 1113-18
45. Albert CM, Gaziano JM, Willet WC et al. Nut consumption and decreased risk of sudden cardiac death in the Physicians' Health Study Arch Inter Med 2003; 162 : 1382-87
46. Albert CM, Manson JE, Cook NR et al. Moderate alcohol consumption and the risk of sudden cardiac death among US male physicians Circulation 1999 ; 100 : 944-50
47. Albert CM, Oh K, Whang W et al. Dietary alpha linolenic acid intake and risk of sudden cardiac death and coronary heart disease Circulation 2005 ; 112 : 3232-38
48. Albert CM, Cook NR, Pester J et al. Effect of marine Omega-3 fatty acid and vitamin D supplementation on incidentatrial fibrillation : a randomized clinical trial JAMA 2021 ; 325 (11) : 1061-1073
49. Albert MA, Glynn RJ, Ridker PM Alcohol consumption and plasma concentration of C-Reactive Protein Circulation 2003 ; 107 : 443-47
50. Albert MA, Glynn RJ, Ridker PM Effect of physical activity on serum C-Reactive Protein Am J Cardiol 2004 ; 93 : 221-25
51. Alderman MH, Cohen HW Dietary sodium intake and cardiovascular mortality : controversy resolved? Am J Hypertens 2012 ; 25 : 727-34
52. Alenghat FJ, Davis AM Management of blood cholesterol JAMA 2019 Feb 04 doi : 10.1001/jama.2019.0015 PMID : 30715135
53. Alexander DD, Miller PE, Vargas AJ et al. Meta analysis of egg consumption and risk of coronary heart disease and stroke Journal of the American College of Nutrition 2016 ; 35 : 704-16
54. Alexander M, Loomis AK, Van der Lei J et al. Non alcoholic fatty liver disease and risk of incident acute myocardial infarction and stroke : findings from matched cohort study of 18 million European adults BMJ 2019 ; 367 : l5367
55. Ali M, Li Y, O'Neal WT et al. Tobacco exposure as determined by serum cotinine and subclinical myocardial injury in individuals free from cardiovascular disease Am J Cardiol 2017 ; 120 : 1114-7
56. Ali MK, Bullard KM, Saydah S et al. Cardiovascular and renal

burdens of prediabetes in the USA : analysis of data from serial cross-sectional surveys, 1988-2014 Lancet Diabetes Endocrinol 2018 ; 6 (5) : 392-403
57. Allais O, Leroy P, Mink J Changes in food purchases at retirement in France Food Plicy doi.org/10.1016/j.foodpol.2019.101806
58. Allam AH, Thompson RC, Wann LS et al. Computed tomographic assessment of atherosclerosis in ancient Egyptian mummies JAMA 2009 ; 302 : 2091-94
59. Allan GM, Nouri F, Korownyk C et al. Agreement among cardiovascular disease risk calculators Circulation 2013 ; 127 : 1948-56
60. Allard JP, Kurian R, Aghdassi E et al. Lipid peroxidation during n-3 fatty acid and vitamin E supplementation in humans Lipids 1997 ; 32 : 535-41
61. Allard-Ratick M, Khambhati J, Topel M et al. Elevated HDL-C is associated with adverse cardiovascular outcomes Eur Heart J 2018 ; 39 (suppl) : 3
62. Allen NE Animal foods, protein, calcium and prostate cancer risk : the European Prospective Investigation into Cancer and Nutrition Br J Cancer 2008 1 Apr
63. Alonso-Pedrero L, Ojeda-Rodriguez A, Martinez-Gonzales MA et al. Ultra processed food consumption and the risk of short telomeres in an elderly population of the Seguimiento Universidad de Navarra (SUN) Project Am J Clin Nutr 2020 ; 111 (6) : 1259-66
64. Alpert JS Nutritional advice for the patient with heart disease. What diet should we recommend for our patients? Circulation 2011 ; 124 : e258-e260
65. Alvarez ML, Khosroheidari M, Eddy E et al. Micro RNA-27a decreases the level and efficiency of the LDL receptor and contributes to the dysregulation of cholesterol homeostasis Atherosclerosis 2015 ; 242 (2) : 595-604
66. Alvarez-Alvarez I, Pérez de Rojas J, Fernandez-Montero A et al. Strong inverse associations of Mediterranean diet, physical activity and their combination with cardiovascular disease : The Seguimiento Universidad de Navarra (SUN) cohort Eur J Preven Cardiol doi.org/10.1177/2047487318783263
67. Al Rifai M, DeFillippis AP, McEvoy et al. The relationship between smoking intensity and subclinical cardiovascular injury : The Multi-Ethnic Study of Atherosclerosis (MESA) Atherosclerosis 2017 ; 258 : 119-30
68. Al Shaar L, Satija A, Wang DD et al. Red meat intake and risk of coronary heart disease among US men : prospective cohort study BMJ 2020 ; 371 : m4141
69. Amabile N, Cheng S, Renard JM et al. Association of circulating

endothelial microparticules with cardiometabolic risk factors in the Framingham Heart Study Eur Heart J 2014 ; 35 (42) : 2972-9
70. Amar J, Chamontin B, Ferrières J et al. Hypertension control at hospital discharge after acute coronary event:influence on cardiovascular prognosis-the Prevenir study Heart 2002 ; 88 : 587-91
71. Amarenco P, Kim JS, Labreuche J et al. A comparison of two LDL Cholesterol targets after ischemic stroke N Engl J Med 2019 382 : 9-19
72. Amarenco P, Kim JS, Labreuche J et al. Impact of lower versus higher LDL cholesterol targets on cardiovascular events after ischemic stroke in patients with diabetes Diabetes 2021 ; 70 (8) : 1807-15
73. Ambrosi P La prévention cardiovasculaire Editions John Libbey Eurotext 2007, p.14
74. Ambrosini GL, Oddy WH, Huang RC et al. Prospective associations between sugar sweetened beverage intakes and cardiometabolic risk factors in adolescents Am J Clin Nutr 2013 ; 98 : 327-34
75. American Diabetes Association Diagnosis and classification of diabetes mellitus Diabetes Care 2010 ; 33 (suppl 1) : S62-S69
76. American Diabetes Association Standards of medical care in diabetes-2013 Diabetes Care 2013 ; 36 (suppl 1) : S11-S66
77. American Diabetes Association Standards of medical care in diabetes-2015 Diabetes Care 2015 ; 38 (Suppl 1) : S1-S89
78. Amiano P, Chamosa S, Etxezarreta N et al. Unprocessed red meat and processed meat consumption and risk of stoke in the Spanish cohort of the European Prospective Investigation into Cancer nd Nutrition (EPIC) Eur J Clin Nutr 2016 ; 70 : 313-9
79. Aminian A, Zajichek A, Tu C et al. How much weight loss is required for cardiovascular benefits? Insights from a metabolic surgery matched cohort study Ann Surg 2020 ; 272 (4) : 639-45
80. An P, Wah S, Luo Y et al. Micronutrient supplementation to reduce cardiovascular risk J Am Coll Cardiol 2022 ; 80 : 2269-85
81. Anand SS, Yi Q, Gerstein H et al. Relationship of metabolic syndrome and fibrinolytic dysfunction to cardiovascular disease Circulation 2003 ; 108 : 420-25
82. Andersen K, Rasmussen F, Held C Exercice capacity and muscle strength and risk of vascular disease and arrythmia in 1,1 million young Swedish men : cohort study BMJ 2015 ; 351 : h4543
83. Andersen K, Mariosa D, Adami HO et al. Dose response relatioship of total and leisure time physical activity to risk of heart failure : a prospective cohort study Circ Heart Fail 2014 ; 7 : 701-8
84. Anderson JL Infection, antibiotics, and atherothrombosis-End of the road or new beginnings? N Engl J Med 2005 ; 352 : 1706-9
85. Anderson JL, May HT, Horne BD et al. Relation of vitamine D deficiency to cardiovascular risk factors, disease status, and incident events in a general healthcare population Am J Cardiol 2010 ; 106 :

963-8
86. Anderson JL, May HT, Lappé DL et al. Impact of testosterone replacement therapy on myocardial infarction, stroke, and death in men with low testosterone concentrations in an integrated health care system Am J Cardiol 2016 ; 117 : 794-9
87. Anderson JW, Johnstone BM, Cook-Newell ME Meta-analysis of the effects of soy protein intake on serum lipids N Engl J Med 1995 ; 333 : 276-82
88. Anderson KM, Castelli WP, Levy D Cholesterol and mortality:30 years of follow-up from the Framingham Study JAMA 1987 ; 257 : 2176-80
89. Anderson KJ, Teuber SS, Gobeille A et al. Walnut polyphenolics inhibit in vitro human plasma and LDL oxydation J Nutr 2001 ; 131 : 2837-42
90. Anderson CAM, Cobb LK, Miller ER et al. Effects of a behavioral intervention that emphasizes spices and herbs on adherence to recommended sodium intake : results of the SPICE randomized clinical trial Am J Clin Nutr 2015 ; 102 : 671-9
91. Andreeva VA, Touvier M, Kesse-Guyot E et al. B Vitamin and/or omega-3 fatty acid supplementation and cancer. Ancillary findings from the supplementation with Folate, Vitamins B6 and B12, and/or Omega-3 fatty acids (SU.FOL.OM3) randomized trial Arch Int Med 2012 ; 172 (7) : 540-7
92. Angeloni E, Paneni F, Landmesser U et al. Lack of protective role of HDL-C in patients with coronary artery disease undergoing elective coronary artery bypass grafting Eur Heart J 2013 ; 34 : 3557-62
93. Angeras O, Albertsson P, Karason K et al. Evidence for obesity paradox in patients with acute coronary syndromes : a report from the Swedish Coronary Angiography and Angioplasty Registry Eur Heart J 2013 ; 34 (5) : 345-53
94. Anguera I, Miranda-Guardiola F, Bosch X et al. Elevation of serum levels of the anti-inflammatory cytokine interleukin-10 and decreased risk of coronary events in patients with unstable angina Am.Heart J. 2002 ; 144(5) : 811-17
95. Anic GM, Park Y, Subar AF et al. Index based dietary patterns and risk of lung cancer in the NIH-AARP diet and health study Eur J Clin Nutr 2016 ; 70 : 123-9
96. Annuzzi G, Bozzetto L, Costabile G et al. Diets naturally rich in polyphenols improve fasting and postprandial dyslipidemia and reduce oxidative stress : a randomized controlled trial Am J Clin Nutr 2014 ; 99 : 463-71
97. Antero-Jacquemin J, Rey G, Marc A et al. Mortality in female and male French Olympians : a 1948-2013 cohort Am J Sports Med 2015 ; 43 : 1505-12
98. Antithrombotic Trialists' (ATT) collaboration Aspirin in the primary

and secondary prevention of cardiovascular disease : collaborative meta-analysis of individual data from randomised trials Lancet 2009 ; 373 : 1849-60
99. Antonini-Canterin F, Di Bello V, Di Salvo G et al. Relation of carotid intima-media thickness and aortic valve sclerosis (from the ISMIR study) Am J Cardiol 2009 ; 103 : 1556-61
100. Aouba A, Eb M, Rey G et al. Données sur la mortalité en France : principales causes de décès en 2008 et évolution depuis 2000 BEH 2011 ; 22 :249-54
101. Aparicio LS, Thijs L, Boggia J et al. Defining thresholds for home blood pressure monitoring in octogenarians Hypertension 2015 ; 66 : 865-73
102. Aparicio HJ, Himali JJ, Satizabal CL. Temporal trends in ischemic stoke incidence in younger adults in the Framingham study Stroke 2019 ; 50 (6) : 1558-60
103. Apfelbaum M Du pourpier et un hareng Cholé-Doc 1994 ; 24 : 1-3
104. Apovian CM, Gokce N Obesity and cardiovascular disease Circulation 2012 ; 125 : 1178-82
105. Appel LJ Dietary patterns and longevity. Expanding the blue zones Circulation 2008 ; 118 : 214-5
106. Appel LJ, Moore TJ, Obarzanek E et al. DASH collaborative research group. A clinical trial of the effects of dietary patterns on blood pressure N Engl J Med 1997 ; 336 : 1117-24
107. Appel LJ, Frohlich ED, Hall JE et al. The importance of population wide sodium reduction as a means to prevent cardiovascular disease and stroke Circulation 2011 ; 123 : 1138-43
108. Appel LJ, Champagne CM, Harsha DW et al. Writing group of the PREMIER Collaborative Research Group. Effects of comprehensive lifestyle modification on blood pressure control : main results of the PREMIER clinical trial JAMA 2003 ; 289 : 2083-93
109. Appel LJ, Clark JM, Wang NY et al. Comparative effectiveness of weight loss interventions in clinical practice N Engl J Med 2011 ; 365 : 1959-68
110. Appel LJ Empirical support for cardiovascular health. The case gets even stronger Circulation 2012 ; 125 : 973-4
111. Apullan FJ Usefulness of self reported leisure time physical activity to predict long term survival in patients with coronary heart disease Am J Cardiol 2008 ; 102 : 375-9
112. Arab L, Dhaliwal SK, Martin CJ et al. Association between walnut consumption and diabetes risk in NHANES Diabetes Metab Res Rev 2018 doi : 10.1002/dmrr.3031
113. Arabshahi S, Lahmann PH, Williams GM et al. Predictors of change in weight and waist circumference : 15 year longitudinal study in Australian adults Eur J Clin Nutr 2014 ; 68 : 309-15

114. Araujo AB, Hall SA, Ganz P et al. Does erectile dysfunction contribute to cardiovascular disease risk prediction beyond the Framingham Risk Score? J Am Coll Cardiol 2010 ; 55 : 350-6
115. Araujo F, Gouvihas C, Fontes F et al. Trends in cardiovascular diseases and cancer mortality in 45 countries from five continents (1980-2010) Eur J Prev Cardiol 2014 ; 21 : 1004-17
116. Arbab-Zadeh A, Nakano M, Virmani R et al. Acute coronary events Circulation 2012 ; 125 : 1147-56
117. Archbold RA, Timmis AD Cholesterol lowering and coronary artery disease : mechanisms of risk reduction Heart 1998 ; 80 : 543-47
118. Argacha JF Air pollution and myocardial infarction Eur Heart J 2017 ; 38 : 141-3
119. Armstrong MEG, Green J, Reeves GK et al. Frequent physical activity may not reduce vascular disease risk as much as moderate activity. Large prospective study of women in the United Kingdom Circulation 2015 ; 131 : 721-9
120. Arnett DK, Jacobs DR, Luepker RV et al. Twenty year trends in serum cholesterol, hypercholesterolemia, and cholesterol medication use The Minnesota Heart Survey, 1980-1982 to 2000-2002 Circulation 2005 ; 112 : 3884-91
121. Arnett DK, Blumenthal RS, Albert MA et al. 2019 ACC/AHA guideline on the primary prevention of cardiovascular disease Circulation Mars 2019 doi.org/10.1161/CIR.0000000000000678
122. Arnlöv J, Ingelsson E, Sundström J et al. Impact of body mass index and the metabolic syndrome on the risk of cardiovascular disease and death in middle aged men Circulation 2010 ; 121 : 230-6
123. Arnold SV, Spertus JA, Tang F et al. Statin use in outpatients with obstructive coronary artery disease Circulation 2011 ; 124 : 2405-10
124. Arnson Y, Rozanski A, Gransar H et al. Comparison of the coronary artery calcium score and number of calcified coronary plaques for predicting patient mortality risk Am J Cardiol 2017 ; 120 : 2154-9
125. Aronis KN, Khan SM, Mantzoros CS Effects of trans fatty acids on glucose homeostasis : a meta analysis of randomized, placebo controlled clinical trials Am J Clin Nutr 2012 ; 96 : 1093-9
126. Aronow WS, Fleg JL, Pepine CJ et al. ACCF/AHA 2011 expert consensus document on hypertension in the elderly : a report of the American College of Cariology Foundation Task Force on clinical expert consensus documents Circulation 2011 ; 123 : 2434-2506
127. Arora P, Song Y, Dusek J et al. Vitamin D therapy in individuals with prehypertension or hypertension. The DAYLIGHT Trial Circulation 2015 ; 131 : 254-62
128. Arroyo-Espliguero R, Avanzas P, Cosin-Sales J et al. C-Reactive protein elevation and disease activity in patients xith coronary artery disease Eur Heart J 2004 ; 25(5) : 401-08

129. Arroyo AG, Andrés V ADAMTS7 in cardiovascular disease. From bedside to bench and black again? Circulation 2015 ; 131 : 1156-9
130. Artaud F, Dugravot A, Sabia S et al. Unhealthy behaviours and disability in older adults : Three-City Dijon cohort study BMJ 2013 ; 347 : f4240
131. Arterburn D, Olsen MK, Smith VA et al. Association between bariatric surgery and long term survival JAMA 2015 ; 313 : 62-70
132. Artero EG, Lee DC, Ruiz JR et al. A prospective study of muscular strength and all cause mortality in men with hypertension J Am Coll Cardiol 2011 ; 57 : 1831-7
133. Arya S, Khakharia A, Binney ZO et al. Association of statin dose with amputation and survival in patients with peripheral artery disease Circulation 2018 ; 137 : 1435-46
134. Asberg S, Eriksson M Statin therapy and the risk of intracerebral haemorrage : a nationwide observational study Int J Stroke 2015 ; 10 SupplA100:46-9 doi : 10.1111/ijs.12539.PMID:26043664
135. The ASCEND Study Collaoration Group Effects of n-3 fatty acid supplements in diabetes mellitus N Engl J Med 2018 ; 379 : 1540-1550
136. Asch DA, Troxel AB, Stewart WF et al. Efect of financial incentives to physicians, patients, or both on lipid levels : a randomized clinical trial JAMA 2015 ; 314 : 1926-35
137. Ascherio A, Katan MB, Stampfer MJ, Willett WC Trans fatty acids and coronary heart disease N Engl J Med 1999 ; 340 : 1994-98
138. Asghari G, Ghorbani Z, Mirmiran P et al. Nut consumption is associated with lower incidence of type 2 diabetes :the Tehran Lipid and Glucose Study Diabetes and Metabolism 2017 ; 43 : 18-24
139. Ashar FN, Zhang Y, Longchamps RJ et al. Association of mitochondrial DNA copy number with cardiovascular disease JAMA Cardiol doi : 10.1001/jamacardio.2017.3683
140. Ashen MD, Blumenthal RS Low HDL cholesterol levels N Engl J Med 2005 ; 353 : 1252-59
141. Ashrafian H, Le Roux CW, Darzi A et al. Effects of bariatric surgery on cardiovascular function Circulation 2008 ; 118 : 2091-2102
142. Asia Pacific Cohort Studies Collaboration Serum Triglycerides as a risk factor for cardiovascular diseases in the Asia-Pacific Region Circulation 2004 ; 110 : 2678-86
143. Assman G, Cullen P, Schulte et al. The Munster Heart Study (PROCAM). Results of follow-up at 8 years Eur Heart J 1998 ; 19 : 2-11
144. Astrup A, Dyerberg J, Elwood P, et al. The role of reducing intakes of saturated fat in the prevention of cardiovascular disease : where does the evidence stand in 2010? Am J Clin Nutr 2011 ; 93 : 684-8
145. Astrup A, Monteiro CA Does the concept of "ultra-processed foods" help inform dietary guidelines, beyond conventional classification

systems? NO Am J Clin Nutr 2022 ; 116 (6) : 1482-8

146. Astrup A, Monteiro CA Does the concept of "ultra-processed foods" help inform dietary guidelines, beyond conventional classification systems? Debate consensus Am J Clin Nutr 2022 ; 116 (6) : 1489-91
147. Atiquzzaman M, Karim ME, Kopec J et al. Role of non steroidal anti-inflammatory drugs (NSAIDs) in the association between osteoarthritis and cardiovascular diseases : a longitudinal study Arthritis Rheumatol 2019 doi : 10.1002/art.41027
148. Aubert C Espérance de vie, la fin des illusions Editions Terre Vivante, mars 2006
149. Auer J, Sinzinger H, Franklin B et al. Muscle and skeletal related side effects of statins : tip of the iceberg Eur J Preven Cardiol 2016 ; 23 : 88-110
150. Aune D, Chan DSM, Lau R et al. Dietary fiber, whole grains, and risk of colorectal cancer : systematic review and dose-response meta analysis of prospective studies BMJ 2011 ; 343 : d6617
151. Aune D Soft drinks, aspartame, and the risk of cancer and cardiovascular disease Am J Clin Nutr 2012 ; 96 : 1249-51
152. Aune D, Norat T, Vatten LJ Dairy products and the risk of type 2 diabetes : a systematic review and dose response meta analysis of cohort studies Am J Clin Nutr 2013 ; 98 : 1066-83
153. Aune D, Rosenblatt DAN, Chan DSM et al. Dairy products, calcium, and prostate cancer risk : a systematic review and meta analysis of cohort studies Am J Clin Nutr 2015 ; 101 : 87-117
154. Aune D, Sen A, Prasad M et al. BMI and all cause mortality : systematic review and non linear dose response meta analysis of 230 cohort studies with 3.74 million deaths among 30.3 million participants BMJ 2016 ; 353 : i2156
155. Aune D, Giovannucci E, Boffettia P et al. Fruit and vegetable intake and the risk of cardiovascular disease, total cancer and all cause mortality- a systematic review and dose response meta analysis of prospective studies Int J of Epidemiology 2017 ; 46 : 1029-56
156. Aung T, Halsey J, Kromhout D et al. Associations of Omega 3 fatty acid supplement use with cardiovascular disease risks. Meta-analysis of 10 trials involving 77 917 individuals JAMA Cardiol doi : 10.1001/jamacardio.2017.5205
157. Aussel C, Woelffle E, Lemoigne P et al. Une nouvelle stratégie nutritionnelle pour lutter contre la dénutrition et la sarcopénie : le régime protéique pulsé. Cahiers de nutrition et de diététique 2013 ; 48 : 33-40
158. Avanzini F, Marzona I, Baviera M et al. Improving cardiovascular prevention in general practice : results of a comprehensive personalized strategy in subjects at high risk Eur J Preven Cardiol 2016 ; 23 : 947-55

159. Ayer JG, Belousova E, Harmer JA et al. Maternal cigarette smoking is associated with reduced high density lipoprotein cholesterol in healthy 8 year old children Eur Heart J 2011 ; 32 (19) : 2446-53
160. Azad MB, Abou-Setta AM, Chauhan BF et al. Nonnutritive sweeteners and cardiometabolic health : a systematic review and meta analysis of randomized controlled trials and prospective cohort studies CMAJ 2017 ; 189 : doi : 10.1503/cmaj.161390
161. Bachman JM, Willis BL, Ayers CR et al. Association between family history and coronary heart disease death across long term follow up in men. The Cooper Center Longitudinal Study Circulation 2012 ; 125 : 3092-8
162. Bacon CG, Mittleman MA, Kawachi I et al. Sexual function in men older than 50 years of age Results from the Health Professionals follow-up Study Ann Inter Med 2003 ; 139 (3) : 161-8
163. Bae SW, Stühlinger MC, Yoo HS et al. Plasma asymmetric Dimethylarginine concentrations in newly diagnosed patients with acute myocardial infarction or unstable angina pectoris during two weeks of medical treatment Am J Cardiol 2005 ; 95 : 729-33
164. Baer HJ, Glynn RJ, Hu FB et al. Risk factors for mortality in the Nurses' Health Study : a competing risk analysis Am J Epidemiol 2011 ; 173 : 319-29
165. Baer DJ, Novotny JA Consumption of cashew nuts does not influence blood lipids or other markers of cardiovascular disease in humans : a randomized controlled trial Am J Clin Nutr 2019 ; 109 (2) : 269-75
166. Baibas N, Trichopoulou A, Voridis E et al. Residence in mountainous compred with lowland areas in relation to total and coronary mortality. A study in rural Greece J Epidemiol Community Health 2005 ; 59 : 274-8
167. Baicker K, Cutler D, Song Z Workplace wellness programs can generate savings Health Aff (Milwood) 2010 ; 29 : 304-11
168. Baik I, Cho NH, Kim SH et al. Dietary information improves cardiovascular disease risk prediction models Eur J Clin Nutr 2013 ; 67 : 25-30
169. Baillargeon JP, McClish DV, Essah PA et al. Association between the current use of low dose oral contraceptives and cardiovascular arterial disease : a meta analysis J Clin Endocrinol Metab 2005 ; 90 : 3863-70
170. Bailly L, Fabre R, Pradier C et al. Colorectal cancer risk following bariatric surgery in a nationwide study of French individuals with obesity JAMA Surg 2020 doi : 10.1001/jamasurg.2020.0089
171. Bains SJ, Mahic M, Myklebust TA et al. Aspirin as secondary prevention in patients with colorectal cancer : an unselected population based study J Clin Oncology 2016 ; 34 : 2501-8
172. Bajaj A, Rader DJ Can changes in the plasma lipidome help explain the cardiovascular benefits of the Mediterranean diet? Am J Clin

Nutr 2017 ; 106 : 965-6
173. Balagopal P, de Ferranti SD, Cook S et al. Non traditional risk factors and biomarkers for cardiovascular disease : mechanistic, research, and clinical considerations for youth. A Scientific Statement From the American Heart Asoociation Circulation 2011 ; 123 : 2749-69
174. Balducci S, Zanuso S, Nicolucci A et al. Effect of an intensive exercise intervention strategy on modifiable cardiovascular risk factors in subjects with type 2 diabetes mellitus Arch Inter Med 2010 ; 170 (20) : 1794-1803
175. Balkau B, Deanfield JE, Després JP et al. International day for the evaluation of abdominal obesity (IDEA) Circulation 2007 ; 116 : 1942-51
176. Ballantyne CM, Entman ML Soluble adhesion molecules and the search for biomarkers for atherosclerosis Circulation 2002 ; 106 : 766-67
177. Ballantyne CM, Bays HE, Kastelein JJ et al. Efficacy and safety of Eicosapentaenoic acid ethyl ester (AMR101) therapy in statin treated patients with persistent high triglycerides (from the ANCHOR Study) Am J Cardiol 2012 ; 110 : 984-92
178. Ballantyne CM, Neutel J, Cropp A et al. Results of Bococizumab, a monoclonal antibody against Proprotein Convertase Subtilisin/Kexin Type 9, from a randomized, placebo controlled, dose ranging study in statin treated subjects with hypercholesterolemia Am J Cardiol 2015 ; 115 : 1212-21
179. Ballin M, Lundberg E, Sörlen N et al. Effects of interval training on visceral adipose tissue in centrally obese 70-year-old individuals : a randomized controlled trial J Am Geriatr Soc 2019 ; 67 (8) : 1625-31
180. Ballor DL, Poehlman ET Exercise training enhances fat free mass preservation during diet induced weight loss : a meta analysis finding Int J Obes Relat Metab Disord 1994 ; 18 : 35-40
181. Bally M, Dendukuri N, Rich B et al. Risk of acute myocardial infarction with NSAIDs in real world use : Bayesian meta analysis of individual patient data BMJ 2017 ; 357 : j1909
182. Balmes JR Do we really need another time series study of the PM2,5-Mortality association? N Engl J Med 2019 ; 381 : 774-6
183. Bambs C, Kip KE, Dinga A et al. Low prevalence of "ideal cardiovascular health" in a community based population. The Heart Strategies concentrating on risk evaluation (Heart SCORE) Study Circulation 2011 ; 123 : 850-7
184. Banack HR, Kaufman JS Does selection bias explain the obesity paradox among individuals with cardiovascular disease? Ann Epidemiol 2015 ; 25 : 342-9
185. Banel DK, Hu FB Effects of walnut consumption on blood lipids and other cardiovascular risk factors : a meta-analysis and systematic review Am J Clin Nutr 2009 ; 90 : 56-63

186. Bangalore S, Qin J, Sloan S et al. What is the optimal blood pressure in patients after acute coronary syndromes? Circulation 2010 ; 122 : 2142-51
187. Bangalore S, Fayyad R, Hovingh GK et al. Statin and the risk of renal related serious adverse events : analysis from the IDEAL, TNT, CARDS, ASPEN, SPARCL, and other placebo controlled trials Am J Cardiol 2014 ; 113 : 2018-2020
188. Bangalore S, Toklu B, Gianos E et al. Optimal systolic blood pressure target after SPRINT : Insights from a network meta-analysis of randomized trials Am J Med 2017 ; 130 : 707-19
189. Bangalore S, Maron DJ, Stone GW et al. Routine revascularization versus initial medical therapy for stable ischemic heart disease : a systematic review and meta analysis of randomized trials Circulation 2020 ; 142 (9) : 841-57
190. Banks E, Joshy G, Korda RJ et al. Tobacco smoking and risk of 36 cardiovascular disease subtypes : fatal and non fetal outcomes in a large prospective Australian study BMC Med 2019 ; 17 (1) : 128
191. Bansal S, Buring JE, Rifai N et al. Fasting compared with nonfasting triglyceridesand risk of cardiovascular events in women JAMA 2007 ; 298 : 299-308
192. Bao Y, Han J, Hu FB et al. Association of nut consumption with total and cardiac specific mortality N Engl J Med 2013 ; 369 : 2001-11
193. Bao W, Liu B, Simonsen DW et al. Association between exposure to pyrethroid insecticides and risk of all cause and cause specific mortality in the general US adult population JAMA Intern Med 2019 doi : 10.1001/jamainternmed.2019.6019.PMID:31886824
194. Baranski M, Srednicka-Tober, Volakakis N et al. Higher antioxydant and lower cadmium concentrations and lower incidence of pesticide residues in organically grown crops : a systematic literature review and meta analyses British Journal of Nutrition 2014 ; 112 : 794-811
195. Baratta F, Pastori D, Fabiani M et al. Severity of OSAS, CPAP and cardiovascular events : a follow-up study Eur J Clin Invest 2018 ; 48 (5) : e12908
196. Barbarawi M, Zayed Y, Barbarawi O et al. Effect of vitamin D supplementation on the incidence of diabetes mellitus J Clin Endocrinol Metab 2020 ; 105 (8) : dgaa 335
197. Barbosa Barreto de Brito L, Rabelo Ricardo D, Sardhina Mendes Soares de Araujo D et al. Ability to sit and rise from the floor as a predictor of all cause mortality Eur J Preven Cardiol 2014 ; 21 : 892-8
198. Barclay AW, Petocz P, McMillan-Price J et al. Glycemic index, glycemic load, and chronic disease risk : a meta-analysis of observational studies Am J Clin Nutr 2008 ; 87 : 627-37
199. Barnard ND, Leroy F Children and adults should avoid consuming animal products to reduce risk for chronic disease : YES Am J Clin

Nutr 2020 ; 112 (4) : 926-30

200. Barry AR, O'Neill DE, Graham MM Primary prevention of cardiovascular disease in older adults Can J Cardiol 2016 doi.org/10.1016/j.cica.2016

201. Barry E, Roberts S, Oke J et al. Efficacy and effectiveness of screen and treat policies in prevention of type 2 diabetes : systematic review and meta analysis of screening tests and interventions BMJ 2017 ; 356 : i6538

202. Barter P, Gotto AM, LaRosa JC et al. Treating to new targets investigators. HDL cholesterol, very low levels of LDL cholesterol, and cardiovascular events N Engl J Med 2007; 357 : 1301-10

203. Barter PJ, Rye KA, Waters DD Effect of Torcetrapib on glucose, insulin, and hemoglobin A1C in subjects in the Investigation of Lipid Level Management to Understand its Impact in Atherosclerotic Events (ILLUMINATE) Trial Circulation 2011 ; 124 : 555-62

204. Barter PJ, Nicholls SJ, Kastelein JJP et al. Is Cholesterol Ester Transfer Protein Inhibition an effective strategy to reduce cardiovascular risk? CETP inhibition as a strategy to reduce cardiovascular risk : the pro case Circulation 2015 ; 132 : 423-32

205. Bartolucci AA, Tendera M, Howard G Meta analysis of multiple primary prevention trials of cardiovascular events using Aspirin Am J Cardiol 2011 ; 107 : 1796-1801

206. Basdevant A, Bouillot JL, Clément K et al. Traité de Médecine et chirurgie de l'obésité. Lavoisier Médecine Sciences, Paris 2011

207. Bassuk SS, Manson JE Oral contraceptives and menopausal hormone therapy : relative and attributable risks of cardiovascular disease, cancer, and other health outcomes Ann Epidemiol 2015 ; 25 : 193-200

208. Bath PM, Gray LJ Association between hormone replacement therapy and subsequent stroke : a meta-analysis BMJ 2005 ; 330 : 342

209. Baud G, Caiazzo R, Verkindt H et al. Influence des interactions entre l'absorption intestinale du sodium et du glucose sur le métabolisme glucidique Cahiers de Nutrition et de diététique doi.org/10.1016/j.cnd.2017.10.001

210. Baudet M Contraceptifs oestroprogestatifs et risque coronarien Thèse de Doctorat en Médecine Faculté de Médecine de Paris Ouest Juin 1974

211. Baudet M, Hericotte P, Daugareil C Amélioration du pronostic des syndromes coronaires aigus dans les Landes par la modification de l'hygiène de vie Ann Cardiol Angeiol 2006 ; 55 : 192-8

212. Baudet M, Daugareil C, Ferrières J Prévention des maladies cardiovasculaires et règles hygiéno-diététiques Ann Cardiol Angeiol 2012 ; 61 (2) : 93-8

213. Baudet M, Daugareil C The importance of therapeutic education in primary prevention for reducing some risk factors of atherosclerosis Poster 81 th European Atherosclerosis Society Congress Lyon 2013

214. Baudet M, Daugareil C Education Thérapeutique du Patient en prévention primaire des maladies cardiovasculaires. Intérêts et Limites Ann Cardiol Angeiol 2014 ; 63(4) : 235-9
215. Baudet M, Daugareil C Education therapeutique en prevention primaire cardiovasculaire. Interêt prolongé à 4 ans Ann Cardiol Angeiol 2018 ; 67 (1) : 14-7
216. Baudrand R, Pojoga LH, Vaidya A et al. Statin use and adrenal aldosterone production in hypertensive and diabetic subjects Circulation 2015 ; 132 : 1825-33
217. Baudry J, Assmann KE, Touvier M et al. Association of frequency of organic food consumption with cancer risk. Findings from the Nutrinet-Santé prospective cohort study JAMA Intern Med doi : 10.1001/jamainternmed.2018-4357
218. Baudry J, Lelong H, Adriouch S et al. Association between organic food consumption and Metabolic Syndrome : cross-sectional results from the Nutrinet-Santé study Eur J Nutr 2018 ; 57 : 2477-88
219. Bauer M, Moebus S, Möhlenkamp S et al. Urban particulate matter air pollution is associated with subclinical atherosclerosis J Am Coll Cardiol 2010; 56 : 1803-8
220. Baumhäkel M, Werner N, Böhm M et al. Circulating endothelial progenitor celles correlate with erectile function in patients with coronary heart disease Eur Heart J 2006 ; 27 (18) : 2184-8
221. Bavishi C, Bangalore S, Messerli FH et al. Outcomes of intensive blood pressure lowering in older hypertensive patients J Am Coll Cardiol 2017 ; 69 : 486-93
222. Baylin A, Kabagambe EK, Ascherio A et al. Adipose tissue alpha linolenic acid and non fatal acute myocardial infarction in Costa Rica Circulation 2003 ; 107 : 1586-1591
223. Bays H Clinical overview of Omacor : a concentrated formulation of Omega-3 polyunsaturated fatty acids Am J Cardiol 2006 ; 98 : 71i-76i
224. Bays HE, Stein EA, Shah AK et al. Effects of Simvastatin on C-Reactive Protein in mixed hyperlipidemic and hypertriglyceridemic patients Am J Cardiol 2002 ; 90 : 942-46
225. Bays HE, Taub PR, Epstein E et al. Ten things to know about ten cardiovascular disease risk factors Am J Preven Cardiol 2021 ; 5 : 100149
226. Beckett N, Peters R, Tuomilehto J et al. Immediate and late benefits of treating very elderly people with hypertension results from active treatment extension to Hypertension in the Very Elderly randomised controlled trial BMJ 2012 ;344 : d7541
227. Begot I, Peixoto TCA, Gonzaga LRA et al. A home based walking program improves erectile dysfunction in men with acute myocardial infarction Am J Cardiol 2015 ; 115 : 571-5
228. BEH Activité physique en prévention et traitement des maladies

chroniques Bulletin Epidémiologique Hebdomadaire 3 Novembre 2020
229. Belenchia AM, Tosh AK, Hillman LS et al. Correcting vitamin D insufficiency improves insulin sensitivity in obese adolescents : a randomized controlled trial Am J Clin Nutr 2013 ; 97 (4) : 774-81
230. Bell S, Daskalopoulou M, Rapsomaniki E et al. Association between clinically recorded alcohol consupption and initial presentation of 12 cardiovascular diseases : population based cohort study using linked health records BMJ 2017 ;356 : j909
231. Bell G, Mora S, Greenland P et al. Association of air pollution exposures with high-density lipoprotein cholesterol and particle number : The Multi Ethnic Study of Atherosclerosis Arterioscler Thromb Vasc Biol 2017 ; 37 (5) : 976-82
232. Bell KJL, White S, Hassan O et al. Evaluation of the incremental value of a coronary artery calcium score beyond traditional cardiovascular risk assessment. A Systematic Review and Meta-analysis JAMA Intern Med 2022 ; 182 (6) : 634-42
233. Bellavia A, Larsson SC, Bottai M et al. Fruit and vegetable consumption and all cause mortality : a dose response analysis Am J Clin Nutr 2013 ; 98 : 454-9
234. Bellavia A,.Tektonidid TG, Orsini N et al. Quantifying the benefits of Mediterranean diet in terms of survival Eur J Epidemiol 2016 May 31 (5) : 527-30
235. Beltran-VallsMR Physical activity and diabetes mortality in people with type 2 diabetes : a prospective cohort study of 0,5 million US people Diabetes Metab 2022 ; 49 (1) : 101410
236. Benderly M, Boyko V, Goldbout U Relation of body mass index to mortality among men with CHD Am J Cardiol 2010 ; 106 (3) : 297-304
237. Bendinelli B, Masala G, Saieva C et al. Fruit, vegetables, olive oil and risk of coronary heart disease in Italian women : the EPICOR Study Am J Clin Nutr 2011 ; 93 : 275-83
238. Bendsen NT, Christensen R, Bartels EM et al. Consumption of industrial and ruminant trans fatty acids and risk of coronary heart disease : a systematic review and meta analysis of cohort studies Eur J Clin Nutr 2011 ; 65 : 773-83
239. Benetou V, Orfanos P, Pettersson-Kymmer U et al. Mediterranean diet and incidence of hip fractures in a European cohort Osteoporosis Int 2013 ; 24 (5) : 1587-98
240. Benisi-Kohansal S, Saneei P, Salehi-Marzijarani M et al. Whole grain intake and mortality from all causes, cardiovascular disese, and cancer : a systematic review and dose response meta analysis of prospective cohort studies Adv Nutr 2016 ; 7 : 1052-65
241. Benn M, Nordestgaard BG, Frikke-Schmidt R Low LDL Cholesterol, PCSK9 and HMGCR genetic variation, and risk of Alzheimer's disease

and Parkinson's disease : Mendelian randomisation study BMJ 2017 ; 357 : j1648
242. Bennett A, Chow CK, Chou M et al. Efficacy and safety of quarter dose blood pressure lowering agents : a systematic review and mete analysis of randomized controlled trials Hypertension 2017 ; 70 : 85-93
243. Benowitz NL, Prochaska JJ Smoking cessation after acute myocardial infarction J Am Coll Cardiol 2013 ; 61 (5) : 533-5
244. Ben-Shlomo Y, Spears M, Boustred C et al. Aortic pulse wave velocity improves cardiovascular event prediction J Am Coll Cardiol 2014 ; 63 (7) : 636-46
245. Bérard E, Bongard V, Dallongeville J et al. Impact of cardiovascular risk factor control on long term cardiovascular and all cause mortality in the general population Ann Med 2016 ; 48 : 559-67
246. Berendsen AAM, Kang JH, van de Rest O et al. The Dietary Approaches to Stop Hypertension diet, cognitive function, and cognitive decline in American older women J Am Med Dir Assoc 2017 Jan 17. pii: S1525-8610(16)30558-8. doi : 10.1016/j.jamda.2016.11.026
247. Berg ZK, Rodriguez B, Davis J et al. Association between occupational exposure to pesticides and cardiovascular disease incidence : The Kuakini Honolulu Heart Program J Am Heart Assoc 2019 ; 8 (19) : e12569
248. Berger JS, Roncaglioni MC, Avanzini F et al. Aspirin for the primary prevention of cardiovascular events in women and men : a sex specific meta analysis of randomized controlled trials JAMA 2006 ; 295 : 306-13
249. Berger E, Castagné R, Chadeau-Hyam M et al. Multi-cohort study identifies social determinants of systemic inflammation over the life course Nat Commun 2019 ; 10 : 773
250. Bergeron N, Phan BAP, Ding Y et al. Proprotein Convertase Subtilisin/Kexin Type 9 inhibition. A new therapeutic mechanism for reducing cardiovascular disease risk Circulation 2015 ; 132 : 1648-66
251. Bergh C, Fall K, Udumyan R et al. Severe infections and subsequent delayed cardiovascular disease Eur J Preven Cardiol 2017 ; 24 : 1958-66
252. Berlin I Smoking induced metabolic disorders : a review Diabetes Metab 2008 ; 34 : 307-14
253. Bernabei R, Landi F, Calvani R et al. Multicomponent intervention to prevent mobility disability in frail older adults : randomised controlled trial (SPRINTT project) BMJ 2022 ; 377 : e068788
254. Berrington de Gonzales A, Hartge P, Cerhan JR et al. Body mass index and mortality among 1.46 million white adults N Engl J Med 2010 ; 363 : 2211-9
255. Berry JD, Prineas RJ, van Horn L et al. Dietary fish intake and incident

atrial fibrillation (from the Women's Health Initiative) Am J Cardiol 2010 ; 105 : 844-8
256. Bertola ML, Triche EW, Michaud DS et al. Long term alcohol and caffeine intake and risk of sudden cardiac death in women Am J Clin Nutr 2013 ; 97 (6) : 1356-63
257. Bertola ML, Triche EW, Michaud DS et al. Mediterranean and Dietary Approaches to Stop Hypertension dietary patterns and risk of sudden cardiac death in postmenopausal women Am J Clin Nutr 2014 ; 99 : 344-51
258. Best LG, Zhang Y, Lee ET et al. C- Reactive Protein as a predictor of cardiovascular risk in a population with a high prevalence of diabetes. The Strong Heart Study Circulation 2005 ; 112 : 1289-95
259. Betuzzi S, Brausi M, Rizzi F et al Chemoprevention of human prostate cancer by oral administration of green tea catechins in volunteers with high grade prostate intraepithelial neoplasia : a preliminary report from a one year proof of principle study Cancer Res 2006 ; 66 : 1234-40
260. Beulens JW, de Bruijne LM, Stolk RP et al. High dietary glycemic load and glycemic index increase risk of cardiovascular disease among middle aged women : a population based follow up study J Am Coll Cardiol 2007 ; 50 : 14-21
261. Beveridge LA, Struthers AD, Khan F et al. Effect of vitamin D supplementation on blood pressure. A systematic review and meta analysis incorporating individual patient data JAMA Intern Med 2015 ; 175 : 745-54MA,
262. Beydoun MA, Beydoun HA, Zonderman AB Evidence of acculturation's impact on dietary quality among non Hispanic blacks Am J Clin Nutr 2018 ; 107 : 679-80
263. Bhaskaran K, Hajat S, Armstrong B et al. The effects of hourly differences in air pollution on the risk of myocardial infarction : case crossover analysis of the MINAP database BMJ 2011 ; 343 : d5531
264. Bhaskaran K, Douglas I, Forbes H et al. Body mass index and risk of 22 specific cancers : a population based cohort study of 5,24 million UK adults Lancet 2014 ; 384 : 755-65
265. Bhaskaran K, Dos-Santos-Silva I, Leon DA et al. Association of BMI with overall and cause specific mortality : a population based cohort study of 3.6 million adults in the UK Lancet Diabetes Endocrinol 2018 doi : 10.1016/S2213-8587(18)30288-2
266. Bhatt DL Anti inflammatory agents and antioxydants as a possible "third great wave"in cardiovascular secondary prevention Am J Cardiol 2008 ; 101 suppl : 4D-13D
267. Bhatt DL, Steg PG, Miller M et al. Cardiovascular risk reduction with Icosapent Ethyl for Hypertriglyceridemia N Engl J Med 2019 ; 380 : 11-22
268. Bhatt AG, Monahan KM Fitness and the development of atrial

fibrillation Circulation 2015 ; 131 : 1821-3
269. Bhindi B, Locke J, Alibhai SM et al. Dissecting the association between metabolic syndrome and prostate cancer risk : analysis of a large clinical cohort Eur Urol 2014 ; 67 : 64-70
270. Bhupathiraju SN, Tucker KL Greater variety in fruit and vegetable intake is associated with lower inflammation in Puerto Rican adults Am J Clin Nutr 2011 ; 93 : 37-46
271. Bhupathiraju SN, Pan A, Malik VS et al. Caffeinated and caffeine free beverages and risk of type 2 diabetes Am J Clin Nutr 2013 ; 97 : 155 - 161
272. Bhupathiraju SN, Wedick NM, Pan A et al. Quantity and variety in fruit and vegetable intake and risk of coronary heart disease Am J Clin Nutr 2013 ; 98 : 1514-23
273. Bhushan A, Fondell E, Ascherio A et al. Adherence to Mediterranean diet and subjective cognitive function in men Eur J Epidemiol 2018 ; 33 : 223-34
274. Bibbins-Domingo K, Chertow GM, Coxson PG et al Projected effect of dietary salt reductions on future cardiovascular disease N Engl J Med 2010 ; 362 : 590-9
275. Bibbins-Domingo K, Coxson P, Pletcher MJ et al. Adolescent overweight and future adult coronary heart disease N Engl J Med 2007 ; 357 : 2371-9
276. Bickel C, Rupprecht HJ, Blankenberg S et al. Relation of markers of inflammation and statin therapy to long-term mortality in patients with angiographically proven coronary artery disease Am J Cardiol 2002 ; 89(8) : 901-908
277. Biesinger S, Michaels HA, Quadros AS et al. A combination of isolated phytochemicals and botanical extracts lowers diastolic blood pressure in a randomized controlled trial of hypertensive subjects Eur J Clin Nutr 2016 ; 70 : 10-6
278. Bilenko N, van Rossem L, Brunekreef B et al. Traffic related air pollution and noise and children's blood pressure : results from the PIAMA birth cohort study Eur J Preven Cardiol 2015 ; 22 : 4-12
279. Binia A, Jaeger J, Hu Y et al. Daily potassium intake and sodium to potassium ratio in the reduction of blood pressure : a meta analysis of randomized controlled trials J Hypertens 2015 ; 33 : 1509-20
280. Biscaglia S, Campo G, Sorbets E et al. Relationship between physical activity and long term outcomes in patients with stale coronary artery disease Eur J Prev Cardiol doi : 10.1177/2047487319871217
281. Bischoff-Ferrari HA, Vellas B, Rizzoli R et al. Effect of vitamin D supplementation, omega-3 fatty acid supplementation, or a strength-training exercise program on clinical outcomes in older adults. The DO-HEALTH randomized clinical trial JAMA 2020 ; 324 (18) : 1855-68
282. Bittner V, Johnson BD, Zineh I et al. The triglyceride/high density

lipoprotein cholesterol ratio predicts all cause mortality in women with suspected myocardial ischemia : A report from the Women's Ischemia Syndrome Evaluation (WISE) Am Heart J 2009 ; 157 : 548-55
283. Bittner V Cardiac rehabilitation. Call to action for healthcare providers Circulation 2012 ; 126 : 671-3
284. Bittner DO, Goeller M, Zopf Y et al. Early-onset coronary atherosclerosis in patients with low levels of omega-3 fatty acids Eur J Clin Nutr 2020 ; 74 : 651-6
285. Bjerregaard LG, Jensen BW, Angquist L et al. Change in overweight from childhood to early adulthood and risk of type 2 diabetes N Eng J Med 2018 ; 378 : 1302-12
286. Bjornstad P, Eckel RH, Pyle L et al. Relation of combined non high density lipoprotein cholesterol and apolipoprotein B with atherosclerosis in adults with type 1 diabetes mellitus Am J Cardiol 2015 ; 116 : 1057-62
287. Blaha MJ, Cainzos-Achirica M, Greenland P et al. Role of coronary artery calcium score of zero and other negative risk markers for cardiovascular disease : the Multi Ethnic Study of Atherosclerosis (MESA) Circulation 2016 ; 133 : 849-58
288. Blaha MJ, Cainzos-Achirica M, Dardari Z et al. All cause and cause specific mortality in individuals with zero and minimal coronary artery calcium : a long term, competing risk analysis in the Coronary Artery Calcium Consortium Atherosclerosis doi : 10.1016/j.Atherosclerosis.2019.11.008
289. Blair SN, Kohl HW III, Paffenbarger RS Jr et al. Physical fitness and all cause mortality : a prospective study of healthy men and women JAMA 1989 ; 262 : 2395-2401
290. Blair SN, Kampert JB, Kohl HW III et al. Influences of cardiorespiratory fitness and other precursors on cardiovascular disease and all cause mortalityin men and women JAMA 1996 ; 276 : 205-210
291. Blair SN, Kohl HW, Barlow CE et al. Physical fitness and all cause mortality in hypertensive men Ann Med 1991 ; 23 : 307-12
292. Blanchemaison Ph L'indice de masse corporelle, indicateur de risque cardio-vasculaire Actualités vasculaires internationales 2000 mai ; 81 : 5-6
293. Blankenberg S, Rupprecht HJ, Poirier O et al. Plasma concentrations and genetic variation of matrix metalloproteinase 9 and prognosis of patients with cardiovascular disease Circulation 2003 ; 107 : 1579-85
294. Blekkenhorst LC, Prince RL, Hodgson JM et al. Dietary saturated fat intake and atherosclerotic vascular disease mortality in elderly women : a prospective cohort study Am J Clin Nutr 2015 ; 101 : 1263-8
295. Block RC, Harris WS, Reid KJ et al. EPA and DHA in blood cell membranes from acute syndrome patients and controls Atherosclerosis on line 2007 September 17

296. Blom DJ, Hala T, Bolognese M et al. A 52 week placebo controlled trial of Evolocumab in hyperlipidemia N Engl J Med 2014 ; 370 : 1809-19
297. Blount BC, Karwowski MP, Shields PG et al. Vitamin E acetate in bronchoalveolar-lavage fluid associated with EVALI N Engl J Med 2020 ; 382 : 697-705
298. Blumenthal JA, Hinderliter AL, Smith PJ et al. Effects of Lifestyle Modification on Patients With Resistant Hypertension: Results of the TRIUMPH Randomized Clinical Trial. Circulation. 2021 ; 144 (15) : 1212-1226
299. Boccara F, Cohen A Interplay of dibetes and coronary heart disease on cardiovascular mortality Heart 2004 ; 90 : 1371-73
300. Bodenheimer T Coordinating care : a perilous journey through the health care system N Engl J Med 2008 ; 358 : 1064-71
301. Boekholdt SM, Kuivenhoven JAZ, Wareham NJ et al. Plasma levels of cholesteryl ester transfer protein and the risk of future coronary artery disease in apparently healthy men and women Circulation 2004 ; 110 : 1418-23
302. Boekholdt SM, Arsenault BJ, Mora S et al. Association of LDL cholesterol, non-HDL cholesterol, and apoliprotein B levels with risk of cardiovascular events among patients treated with statins. A meta analysis JAMA 2012 ; 307 : 1302-9
303. Boekholdt SM, Arsenault BJ, Hoving GK et al. Levels and changes of HDL cholesterol and apolipoprotein A-1 in relation to risk of cardiovascular events among statin treated patients. A meta-analysis Circulation 2013 ; 128 : 1504-12
304. Boekholdt SM, Hoving GK, Mora S Very low levels of atherogenic lipoproteins and the risk for cardiovascular events. A meta analysis of statin trials J Am Coll Cardiol 2014 ; 64 : 485-94
305. Boers I, Muskiet FAJ, Berkelaar E et al. Favourable effects of consuming a Paleolithic type diet on charecteristics of the metabolic syndrome : a randomized controlled pilot study Lipids in Health and Disease 2014 ; 13 : 160
306. Böger RH, Sullivan LM, Schwedhelm E et al. Plasma Asymmetrical Dimethylarginine and incidence of cardiovascular disease and death in the community Circulation 2009 ; 119 : 1592-1600
307. Boghossian NS, Yeung EH, Mumford SL et al. Adherence to the Mediterranean diet and body fat distribution in reproductive aged women Eur J Clin Nutr 2013 ; 67 : 289-94
308. Bohlen JG, Held JP, Sanderson MO et al. Heart rate, rate pressure product, and oxygen uptake during four sexual activities Arch Intern Med 1984 ; 144 : 1745-8
309. Bohn L, Meyer AS, Rasmussen SK et al. Phytate : impact on environment and human nutrition. A challenge for molecular breeding

Journal of Zhejiang University. Science 2017 ; 9 (3) : 165-191
310. Bohula EA, Giugliano RP, Cannon CP et al. Achievement of dual low density lipoprotein cholesterol and high sensitivity C-Reactive Protein targets more frequent with the addition of Ezetimibe to Simvastatin and associated with better outcomes in IMPROVE-IT Circulation 2015 ; 132 : 1224-33
311. Bohula EA, Morrow DA, Giugliano RP et al. Atherothrombotic risk stratification and Ezetimibe for secondary prevention J Am Coll Cardiol 2017 ; 69 : 911-21
312. Bolger PM, Schwetz BA Mercury and health N Engl J Med 2002 ; 347 : 1735-36
313. Bolland MJ, Avenell A, Baron JA et al. Effect of calcium supplements on risk of myocardial infarction and cardiovascular events : meta-analysis BMJ 2010 ; 341 : c3691
314. Bolland MJ, Grey A, Avenell A et al. Calcium supplements with or without vitamin D and risk of cardiovascular events : reanalysis of the Women's Health Initiative limited access dataset and meta analysis BMJ 2011 ; 342 : d2040
315. Bolland MJ, Bacon CJ, Horne AM et al. Vitamin D insufficiency and health outcomes over 5 y in older women Am J Clin Nutr 2010 ; 91 : 82-9
316. Bonaa KH, Njolstad I, Ueland PM et al. Homocystein lowering and cardiovascular events after acute myocardial infarction N Engl J Med 2006 ; 354 : 1578-88
317. Bonaca MP, Nault P, Giugliano RP et al. Low density lipoprotein cholesterol lowering with Evolocumab and outcomes in patients with peripheral artery disease : insights from the FOURIER Trial (further cardiovascular outcomes research with PCSK9 inhibition in subjects with elevated risk) Circulation 2018 ; 137 : 338-50
318. Bonaccio M, Di Castelnuovo A, Costanzo S et al. Chili pepper consumption and mortality in Italian adults J Am Coll Cardiol 2019 ; 74 : 3139-49
319. Bonaccio M, Di Castelnuovo A, Costanzo S et al. Ultra processed food consumption is associated with increased risk of all cause and cardiovascular mortality in the Moli-sani Study Am J Clin Nutr 2021 ; 113 (2) : 446-55
320. Bonauto DK, Lu D, Fan ZJ Obesity prevalence by occupation in Washington state, behavioral risk factor surveillance system Prev Chronic Dis 2014 ; 11 : 130219
321. Bondonno NP, Dalgaard F, Kyro C et al. Flavonoid intake is associated with lower mortality in the Danish Diet Cancer and Health Cohort Nature communications 2019 ; 10 : 3651
322. Bonnet J La CRP. Marqueur ou acteur physiopathologique de l'athérosclérose Cardiologie-Cardinale 2008 ; vol 2, no14 : 433-40

323. Bonow RO, Eckel RH Diet, Obesity, and Cardiovascular Risk N Engl J Med 2003 ; 348 : 2057-59
324. Bonthuis M, Hughes MCB, Green AC et al. Dairy consumption and patterns of mortality of Australian adults Eur J Clin Nutr 2010 ; 64 : 569-77
325. Boos CJ, Soor SK, Kang D et al Relationship between circulating endothelial cells and the predicted risk of cardiovascular events in acute coronary syndromes Eur Heart J 2007; 28 : 1092-1101
326. Booth III JN, Levitan EB, Brown TM et al. Effect of sustaining lifestyle modifications (nonsmoking, weight reduction,physiacal activity, and mediterranean diet) after healing of myocardial infarction, percutaneous intervention, or coronary bypass (from the Reasons for Geographic and Racial Differences in Stroke Study) Am J Cardiol 2014 ; 113 : 1933-40
327. Booth H, Khan O, Prevost T et al. Incidence of type 2 diabetes after bariatric surgery : population based matched cohort study Lancet Diabetes Endocrinol 2014 ; 2 : 963-8
328. Borgi L, Rimm EB, Willett WC et al. Potato intake and incidence of hypertension : results from three prospective US cohort studies BMJ 2016 ; 353 : i2351
329. Bork CS, Jakobsen MU, Lundbye-Christensen S et al. Dietary intake and adipose tissue content of alpha linolenic acid and risk of myocarial infarction : a Danish cohort study Am J Clin Nutr 2016 ; 104 : 41-8
330. Bos MJ, Schipper MA, Koudstaal PJ et al. High serum C-Reactive protein level is not an independent predictor for stroke The Rotterdam Study Circulation 2006 ; 114 : 1591-8
331. Bos D, Arshi B, Quirijn JA et al. Atherosclerotic carotid plaque composition and incident stroke and coronary events J Am Coll Cardiol 2021 ; 77 (11) : 1426-35
332. Bouisset F, Ruidavets JBB, BBongard V et al. Long term prognosis impact of physical activity in patients with stable coronary heart disease Am J Cardiol 2020 ; 125 (2) : 176-181
333. Boulanger CM, Leroyer AS, Amabile N et al. Circulating endothelial microparticules : a new marker of vasclopar injury Ann Cardiol Angeiol 2014 ; 57 : 149-54
334. Boulon C, Lafitte M, Richeboeuf V et al. Prevalence of metabolic syndrome after acute coronary syndrome an dits prognostic significance Am J Cardiol 2006 ; 98 : 1429-34
335. Bourdillon F Decrease of smoking in France : one million less of daily smokers between 2016 and 2017. A success for public health BEH May 2018 ; 14-15
336. Boussageon R, Bejan-Angoulvant T, Saadatian-Elahi M et al. Effect of intensive glucose lowering treatment on all cause mortality, cardiovascular death, and microvascular events in type 2 diabetes :

meta analysis of randomised controlled trials BMJ 2011 ; 343 : d4169
337. Bouvard V, Loomis D, Guyton KZ et al. Carcinogenicity of consumption of red and processed meat Lancet Oncology 2015 ; 16 : 1599-1600
338. Bowman L ASCEND. A randomized trial of omega-3 fatty acids (fish oil) versus placebo for primary cardiovascular prevention in 15,480 people with diabetes European Society of Cardiology Munich Aout 2018
339. Bradbury KE, Crowe FL, Appleby PN et al. Serum concentrations of cholesterol, apolipoprotein A-I and apolipoprotein B in a total of 1694 meat-eaters, fish-eaters, vegetarians and vegans Eur J Clin Nutr 2014 ; 68 : 178-83
340. Braith RW, Stewart KJ Resistance exercise training. Its role in the prevention of cardiovascular disease Circulation 2006 ; 113 : 2642-50
341. Brandis Kepler S, Hasin T, Benyamini Y et al. Frequency of sexual activity and long term survival after acute myocardial infarction Am J Med 2020 ; 133 (1) : 100-7
342. Brandt EJ, Myerson R, Perraillon MC et al. Hospital admissions for myocardial infarction and stroke before and after the Trans-Fatty acid restrictions in New York JAMA Cardiol doi:10.1001/jamacardio.2017.0491
343. Brassard P Influence of the structural differences of statins on the risk of incident Alzheimer's disease Alzheimer Society McGill University 2018
344. Brassard D, Manikpurage HD, Thériault et al. Greater adherence to the 2019 Canada's food guide recommendations on healthy food choices reduces the risk of cardiovascular disease in adults : a prospective analysis of UK Biobank data Am J Clin Nutr 2022 ; 116 (6) : 1748-58
345. Bray GA, Popkin BM Dietary fat intake does affect obesity! Am J Clin Nutr 1998 ; 68 : 1157-73
346. Bray GA, Vollmer WM, Sacks FM et al. A further subgroup analysis of the effects of the DASH diet and three dietary sodium levels on blood pressure : results of the DASH-Sodium trial Am J Cardiol 2004 ; 94 : 222-27
347. Bray GA Is dietary fat important? Am J Clin Nutr 2011 ; 93 : 481-2
348. Breitling LP, Rothenbacher D, Grandi NC et al. Prognostic usefulness of free fatty acids in patients with stable coronary heart disease Am J Cardiol 2011 ; 108 : 508-13
349. Brenna JT Efficiency of conversion of alpha-linolenic acid to long chain n-3 fatty acids in man Curr Opin Clin Nutr Metab Care 2002 ; 5 : 127-32
350. Brett AS Vitamin D supplementation to lower mortality? Lancet Diabetes Endocrinol 2022 Feb
351. Brewer L, Mellon L, Hall P et al. Secondary prevention after ishemic

stroke : the ASPIRE-S study BMC Neurology 2015 ; 15 : 216
352. Brien SE, Ronksley PE, Turner BJ et al. Effect of alcohol consumption on biological markers associated with risk of coronary heart disease : systematic review and meta analysis of interventional studies BMJ 2011 ; 342 : d636
353. Briggs ADM, Mytton OT, Kehlbacher A et al. Overall and income specific effect on prevalence of overweight and obesity of 20% sugar sweetened drink tax in UK : econometric and comparative risk assessment modelling study BMJ 2013 ; 347 : f6189
354. Briggs ADM, Mizdrak A, Scarborough P A statin a day keeps the doctor away : comparative proverb assessment modelling study BMJ 2013 ; 347 : f7267
355. Brion R Obésité et exercice physique Nutritions Juin/Juillet 2004-Vol.2 : 26-29
356. Britton KA, Gaziano JM, Sesso HD et al. Relation of alcohol consumption and coronary heart disease in hypertensive male physicians (from the Physicians' Health Study) Am J Cardiol 2009 ; 104 : 932-5
357. Brook RD, Rajagopalan S, Pope III A et al. Particulate matter air pollution and cardiovascular disease. An update to the scientific statement from the American Heart Disease Circulation 2010 ; 121 : 2331-78
358. Brook RD, Sun Z, Brook JR et al. Extreme air pollution conditions adversely affect blood pressure and insulin resistance : the Air Poluution and Cardiometabolic Disease Study Hypertension 2016 ; 67 : 77-85
359. Brouilette SW, Whittaker A, Stevens SE et al. Telomere length is shorter in healthyn offspring of subjects with coronary artery disease : support for the telomere hypothesis Heart 2008 ; 94 : 422-25
360. Brousseau ME, Schaefer EJ, Wolfe ML et al. Effects of an inhibitor of Cholesteryl esther transfer protein on HDL Cholesterol N Engl J Med 2004 ; 350 : 1505-15
361. Broustet JP Wine and health Heart 1999 ; 81 : 459-60
362. Brouwer IA, Katan MB, Zock PL Dietary alpha linolenic acid is associated with reduced risk of fatal coronary heart disease, but increased prostate cancer risk; a meta-analysis J Nutr 2004 ; 134 : 919-22
363. Brouwer IA, Zock PL, Camm AJ et al. Effect of fish oil on ventricular tachyarrhytmia and death in patients with implantable cardioverter defibrillators. The study on omega 3 fatty acids and ventricular arrhythmia (SOFA) randomized trial JAMA 2006 ; 295 : 2613-19
364. Brouwer IA, Wanders AJ, Katan MB Trans fatty acids and cardiovascular health : research completed? Eur J Clin Nutr 2013 ; 67 : 541-7

365. Brown MS, Goldstein JL A receptor mediated pathway for cholesterol homeostasis Science 1986 ; 232 : 34-47
366. Brown MS, Goldstein JL Heart attacks : gone with the century? Science 1996 ; 272 : 629
367. Brown JD Bariatric surgery. Roux minating on endothelial cell and high density lipoprotein function Circulation 2015 ; 131 : 845-7
368. Brown JC, Harhay MO, Harhay MN The muscle quality index and mortality among males and females Ann Epidemiol 2016 ; 26 : 648-53
369. Brown TJ, Brainard J, Song F et al. Omega-3, omega-6, and total dietary polyunsaturated fat for prevention and treatment of type 2 diabetes mellitus : systematic review and meta analysis of randomized controlled trials BMJ 2019 : 366 : l4697
370. Brownell KD, Frieden TR Ounces of prevention-The public policy case for taxes on sugared beverages N Engl J Med 2009 ; 360 : 1805-8
371. Brownell KD, Pomeranz JL The trans fat ban-Food regulation and long term health N Engl J Med 2014 ; 370 : 1773-5
372. Bruckert E Obésité abdominale et dyslipidémies Réalités Cardiologiques 2005 ; 210 : 75-9
373. Bruckert E Place de l'acide nicotinique dans l'arsenal thérapeutique du patient hyperlipidémique Réalités Cardiologiques Février 2006 ; 214 : 25-7
374. Bruckert E Rôle du LDL dans les maladies cardiovasculaires Presse Med 2005 ; 34 : 249-55
375. Bruckert E, Ferrières J Evidence supporting primary prevention of cardiovascular diseases with statins : gaps between updated clinical results and actual practice Arch Cardiovasc Disease 2014 ; 107 : 188-200
376. Bruins MJ, Van Dael P, Eggersdorfer M et al. The role of nutrients in reducing the risk for noncommunicable diseases during aging Nutrients 2019 ; 11 : 85
377. Brunner FJ, Waldeyer C, Ojeda F Application of non HDL-cholesterol for population based cardiovascular risk stratification : results from the Multinational Cardiovascular Risk Consortium Lancet 2019 ; 394 : 2173-83
378. Brunström M, Carlberg B Benefits and harms of lower blood pressure treatment targets : systematic review and meta analysis of randomised placebo controlled trials BMJ Open 2019 ; 9 : e026686
379. Bucher HC, Hengstler P, Schindler C et al. N-3 polyinsaturated fatty acids in coronary heart disease : a meta-analysis of randomized controlled trials Am J Med 2002 ; 112 : 298-304
380. Buckland G, Gonzalez CA, Agudo A et al. Adherence to the mediterranean diet and risk of coronary heart disease in the Spanish EPIC cohort Study Am J Epidemiol 2009 ; 170 : 1518-29
381. Buckland G, Mayen AL, Agudo A et al. Olive oil intake and mortality

within the Spanish population (EPIC-Spain) Am J Clin Nutr 2012 ; 96 : 142-9
382. Buckley T, Stannard A, Bartrop R et al. Effect of early bereavement on heart rate variability Am J Cardiol 2012 ; 110 : 1378-83
383. Budhathoki S, Sawada N, Iwasaki M et al. Association of animal and plant protein intake with all cause and cause specific mortality JAMA Intern Med 2019 doi : 10.1001/jamainternmed.2019.2806
384. Bueno NB, de Melo IS, de Oliveira SL et al. Very low carbohydrate ketogenic diet vs low fat diet for long term weight loss : a meta analysis of randomised controlled trials Br J Nutr 2013 ; 110 (7) : 1178-87
385. Buijsse B, Feskens EJM, Kok FJ et al. Cocoa intake, blood pressure, and cardiovascular mortality. The Zutphen Elderly Study Arch Int Med 2006 ; 166 : 411-7
386. Buijsse B, Weikert C, Drogan D et al. Chocolate consumption in relation to blood pressure anr risk of cardiovascular disease in German adults Eur Heart J 2010 ; 31 : 1616-23
387. Buijsse B, Feskens EJM, Schulze MB et al. Fruit and vegetable intakes and subsequent changes in body weight in European populations : results from the project on diet, obesity and genes (DiOGenes) Am J Clin Nutr 2009 ; 90 : 202-9
388. Buil-Cosiales P, Zazpe I, Toledo E et al. Fiber intake and all cause mortality in the Prevention con dieta mediterranea (PREDIMED) study Am J Clin Nutr 2014 ; 100 : 1498-1507
389. Buitrago-Lopez A, Sanderson J, Johnson L et al. Chocolate consumption and cardiometabolic disorders : systematic review and meta analysis BMJ 2011 ; 343 : d4488
390. Bulka CM, Davis MA, Karagas MR et al. The unintended consequences of a gluten free diet Epidemiology 2017 Feb 1. doi: 10.1097/EDE.0000000000000640.
391. Bull FC, Al-Ansari SS, Biddle S et al. World Health Organization 2020 guidelines on physical activity and sedentary behaviour BMJ Sports Med 2020 ; 54 (24)
392. Burgoine T, Forouhi NG, Griffin SJ et al. Associations between exposure to takeaway outlets, takeaway food consumption, and body weight in Cambridgeshire, UK : population based, cross sectional study BMJ 2014 ; 348 : g1464
393. Burke AP, Farb A, Malcom GT et al. Coronary risk factors and plaque morphology in men with coronary disease who died suddenly N Engl J Med 1997 ; 336 : 1276-82
394. Burn J, Gerdes AM, Macrae F et al. Long term effect of aspirin on cancer risk in carriers of hereditary colorectal cancer : an analysis from the CAPP2 randomised controlled trial Lancet 2011 ; 378 : 2081-7
395. Burr ML, Ashfield-Watt PAL, Dunstan FDJ et al. Lack of benefit of dietary advice to men with angina : results of a controlled trial Eur J

Clin Nutr 2003 ; 57 : 193-200
396. Burr ML, Gilbert JF, Holliday RM Effects of changes in fat, fish, and fiber intakes on death and myocardial infarction :diet and reinfarction trial (DART) Lancet 1989 ; 2 : 757-61
397. Buscemi S, Rosafio G, Arcoleo G et al. Effects of red orange juice intake on endothelial function and inflammatory markers in adult subjects with increased cardiovascular risk Am J Clin Nutr 2012 ; 95 : 1089-95
398. Buscemi S, Nicolucci A, Mattina A et al. Association of dietary patterns with insulin resistance and clinically silent carotid atherosclerosis in apparently healthy people Eur J Clin Nutr 2013 ; 67 : 1284-90
399. Butler J, Mooyaart EAQ, Dannemann N et al. Relation of the metabolic syndrome to quantity of coronary atherosclerotic plaque Am J Cardiol 2008 ; 101 : 1127-30
400. Cahill LE, Chiuve SE, Mekary RA et al. Prospective study of breakfast eating and incident coronary heart disease in a cohort of male US Health Professionals Circulation 2013 ; 128 : 337-43
401. Cahill LE, Pan A, Chiuve SE et al. Fried food consumption and risk of type 2 diabetes and coronary artery disease : a prospective study in 2 cohorts of US women and men Am J Clin Nutr 2014 ; 100 : 667-75
402. Cai L, Ma D, Zhang Y et al. The effect of coffee consumption on serum lipids : a meta analysis of randomized controlled trials Eur J Clin Nutr 2012 ; 66 ; 872-7
403. Cai L, Wu Y, Wilson RF et al. Effect of childhood obesity prevention programs on blood pressure. A systematic review and meta analysis Circulation 2014 ; 129 : 1832-9
404. Cai T, Abel L, Langford O et al. Associations between statins and adverse events in primary prevention of cardiovascular disease : systematic review with pairwise, network, and dose response meta analyses BMJ 2021 ; 374 : n1537
405. Cai W, Li J, Shi J et al. Acute metabolic and endocrine responses induced by glucose and fructose in healthy young subjects : a double blinded,, randomized, crossover trial Clinical Nutrition doi:10.1016/j.clnu.2017.01.023
406. Cainzos-Achirica M, Martin SS, Cornell JE et al. PCSK9 inhibitors : a new era in lipid lowering treatment? Ann Intern Med 2015 ; 163 : 64-5
407. Cainzos-Achirica M, Enjuanes C, Greenland P et al. The prognostic value of interleukin-6 in multiple chronic diseases and all cause death : The Multi-Ethnic Study of Atherosclerosis (MESA) Atherosclerosis 2018 ; 278 : 217-25
408. Cainzos-Achirica M, Miedama MD, McEvoy JW et al. Coronary artery calcium for personalized allocation of aspirin in primary prevention of cardiovascular disease in 2019 : the MESA study Circulation 2020 ;

141 (19) : 1541-53
409. Calder PC The American Heart Association advisory on n-6 fatty acids : evidence based or biased evidence? Br J Nutr 2010 ; 104 : 1575-6
410. Calhoun DA, Sharma K The role of aldosteronism in causing obesity related cardiovascular risk Cardiol Clin 2015 ; 28 : 517-27
411. Calle EE, Rodriguez C, Walker-Thurmond K et al. Overweight, Obesity, and Mortality from Cancer in a prospectively studied cohort of U.S.Adults N Engl J Med 2003 ; 348 : 1625-38
412. Calo L, Bianconi L, Colivicchi F et al. N-3 fatty acids for the prevention of atrial fibrillation after coronary artery bypass surgery JACC 2005 ; 45 : 1723-28
413. Calton EK, Miller VS, Soares MJ Factors determining the risk of the metabolic syndrome : is there a central role for adiponectin ? Eur J Clin Nutr 2013 ; 67 : 485-91
414. Camm AJ, Savelieva I Fish oil for secondary prevention of atrial fibrillation. Should we still believe in its antiarrythmic effect? Circulation 2011 ; 124 : 1093-6
415. Camoes M, Oliveira A, Pereira M et al. Role of physical activity and diet in incidence of hypertension : a population based study in Portuguese adults Eur J Clin Nutr 2010 ; 64 : 1441-9
416. Campbell NC Secondary prevention clinics:improving quality of life and outcome Heart 2004 ; Suppl IV:iv29-iv32
417. Campbell A. Chronic and late effects : how physical activity can help CancerWorld 2013 ; 54 : 39-44
418. Campos H, Baylin A, Willett WC Alpha linolenic acid and risk of nonfatal acute myocardial infarction Circulation 2008 ; 118 : 339-45
419. Campos-Rodriguez F, Martinez-Garcia M, de la Cruz-Moron et al. Cardiovascular mortality in women with obstructive sleep apnea with or without continuous positive airway pressure treatment. A cohort study Ann Int Med 2012 ; 156 (2) : 115-22
420. Canetti L, Bachar E, Bonne O Deterioration of mental health in bariatric surgery after 10 years despite successful weight loss Eur J Clin Nutr 2016 ; 70 : 17-22
421. Cannon CP, Braunwald E, McCabe CH et al. Antibiotic treatment of Chlamydia Pneumoniae after acute coronary syndrome N Engl J Med 2005 ; 352 : 1646-54
422. Cannon CP, Braunwald E, McCabe CH et al. Comparison of intensive and moderate lipid lowering with statins after acute coronary syndromes N Engl J Med 2004 ; 350 : 1495-1504
423. Cannon CP, on behalf of the IMPROVE-IT investigators. IMPROVE-ITTrial A comparison of ezetimide/simvastatin versus simvastatin monotherapy on cardiovascular outcomes after acute coronary syndrome Scientific Sessions of the American Heart Association Nov 15-19, 2014, Chicago (USA)

424. Canoy D, Boekholdt N, Wareham N et al. Body fat distribution and risk of coronary heart disease in men and women in the European Prospective Investigation Into Cancer and Nutrition in Norfolk Cohort Circulation 2007 ; 116 : 2933-43
425. Canoy D, Beral V, Balkwill A et al. Age at menarche and risks of coronary heart and other vascular diseases in a large UK cohort Circulation 2015 ; 131 : 237-44
426. Cao JJ, Thach C, Manolio TA et al. C-Reactive Protein, carotid intima-media thickness, and incidence of ischemic stroke in the elderly The Cardiovascular Health Study Circulation 2003 ; 108 : 166-70
427. Cao Y, Willett WC, Rimm EB et al. Light to moderate intake of alcohol, drinking patterns, and risk of cancer : results from two prospective US cohort studies BMJ 2015 ; 351 : h4238
428. Capewell S, O'Flaherty M Maximising secondary prevention therapies in patients with coronary heart disease Heart 2008 ; 94 : 8-9
429. Capewell S, O'Flaherty M Rapid mortality falls after risk factor changes in populations Lancet 2011 ; 378 : 752-3
430. Capitao C Protein intake and muscle mass maintenance in patients with cancer types with high prevalence of sarcopenia : a systematic review Support Care Cancer 2022 ; 30 (4) : 3007-15
431. Cappuccio FP, Cooper D, D'Elia L et al. Sleep duration predicts cardiovascular outcomes : a systematic review and meta analysis of prospective studies Eur Heart J 2011 ; 32 (12) : 1484-92
432. Cardeno A, Sanchez Hidalgo L, Alarcon de la Lastra C Mechanisms involved in the antiproliferative and proapoptic effects of unsaponifiable fraction of extra virgin olive oil on HT-29 cancer cells. 6th European congress of Pharmacology (EPHAR 2012, Grenade) 17-20 Juillet 2012
433. Carey VJ, Bishop L, Laranjo N et al. Contribution of high plasma triglycerides and low high density lipoprotein cholesterol to residual risk of coronary heart disease after establishment of low density lipoprotein cholesterol control Am J Cardiol 2010 ; 106 : 757-63
434. Carlsson LMS, Sjöholm K, Jacobson P et al. Life expectancy after bbariatric surgery in the Swedish obese subjects study BMJ 2020 ; 383 : 1535-43
435. Carmienke S, Freitag MH, Pischon T et al. General and abdominal obesity parameters and their combination in relation to mortality : a systematic review and meta regression analysis Eur J Clin Nutr 2013 ; 67 : 573-85
436. Carnethon MR, Whitsel LP, Franklin BA et al. Worksite wellness programs for cardiovascular disease prevention Circulation 2009 ; 120 : 1725-41
437. Carnethon MR Diabetes mellitus in the absence of obesity. À risky condition Circulation 2014 ; 130 : 2131-2

438. Carnevale R, Sciarretta S, Violi F et al. Acute impact of tobacco vs electronic cigarette smoking on oxydative stress and vascular function Chest 2016 ; 150 : 606-612
439. Carney RM, Blumenthal JA, Catelier D et al. Depression as a risk factor for mortality after acute myocardial infarction Am J Cardiol 2003 ; 92 : 1277-81
440. Carr JJ, Jacobs DR, Terry JG et al. Association of coronary artery calcium in adults aged 32 to 46 years with incident coronary heart disease and death JAMA Cardiol 2017 ; 2 (4) : 391-9
441. Carreras-Torres R, Johansson M, Haycock PC et al. Role of obesity in smoking behaviour : Mendelian randomisation study in UK Biobank BMJ 2018 ; 361 : k1767
442. Carson AP, Tanner RM, Yun H et al. Declines in coronary heart disease incidence and mortality among middle aged adults with and without diabetes Ann Epidemiol 2014 ; 24 : 581-7
443. Carter MD, Lee JH, Buchanan DM et al. Comparison of outcomes among moderate alcohol drinkers before acute myocardial infarction to effect of continued versus discontinuing alcohol intake after the infarct Am J Cardiol 2010 ; 105 : 1651-4
444. Carter P, Gray LJ, Troughton J et al. Fruit and vegetable intake and incidence of type 2 diabetes mellitus : systematic review and meta-analysis BMJ 2010 ; 341 : c4229
445. Carter P, Gray LJ, Talbot D et al. Carbohydrates, glycemic index and diabetes mellitus Eur J Clin Nutr 2013 ; 67 : 12-7
446. Carter A, Gomes T, Camacho X et al. Risk of incident diabetes among patients treated with statins : population based study BMJ 2013 ; 346 : f2610
447. Carter BD, Abnet CC, Feskanich D et al. Smoking and mortality : beyond established causes N Engl J Med 2015 ; 372 : 631-40
448. Carter AR, Gill D, Davies NM et al. Understanding the consequences of education inequality on cardiovascular disease : mendelian randomisation study BMJ 2019 ; 365 : l1855
449. Casas-Agustench P, Serra M, Perez-Heras A et al. Effects of plant sterol esters in skimmed milk and vegetable fat enriched milk on derum lipids and non cholesterol sterols in hypercholesterolemic subjects : a randomised, placebo-controlled, crossover study Br J Nutr 2011 ; 10 : 1-10
450. Casazza K, Fontaine KR, Astrup A et al. Myths, presumptions, and facts about obesity N Engl J Med 2013 ; 368 : 446-54
451. Casella-Filho A, Chagas ACP, Maranhao RC et al. Effect of exercise training on plasma levels and functional properties of high density lipoprotein cholesterol in the metabolic syndrome Am J Cardiol 2011 ; 107 : 1168-72
452. Cashman KD, Dowling KG, Skrabakova et al. Vitamin D deficiency in

Europe : pandemic? Am J Clin Nutr 2016 ; 103 : 1033-44
453. Caspar Bauguil S, Garcia J, Galinier A, Périquet B, Ferrières J, Allenbach S, Morin N, Hericotte P, Salvayre R, Baudet M. Positive impact of long term lifestyle change on erytrhocyte fatty acid profile after acute coronary syndromes Arch Cardiovasc Diseases 2010 ; 103 : 106-14
454. Cassidy A, O'Reilly EJ, Sampson L et al. Habitual intake of flavonoid subclasses and incident hypertension in adults Am J Clin Nutr 2011 ; 93 : 338-47
455. Cassidy A, Rogers G, Peterson JJ et al. Higher dietary anthocyanin and flavonol intakes are associated with anti inflammatory effects in a population of US adults Am J Clin Nutr 2015 ; 102 : 172-81
456. Cassidy A, Franz M, Rimm EB Dietary flavonoid intake and incidence of erectile dysfunction Am J Clin Nutr 2016 ; 103 : 534-41
457. Cassidy A, Bertoia M, Chiuve S et al. Habitual intake of anthocyanins and flavanones and risk of cardiovascular disease in men Am J Clin Nutr 2016 ; 104 : 587-594
458. Castellano JM, Pocock SJ, Bhatt DL et al. Polypill strategy in secondary cardiovascular prevention N Engl J Med 2022 ; 87 :967-77
459. Castelletti S, Piepoli MF Promoting prevention : a call for action Eur Heart J 2020 ; 41 (35) : 3292-4
460. Casula M, Olmastroni E, Boccalari MT et al. Cardiovascular events with PCSK9 inhibitors : an updated meta analysis of randomised controlled trials Pharmacol Res 2019 ; 143 : 143-50
461. Cater NB, Garcia-Garcia AB, Vega GL and al. Responsiveness of plasma lipids and lipoproteins to plant stanol esters Am J Cardiol 2005 ; 96 (Suppl) 23D-8D
462. Cavender MA, Steg G, Smith Jr SC Impact of diabetes mellitus on hospitalization for heart failure, cardiovascular events, and death. Outcomes at 4 years from the Reduction of Atherothrombosis for Continued Health (REACH) Registry Circulation 2015 ; 132 : 923-31
463. Cavusoglu E, Marmur JD, Kassotis JT et al. Usefulness of plasma matrix metalloproteinase-3 levels to predict myocardial infarction in men with and without acute coronary syndrome Am J Cardiol 2016 ; 117 : 881-6
464. Cawley J, Meyerhoefer C The Medical Care Costs of Obesity : an instrumental variables approach. Cambridge, MA National Bureau of Economic Research ; 2010. NBER working paper No.16467
465. Celis-Morales CA, Livingstone K, on behalf of the Food4Me Study Correlates of overall and central obesity in adults from seven European countries : findings from the Food4Me Study Eur J Clin Nutr 2018 ; 72 : 207-19
466. Celis-Morales CA, Welsh P, Lyall DM et al. Associations of grip strength with cardiovascular, respiratory, and cancer outcomes and all

cause mortality : prospective cohort study of half a million UK Biobank participants BMJ 2018 ; 361 : k1651
467. Celis-Morales CA, Petermann F, Steell L et al. Associations of dietary protein intake with fat free mass and grisp strength : a cross sectional study in 146,816 UK Biobank participants Am J Epidemiol 2018 ; 187 (11) : 2405-14
468. Centers for disease control and prevention. Press Release : Stroke drops to fourth leading cause of death in 2008 : life expectancy declines slightly according to latest CDC deaths report. Available at : http://www.cdc.gov/media/pressrel/2010/r101209.html.
469. Chahoud G, Aude YW, Mehta JL Dietary recommendations in the prevention and treatment of coronary heart disease : do we have the ideal diet yet? Am J Cardiol 2004 ; 94 : 1260-67
470. Chakravarty EF, Hubert HB, Lingala UB Reduced disability and mortality among aging runners. A 21 year longitudinal study Arch Intern Med 2008 ; 168 : 1638-46
471. Chaltiel D, Julia C, Chaltiel R et al.Prospective association between adherence to the 2017 French dietary guidelines and risk of death, CVD and cancer in the Nutrinet-Santé cohort Br J Nutr 2021 doi : 10.1017/S0007114521001367.PMID:34016201
472. Chami HA, Resnick HE, Quan SF et al. Association of incident cardiovascular disease with progression of sleep disordered breathing Circulation 2011 ; 123 : 1280-6
473. Chan JM.,Stampfer MJ.,Ma J. et al. Dairy products, calcium, and prostate cancer risk in the Physicians' Health Study Am J Clin Nutr 2001 ; 74 : 549-54
474. Chan Seok P, Sang-Hyun I, Ki-Dong Y et al. Relation between C-Reactive Protein, Homocysteine levels, Fibrinogen, and lipoprotein levels and leukocyte and platelet counts, and 10-year risk for cardiovascular disease among healthy adults in the USA Am J Cardiol 2010 ; 105 : 1284-8
475. Chang AR, Lazo M, Appel LJ et al. High dietary phosphorus intake is associated with all cause mortality : results from NHANES III Am J Clin Nutr 2014 ; 99 : 320-7
476. Chang AR, Grams ME, Ballew SH et al. Adiposity and risk of decline in glomerular rate : meta-analysis of individual participant data in a global consortium BMJ 2019 ; 364 : k5301
477. Chang Y, Ryu S, Choi Y et al. Metabolically healthy obesity and development of chronic kidney disease : a cohort study Ann Intern Med 2016 ; 164 : 305-12
478. Chao A, Thun MJ, Connell CJ et al. Meat consumption and risk of colorectal cancer JAMA 2005 ; 293 : 172-82
479. Chaoyang l, Ford ES, Zhao G et al. Serum alpha caroten concentrations and risk of death among US adults Arch Intern Med 2011 ; 171 (6) :

507-15
480. Chapman JM Conférence https://academy.eas-society.org/eas/2017/85th/175505
481. Charakida M, Masi S, Deanfield JE The year in cardiology 2012 : focus on cardiovascular disease prevention Eur Heart J 2013 ; 34 : 314-7
482. Chardigny JM, Destaillats F, Malpuech-Brugere C et al. Do trans fatty acids from industrially produced sources and from natural sources have the same effect on cardiovascular dicrease risk factors in healthy subjects? Results of the trans fatty acids collaboration (TRANSFACT) study Am J Clin Nutr 2008 ; 87 : 558-66
483. Château-Degat, Ferland A, Déry et al. Dietary sodium intake deleteriously affects blood pressure in a normotensive population Eur J Clin Nutr 2012 ; 66 : 533-5
484. Chazelas E, Debras C, Srour B et al. Sugary drinks, artificially sweetened beverages and cardiovascular disease in Nutrinet-Santé cohort J Am Coll Cardiol 2020 ; 76 (18) : 2175-7
485. Chazelas E, Pierre F, Druesne-Pecollo N et al. Nitrites and nitrates from food additives and natural sources and cancer risk : results from the Nutrinet-Santé cohort Int J Epidemiol 2022 ; doi : 10.1093/ije/dyac046.PMID : 35303088
486. Cheitlin MD Sexual activity and cardiac risk Am J Cardiol 2005 ; 96 : 24M-28M
487. Chekroud SR, Gueorguieva R, Zheutlin AB et al. Association between physical activity exercise and mental health in 1-2 million individuals in the USA between 2011 and 2015 : a cross sectional study Lancet Psychiatry 2018 doi : 10.1016/S2215-0366 (18) 30227-X
488. Chen L, Caballero B, Mitchell DC et al. Reducing consumption of sugar sweetened beverages is associated with reduced blood pressure Circulation 2010 ; 121 : 2398-2406
489. Chen L, Li M, Li H Milk and yogurt intake and breast cancer risk : a meta analysis Medicine 2019 ; 98 (12) : e14900
490. Chen WY, Rosner B, Hankinson SE et al. Moderate alcohol consumption during adult life, drinking patterns, and breast cancer risk JAMA 2011 ; 306 (17) : 1884-90
491. Chen M, Pan A, Malik V et al. Effects of dairy intake on body weight and fat : a meta analysis of randomized controlled trials Am J Clin Nutr 2012 ; 96 : 735-47
492. Chen GC, Pang Z, Liu QF Magnesium intake and risk of colorectal cancer : a meta analysis of prospective studies Eur J Clin Nutr 2012 ; 66 : 1182-6
493. Chen GC, Lv DB, Pang Z et al. Red and processed meat consumption and risk of stroke : a meta analysis of prospective cohort studies Eur J Clin Nutr 2013 ; 67 : 91-95
494. Chen GC, Lv DB, Pang Z et al. Dietary fiber intake and stroke risk : a

meta analysis of prospective cohort studies Eur J Clin Nutr 2013 ; 67 : 96-100
495. Chen GC, Tong X, Xu JY et al. Whole grain intake and total, cardiovascular, and cancer mortality : a systematic review and meta analysis of prospective studies Am J Clin Nutr 2016 ; 104 : 164-72
496. Chen GC, Arthur R, Iyengar NM et al. Association between regional body fat and cardiovascular disease risk among postmenopausal women with normal body mass index Eur Heart J 2019 doi : 10.1093/eurheartj/ehz391
497. Chen H, Chen G, Zheng Y et al. Contribution of specific diseases and injuries to changes in health adjusted life expectancy in 187 countries from 1990 to 2013 : retrospective observational study BMJ 2019 ; 364 : l969
498. Chen M, Li Y, Pan A et al. Dairy fat and risk of cardiovascular disease in 3 cohorts of US adults Am J Clin Nutr 2016 ; 104 : 1209-17
499. Chen X, Barywani SB, Hansson PO et al. Impact of changes in heart rate with age on all cause death and cardiovascular events in 50 year old men from the general population Open Heart 2019 ; e000856
500. Chen F, Du M, Blumberg JB et al. Association among dietary supplement use, nutrient intake, and mortality among US adults : a cohort study Ann Intern Med 2019 doi : 10.7326/M18-2478
501. Chen C, Ye Y, Zhang Y et al. Weight change across adulthood in relation to all cause and cause specific mortality : prospective cohort study BMJ 2019 ; 367 : l5584
502. Cheng S, Cohen KS, Shaw SY et al. Association of colony forming units with coronary artery and abdominal aortic calcification Circulation 2010 ; 122 : 1176-82
503. Cheng S, Fox CS, Larson MG et al. Relation of visceral adiposity to circulating natriuretic peptides in ambulatory individuals Am J Cardiol 2011 ; 108 : 979-84
504. Cheng S Interrogating the age old wisdom of exercise Circulation 2013 ; 127 :317-9
505. Chevallier L Acides gras trans. Leur impact sur la santé Nutritions Diabète et Facteurs de risque Oct. 2005 ; 3 : 323-5
506. Chia-Hsuin Chang, Chin-Hsien Lin, Caffrey JL Risk of intracranial hemorrhage from statin use in Asians Circulation 2015 ; 131 : 2070-8
507. Chiavaroli L, Nishi SK, Khan TA et al. Portfolio dietary pattern and cardiovascular disease : a systematic review and meta analysis of controlled trials Prog Cardiovasc Dis 2018 doi : 10.1016/pcad.2018.05.004.PMID : 29807048
508. Chiche GJ Café, coronaires et hypertension artérielle:splendeurs et misères d'une courte tisane Cardioscopies 1999 ; 70 : 207-09
509. Chieng D, Canovas R, Segan L et al. Effects of habitual coffee consumption on incident cardiovascular disease, arrhytmia, and

mortality : findings from UK BIOBANK J Am Coll Cardiol 2022 ; 79 (9) : 1455

510. China Kadoorie Biobank collaborative group Consumption of spicy foods and total and cause specific mortality : population based cohort study BMJ 2015 ; 351 : h3942
511. Chiuve SE, Mc Cullough ML, Sacks FM et al. Healthy lifestyle factors in the primary prevention of coronary heart disease among men Circulation 2006 ; 114 : 160-67
512. Chiuve SE, Korngold EC, Januzzi Jr JL et al. Plasma and dietary magnesium risk of sudden death in women Am J Clin Nutr 2011 ; 93 : 253-60
513. Chiva-Blanch G, Urpi-Sarda M, Llorach R et al. Differential effects of polyphenols and alcohol of red wine on the expression of adhesion molecules and inflammatory cytokines related to atherosclerosis : a randomized clinical trial Am J Clin Nutr 2012 ; 95 (2) : 316-34
514. Cho I, Hartaigh BO, Gransar H et al. Prognostic implications of coronary artery calcium in the absence of coronary artery luminal narrowing Atherosclerosis 2017 ; 262 : 185-90
515. Cho D-H, Song IS, Gwon JG Risk of peripheral arterial disease in patients with periodontitis : a nationwide, population based, matched cohort study Atherosclerosis 2020 ; 297 : 96-101
516. Chobonian AV Clinical practice. Isolated systolic hypertension in the elderly N Engl J Med 2007 ; 357 : 789-96
517. Cholesterol Treatment Trialists (CTT) Collaborators Efficacy and safety of cholesterol lowering treatment : prospective meta analysis of data from 90056 participants in 14 randomised trials of statins Lancet 2005 ; 366 : 1267-78
518. Cholesterol Treatment Trialists (CTT) Collaborators Efficacy and safety of more intensive lowering of LDL-C : a meta analysis of data from 170000 participants in 26 randomised trials Lancet 2010 ; 376 : 1670-81
519. Cholesterol Treatment Trialists (CTT) Collaborators The effects of lowering LDL cholesterol with statin therapy in people at low risk of vascular disease : meta-analysis of individual data from 27 randomised trials Lancet 2012 ; 380 : 581-90
520. Cholesterol Treatment Trialists (CTT) Collaborators Efficacy and safety of LDL-lowering therapy among men and women : meta analysis of individual data from 174000 participants in 27 randomised trials Lancet 2015 doi.org/10.1016/SO140-6736
521. Chomistek AK, Chiuve SE, Eliassen H et al. Healthy lifestyle in the primordial prevention of cardiovascular disease among young women JACC 2015 ; 65 : 43-51
522. Chomistek AK, Henschel B, Eliassen AH et al. Frequency, type, and volume of leisure-time physical activity and risk of coronary heart

disease in young women Circulation 2016 ; 134 : 290-9

523. Choo VL, Viguiliouke E, Mejia SB et al. Food sources of fructose containing sugars and glycaemic control : systematic review and meta analysis of controlled intervention studies BMJ 2018 ; 363 : k4644
524. Chou R for the High Value Care Task Force of the American College of Physicians Ann Intern Med 2015 ; 162 : 438-47
525. Chow CK, Thakkar J, Bennett A et al. Quarter dose quadruple combination therapy for initial treatment of hypertension : placebo controlled, crossover, randomised trial and systematic review The Lancet 2017 ; 389 : 1035-42
526. Chowdhury R, Stevens S, Gorman D et al. Association between fish consumption, long chain omega 3 fatty acids, and risk of cerebrovascular disease : systematic review and meta analysis BMJ 2012 : 345 : e6698
527. Chowdhury R, Warnakula S, Kunutsor S et al. Association of dietary, circulating, and supplement fatty acids with coronary risk : a systematic review and meta analysis Ann Intern Med 2014 ; 160 (6) : 398-406
528. Chowdhury R, Ramond A, O'Keefe LM et al. Environmental toxic metal contaminants and risk of cardiovascular disease : systematic review and meta analysis BMJ 2018 ; 362 : k3310
529. Christ A, Temmerman L, Legein B et al. Dendritic cells in cardiovascular diseases. Epiphenomenon, contributor, or therapeutic opportunity Circulation 2013 ; 128 : 2603-13
530. Christakoudi S, Tsilidis KK, Muller DC A body shape index (ABSI) achieves better mortality risk stratification than alternative indices of abdominal obesity : results from a large European cohort Sci Rep 2020 ; 10 (1) : 14541
531. Christensen TM, Meller L, Jergensen T et al. The impact of the Danish smoking ban on hospital admissions for acute myocardial infarction Eur J Prev Cardiol 2014 ; 21 : 65-73
532. Christian JB, Bourgeois N, Snipes R et al. Prevalence of severe (500 to 2,000 mg/dl) hypertriglyceridemia in United States adults Am J Cardiol 2011 ; 107 : 891-7
533. Christoffersen M, Frikke-Scmidt R, Schnohr P et al Visible age related signs and risk of ischemic heart disease in the general population : a prospective cohort study Circulation 2014 ; 129 : 990-8
534. Christou DD, Gentile CL, DeSouza CA et al. Fatness is a better predictor of cardiovascular disease risk factor profile than aerobic fitness in healthy men Circulation 2005 ; 111 : 1904-14
535. Christy SM, Mosher CE, Sloane R et al. Long term dietary outcomes of the FRESH START intervention for breast and prostate cancer survivors J Am Diet Assoc 2011 ; 111 (12) : 1844-51
536. Chrysant SG, Chrysant GS Effectiveness of lowering blood pressure to prevent stroke versus to prevent coronry events Am J Cardiol 2010 ;

106 : 825-9
537. Chrysant SG, Chrysant GS Future of polypill use for the prevention of cardiovascular disease and strokes AM J Cardiol 2014 ; 114 : 641-5
538. Chrysohoou C, Panagiotakos D, Pitsavos C et al. Adherence to the Mediterranean diet attenuates inflammation and coagulation process in healthy adults J Am Coll Cardiol 2004 ; 44 : 152-8
539. Chrysohoou C, Panagiotakos D, Pitsavos C et al. Long term fish consumption is associated with protection against arrhytmia nin healthy persons in a mediterranean region-The ATTICA study Am J Clin Nutr 2007 ; 85 : 1385-91
540. Chrysohoou C, Panagiotakos DB, Aggelopoulos P et al. The Mediterranean diet contributes to the preservation of left ventricular systolic function, and to the long term favorable prognosis of patients who have had an acute coronary event Am J Clin Nutr 2010 ; 92 : 47-54
541. Chu P, Gotink RA, Yeh GY et al. The effectiveness of yoga in modifying risk factors for cardiovascular disease and metabolic syndrome : a systematic review and meta analysis of randomized controlled trials Eur J Prev Cardiol 2016 ; 23 : 291-307
542. Chuang KJ, Coull BA, Zanobetti A et al. Particulate air pollution as a risk factor for ST segment depression in patients with coronary artery disease Circulation 2008 ; 118 : 1314-20
543. Chuang SC, Norat T, Murphy N et al. Fiber intake and total and cause specific mortality in the European Prospective Investigation into Cancer and Nutrition cohort Am J Clin Nutr 2012 ; 96 : 164-74
544. Chuang CS, Lin CL, Lin MC et al. Decreased prevalence of dementia associated with statins : a national population based study Eur J Neurol 2014 doi : 10.1111
545. Chung M, Tang AM, Fu Z et al. Calcium intake and cardiovascular disease risk Ann Intern Med 2016 ; 165 : 856-66
546. Chung SM, Kang MK, Jung J et al. Long term effects of the changes in hepatic steatosis status on the risk of incident type 2 diabetes mellitus : a 15-year community based prospective cohort study Diabetes Res Clin Pract 2022 ; 184 : 109208
547. Chung-Jyi T, Leitzmann MF, Willett WC et al. Fruit and vegetable consumption and risk of cholecystectomy in women Am J Med 2006 ; 119 : 760-7
548. Ciccarone E A high score mediterranean dietary pattern is associated with a reduced risk of peripheral arterial disease in Italian patients with type 2 diabetes J Throm Haemostasis 2003 ; 1 : 1744-52
549. Cipolletta E, Tata LJ, Nakafero G et al. Association between gout flare and subsequent cardiovascular events among patients with gout JAMA 2022 ; 328 (5) : 440-50
550. Clark CE, Taylor RS, Shore AC et al. The difference in blood pressure

readings between arms and survival : primary care cohort study BMJ 2012 ; 344 : 1327
551. Clark CE, Warren FC, Boddy K et al. Higher arm versus lower arm systolic blood pressure and cardiovascular outcomes : a meta analysis of individual participant data from the INTERPRESS-IPD Collaboration Hypertension 2022 doi : 10.1161/HYPERTENSIONAHA.121.1892
552. Clarke R, Halsey J, Lewington S et al. Effects of lowering homocysteine levels with B vitamins on cardiovascular cause specific mortality. Meta analysis of 8 randomized trials involving 37 485 individuals Arch Intern Med 2010 ; 170 (18) : 1622-31
553. Clarke R Long term weight loss and prevention of cardiovascular disease Circulation 2011 ; 124 : 2801-2
554. Clarke R, Bennett D, Parish S et al. Effects of homocysteine lowering with B Vitamins on cognitive aging : meta analysis of 11 trials with cognitive data on 22.000 individuals Am J Clin Nutr 2014 ; 100 : 657-66
555. Clarson LE, Chandratre P, Hider SL et al. Increased cardiovascular mortality associated with gout : a systematic review and meta-analysis Eur J Preven Cardiol 2015 ; 22 : 335-43
556. Clement F My weight loss journey. Unasked and unanswered questions JAMA Intern Med 2016 ; 176 : 163-4
557. Clifton PM Palm oil and LDL cholesterol Am J Clin Nutr 2011 ; 94 : 1392-3
558. Cobb LK, Anderson CAM, Elliott P et al. Methodological issues in cohort studies that relate sodium intake to cardiovascular disease outcomes Circulation 2014 ; 129 : 1173-86
559. Cocate PG, Natali AJ, de Oliveira A, et al. Red but not white meat consumption is associated with metabolic syndrome, insulin resistance and lipid peroxidation in Brazilian middle aged men Eur J Preven Cardiol 2015 ; 22 : 223-30
560. Coenen P, Huysmans MA, Holtermann A et al. Do highly physically active workers die early? A systematic review with meta analysis of data from 193,696 participants Br J Sports Med doi : 10.1136/bjsports-2017-098540
561. Cohen JD ABCs of secondary prevention of CHD:easier said than done Lancet 2001 ; 357 : 972-73
562. Cohen JD, Cziraky MJ, Cai Q et al. 30 year trends in serum lipids among United States adults : results from the National Health and Nutrition Examination Surveys II, III and 1999-2006 Am J Cardiol 2010 ; 106 : 969—75
563. Cohn JN The message is clear. Prevent as well as treat acute myocardial infarction Circulation 2013 ; 128 : 2554-6
564. Colantonio LD, Bittner V, Renolds K et al. Association of serum lipids

and coronary heart disease in contemporary observational studies Circulation 2016 ; 133 : 256-64
565. Colchero MA, Popkin BM, Rivera JA et al. Beverage puchases from stores in Mexico under the excise tax on sugar sweetened beverages : observational study BMJ 2016 ; 352 : h6704
566. Collaborative Group of Hormonal Factors in Breast Cancer : Type and timing of menopausal hormone therapy and breast cancer risk : individual participant meta analysis of the wordwide epidemiological evidence The Lancet doi.org/10.1016/S0140-6736(19)31709-X
567. Collaborative Group on Epidemiological Studies of Ovarian Cancer : Menopausal hormone use and ovarian cancer risk : individual participant meta analysis of 52 epidemiological studies Lancet 2015 doi : 10.1016/S0140-6736 (14) 61687
568. Collin LJ, Judd S, Safford M et al. Association of sugary beverage consumption with mortality risk in US Adults. Secondary analysis of data from the REGARDS study JAMA Network Open 2019 ; 2 (5) : e193121
569. Collins R, Reith C, Emberson J et al. Interpretation of the evidence for the efficacy and safety of statin therapy Lancet doi.org/10.1016/S0140-6736(16)31357-5
570. Colontino LD, Hubbard D, Monda KL et al. Athrosclerotic risk and statin use among patients with peripheral artery disease J Am Coll Cardiol 2020 ; 76 : 251-64
571. Committee on opportunities in the nutrition and food sciences, Institute of Medicine. Opportunities in the Nutrition and Food Sciences : Research challenges and the next generation of investigators. Washington, DC : Institute of Medicine/National Academy of Sciences, National Academy Press ; 1994
572. Conen D, Rexrode KM, Creager MA et al. Metabolic syndrome, inflammation, and risk of symptomatic peripheral artery disease in women Circulation 2009 ; 120 : 1041-47
573. Conen D, Ridker PM, Buring JE et al. Risk of cardiovascular events among women with normal blood pressure or blood pressure progression : prospective cohort study BMJ 2007 ; 335 : 432
574. Coogan PF, White LF, Jerrett M et al. Air pollution and incidence of hypertension and diabetes mellitus in black women living in Los Angeles Circulation 2012 ; 125 : 767-72
575. Cook NR, Paynter NP, Eaton CB et al. Comparison of the Framingham and Reynolds Risk Scores for global cardiovascular risk prediction in the Multiethnic Women's Health Initiative Circulation 2012 ; 125 : 1748-56
576. Cook NR, Cutler JA, Obarzanek E et al. Long term effects of dietary sodium reduction on cardiovascular disease outcomes : observational follow up of the Trials of Hypertension Prevention (TOHP) BMJ 2007

; 334 : 885-8
577. Cook NR, Appel LJ, Whelton PK Lower levels of sodium intake and reduced cardiovascular risk Circulation 2014 ; 129 : 981-9
578. Cook NR, Appel LJ, Whelton PK Sodiumintake and all cause mortality over 20 years in the trials of hypertension prevention J Am Coll Cardiol 2016 ; 68 : 1609-17
579. Cook MK, Zhang J, Wei Y et al. Blood lead levels and risk of deaths from cardiovascular disease Am J Cardiol 2022 ; 173 : 132-8
580. Cooke JP, Losordo DW Nitric oxide and angiogenesis Circulation 2002 ; 105 : 2133-35
581. Cooke JP. Asymmetrical Dimethylarginine. The über marker ? Circulation 2004 ; 109 : 1813-19
582. Cooper R, Strand BH, Hardy R et al. Physical capability in mid life and survival over 13 years of follow-up : British birth cohort study BMJ 2014 ; 348 : g2219
583. Cooper AJM, Schliemann D, Long GH et al. Do improvements in dietary behaviour contribute to cardiovascular risk factor reduction over and above cardio-protective medication in newly diagnosed diabetes patients? Eur J Clin Nutr 2014 ; 68 : 1113-8
584. Cooper AJM, Sharp SJ, Luben RN et al. The association between a biomarker score for fruit and vegetable intake and incident type 2 diabetes : the EPIC-Norfolk study Eur J Clin Nutr 2015 ; 69 : 449-54
585. Coopmans C, Zhou TL, Henry RMA et al. Both prediabetes and type 2 diabetes are associated with lower heart rate variability : the Maastricht Study Diabetes Care 2020 ; 43 (5) : 1126-33
586. Cordero A, Andrés E, Ordonez B et al. Usefulness of triglycerides to high density lipoprotein cholesterol ratio for predicting the first coronary event in men Am J Cardiol 2009 ; 104 : 1393-7
587. Coresh J, Kwiterovitch P, Smith H et al. Association of plasma triglyceride concentration and LDL particle diameter, density and chemical composition with premature coronary artery disease in men and women J Lipid Res 1993 ; 34 : 1687-97
588. Corl BA, Mathews Oliver SA, Lin X et al. Conjugated Linoleic Acid reduces body fat accretion and lipogenic gene expression in neonatal pigs fed low or high fat formulas J Nutr 2008 ; 138 : 449-54
589. Cornelis MC, El-Sohemy A, Kabagambe EK et al. Coffee,CYP1A2 genotype, and risk of myocardial infarction JAMA 2006 ; 295 : 1135-1141
590. Cornelissen VA, Fagard RH Effects of endurance training on blood pressure, blood pressure regulating mechanisms, and cardiovascular risk factors Hypertension 2005 ; 46 : 667-75
591. Correa S, Guerra-Torres XE, Waikar SS et al. Serum Magnesium, blood pressure, and risk oh hypertension and chronic kidney disease progression in the CRIC Study Hypertension 2021 ; 78 : 1771-80

592. Correia AW, Peters JL, Levy JI et al. Residential exposure to aircraft noise and hospital admissions for cardiovascular diseases : multi airport retrospective study BMJ 2013 ; 347 : f5561
593. Corti R, Binggeli C, Sudano I et al. Coffee acutely increases sympathetic nerve activity and blood pressure independently of caffeine content Circulation 2002 ; 106 : 2935-40
594. Corti R, Flammer AJ, Hollenberg NK et al. Cocoa and Cardiovascular Health Circulation 2009 ; 119 : 1433-41
595. Corti R, Fuster V, Fayad ZA et al. Lipid lowering by Simvastatin induces regression of human atherosclerosis lesions Circulation 2002 ; 106 : 2884-87
596. Costa Santos A, Willumsen J The cost of inaction on physical inactivity to public healthcare systems : a population attributable fraction analysis Lancet Glob Health 2023 ; 11 : e32-9
597. Costabile G, Vetrani C, Bozzetto L Plasma TMAO increase after healthy diets : results from 2 randomized controlled trials with dietary fish, polyphenols, and whole-grain cereals Am J Clin Nutr 2021 ; 114 (4) : 1342-50
598. Costanzo S, Di Castelnuovo A, Donati MB et al. Cardiovascular and overall mortality risk in relation to alcohol consumption in patients with cardiovascular disease Circulation 2010 ; 121 : 1951-9
599. Coté M, Cartier A, Reuwer AQ, et al. Adiponectin and risk of coronary heart disease in apparently healthy men and women (from the EPIC-Norfolk Prospective Population Study) Am J Cardiol 2011 ; 108 : 367-73
600. Coutinho T, Goel K, Correa de Sa et al. Central obesity and survival in subjects with coronay heart disease : a systematic review of the literature and collaborative analysis with individual subject data J Am Coll Cardiol 2011 ; 57 : 1877-86
601. Coutinho T, Goel K, Corrêa de Sa et al. Combining body mass index with measures of central obesity in the assessment of mortality in subjects with coronary disease J Am Coll Cardiol 2013 ; 61 : 553-60
602. Covas MI, Nyyssönen K, Poulsen HE et al. The effect of polyphenols in olive oil on heart disease risk factors. A randomized trial Ann Int Med 2006 ; 145 : 333-41
603. Cowley AW Jr, Roman R The role of the kidney in hypertension JAMA 1996 ; 275 : 1581-9
604. Craig WJ Health effects of vegan diets Am J Clin Nutr 2009 ; 89 : 1627S-1633S
605. Crandall C, Hovey K, Andrews C et al. Breast cancer, endometrial cancer, and cardiovascular events in participants who used vaginal estrogen in the Women's Health Initiative Observational Study Menopause 2017 ; 25 : 001-009
606. Crandall JP, Mather K, Rajpathak SN et al. Statin use and risk of

developing diabetes : results from the Diabetes Prevention Program http://dx.doi.org/10.1136/bmjdrc-2017-000438
607. Crea F, Biasucci LM, Buffon A et al. Role of inflammation in the pathogenesis of unstable coronary artery disease Am J Cardiol 1997; 80(5A) : 10E-16E
608. Criqui MH, Denenberg JO, Ix JH Calcium density of coronary artery plaque and risk of incident cardiovascular events JAMA 2014 ; 311 : 271-8
609. Crous-Bou M, Fung TT, Prescott J et al. Mediterranean diet and telomere length in Nurses' Health Study : population based cohort study BMJ 2014 ; 349 : g6674
610. Crouse JR, Byington RP, Bond MG et al. Pravastatin, lipids, and atherosclerosis in the carotid arteries (Plac-2) Am J Cardiol 1995 ; 75 : 455-59
611. Crowe FL, Allen NE, Appleby PN Fatty acid composition of plasma phospholipids and risk of prostate cancer in a case control analysis nested within the European Prospective Investigation into Cancer and Nutrition Am J Clin Nutr 2008 ; 88 : 1353-63
612. Crowe FL, Roddam AW, Key TJ et al. Fruit and vegetable intake and mortality from ischaemic heart disease : results from the European Prospective Investigation into Cancer and Nutrition (EPIC) Heart Study Eur Heart J 2011 ; 32 (10) : 1235-43
613. Crowe FL, Key TJ, Appleby PN et al. Dietary fibre intake and ischaemic heart disease mortality : the European Prospective Investigation into Cancer and Nutrition-Heart Disease Eur J Clin Nutr 2012 ; 66 : 950-6
614. Crowe FL, Appleby PN, Travis RC et al. Risk of hospitalization or death from ischemic heart disease among British vegetarians and nonvegetarians : results from the EPIC-Oxford cohort study Am J Clin Nutr 2013 ; 97 : 597-603
615. Cruijsen E, Jacobo Cejudo MG, Küpers LK et al. Dairy consumption and mortality after myocardial infarction : a prospective analysis in the Alpha Omega Cohort Am J Clin Nutr 2021 ; 114 (1) : 59-69
616. Crump C, Sundquist J, Winkleby MA et al. Interactive effects of physical fitness and body mass index on the risk of hypertension JAMA Intern Med 2016 ; 176 : 210-6
617. Crump C, Sundquist J, Winkleby MA et al. Physical fitness among Swedish military conscripts and long term risk for type 2 diabetes mellitus : a cohort study Ann Intern Med 2016 ; 164 : 577-84
618. Cupples ME Addressing the challenges of cardiovascular disease prevention Eur J Preven Cardiol February 2019 doi.org/10.1177/2047487319828477
619. Curfman G Risk of statin therapy in older adults JAMA Intern Med 2017 ; 177 (7) : 966

620. Cushman M, Arnold AM, Psaty BM et al. C-Reactive Protein and the 10-year incidence of coronary heart disease in older men and women. The Cardiovascular Health Study Circulation 2005 ; 112 : 25-31
621. Cushman M, McClure LA, Lakoski SG et al. Eligibility for statin therapy by the JUPITER trial criteria and subsequent mortality Am J Cardiol 2010 ; 105 : 77-81
622. Cushman WC, Evans GW, Byington RP et al. Effects of intensive blood pressure control in type 2 diabetes mellitus N Engl J Med 2010 ; 362 : 1575-85
623. Cuspidi C, Facchetti R, Quarti-Trevano F et al. Incident left ventricular hypertrophy in masked hypertension Hypertension 2019 ; 74 : 56-62
624. D'Agostino RB sr, Vasan RS, Pencina MJ et al General cardiovascular risk profile for use in primary care : The Framingham Heart Study Circulation 2008 ; 117 (6) : 743-53
625. Dahabreh IJ, Paulus JK Association of episodic physical and sexual activity with triggering of acute cardiac events JAMA 2011 ; 305 (12) : 1225-33
626. Dahl AK, Fauth EB, Ernsth-Bravell M et al. Body mass index, change in body mass index, and survival in old and very old persons J Am Geriatr Soc 2013 ; 61 (4) :512-8
627. Dai J, Miller AH, Bremner JD et al. Adherence to the Metiterranean diet is inversely associated with circulating Interleukin-6 among middle aged men. A twin study Circulation 2008 ; 117 :169-75
628. Dai J, Tian J, Hou J et al. Association between cholesterol crystals and culprit lesion vulnerability in patients with acute coronary syndrome : an optical coherence tomography study Atherosclerosis 2016 ; 247 : 111-7
629. Dai H, Much AA, Maor E et al. Global, regional, and national burden of ischaemic heart disease and its attributable risk factors, 1990-2017 : results from the Global Burden of Disease Study 2017 Eur Heart J-Quality Care and Clinical Outcomes doi.org/10.1093/ehjqcco/qcaa076
630. Dalager-Pedersen M, Sogaard M, Schonheyder HC et al. Risk of myocardial infarction and stroke after community acquired bacteremia Circulation 2014 ; 129 : 1387-96
631. Dale AD, Vatten LJ, Nilsen TI et al. Secular decline in mortality from coronary heart disease in adults with diabetes mellitus : cohort study BMJ 2008 ; 337 : a236
632. Dale KM, Coleman CI, Henyan NN et al. Statins and cancer risk JAMA 2006 ; 295 : 74-80
633. Dalgaard F, Bondonno NP, Murray K et al. Associations between habitual flavonoid intake and hospital admissions for atherosclerotic cardiovascular disese : a prospective cohort study Lancet Planet Health 2019 ; 3 (11) : e450-9
634. Dallongeville J, Yarnell J, Ducimetière P et al. Fish consumption is

associated with lower heart rates Circulation 2003 ; 108 : 820-5
635. Dallongeville J, Charbonnel B, Després JP Les boissons sucrées, une cible méconnue pour la prévention des maladies cardiovasculaires Presse Med 2011 ; 40 : 910-5
636. Dallongeville J, Bhatt DL, Steg PH et al. Relation between body mass index, waist circumference, and cardiovascular outcomes in 19,579 diabetic patients with established vascular disease : the REACH Registry Eur J Prev Cardiol 2012 ; 19 : 241-9
637. Dam V, van der Schouw YT, Onland-Moret NC et al. Association of menopausal characteristics and risk of coronary heart disease : a pan-European case-cohort analysis Int J Epidemiol 2019 Feb 22 doi : 10.1093/ije/dyz016.PMID : 30796459
638. Danaei G, Finucane MM, Lin JK et al. National, regional, and global trends in systolic blood pressure since 1980 : systematic analysis of health examination surveys and epidemiological studies xith 786 country years and 5,4 million participants Lancet 2011 ; 377 : 568-77
639. Danesh J, Pepys MB C-Reactive Protein and coronary disease. Is there a causal link? Circulation 2009 ; 120 : 2036-9
640. Danesh J, Wheeler JG, Hirschfield GM et al. C-Reactive Protein and other circulating markers of inflammation in the prediction of coronary heart disease N Engl J Med 2004 ; 350 : 1387-97
641. Daniels SR Diet and primordial prevention of cardiovascular disease in children and adolescents Circulation 2007 ; 116 : 973-4
642. Daraghmeh AH, Bertoia ML, Al-qadi MO et al. Evidence for the vitamin D hypothesis : the NHANES III extended mortality follow-up Atherosclerosis 2016 ; 255 : 96-101
643. Darghosian L, Free M, Gebretsadik T et al. Effect of omega-three polyunsaturated fatty acids on inflammation, oxydative stress, and recurrence of atrial fibrillation Am J Cardiol 2015 ; 115 : 196-201
644. Dasari TW, Cohen DJ, Kleiman NS et al. Statin therapy in patients with chronic kidney disease undergoing percutaneous coronary intervention Am J Cardiol 2014 ; 113 : 621-5
645. Das Pradhan A, Glynn RJ, Fruchart JC et al. Triglyceride lowering with Pemafibrate to reduce cardiovascular risk N Engl J Med 2022 ; 387 : 1923-34
646. Dauchet L, Amouyel P, Hercberg S et al. Fruit and vegetable consumption and risk of coronary heart disease : a meta-analysis of cohort studies J Nutr 2006 ; 136 : 2588-93
647. Dauchet L, Amouyel P, Dallongeville J Fruit and vegetable consumption and risk of stoke. A meta-analysis of cohort studies Neurology 2005 ; 65 : 1193-97
648. Dauchet L, Montaye M, Ruidavets JB et al. Association between the frequency of fruit and vegetable consumption and cardiovascular disease in male smokers and non smokers Eur J Clin Nutr 2010 ; 64 :

578-586
649. Daugareil C Education thérapeutique, hygiène de vie et pronostic après un syndrome coronaire aigu Rev Inf 2010 ; 157 : 26-8
650. Davey Smith G, Frankel S, Yarnell J Sex and death : are they related? Findings from the Caerphilly Cohort Study BMJ 1997 ; 315 : 1641-4
651. Daviglus ML, Stamler J, Orencia AJ et al. Fish consumption and the 30-year risk of fatal myocardial infarction N Engl J Med 1997 ; 336 : 1046-53
652. Davis CS, Clarke RE, Coulter SN et al. Intermittent energy restriction and weight loss : a systematic review Eur J Clin Nutr 2016 ; 70 : 292-9
653. Davis CR, Hodgson JM, Woodman R, et al. A Mediterranean diet lowers blood pressure and improves endothelial function : results from the MedLey randomized intervention trial Am J Clin Nutr 2017 ; 105 : 1305-13
654. Dawson JD, Sonka M, Blecha MB et al. Risk factors associated with aortic and carotid intima-media thickness in adolescents and young adults J Am Coll Cardiol 2009 ; 53 : 2273-9
655. de Backer G, De Bacquer D, Ryden L et al. Lifestyle and risk factor mnagement in people at high cardiovascular risk from Bulgaria, Crotia,Ploand, Romania and the United Kingdom who participated in both the EUROASPIRE 3 and 4 primary care surveys Eur J Preven Cardiol 2016 ; 23 : 1618-27
656. de Backer G Epidemiology and prevention of cardiovascular disease : quo vadis? Eur J Preven Cardiol 2017 Jan 1:2047487317691875. doi: 10.1177/2047487317691875.
657. de Bree A, van der Put NMJ, Mennen LI et al. Prevalence of hyperhomocysteinemia, bad lipid profile,and hypertension in European countries Eur J Clin Nutr 2005 ; 59 : 480-7
658. de Cabo R, Mattson MP Effects of intermittent fasting on health, aging, and disease N Engl J Med 2019 ; 381 : 2541-51
659. de Ferranti SD, de Boer IH, Fonseca V et al. Type 1 diabetes mellitus and cardiovascular disease. A scientific statement from the American Heart Association and American Diabetes Association Circulation 2014 ; 130 : 1110-30
660. de Koning L, Malik VS, Rimm EB et al. Sugar-sweetened and artificially sweetened beverage consumption and risk of type 2 diabetes in men Am J Clin Nutr 2011 ; 93 : 1321-7
661. de Koning L, Malik VS, Kellogg MD et al. Sweetened beverage consumption, incident coronary heart disease and biomarkers of risk in men Circulation 2012 ; 125 : 1735-41
662. de Ligt M, Bergman M, Fuentes RM et al. No effect of resveratrol supplementation after 6 months on insulin sensitivity in overweight adults : a randomized trial Am J Clin Nutr 2020 ; 112 (4) : 1029-38

663. de Lorgeril M Stress oxydatif et peroxydation lipidoprotéique après transplantation cardiaque Arch Mal Cœur 1994 ; 87 : 1467-73
664. de Lorgeril M, Salen P Is alcohol anti-inflammatory in the context of coronary heart disease ? Heart 2004 ; 90 : 355-57
665. de Lorgeril M, Salen P, Martin JL et al. Mediterranean diet, traditional risk factors, and the rate of cardiovascular complications after myocardial infarction Circulation 1999 ; 99 : 779-85
666. de Lorgeril M, Salen P, Martin JL et al. Wine drinking and risks of cardiovascular complications after recent acute myocardial infarction Circulation 2000 ; 106 : 1465-69
667. de Lorgeril M, Salen P, Abramson J et al. Cholesterol lowering, cardiovascular diseases, and the Rosuvastatin- JUPITER controversy Arch Int Med 2010 ; 170 (12) : 1032-6
668. de Munter JS, Hu FB, Spiegelman D et al. Whole grain, bran, and germ intake and risk of type 2 diabetes : a prospective cohort study and systematic review PLoS Med 2007 ; 4 : e261
669. de Nigris F, Cacciatore F, Mancini FP et al. Epigenetic hallmarks of fetal early atherosclerotic lesions in humans JAMA Cardiol 2018 doi : 10/1001/jamacardio.2018.3546.PMID : 30419118
670. de Oliveira C, Watt R, Hamer M Toothbrushing, inflammation, and risk of cardiovascular disease : results from Scottish Health Survey BMJ 2010 ; 340 : c2451
671. de Oliveira Otto MC, Mozzafarian D, Kromhout D et al. Dietary intake of saturated fat by food source and incident cardiovascular disease : the Multi Ethnic Study of Atherosclerosis Am J Clin Nutr 2012 ; 96(2) : 391-6
672. de Oliveira Otto MC, Padhye NS, Bertoni AG et al. Everything in moderation. Dietary diversity and quality, central obesity and risk of diabetes PLOS One 2015 DOI : 10.1371/journal.pone.0141341
673. de Oliveira Mota J, Boué G, Guillou S et al. Estimation of the burden of disease attributable to red meat consumption in France : influence on colorectal cancer and cardiovascular diseases Food Chem Toxicol doi : 10.1016/j.fct.2019.05.023
674. de Ruyter JC, Olthoff MR, Seidell JC et al A trial of sugar free or sugar sweetened beverages and body weight in children N Engl J Med 2012 ; 367 : 1397-1406
675. de Schutter A, Lavie CJ, Patel DA et al. Relation of body fat categories by Gallagher classification and by continuous variables to mortality in patients with coronary heart disease Am J Cardiol 2013 ; 111 : 657-660
676. de Smedt D, Clays E, Annemans L et al. The association between self reported lifestyle changes and health related quality of life in coronary patients : the EUROASPIRE III survey Eur J Preven Cardiol 2014 ; 21 : 796-805

677. de Souza RJ, Dehghan M, Mente A et al. Association of nut intake with risk factors, cardiovascular disease, and mortality in 16 countries fom 5 continents : analysis from the Prospective Urban and Rural Epidemiology (PURE) study Am J Clin Nutr 2020 ; 112 (1) : 208-19 doi : 10.1093/ajcn/nqaa108
678. de Vries H, Kemps HMC, van Engen-Verheul et al. Cardiac rehabilitation and survival in a large representative community cohort of Dutch patients Eur Heart J 2015 ; 36 : 1519-28
679. Deann Phillips S, Roberts WC Comparaison of body mass index among patients with versus without angiographic coronary artery disease Am J Cardiol 2007 ; 100 : 18-22
680. Debras C, Srour B, Chazelas E et al. Aliments ultra-transformés, maladies chroniques, et mortalité : résultats de la cohorte prospective NutriNet-Santé. Cahiers de nutrition et de diététique doi : 10.1016/j.cnd.2021.08.004
681. Debras C, Chazelas E, Srour B et al. Artificial sweeteners and cancer risk : results from the Nutrinet-Santé opulation based cohort study PLoS Med 2022 ; 19 (3) : e1003950
682. DeFilippis EM, Singh A, Divakaran S et al. Cocaine and Marijuana use among young adults with myocardial infarction JACC 2018 ; 71 : 2540-51
683. Dehghan M, Mente A, Rangarajan S et al. Association of egg intake with blood lipids, cardiovascular disease, and mortality in 177,000 people in 50 countries Am J Clin Nutr 2020 ; 111 (4) : 795-803
684. Dehghan A, Vasan SK, Fielding BA et al. A prospective study of the relationships between change in body composition and cardiovascular risk factors across the menopause Menopause 2021 doi : 10.1097/GME.0000000000001721
685. Dekker JM, Girman C, Rhodes T et al. Metabolic syndrome and 10 year cardiovascular disease risk in the Hoorn Study Circulation 2005 ; 112 : 666-73
686. Dekker JM, Funahashi T, Nijpels G et al. Prognostic value of adiponectin for cardiovascular disease and mortality J Clin Endocrinol Metab 2008 ; 93 : 1489-96
687. Delgado-Lista J, Alcala-Diaz JF, Torres-Pena JD et al. Long term secondary prevention of cardiovascular disease with a Mediterranean diet and a low fat diet (CORDIOPREV) : a randomized controlled trial Lancet 2022 ; 399 (10338) : 1876-85
688. Del Gobbo LC, Imamura F, Wu JHY et al. Circulating and dietary magnesium and risk of cardiovascular disease : a systematic review and meta analysis of prospective studies Am J Clin Nutr 2013 ; 98 : 160-73
689. Del Gobbo LC, Falk MC, Feldman R et al. Effects of tree nuts on blood lipids, apolipoproteins, and blood pressure : systematic review, meta

analysis, and dose response of 61 controlled intervention trials Am J Clin Ntr 2015 ; 102 : 1347-56
690. Del Gobbo LC, Imamura F, Aslibekyan S et al. Omega-3 polyunsaturated fatty acid biomarkers and coronary heart disease. Pooling Project of 19 Cohort Studies JAMA Intern Med 2016 ; 176 (8) : 1155-66
691. DeMaria AN The multiple challenges of obesity J Am Coll Cardiol 2013 ; 61 (7) : 784-6
692. Deng C, Lu Q, Gong B et al. Stroke and food groups : an overview of systematic reviews and meta analyses Public Health Nutrition 2018 ; 21 : 766-76
693. Denissen SJ, Van der Aaist CM, Vonder M et al. Impact of a cardiovascular disease risk screening result on preventive behaviour in asymptomatic participants of the ROBINSCA trial Eur J Preven Cardiol 2019 doi.org/10.1177/2047487319843396
694. Dennekamp M, Akram M, Abramson MJ et al Outdoor air pollution is a trigger for out of hospital cardiac arrests Epidemiology 2010 ; 21 : 494-500
695. Den Ruijter HM, Peters SAE, Anderson TJ et al. Common carotid intima media thickness measurements in cardiovascular risk prediction : a meta analysis JAMA 2012 ; 308 : 796-803
696. Depiazzi JE, Forbes RA, Gibson N et al. The effect of aquatic high intensity interval training on aerobic performance, strength and body composition in a non athletic population : systematic review and meta analysis Clinical Rehabilitation 2018 ; doi 10.1177/0269215518792039
697. Derouesné C Facteurs de risque vasculaire et maladie d'Alzheimer Cardiologie Pratique 7 Mai 2003 ; 646
698. Desai NR, Kohli P, Giugliano RP et al. AMG145, a monoclonal antibody against Proprotein Convertase Subtilisin Kexin Type 9, significantly reduces Lipoprotein (a) in hypercholesterolemic patients receiving statin therapy Circulation 2013 ; 128 : 962-9
699. Desai P, Evans D, Dhana K et al. Longitudinal association of total Tau concentration and physical activity with cognitive decline in a population sample JAMA Netw Open 2021 ; 4 (8) : e:2120398
700. Deschasaux-Tanguy M, Huybrechts I, Julia C et al. Association between nutritional profiles of foods underlying Nutri-Score front-of-pack labels and mortality : EPIC cohort study in 10 European countries BMJ 2020 ; 370 : m3173
701. Deschasaux-Tanguy M, Barrubes Pinol L, Sellem L et al. Dairy product consumption and risk of cancer : a short report from the Nutrinet-Santé prospective cohort study Int J Cancer 2022 ; doi : 10.1002/ijc.33935.PMID : 35041764
702. Després JP Our passive lifestyle, our toxic diet, and the

atherogenic/diabetogenic metabolic syndrome Can we afford to be sedentary and unfit? Circulation 2005 ; 112 : 453-55
703. Després JP Body fat distribution and risk of cardiovascular disease. An update Circulation 2012 ; 126 : 1301-13
704. Devarajan S, Chatterjee B, Urata H et al. A blend of sesame and rice bran oils lowers hyperglycemia and improves the lipids Am J Med 2016 ; 129 : 731-9
705. Devore EE, Grodstein F, van Rooij et al. Dietary intake of fish and omega-3fatty acids in relation to long term dementia risk Am J Clin Nutr 2009 ; 90 : 170-6
706. Dewey FE, Gusarova V, Dunbar RL et al. Genteic and pharmacologic inactivation of ANGTPL3 and cardiovascular disease N Engl J Med 2017 ; 377 : 211-21
707. Dhoot J Effect of morbid obesity on in hospital mortality and coronary revascularization outcomes after acute myocardial infarction in the United States Am J Cardiol 2013 ; 111 : 1104-1110
708. Dhurandhar EJ, Dawson J, Alcorn A et al. The effectiveness of breakfast recommendations on weight loss : a randomized controlled trial Am J Clin Nutr 2014 ; 100 : 507-13
709. Di Castelnuovo A, Costanzo S, Bagnardi V et al. Alcohol dosing and total mortality in men and women Arch Intern Med 2006 ; 166 : 2437-45
710. di Loreto C, Fanelli C, Lucidi P et al. Make your diabetic patients walk : long term impact of different amounts of physical activity on type 2 diabetes Diabetes Care 2005 ; 28 : 1295-1302
711. Diallo A, Deschasaux M, Latino-Martel P et al. Red and processed meat intake and cancer risk : results from the prospective NutriNet-Santé cohort study Int J Cancer doi : 10.1002/ijc.31046
712. Diaz A, Bourassa MG, Guertin MC et al. Long term prognostic value of resting heart rate in patients with suspected or proven coronary artery disease Eur Heart J 2005 ; 26 967-74
713. Diaz MN, Frei B, Vita JA et al. Antioxydants and atherosclerosis heart disease N Engl J Med 1997; Aug 7 : 408-14
714. Dibaba DT, Xun P, He K Dietary magnesium intake is inversely associated with serum C-reactive protein levels : meta analysis and systematic review Eur J Clin Nutr 2014 ; 68 : 510-6
715. Dickinson HO, Mason JM, Donald J Lifestyle interventions to reduce raised blood pressure : a systematic review of randomized controlled trials J Hypertens 2006 ; 24 (2) : 215-33
716. Dickinson KM, Clifton PM, Keogh JB Endothelial function is impaired after a high salt meal in healthy subjects Am J Clin Nutr 2011 ; 93 : 500-5
717. Diehm C, Allenberg JR, Pittrow D Mortality and vascular morbidity in older adults withn asymptomatic versus symptomatic peripheral artery

disease Circulation 2009 ; 120 : 2053-61
718. Dietary Guidelines for Americans 2020-2025
719. Dikariyanto V, Smith L, Robertson M et al. Snacking on whole almonds for 6 weeks improves endothelial function and lowers cholesterol but does not affect liver fat and other cardiometabolic risk factors in healthy adults : the ATTIS study, a randomized controlled trial Am J Clin Nutr 2020 ; 111 (6) : 1178-89
720. Ding M, Bhupathiraju SN, Satija A, et al. Long term coffee consumption and risk of cardiovascular disease. A systematic review and a dose response meta analysis of prospective cohort studies Circulation 2014 ; 129 : 643-59
721. Ding M, Satija A, Bhupathiraju SN et al. Association of coffee consumption with total and cause specific mortality in 3 large prospective cohorts Circulation 2015 ; 132 : 2305-15
722. Ding M, Li J, Qi L Associations of dairy intake with risk of mortality in women and men : three prospective cohort studies BMJ 2019 ; 367 : l6204
723. Ding D, Rogers K, van der Ploeg H et al. Traditional and emerging lifestyle risk behaviors and all cause mortality in middle aged and older adults : evidence from a large population based Australian cohort PLOS One December 8, 2015 DOI : 10.1371
724. Ding D, Lawson KD, Kolbe-Alexander TL et al. The economic burden of physical inactivity : a global analysis of major non communicable diseases The Lancet 2016 ; 388 : 1311-24
725. Ding N, Sang Y, Chen J et al. Cigarette smoking, smoking cessation, and long term risk of 3 major atherosclerotic diseases J Am Coll Cardiol 2019 ; 74 : 498-507
726. Ding J, Davis-Plourde K, Sedaghat S et al. Antihypertensive medications and risk for incident dementia and Alzheimer's disease : a meta analysis of individual participant data for prospective cohort studies Lancet Neurology 2019 doi. org/10.1016/S1474-4422 (19) 30393-X
727. Dinu M, Pagliai G, Casini A et al. Mediterranean diet and multiple health outcomes : an umbrella review of meta analyses of observational studies and randomised trials Eur J Clin Nutr 2018 ; 72 : 30-43
728. Djoussé L, Arnett DK, Carr JJ et al. Dietary linolenic acid is inversely associated with calcified atherosclerotic plaque in the coronary arteries : The National Heart, Lung, and Blood Institute Family Heart Study Circulation 2005 ; 111 : 2921-26
729. Djoussé L, Driver JA, Gaziano M Relation between lifestyle factors and lifetime risk of heart failure JAMA 2009 ; 302 : 394-400
730. Djoussé L, Gaziano JM Alcohol consumption and risk of heart failure in the Physicians' Health Study I Circulation 2007 ; 115 : 34-9
731. Djoussé L, Gaziano M Egg consumption and risk of heart failure in the

Physicians' Health Study Circulation 2008 ; 117 : 512-16
732. Djoussé L, Rudich T, Gaziano JM et al. Nut consumption and risk of hypertension in US male physicians Am J Clin Nutr 2008 ; 88 : 930-3
733. Djoussé L, Gaziano JM, Buring JE et al. Dietary omega 3 fatty acids and fish consumption and risk of type 2 diabetes Am J Clin Nutr 2011 ; 93 : 143-150
734. Djoussé L, Hopkins PN, North KE et al. Chocolate consumption is inversely associated with prevalent coronary heart disease : The National Heart, Lung, and Blood Institute Family Heart Study Clin Nutr 2010 Sep 19
735. Djoussé L, Khawaja OA, Gaziano JM Egg consumption and risk of type 2 diabetes : a meta analysis of prospective studies Am J Clin Nutr 2016 ; 103 : 474-80
736. Djoussé L, Ho YL, Nguyen XT et al. Egg consumption and risk of coronary artery disease in the Million Veteran Program Clin Nutr 2019 doi : 10.1016/j.clnu.2019.12.017.PMID:31902601
737. Dockery DW, Stone PH Cardiovascular risks from fine particulate air pollution N Engl J Med 2007 ; 356 : 511-13
738. Dod HS, Bhardwaj R, Sajja V et al. Effect of intensive lifestyle changes on endothelial function and on inflammatory markers of atherosclerosis Am J Cardiol 2010 ; 105 : 362-7
739. Dolecek TA, Granditis G Dietary polyunsaturated fatty acids and mortality in the Multiple Risk Factor Intervention Trial World Rev Nutr Diet 191 ; 66 : 205-16
740. Doll R et al. Mortality in relation to smoking : 50 years' observations on male British doctors Br Med J 2004 ; 328 : 4519-33
741. Domanski MJ Primary prevention of coronary artery disease N Engl J Med 2007 ; 357,15 : 1543-5
742. Dombrowski SU, Knittle K, Avenell A et al. Long term maintenance of weight loss with non surgical interventions in obese adults : systematic review and meta analyses of randomized controlled trials BMJ 2014 ; 348 : g2646
743. Domenech M, Roman P, Lapetra J et al. Mediterranean diet reduces 24 hour ambulatory blood pressuree, blood glucose, and lipids : one year randomized, clinical trial Hypertension 2014 ; 64 (1) : 69-76
744. Domenech M, Serra-Mir M, Roth I et al. Effect of a walnut diet on office and 24 hour ambulatory blood pressure in elderly individuals Hypertension 2019 ; 73 (5) : 1049-57
745. Dominguez F, Fuster V, Fernandez-Alvira JM et al. Association of sleep duration and quality with subclinical atherosclerosis J Am Coll Cardiol 2019 ; 73(2) : 134-44
746. Dominguez-Rodriguez A, Abreu-Gonzalez P, Ferrer J et al. Oxidative stress and melatonin in the acute myocardial infarction Heart Poster session one Heart 2004 ; 90 : Suppl III : A1

747. Dong JY, Wang P, Qin LQ Dietary fiber intake and risk of breast cancer : a meta-analysis of prospective cohort studies Am J Clin Nutr 2011 ; 94 : 900-5
748. Dong JY, Zhang YH, Wang P et al. Meta analysis of dietary glycemic load and glycemic index in relation to risk of coronary heart disease Am J Cardiol 2012 ; 109 : 1608-13
749. Dong JY, Xun P, He K et al. Magnesium intake and risk of type 2 diabetes : meta analysis of prospective cohort studies Diabetes Care 2011 ; 34 : 2116-22
750. Dong JY, Iso H, Yamagishi K et al. Chocolate consumption and risk of stroke among men and women : a large population based, prospective cohort study Atherosclerosis 2017 Mar 4;260:8-12. doi: 10.1016/j.atherosclerosis.2017.03.004.
751. Dong C, Rundek T, Wright CB et al. Ideal cardiovascular health predicts lower risks of myocardial infarction, stroke,and vascular death across Whites, Blacks, and Hispanics. The Northern Manhattan Study Circulation 2012 ; 125 : 2975-84
752. Dong T, Tashtish N, Walker J et al. Coronary artery calcium scoring for risk assessment in patients with severe hypercholesterolemia Am J Cardiol 2023 ; 190 : 48-53
753. Doobay AV, Anand SS Sensitivity and Specificity of the ankle-brachial index to predict future cardiovascular outcomes : a systematic review Arterioscler Thromb Vasc Biol 2005 ; 25 : 1463-9
754. Doran B, Guo Y, Xu J et al. Prognostic value of fasting versus non fasting low density lipoprotein cholesterol levels on long term mortality Circulation 2014 ; 130 : 546-53
755. Dormuth CR, Hemmelgarn BR, Paterson JM et al. Use of high potency statins and rates of admission for acute kidney injury : multicenter, retrospective observational analysis of administrative databases BMJ 2013 ; 346 : f880
756. Dorresteijn JAN, Visseren FLJ, Ridker PM et al Aspirin for primary prevention of vascular events in women : individualized prediction of treatment effects Eur Heart J 2011 ; 32 (23) : 2962-9
757. Dos Santos M, Ferrari G, Lee DH et al. Association of the "week end warrior" and other leisure-time physical activity patterns with all cause and cause specific mortality : a natiowide cohort study JAMA Intern Med 2022 ; 182 (8) : 840-8
758. Doshi R, Kumar A, Thakkar S JAMA al. Meta analysis comparing combined use of Eicosapentaenoic Acid and statin to statin alone Am J Cardiol 2020 ; 125 : 198-204
759. Douard H Coût énergétique de l'activité sexuelle Cardio et sport 2007 ; 11 : 12-14
760. Douard H Fréquence cardiaque. Un paramètre à surveiller Concours Médical 2007 ; 129 : 458-9

761. Douglas IJ, Bhaskaran K, Batterham RL et al. The effectiveness of pharmaceutical interventions for obesity : weight loss with Orlistat and Sibutramine in a nited Kingdom population based cohort Br J Clin Pharmacol 2014 doi : 10.1111/bcp.12578
762. Douros A, Tölle M, Ebert N et al. Control of blood pressure and risk of mortality in a cohort of older adults : the Berlin Initiative Study Eur Heart J 2019 doi : 10.1093/eurheartj/ehz071
763. Dower JI, Geleijnse JM, Gijsbers L et al. Effects of the pure flavonoids epicatechin and quercitin on vascular function and cardiometabolic health : a randomized, double-blind, placebo-controlled, crossover trial Am J Clin Nutr 2015 ; 101 : 914-21
764. Dower JI, Geleijnse JM, Hollman PCH Dietary epicatechin intake and 25 y risk of cardiovascular mortality : the Zutphen Elderly Study Am J Clin Nutr 2016 ; 104 : 58-64
765. DREES L'état de santé de la population en France Dossier n°102 Septembre 2022
766. Dregan A, Charlton J, Chowienczyk P et al. Chronic inflammatory disorders and risk of type 2 diabetes mellitus, coronary heart disease, and stroke Circulation 2014 ; 130 : 837-44
767. Drew BG, Duffy SJ, Formosa MF et al. High density lipoprotein modulates glucose metabolism in patients with type 2 diabetes mellitus Circulation 2009 ; 119 : 2103-11
768. Drewnowski A, Darmon N, Briend A Replacing fats and sweets with vegetables and fruits. A question of cost Am J Public Health 2004 ; 94 : 1555-9
769. Drewnowski A, Maillot M, Rehm C Reducing the sodium potassium ratio in the US diet : a challenge for public health Am J Clin Nutr 2012 ; 96(2) : 439-44
770. Driver SL, Hensrud D Financial incentives for weight loss : a one year randomized controlled clinical trial J Am Coll Cardiol 2013 ; 61 (10_S) : doi:10.1016
771. Drouin-Chartier JP, Chen S, Li Y et al. Egg consumption and risk of cardiovascular disease : three large prospective US cohort studies, systematic review, and updated meta-analysis BMJ 2020 ; 368 : m513
772. Du H, Bennett D, Li L et al. Physical activity and sedentary leisure time and their associations with BMI, waist circumference, and percentage body fat in 0,5 million adults : the China Kadoorie Biobank study Am J Clin Nutr 2013 ; 97 : 487-96
773. Du H, Bennett D, Guo Y et al. Fresh fruit consumption and major cardiovascular disease in China N Engl J Med 2016 ; 374 : 1332-43
774. Duffey KJ, Gordon-Larsen P, Steffen LM et al Drinking caloric beverages increases the risk of adverse cardiometabolic outcomes in the Coronary Artery Risk Development in Young Adults (CARDIA) study Am J Clin Nutr 2010 ; 92 : 954-9

775. Dujovne CA The clinical therapeutic implications of the Scandinavian Simvastatin Survival Study Am J Cardiol 1997 ; 79 : 1387-88
776. Dujovne CA Red yeast rice preparations : are they suitable substitutions for statins? Am J Med 2017 10.1016/j.amjmed.2017.05.013
777. Durga J, Bots ML, Schouten EG et al. Effect of 3 y of folic acid supplementation on the progression of carotid intima-media thickness and carotid arterial stiffness in older adults Am J Clin Nutr 2011 ; 93 : 941-9
778. DuttaRoy S, Nilsson J, Hammarsten O et al. High frequency home based exercise decreases levels of vascular endothelial growth factor in patients with stable angina pectoris Eur J Preven Cardiol 2015 ; 22 : 575-81
779. Dyerberg J, Bank HO Haemostatic function and platelet polyunsaturated fatty nacids in Eskimos Lancet 1979 ; 2 : 433-5
780. Earnest CP, Jordan AN, Safir M et al. Cholesterol lowering effects of bovine serum immunoglobulin in participants with mild hypercholesterolemia Am J Clin Nutr 2005 ; 81 : 792-8
781. Earnest CP, Johannsen NM, Swift DL et al. Dose effect of cardiorespiratory exercise on metabolic syndrome in postmenopausal women Am J Cardiol 2013 ; 111 : 1805-11
782. Ebbeling CB Confusion at the milk cooler : opportunity to bolster the evidence base for preventive nutrition Am J Clin Nutr 2019 ; 111 (2) : 240-1
783. Ebbing M, Bonaa KH, Nygard O et al. Cancer incidence and mortality after treatment with acid folic and vitamin B12 JAMA 2009 ; 302 : 2119-26
784. Ebrahim Shah, Casas JP Statins for all by the age of 50 years? Lancet 2012 ; 380 (9841) : 545-7
785. Ebrahim S, May M, Ben Shlomo Y et al. Sexual intercourse and risk of ischaemic stroke and coronary heart disease : the Caerphilly study J Epidemiol Community Health 2002 ; 56 : 99-102
786. Eckel RH Preventive cardiology by lifestyle intervention : opportunity and/or challenge? Circulation 2006 ; 113 : 2657:61
787. Eckel RH The fish oil story remains fishy Circulation 2010 ; 122 : 2110-2
788. Eckel RH, Jakicic JM, Ard JD et al. 2013 AHA/ACC Guideline on lifestyle management to reduce cardiovascular risk Circulation 2014 ; 129 (suppl 2) : S76-S99
789. Eckel RH LDL cholesterol as a predictor of mortality, and beyond. To fast or not to fast, that is the question? Circulation 2014 ; 130 : 528-9
790. Edwards CJ, Sydall H, Goswami P et al. The autoantibody rheumatoid factor may be an independent risk factor for ischaemic heart disease in men Heart 2007; 93 : 1263-7
791. Edwards P, Roberts I Population adiposity and climate change Int J

Epidemiol 2009 April 19 Advance access
792. Edwardson CL, Gorely T, Davies MJ et al. Association of sedentary behaviour with metabolic syndrome : a meta-analysis Plos One 2012 April 13
793. Egeland GM, Igland J, Sulo G et al. Non fasting triglycerides predict incident acute myocardial infarction among those with favourable HDL-cholesterol : Cohort Norway   Eur J Preven Cardiol 2015 ; 22 : 872-81
794. Eguchi E, Iso H, Tanabe N et al. Healthy lifestyle behaviours and cardiovascular mortality among Japanese men and women : the Japan collaborative cohort study Eur Heart J 2012 ; 33 (4) : 467-77
795. Ehrenstein MR, Jury E, Mauri C Statins for atherosclerosis - As good as it gets? N Engl J Med 2005 ; 352(1) : 73-5
796. Eidelman RS Randomized trials of vitamin E in the treatment and prevention of cardiovascular disease Arch Int Med 2004 ; 164 : 1552-56
797. Ekelund U, Besson H, Luan J et al. Physical activity and gain in abdominal adiposity and body weight : prospective cohort study in 288,498 men and women Am J Clin Nutrt 2011 ; 93 : 826-35
798. Ekelund U, Ward HA, Luan J et al. Physical activity and all cause mortality across levels of overall and abdomonial adiposity in European men and women : the European Prospective Investigation into Cancer and Nutrition Study (EPIC) Am J Clin Nutr 2015 ; 101 : 613-21
799. Ekelund U, Tarp J, Steene-Johannessen J et al. Dose response associations between accelerometry measured physical activity and sedentary time and all cause mortality : systematic review and harmonised meta analysis BMJ 2019 ; 366 : l4570
800. Ekelund U, Tarp J, Fagerland MW et al. Joint associations of accelerometer measured physical activity and sedentary time with all cause mortality : a harmonised meta analysis in moe than 44000 middle aged and older individuals Br J Sports Med 2020 ; 54 : 1499-1507
801. Elamin MB, Abu Elnour NO, Elamin KB et al. Vitamin D and cardiovascular outcomes : a systematic review and meta analysis J Clin Endocrinol Metab 2011 ; 96 : 1931-42
802. Elbaz M La protéine C-réactive : acteur ou témoin du risque cardiovasculaire A I M 2005 ; 105 : 43-6
803. Elgendy IY, Mahmoud A, Huo T et al. Meta analysis of 12 trials evaluating the effects of statins on decreasing atrial fibrillation after coronary artery bypass grafting Am J Cardiol 2015 ; 115 : 1523-8
804. Elias MF, Sullivan LM, D'Agostino RB et al. Homocysteine and cognitive performance in the Framingham offspring study : age is important Am J Epidemiol 2005 ; 162 : 644-53
805. Ellinger S, Reusch A, Stehle P et al. Epicatechin ingested via cocoa products reduces blood pressure in humans : a nonlinear regression

model with a Bayesian approach Am J Clin Nutr 2012 ; 95 : 1365-77
806. Ellins EA, New KJ, Datta DBN Validation of a new method for non invasive assessment of vasomotor function Eur J Preven Cardiol 2016 ; 23 : 577-83D,
807. Elliott AD, Linz D, Mishima R et al. Association between physical activity and risk of incident arrhythmias in 402 406 individuals : evidence from the UK Biobank cohort Eur Heart J 2020 ; 41 (15) : 1479-86
808. El Reda D, Ström P, Sandin S et al. Determinants of long term weight change among middle aged Swedish women Obesity.doi:10.1002/oby.21745
809. Elshazly MB, Quispe R, Michos ED et al. Patient level discordance in population percentiles of the total cholesterol to high density lipoprotein cholesterol ration in comparison with low density lipoprotein cholesterol and non high density lipoprotein cholesterol Circulation 2015 ; 132 : 667-76
810. Elwood PC, Givens DI, Beswick AD et al. The survival advantage of milk and dairy consumption : an overview of evidence from cohort studies of vascular diseases, diabetes and cancer J Am Coll Nutr 2008 ; 27(6) : 723S-34S
811. Elwood PC, Pickering JE, Fehily AM et al. Milk drinking, ischaemic heart disease and ischaemic stroke I. Evidence from the Caerphilly cohort Eur J Clin Nutr 2004 ; 58 : 711-17
812. Elwood PC, Pickering JE, Hughes et al. Milk drinking, ischaemic heart disease and ischaemic stoke II. Evidence from cohort studies Eur J Clin Nutr 2004 ; 58 : 718-24
813. Emaus MJ, Peeters PHM, Bakker MF et al. Vegetable and fruit consumption and the risk of hormone receptor defined breast cancer in the EPIC cohort Am J Clin Nutr 2015 ; 103 : 168-77
814. Emberson JR, Whincup PH, Morris RW et al. Re assessing the contribution of serum total cholesterol, blood pressure and cigarette smoking to the aetiology of coronary heart disease : impact of regression dilution bias Eur Heart J 2003 ; 24 : 1719-26
815. Emdin CA, Anderson SG, Woodward M et al. Usual blood pressure and risk of new onset diabetes evidence from 4.1 million adults and a meta analysis of prospective studies J Am Coll Cardiol 2015 ; 66 : 1552-62
816. Empana JP, Duciemetiere P, Balkau B et al. Contribution of the metabolic syndrome to sudden death risk in asymptomatic men : The Paris Prospective Study I Eur Heart J 2007 ; 28 : 1149-54
817. Empana JP, Ducimetiere P Estimation du risque cardiovasculaire. Utilisation des équations de risque Réalités Cardiologiques 2005 ; 210 : 47-54
818. Engberink MF, Hendriksen MAH, van Rooij FJA et al. Inverse association between dairy intake and hypertension : the Rotterdam

Study Am J Clin Nutr 2009 ; 89 : 1877-83
819. Engel S, Tholstrup T Butter increased total and LDL cholesterol compared with olive oil but resulted in higher HDL cholesterol compared with a habitual diet Am J Clin Nutr 2015 ; 102 : 309-15
820. Engler MM, Engler MB, Malloy MJ et al. Antioxydant vitamins C and E improve endothelial function in children with hyperlipidemia EARLY trial Circulation 2003 ; 108 : 1059-63
821. Enriquez Guerrero A, San Mauro Martin I, Garicano Vilar E et al. Effectiveness of an intermittent fasting diet versus continuous energy restriction on anthropometric measurements, body composition and lipid profile in overweight and obese adults : a meta analysis Eur J Clin Nutr 2021 ; 75 : 1024-39
822. Er V, Lane A, Martin RM Adherence to dietary and lifestyle recommendations and prostate cancer risk in the prostate testing for cancer and treatment trial Cancer Epidemiol Biomarkers Prev 2014 ; 23 : 2066-77
823. Erbey JR, Kuller LH, Becker DJ et al. The association between a family history of type 2 diabetes and coronary artery disease in a type 1 diabetes population Diabetes Care 1998 ; 21 : 610-4
824. Erkkila AT, Lehto S, Pyörälä et al. n-3 fatty acids and 5-y risks of death and cardiovascular disease events in patients with coronary artery disease Am J Clin Nutr 2003 ; 78 : 65-71
825. Erlinger TP, Miller ER, Charleston J et al. Inflammation modifies the effects of a reduced fat low cholesterol diet on lipids Results from the DASH-Sodium Trial Circulation 2003 ; 108 : 150-54
826. Eshak ES, Iso H, Kokubo Y et al. Soft drink intake in relation to incident ischemic heart disease, stroke, and stroke subtypes in Japanese Public Health Centre-based study cohort I Am J Clin Nutr 2012 ; 96 : 1390-7
827. Eslam M, Alvani R, Shiha G et al. Obeticholic acid : towards first approval for NASH Lancet 2019 doi.org/10.1016/S0140-6736 (19) 32963-0
828. Estruch R, Martinez-Gonzales MA, Corella D et al. Effects of a Mediterranean style diet on cardiovascular risk factors. A randomized trial Ann Int Med 2006 ; 145 : 1-11
829. Estruch R, Ros E, Salas-Salvado et al. Primary prevention of cardiovascular disease with a Mediterranean diet N Engl J Med 2013 ; 368 : 1279-90
830. Estruch R, Martinez-Gonzales MA, Corella D et al. Effect of a high fat Mediterranean diet on bodyweight and waist circumference : a prespecified secondary outcommes analysis of the PREDIMED randomised controlled trial Lancet Diabetes and Endocrinology 2016 ; 4 : 666-76
831. Estruch R, Ros E, Salas-Salvado et al. Primary prevention of

cardiovascular disease with a Mediterranean diet supplemented with extra virgin olive oil or nuts N Engl J Med 2018 ; 378 : e34
832. Estruch R, Casas R, Ros E Eat even more vegetables and fruits to protect your heart Ann Intern Med doi.org/10.7326/M20-2504
833. Estruch R, Sacanella E, Lamuela-Raventés Ideal dietary patterns and foods to prevent cardiovascular disease : beware of theur anti-inflammatory potential J Am Coll Cardiol 2020 : 76 (19) : 2194-6
834. Etemadi A, Sinha R, Ward MH et al. Mortality from different causes associated with meat, heme iron, nitrates, and nitrites in the NIH-AARP Diet and Health Study : population based cohort study BMJ 2017 ; 357 : j1957
835. EuroAspire II Group. Lifestyle and risk factor management and use of drug therapies in coronary patients from 15 countries. Principal results from EuroAspire II Euro Heart Survey Programme Eur Heart J 2001 ; 22 : 554-72
836. EuroAspire Study Group:a European Society of Cardiology survey of secondary prevention of coronary heart disease: Principal results Eur Heart J 1997 ; 18 : 1569-82
837. EUROPA Efficacy of perindopril in reduction of cardiovascular events among patients with stable coronary artery disease:randomised, double-blind, placebo-controlled, multicentre trial (the EUROPA study) Lancet ; 362 : 782-88
838. European Commission. Number of healthy years of life : countries compared 4 February 2019
839. European Society of Cardiology Press Release Non-O blood groups associated with higher risk of heart attack ESC 2017 April 30
840. Eussen S, Geleijnse JM, Giltay EJ et al. Effects of n-3 fatty acids on major cardiovascular events in statin users and non users with a history of myocardial infarction Eur Heart J 2012 ; 33 (13) : 1582-8
841. Evans DA, Bienias JL Alcohol consumption and cognition N Engl J Med 2005 ; 352 : 289-90
842. Evans CEL, Christian MS, Cleghorn CL Systematic review and meta analysis of school based interventions to improve daily fruit and vegetable intake in children aged 5 to 12 y Am J Clin Nutr 2012 ; 96 : 889-901
843. Everett BM, Mora S, Glynn RJ et al. Safety profile of subjects treated to very low density lipoprotein cholesterol levels (<30 mg/dl) with Rosuvastatin 20 mg daily (from Jupiter) Am J Cardiol 2014 ; 114 : 1682-9
844. Everett BM, Zeller T, Glynn RJ et al. High sensitivity cardiac troponin I and B-Type natriuretic peptide as predictors of vascular events in primary prevention. Impact of statin therapy Circulation 2015 ; 131 : 1851-60
845. Everett BM, Smith RJ, Hiatt WR Reducing LDL with PCSK9

Inhibitors-The clinical benefit of lipid drugs N Engl J Med 2015 ; 373 : 1588-91
846. Everett BM Low density lipoprotein cholesterol and the on target effects of therapy. How low is too low? JACC doi: 10.1016/j.jacc.2016.11.036
847. Expert Panel on detection, evaluation, and treatment of high blood cholesterol in adults Executive summary of the third report of the National Cholesterol Education Program (NCEP) expert pannel on detection , evaluation and treatment of high blood cholesterol in adults (Adult Treatment Panel III) JAMA 2001 ; 285 : 2486-97
848. Eynard AE et al. Conjugated linoleic acid versus saturated fats cholesterol :their proportion in fatty and lean meats may affect the risk of developing colon cancer Lipids in Health and disease 2003 ; 2 : 6-15
849. Fadelu T, Zhang S, Niedzwiecki D et al. Nut consumption and survival in patients with stage III colon cancer : results from CALBG 89803 (Alliance) J Clin Oncol 2018 ; 36 (11) : 1112-20
850. Faergeman O, Holme I, Fayyad R et al. Plasma triglycerides and cardiovascular events in the Treating to New Targets and Incremental Decrease in End points through Aggressive Lipid lowering trials of statins in patients with coronary artery disease Am J Cardiol 2009 ; 104 : 459-63
851. Fagherazzi G, Vilier A, Saes Sartorelli D et al. Consumption of artificially and sugar sweetened beverages and incident type 2 diabetes in the Etude Epidémiologique auprès des femmes de la Mutuelle Générale de l'Education Nationale-European Prospective Investigation into Cancer and Nutrition cohort Am J Clin Nutr 2013 ; 97 : 517-23
852. Fang Y, Fan C, Xie H Effect of Helicobacter pylori infection on the risk of acute coronary syndrome : a systematic review and meta-analysis Medicine (Baltimore) 2019 ; 98 (50) :e18348
853. Fantino M Boissons caloriques sucrées et prise de poids : quel mécanisme d'action? Cahiers de Nutrition et de Diététique 2012 ; 47 : 72-77
854. Farnier M Quel bilan lipidique et comment l'interpréter chez le patient ayant une maladie coronaire ? Presse Medicale 2009 ; 38 : 958-63
855. Farsijani S, Payette H, Morais Ja et al. Even mealtime distribution of protein intake is associated with greater muscle strength, but not with 3-y physical function decline, in free-living older adults : the Quebec longitudinal study on Nutrition as a determinant of Successful Aging (NuAge study) Am J Clin Nutr 2017 ; 106 : 113-24
856. Farvid MS, Ding M, Pan A et al. Dietary linoleic acid and risk of coronary heart disease : a systematic review and meta analysis of prospective cohort studies Circulation 2014 ; 130 : 1568-78
857. Farwell WR, Sesso HD, Buring JE et al. Non high density lipoprotein

cholesterol versus low density lipoprotein cholesterol as a risk factor for a first non fatal myocardial infarction Am J Cardiol 2005 ; 96 : 1129-34
858. Farzaneh-Far R, Lin J, Epel ES et al. Association of marine omega-3 fatty acid levels with telometric aging in patients with coronary heart disease JAMA 2010 ; 303 : 250-7
859. Fatani N, Dixon DL, Van Tassel BW et al. Systolic blood pressure time in target range and cardiovascular outcomes in patients with hypertension J Am Coll Cardiol 2021 ; 77 : 1290-9
860. Federici T, Paneni F, Castello L et al. The growing importance of socio economics aspects in cardiovascular disease: results from a cohort study in an italian nurse registry High blood pressure and cardiovascular prevention 2007 ; 14(3) : 139-44
861. Feigin VL, Roth GA, Naghavi M et al. Global burden of stroke and risk factors in 188 countries, during 1990-2013 : a systematic analysis for the Global Burden of Disease Study Lancet Neurology 2016 ; 9 : 913-24
862. Feinstein MJ, Bahiru E, Achenbach C et al. Patterns of cardiovascular mortality for HIV infected adults in the United States : 1999 to 2013 Am J Cardiol 2016 ; 117 : 214-20
863. Ferdowsian HR, Barnard ND Effects of plant based diets on plasma lipids Am J Cardiol 2009 ; 104 : 947-56
864. Ference BA, Ray KK, Catapano AL et al. Mendelian randomization study of ACLY and cardiovascular disease N Engl J Med 2019 ; 380 : 1033-42
865. Ferenczi EA, Asaria P, Hughes AD et al. Can a statin neutralize the cardiovascular risk of unhealthy dietary choices? Am J Cardiol 2010 ; 106 : 587-92
866. Ferguson T, Olds T, Curtis R et al. Effectiveness of wearable activity trackers to increase physical activity and improve health : a systematic review of systematic reviews and meta analysis Lancet Digit Health 2022 ; 4 (8) : e615-e626
867. Fernandez-Friera L, Fuster V, Lopez-Melgar B et al. Normal LDL-Cholesterol levels are associated with subclinical atherosclerosis in the absence of risk factors J Am Coll Cardiol 2017 ; 70 : 2979-91
868. Ferrari P, Rinaldi S, Jenab M et al. Dietary fiber intake and risk of hormonal receptor defined breast cancer in the European Prospective Investigation into Cancer and Nutrition study Am J Clin Nutr 2013 ; 97 : 344-53
869. Ferraro PM, Taylor EN, Gambaro G et al. Caffeine intake and the risk of kidney stones Am J Clin Nutr 2014 ; 100 : 1596-1603
870. Ferrières J The French Paradox : lessons for other countries Heart 2004 ; 90 : 107-11
871. Ferrières J Traitement de l'athérosclérose : des concepts aux

applications potentielles Réalités cardiologiques N° 200, Octobre 2004
872. Ferrières J, Elbaz M, Maupas E et al. Insuffisance de la prise en charge des patients dyslipidémiques en France. Résultats de l'étude Odyssée Arch Mal Cœur Vaisseaux 2004 ; 97 : 187-93
873. Ferrucci L, Cherubini A, Bandinelli S et al. Relationship of plasma polyunsaturated fatty acids to circulating inflammatory markers J Clin Endocrinol Metab 2006 ; 91 : 439-46
874. Feskanich D, Meyer HE, Fung TT et al. Milk and other dairy foods and risk of hip fracture in men and women Osteoporos Int 2017 doi : 10.1007/s00198-017-4285-8
875. Filion KB, Lix LM, Yu OH et al. Sodium Glucose CoTransporter 2 inhibitors and risk of major adverse cardiovascular events : multidatabase retrospective cohort study BMJ 2020 ; 370 : m3342
876. Filippini T, Naska A, Kasdagli MI et al. Potassium intake and blood pressure : a dose response meta anlysis of randomized controlled trials J Am Heart Assoc 2020 ; 9 (12) : e015719
877. Finegold JA, Manisty CH, Goldacre B et al. What proportion of symptomatic side effects in patients taking statins are genuinely caused by the drug? Systematic review of randomized placebo controlled trials to aid individual patient choice Eur J Prev Cardiol 2014 ; 21 (4) : 464-74
878. Finucane MM, Stevens GA, Cowan MJ et al. National, regional, and global trends in body mass index since 1980 : systematic analysis of health examination surveys and epidemiological studies with 960 country years and 9,1 million participants Lancet 2011 ; 377 : 557-67
879. Fiolet, T, Srour B, Sellem M et al. Consumption of ultra processed foods and cancer risk : results from Nutri Net-Santé prospective cohort BMJ, 2018 ; 360 : k322
880. Fischer LM et al. Discontinuation of nonsteroidal anti-inflammatory drug therapy and risk of myocardial infarction Arch Int Med 2004 ; 164 : 2472-76
881. Fischer PH, Marra M, Ameling CB et al. Air pollution and mortality in seven million adults : The Dutch Environmental Longitudinal Study (DUELS) Environ Health Perspect 2015 ; 123 : 697-704
882. Fisman EZ, Benderly M, Esper RJ et al. Interleukin-6 and the risk of future cardiovascular events in patients with angina pectoris and/or healed myocardial infarction Am J Cardiol 2006 ; 98 : 14-18
883. Fitzgerald K, White S, Borodovsky A et al. A highly durable RNAi therapeutic inhibitor of PCSK9 New Engl J Med 2017 ; 376 : 41-51
884. Fitzpatrick AL , Kronmal RA, Gardner JP et al Leucocyte telomere length and cardiovascular disease in the Cardiovascular Health Study Am J Epidemiol 2007 ; 165 : 14-21
885. Flammer AJ, Hermann F, Sudano I et al. Dark chocolate improves coronary vasomotion and reduces platelet reactivity Circulation 2007 ;

116 : 2376-82
886. Flammer AJ, Anderson T, Celermajer DS et al. The assessment of endothelial function Circulation 2012 ; 126 : 753-767
887. Fleg JL, Forman DE, Berra K et al. Secondary prevention of atherosclerotic cardiovascular disease in older adults. A scientific statement from the American Heart Association Circulation 2013 ; 128 : 2422-46
888. Flegal KM, Carroll MD, Ogden CL et al. Prevalence and trends in obesity among US adults 1999-2000 JAMA 2002 ; 288 : 1723-7
889. Flegal KM, Carroll MD, Ogden CL et al. Prevalence and trends in obesity among US adults 1999-2008 JAMA 2010 ; 303 : 235-241
890. Flegal KM, Carroll MD, Kit BK et al. Prevalence of obesity and trends in the distribution of body mass index among US adults, 1999-2010 JAMA 2012 ; 307 (5) : 491-7
891. Flegal KM, Kit BK, Orpana H et al. Association of all cause mortalitywith overweight and obesity using standard body mass index categories : a systematic review and meta analysis JAMA ; 2013 : 309 : 71-82
892. Flegal KM, Kruszon-Moran D, Carroll MD et al. Trends in obesity among adults in the United States, 2005 to 2014 JAMA 2016 ; 315 : 2284-91
893. Fleischmann KE Calcium scoring to refine cardiovascular risk prediction ? NEJM Journal Watch 2022, July 26
894. Fletcher GF. Bethesda conference Preventive cardiology: How can we do better? J Am Coll Cardiol 2002 ; 40 : 584-651
895. Fletcher GF, Balady G, Blair SN et al. Statement on exercise : benefits and recommendations for physical activity programs for all Americans : a statement for health professionals by the Committee on exercise and cardiac rehabilitation of the council on clinical cardiology, American Heart Asoociation Circulation 1996 ; 94 : 857-62
896. Fleury S, Bemrah N Exposure to contaminants and nutritional intakes in a French vegetarian population Food and Chemical Toxicology doi : 10.1016/j.fct.2017.07.048.
897. Flint E, Cummins S, Sacker A Associations between active commuting, body fat, and body mass index : population based, cross sectional study in the United Kingdom BMJ 2014 ; 349 : g4887
898. Flint AC, Conell C, Ren X et al. Effect of systolic and diastolic blood pressure on cardiovascular outcomes N Engl J Med 2019 ; 381 : 243-51
899. Floegel A, Pischon T, Bergmann MM et al. Coffee consumption and risk of chronic disease in the European Prospective Investigation into Cancer and Nutrition (EPIC)-Germany study Am J Clin Nutr 2012 ; 95 : 901-8
900. Flores-Mateo G, Rojas-Rueda D, Basora J Nut intake and adiposity :

meat analysis of clinical trials Am J Clin Nutr 2013 ; 97 (6) : 1356-63
901. Florido R, Kwak L, Lazo M et al. Six year changes in physical activity and the risk of incident heart failure : ARIC Study Circulation 2018 ; 137 : 2142-51
902. Foerster M, Marques-Vidal P, Gmel G et al. Alcohol drinking and cardiovascular risk in a population with high mean alcohol consumption Am J Cardiol 2009 ; 2009 ; 103 (3) : 361-8
903. Fogelholm M, Kanerva N, Männisto S Association between red and processed meat consumption and chronic disease : the confounding role of other dietary factors Eur J Clin Nutr 2015 ; 69 : 1060-5
904. Folsom AR, Yatsuya H, Nettleton JA et al. Community prevalence of ideal cardiovascular health, by the American Heart Association definition, and relationship with cardiovascular disease incidence J Am Coll Cardiol 2011 ; 57 : 1690-6
905. Fontaine KR, Redden DT, Wang C et al. Years of life lost due to obesity JAMA 2003 ; 289 : 187-93
906. Fontana L, Shew JL, Holloszy JO et al. Low bone mass in subjects on a long term raw vegetarian diet Arch Intern Med 2005 ; 165 : 684-9
907. Forbes CC, Swan F, Greenley SL et al. Physical activity and nutrition interventions for older adults with cancer : a systematic review J Cancer Surviv 2020 ; 14 (5) : 689-711
908. Ford ES, Giles WH, Dietz WH Prevalence of the metabolic syndrome among US adults JAMA 2002 ; Jan 16 ; 287(3) : 356-59
909. Ford ES, Zhao G et Li C Pre-diabetes and the risk for cardiovascular disease. A systematic review of the Evidence J Am Coll Cardiol 2010 ; 55 : 1310-7
910. Ford ES Does exercise reduce inflammation? Physical activity and C-reactive protein among US adults Epidemiology 2002 ; 13 : 561-8
911. Ford ES, Ajani UA, Croft JB et al. Explaining the decrease in US deaths from coronary disease, 1980-2000 N Engl J Med 2007 ; 356 : 2388-98
912. Ford ES, Greenlund KJ, Hong Y Ideal cardiovascular health and mortality from all causes and diseases of the circulatory system among adults in the United States Circulation 2012 ; 125 : 987-95
913. Ford ES Ideal cardiovascular health. Start young, finish strong Circulation 2012 ; 125 : 1955-7
914. Ford ES Trends in predicted 10 year risk of coronary heart disease and cardiovascular disease among US adults from 1999 to 2010 J Am Coll Cardiol 2013 ; 61 (22) : 2249-52
915. Ford I, Murray H, Packard CJ et al. Long term follow up of the West of Scotland Coronary Prevention Study N Engl J Med 2007 ; 357 : 1477-86
916. Ford I, Murray H, Packard CJ High sensitivity cardiac troponin, statin therapy, and risk of coronary heart disease J Am Coll Cardiol 2016 ; 68 : 2719-28

917. Foreman KJ, Marquez N, Dolgert A et al. Forecasting life expectancy, years of life lost, and all cause and cause specific mortality for 250 causes of death : reference and alternative scenarios for 2016-40 for 195 countries and territories Lancet doi.org/10.1016/S0140-6736(18)31694-5
918. Forman JP, Scheven L, de Jong PE et al. Association between sodium intake and change in uric acid, urine albumin excretion, and the risk of developing hypertension Circulation 2012 ; 125 : 3108-16
919. Forouhi NG, Sharp SJ, Du H et al. Dietary fat intake and subsequent weight change in adults : results from the European Prospective Investigation into Cancer and Nutrition cohorts Am J Clin Nutr 2009 ; 90 : 1632-41
920. Forrester JS, Makkar R, Shah PK Increasing high density lipoprotein cholesterol in dyslipidemia by cholesteryl ester transfer protein inhibition An update for clinicians Circulation 2005 ; 111 : 1847-1854
921. Forsdahl SE, Singh K, Solberg S et al. Risk factors for abdominal aortic aneurysms. A 7-Year prospective study : The Tromso Study, 1994-2001 Circulation 2009 ; 119 : 2202-08
922. Fortmann SP, Burda BU, Senger CA et al. Vitamin and mineral supplements in the primary prevention of cardiovascular disease and cancer : an updated systematic evidence review for the US Preventive Services Task Force Ann Intern Med 2013 ; 159 (12) : 824-34
923. Fossum E, Gleim GW, Kieldsen SE et al. The effect of baseline physical activity on cardiovascular outcomes and new onset diabetes in patients treated for hypertension and left ventricular hypertrophy : the LIFE study J Intern Med 2007 ; 262 (4) : 439-48
924. Foster GD, Wyatt HR, Hill JO et al. Weight and metabolic outcomes after 2 years on a low carbohydrate versus low fat diet Ann Intern Med 2010 ; 153 : 147-57
925. Fountas E, Stratinaki M, Kyrzopoulos S et al. Relationship between sleep duration and cardiovascular disease : a meta-analysis Eur Heart J 2018 ; 39 (suppl) : 497
926. Fowke JH. Urinary isothiocyanate levels, brassica, and human breast cancer Cancer Res 2003 ; 63 (14) 3980-86
927. Fowkes FG, Murray GD, Butcher I et al. Ankel brachial index combined with Framingham Risk Score to predict cardiovascular events and mortality : a meta-analysis JAMA 2008 ; 300 : 197-208
928. Fox CS, Coady S, Sorlie PD et al. Incresing cardiovascular disease burden due to diabetes mellitus.h The Framingham Heart Study Circulation 2007 ; 115 : 1544-1550
929. Fox CS, Golden GA, Anderson C et al. Update on prevention of cardiovascular disease in adults with type 2 diabetes mellitus in light of recent evidence. A scientific statement from the American Heart Association and the American Diabetes Association Circulation 2015

; 132 : 691-718
930. Franzese CJ, Bliden KP, Gesheff MG et al. Relation of fish oil supplementation to markers of atherothrombotic risk in patients with cardiovascular disease not receiving lipid lowering therapy Am J Cardiol 2015 ; 115 : 1204-11
931. Franck C, Budlovsky T, Windle SB et al. Electronic cigarettes in North America. History, use, and implications for smoking cessation Circulation 2014 ; 129 : 1945-52
932. Franco O The polymeal : a more natural, safer and probably tastier than the polypill strategy to reduce cardiovascular disease by more than 75% BMJ 2004 ; 329 : 1447-50
933. Franco OH, Massaro JM, Civil J et al. Trajectories of entering the metabolic syndrome. The Framingham Heart Study Circulation 2009 ; 120 : 1943-50
934. Franco OH, Steyerberg EW, Hu FB et al. Associations of diabetes mellitus with total life espectancy and life expectancy with and without cardiovascular disease Arch Inter Med 2007 ; 167 : 1145-51
935. Franklin SS, Lopez VA, Wong ND et al. Single versus combined blood pressure components and risk for cardiovascular disease The Framingham Heart Study Circulation 2009 ; 119 : 243-50
936. Franklin SS, Thijs L, Asayama K et al. The cardiovascular risk of white coat hypertension J A Coll Cardiol 2016 ; 68 : 2033-43
937. Franklin SM, Thihalolipavan S, Fontaine JM Sinus bradycardia in habitual cocaine users Am J Cardiol 2017 ; 119 : 1611-15
938. Frasure-Smith N Depression and other psychological risks following myocardial infarction Arch Gen Psych 2003 ; 60 : 627-36
939. Freedman ND, Park Y, Hollenbeck AR et al. Association of coffee drinking with total and cause specific mortality New Engl J Med 2012 ; 366 : 1891-1904
940. Fretts AM, Howard BV, McKnight B et al. Associations of processed meat and unprocessed red meat intake with incident diabetes : the Strong Heart Family Study Am J Clin Nutr 2012 ; 95 (3) : 752-8
941. Friedewald VE, Ballantyne CM, Davidson MH et al. The editor's roundtable : lipid management beyond statins-Reducing residual cardiovascular risk Am J Cardiol 2008 ; 102 : 559-67
942. Friedewald VE, Ballantyne CM, Bays HE et al. The editor's roudtable : hypertriglyceridemia Am J Cardiol 2013 ; 112 : 1133-41
943. Frisoli TM, Schmieder RE, Grodzicki T et al. Beyond salt : lifestyle modifications and blood pressure Eur Heart J 2011 ; 32 (24) : 3081-7
944. Frolkis JP, Pearce GL, Nambi V et al. Statins do not meet expectations for lowering low density lipoprotein cholesterol levels when used in clinical practice Am J Med 2002 ; 113(8) : 625-29
945. Frost CD, Law MR, Wald NJ By how much does dieatary salt reduction lower blood pressure? Analysis of observational data within

populations BMJ 1991 ; 302 : 815-8
946. Fruchart JN, Sacks F, Hermans MP et al. The Residual Risk Reduction Initiative : a call to action to reduce residual vascular risk in patients with dyslipidemia Am J Cardiol 2008 ; 102 (Suppl 1) : 1K-34K
947. Fu BC, Hullar MA, Randolph TW et al. Associations of plasma trimethylamine N-oxyde, choline, carnitine, and betaine with inflammatory and cardiometabolic risk biomarkers and the fecal microbiome in the Multiethnic Cohort Adiposity Phenotype Study Am J Clin Nutr 2020 ; 111 (6) : 1226-34
948. Fulcher J, Mihaylova B, O'Connell R et al. Efficacy and safety of statin therapy in older people : a meta-analysis of individual participant data from 28 randomised controlled trials ; on behalf of Cholesterol Treatment Trialists' Collaboration Lancet 2019 ; 393 : 407-15
949. Fuller NR, Caterson ID, Sainsbury A et al. The effect of a high egg diet on cardiovascular risk factors in people with type 2 diabetes : the Diabetes and egg (DIABEGG) study : a 3-mo randomized controlled trial Am J Clin Nutr 2015 doi 10.3945/ajcn 114.096925
950. Fumeron F, Lamri A, Khalil CA et al. Dairy consumption and the incidence oh hyperglycemia and thre metabolic syndrome : results from a French prospective study, Data from the Epidemiological Study on the Insulin Resistance Syndrome (DESIR) Diabetes Care 2011 ; 34 (4) : 813-7
951. Fung TT, Rexrode KM, Mantzoros CS et al. Mediterranean diet and incidence of and mortality from coronary heart disease and stroke in women Circulation 2009 ; 119 : 1093-1100
952. Fung TT, Hu FB, Wu K et al. The Mediterranean and dietary approaches to stop hypertension (DASH) diets and colorectal cancer Am J Clin Nutr 2010 ; 92 : 1429-35
953. Fuster V, Navar-Boggan AM, Peterson ED et al. Using age and sex specific risk thresholds to guide statin therapy J Am Coll Cardiol 2015 ; 65 : 1633-9
954. Gaba P, Bhatt DL, Steg G et al Prevention of cardiovascular events and mortality with Icosapent Ethyl in patients with prior myocardial infarction J Am Coll Cardiol 2022 ; 79 : 1660-71
955. Gaddam A, Galla C, Thummisetti S et al. Role of Fenugreek in the prevention of type 2 diabetes mellitus in prediabetes J Diabetes Metab Disord 2015 ; 14 : 74
956. Gagne JJ, Choudhry NK, Kesselheim AS et al. Comparative effectiveness of generic and brand name statins on patient outcomes Ann Intern Med 2014 ; 161 : 400-7
957. Galal W, van Domburg RT, Feringa HHH et al. Relation of body mass index to outcome in patients with known or suspected coronary artery disease Am J Cardiol 2007 ; 99 : 1485-90
958. Galan P, Kesse-Guyot E, Czernichow S et al. Effects of B vitamins and

omega 3 fatty acids on cardiovascular diseases : a randomised placebo controlled trial BMJ 2010 ; 341 : c6273
959. Gall S, Huynh QL, Magnussen CG et al. Exposure to parental smoking in childhood or adolescence is associated with increased carotid intima media thickness in young adults : evidence from the Cardiovascular Risk in Young Finns Study and the Childhood Determinants of Adult Health Study Eur Heart J 2014 ; 35 : 2484-91
960. Gami AS, Witt BJ, Howard DE et al. Metabolic syndrome and risk of incident cardiovascular events and death JACC 2007 ; 49 : 403-14
961. Ganmaa D, Uyanga B, Zhou X et al. Vitamin D supplements for prevention of tuberculosis infection and disease N Engl J Med 2020 ; 383 : 359-68
962. Ganz P, Vita A Testing endothelial vasomotor function Circulation 2003 ; 108 :2049-53
963. Garawi F, Devries K, Thorogood N et al. Global differences between women and men in the prevalence of obesity : is there an association with gender inequality? Eur J Clin Nutr 2014 ; 68 : 1101-6
964. Garcia-Calzon S, Zalba G, Ruiz-Canela M et al. Dietary inflammatory index and telomere length in subjects with a high cardiovascular disease risk from the PREDIMED-NAVARRA study : cross sectional and longitudinal analyses over 5 y Am J Clin Nutr 2015 ; 4 : 897-904
965. Garcia-Esquinas E, Rahi B, Peres K et al. Consumption of fruit and vegetables and risk of frailty : a dose-response analysis of 3 prospective cohorts of community dwelling older adults Am J Clin Nutr 2016 ; 104 : 132-42
966. Garcia-Lopez M, Martinez-Gonzalez MA, Basterra-Gortari FJ et al. Adherence to the Mediterranean dietary pattern and heart rate in the SUN project Eur J Prev Cardiol 2014 ; 21 (4) : 521-7
967. Gardener H Soda consumption and risk of vascular events in the Northern Manhattan Study. International stroke conference Los Angeles 11 Feb 2011
968. Gardener H, Wright CB, Demmer RT et al. Mediterranean style diet and risk of ischemic stroke, myocardial infarction, and vascular death : the Northern Manhattan Study Am J Clin Nutr 2011 ; 94 : 1458-64
969. Gardener H, Rundek T, Wright CB et al. A mediterranean style diet and left ventricular mass (from the Northern Manhattan Stidy) Am J Cardiol 2015 ; 115 : 510-14
970. Gardener H, Rundek T, Wright CB et al. Coffee and tea consumption are inversely associated with mortality in a multiethnic urban population J Nutr 2013 ; 143 : 1299-1308
971. Garg PK, O'Neal WT, Ogonsua A et al. Usefulness of the American Heart Association's Life Simple 7 to predict the risk of atrial fibrillation (from the Reasons for Geographic And Racial Differences in Stroke [REGARDS] Study) Am J Cardiol 2018 ; 121 : 199-204

972. Gaudet D, Kereiakes DJ, McKenney JM et al. Effect of Alirocumab, a monoclmonal proprotein convertase subtilisin/kexin 9 antibody, on lipoprotein (a) concentrations Am J Cardiol 2014 ; 114 : 711-5
973. Gaudet D, Alexander VJ, Baker BF et al. Antisense inhibition of Apolipoprotein C-III in patients with hypertriglyceridemia N Engl J Med 2015 ; 373 438-47
974. Gaziano JM, Brotons C, Coppolecchia R et al. Use of aspirin to reduce risk of initial vascular events in patients at moderate risk of cardiovascular disease (ARRIVE) : a randomised, double-blind, placebo-controlled trial Lancet 2018 ; 392 (10152) : 1036-46
975. GBD 2016 Alcohol use and burden for 195 countries and territories, 1990-2016 : a systematic analysis for the Global Burden of Disease Study 2016 Lancet 2018 doi.org/10.1016/S0140-6736 (18) 31310-2
976. GBD 2017 Diet Collaborators Health effects of dietary risks in 195 Countries, 1990-2017 : a systematic analysis for the Global Burden of Diseases Study 2017 Lancet 2019 ; dx.doi.org/10.1016/S0140-6736(19)30041-8
977. Gebauer SK, West SG, Kay CD et al. Effects of pistachios on cardiovascular disease risk factors and potential mechanisms of action : a dose response study Am J Clin Nutrition 2008 ; 88 : 651-59
978. Gee ME, Bienek A, Campbell NRC et al. Prevalence of, and barriers to, preventive lifestyle behaviors in hypertension (from a National Survey of Canadians with Hypertension) Am J Cardiol 2012 ; 109 : 570-5
979. Geiker NRW, Larsen ML, Dyerberg J et al. Egg consumption, cardiovascular diseases and type 2 diabetes Eur J Clin Nutr 2018 ; 72 : 44-56
980. Gelfand JM, Neimann AL, Shin DB et al. Risk of myocardial infarction in patients with psoriasis JAMA 2006 ; 296 : 1735-41
981. Gellert C, Schöttker B, Brenner H Smoking and all cause mortality in older people systematic review and meta analysis Arch Intern Med 2012 ; 172 (11) : 837-44
982. Gencer B, Mach F, Guo J et al. Cognition after lowering LDL-Cholesterol with Evolocumab J Am Coll Cardiol 2020 ; 75 : 2283-93
983. Gencer B, Marston NA, Im K et al. Efficacy and safety of lowering LDL-Cholesterol in older patients : a systematic review and meta analysis of randomised controlled trials Lancet 2020 ; 396 (10263) : 1637-43
984. Gencer B, Djousse L, Al-Ramady OT et al. Effect of long term marine omega-3 fatty acids supplementation on the risk of atrial fibrillation in randomized controlled trials of cardiovascular outcomes : a systematic review and meta-analysis Circulation 2021 ; 144 (25) : 1981-90
985. Générations Futures Nouveau rapport sur les résidus de pesticides dans les fruits et légumes 6 Juin 2019

986. Geng Q, Ren J, Song J et al. Meta analysis of the effect of statins on renal function Am J Cardiol 2014 ; 114 : 562-70
987. Genoni A, Christophersen CT, Lo J et al. Long term paleolithic diet is associated with lower resistant starch intake, different gut microbiota composition and increased serum TMAO concentrations Eur J Nutr 2019 doi : 10.1007/s 00394-019-02036-y
988. Genser B, Silbernagel G, de Backer G et al. Plant sterols and cardiovascular disease : a systematic review and meta-analysis Eur Heart J 2012 ; 33 (4) : 444-51
989. George J, Majeed W, McKenzie IS et al. Association between cardiovascular events and sodium containing effervescent, dispersible, and soluble drugs : nested case-control study BMJ 2013 ; 347 : f6954
990. Georges C Assessment of drug adherence and psychological profile in patients with apparently treatment resistant hypertension 27 ème European meeting on hypertension (Milan) 16-19 Juin 2017
991. Gepner AD, Piper ME, Johnson HM et al. Effects of smoking and smoking cessation on lipids and lipoproteins : outcomes from a randomized clinical trial Am Heart J 2011 ; 161 : 145-51
992. Gepner Y, Golan R, Haman-Boehm I et al. Effects of initiating moderate alcohol intake on cardiovascular risk in adults with type 2 diabetes : a 2 year randomized controlled trial Ann Intern Med 2015 ; 163 : 569-79
993. Gerber Y, Rosen LJ, Goldbourt U et al. Smoking status and long term survival after first acute myocardial infarction J Am Coll Cardiol 2009 ; 54 : 2382-7
994. Gerstein HC, Miller ME, Ismail-Beigi F et al. Effects of intensive glycaemic control on ischaemic heart disease : analysis of data from the randomised, controlled ACCORD trial Lancet 2014 ; 384 : 1936-41
995. Gertz SD, Gavish L Contradictory effects of hypercholesterolemia and diabetes mellitus on the progression of abdominal aortic aneurysm Am J Cardiol 2015 ; 115 : 399-401
996. Geserick M, Vogel M, Gausche R et al. Acceleration of BMI in elderly childhood and risk of sustained obesity New Engl J Med 2018 ; 379 : 1303-12
997. Ghosh SM, Kapil V, Fuentes-Calvo I et al. Enhanced vasodilator activity of Nitrite in Hypertension. Critical role for Erythrocytic Xanthine Oxidoreductase and translational potential Hypertension 2013 ; 61 : 1091-1102
998. Ghosh TS, Rampelli S, Jeffery IB et al. Mediterranean diet intervention alters the gut microbiome in older people reducing frailty and improving health status : the NU-AGE 1 year dietary intervention across five European countries Gut doi : 10.1136/gutjnl-2019-319654
999. Gibson A, Edgar JD, Nevill CE et al. Effect of fruit and vegetable consumption on immune function in older people : a randomized

controlled trial Am J Clin Nutr 2012 ; 96 : 1429-36
1000. Gidding SS Assembling evidence to justify prevention of atherosclerosis beginning in youth Circulation 2010 ; 122 : 2493-4
1001. Gidding SS, Sood E Preventing cardiovascular disease. Going beyond conventionnal risk assessment Circulation 2015 ; 131 : 230-1
1002. Gielen S, Schuler G, Adams V Cardiovascular effects of exercise training. Molecular mechanisms Circulation 2010 ; 122 : 1221-38
1003. Gijsbers L, Ding EL, Malik VS et al. Consumption of dairy foods and diabetes incidence : a dose response meta analysis of observational studies Am J Clin Nutr 2016 ; 103 : 1111-24
1004. Gillies CL, Abrams KR, Lambert PC et al. Pharmalogical and lifestyle interventions to prevent or delay type 2 diabetes in people with impaired glucose tolerance : systematic review and meta analysis BMJ 2007 ; 334 : 299
1005. Gillman MW, Ludwig DS How early should obesity prevention start? N Engl J Med 2013 ; 369 : 2173-5
1006. Gillman MW Primordial prevention of cardiovascular disease Circulation 2015 ; 131 : 599-601
1007. Gillum RF, Mussolino M, Madans JH The relation between fish consumption, death from all causes, and incidence of coronary heart disease : the NHANES I Epidemiologic Follow-up Study J Clin Epidemiol 2000 ; 53 : 237-44
1008. Gilsing AMJ, Weijenberg MP, Goldbohm RA et al. Vegetarianism, low meat consumption and the risk of lung, postmenopausal breast and prostate cancer in a population based cohort study Eur J Clin Nutr 2016 ; 70 : 723-9
1009. Giltay EJ, Geleijnse JM, Kromhout D Effects of n-3 fatty ac ids on depressive and dipositional optimism after myocardial infarction Am J Clin Nutr 2011 ; 94 : 1442-50
1010. Gimeno-Orna JA, Faure-Nogueras E, Sancho-Serrano MA Usefulness of total cholesterol/HDL-Cholesterol ratio in the management of diabetic dyslipidaemia Diabet Med 2005 ; 22 : 26-31
1011. Giovannucci E A review of epidemiologic studies of tomatoes, lycopene, and prostate cancer Exp Biol Med 2002 ; 237(10) : 852-59
1012. Giovannucci E, Liu Y, Hollis BW et al. 25 hydroxyvitamin D and risk of myocardial infarction in men : a prospective study Arch Intern Med 2008 ; 168 : 1174-80
1013. Giral P, Neumann A, Weill A et al. Cardiovascular effect of discontinuing statins for primary prevention at the age of 75 years : a nationwide population based cohort study in France Eur Heart J 209 ; 00 : 1-10
1014. Girodon F, Blache D, Monget AL et al. Effect of a two year supplementation with low doses of antioxydant vitamins and/or minerals in elderly subjects on levels of nutrients and antioxydant

defense parameters J Am Coll Nutr 1997 ; 16 : 357-65
1015. GISSI-HF Investigators Effect of n-3 polyunsaturated fatty acids in patients with chronic heart failure (the GISSI-HF trial) : a randomised, double blind, placebo trial Lancet 2008 ; 372 : 1223-30
1016. Gitt AK, Lautsch D, Ferrières J et al. Cholesterol target value attainment and lipid lowering therapy in patients with stable or acute coronary heart disease : results from the Dyslipidemia International Study II Atherosclerosis 2017 ; 266 : 158-66
1017. Giugliano RP, Desai NR, Kohli P et al. Efficacy, safety, and tolerability of a monoclonal antibody to proprotein convertase subtilisin/kexin type 9 in combination with a statin in patients with hypercholesterolemia (LAPLACE-TIMI 57 : a randomised, placebo-controlled, dose-ranging, phase 2 study Lancet 2012 ; 380 : 2007-17
1018. Giugluiano RP, Wiviott SD, Blazing MA et al. Long term safety and efficacy of achieving very low levels of low density lipoprotein cholesterol. A prespecified analysis of the IMPROVE-IT Trial JAMA Cardiol 2017, 14 March doi:10.1001/jamacardio.2017.0083
1019. Giugliano RP, Cannon CP, Blazing MA Benefit of adding Ezetimibe to statin therapy on cardiovascular outcomes and safety in patients with versus without diabetes mellitus Circulation 2018 ; 137 : 1571-82
1020. Giuseppe GL, Lotrionte M, Agostoni P et al. A systematic review and meta analysis on the hazards of discontinuing or not adhering to aspirin among 50 279 patients at risk for coronary artery disease Eur Heart J 2006 ; 27 : 2667-74
1021. Givens DI, Soedamah-Muthu SS Dairy fat : does it increase or reduce the risk of cardiovascular disease? Am J Clin Nutr 2016 ; 104 : 1191-2
1022. Gjaerde LK, Gamborg M, Ängquist L et al. Association of childhood body mass index and change in body mass index with first adult ischemic stroke JAMA Neurol 2017 ; 74 : 1312-8
1023. Global BMI Mortality Collaboration Body mass index and all cause mortality : individual participant data meta analysis of 239 prospective studies in four continents Lancet 2016 dx.doi.org/10.1016/S0140-6736(16)30175-1
1024. Glorennec P, Serrano T, Fravallo M et al. Determinants of children's exposure to pyrethroid insecticides in western France Environment International 2017 ; 104 : 76-82
1025. Gloy VL, Briel M, Bhatt DL et al. Bariatric surgery versus non surgical treatment for obesity : a systematic review and meta analysis of randomized controlled trials BMJ 2013 ; 347 : f5934
1026. Go AS, Ambrosy AP, Kheder K et al. Statin therapy and risk of incident diabetes mellitus in adults with cardiovascular risk factors Am J Cardiol 2020 ; 125 : 534-41
1027. Godos J, Bella F, Sciacca S et al. Vegetarianism and breast, colorectal and prostate cancer risk : an overview and meta analysis of cohort

studies J Hum Nutr Diet 2016 http://dx.doi.org/10.1111/jhn.12426
1028. Goff Jr DC, Lloyd-Jones DM, Bennett G et al. 2013 ACC/AHA Guideline on the assessment of cardiovascular risk. A report of the American College of Cardiology/American Heart Association Task Force on practice guidelines Circulation 2014 ; 129 (suppl 2) : S49-S73
1029. Gögebakan O, Kohl A, Osterhoff MA et al. Effects of weight loss and long term weight maintenance with diets varying in protein and glycemic index on cardiovascular risk factors. The Diet, Obesity, and Genes (DiOGenes) Study : a randomized, controlled trial Circulation 2011 ; 124 : 2829-38
1030. Gold DR, Mittleman MA New insights into pollution and the cardiovascular system 2010 to 2012 Circulation 2013 ; 127 : 1903-13
1031. Goldberg RB, Mellies MJ, Sacks FM et al. Cardiovascular events and their reduction in diabetic and glucose-intolerant myocardial infarction survivors with average cholesterol levels Circulation 1998 ; 98 : 2513-19
1032. Goldberg AC, Leiter LA, Stroes ESG Effects of bempedoic acid vs placebo added to maximally tolerated statins on low density lipoprotein cholesterol in patients at high risk for CV diseases. The Clear Wisdow Randomized Trial JAMA 2019 ; 322 (18) : 1780-8
1033. Goldbohm RA, Chorus AMJ, Garre FG et al. Dairy consumption and 10-y total and cardiovascular mortality : a prospective cohort study in the Netherlands Am J Clin Nutr 2011 ; 93 : 615-27
1034. Goldfarb M, Tellier C, Thanassoulis G Review of published cases of adverse cardiovascular events after ingestion of energy drinks Am J Cardiol 2014 ; 113 : 168-172
1035. Gomez-Pinilla F Brain foods : the effects of nutrients on brain function Nature revievs neuroscience 2008 ; 9 : 568-78
1036. Gonzales-Molero I, Rojo-Martinez G, Morcillo S et al. Hypovitaminosis D and incidence of obesity : a prospective study Eur J Clin Nutr 2013 ; 67 : 680-2
1037. Gopinath B, Buyken AE, Flood VM et al. Consumption of polyunsaturated fatty acids, fish, and nuts and risk of inflammatory disease mortality Am J Clin Nutr 2011 ; 93 : 1073-9
1038. Gordon T, Castelli WP, Hjortland MC et al. High density lipoprotein as a protective factor against coronary heart disease. The Framingham Study Am J Med 1977 ; 62 : 707-14
1039. Gordon DJ, Probsfield JL, Garrison RJ et al. High density lipoprotein cholesterol and cardiovascular disease. Four prospective american studies Circulation 1989 ; 79 : 8-15
1040. Gordon NF, Salmon RD, Franklin BA Effectiveness of therapeutic lifestyle changes in patients with hypertension, hyperlipidemia, and/or hyperglycemia Am J Cardiol 2004 ; 94 : 1558-61

1041. Gorelik S, Ligumsky M, Kohen R et al. A novel function of red wine polyphenols in humans : prevention of absorption of cytotoxic lipid peroxidation products The FASEB J 2008 ; 22 : 41-6
1042. Gordon DJ, Probsfield JL, Garrison RJ et al. High density lipoprotein cholesterol and cardiovascular disease : four prospective American studies Circulation 1989 ; 79 : 8-15
1043. Gortmaker SL, Must A, Perrin JM Social and economic consequences of overweight in adolescence and young adulthood N Engl J Med 1993 ; 329 :1008-12
1044. Gosmanova EO, Mikkelsen MK, Molnar MZ et al. Association of systolic blood pressure variability with mortality, coronary heart disease, stroke, and renal disease A Am Coll Cardiol 2016 ; 68 : 1375-86
1045. Gottlieb DJ, Yenokyan G, Newman AB et al Prospective study of obstructive sleep apnea and incident coronary heart disease and heart failure. The Sleep Health Study Circulation 2010 ; 122 : 352-60
1046. Gottlieb DJ Does obstructive sleep apnea treatment reduce cardiovascular risk? It is far too soon to say JAMA 2017 ; 318 : 128-30
1047. Goulao B, Stewart F, Ford JA et al. Cancer and vitamin D supplementation : a systematic review and meta analysis Am J Clin Nutr 2018 ; 107 : 652-63
1048. Grace SL, Abbey SE, Kapral MK et al. Effect of depression on five year mortality after an acute coronary syndrome Am J Cardiol 2005 ; 96 : 1179-85
1049. Graf CE, Karsegard VL, Spoerri A et al. Body composition and all cause mortality in subjects plder than 65 y Am J Clin Nutr 2015 ; 101 : 760-7
1050. Graff RE, Sanchez A, Tobias DK et al. Type 2 diabetes in relation to the risk of renal cell carcinoma among men and women in two large prospecrive studies Diabetes Care 2018 ; 41 : 1432-7
1051. Graham I, Atar D, Borch-Johnsen K et al. European Guidelines on cardiovascvular disease prevention in clinical practice:executive summary Eur Heart J 2007 ; 28 : 2375-2414
1052. Graham MJ, Lee RG, Brandt TA et al. Cardiovascular and metabolic effects of ANGPTL3 antisense oligonucleotides N Engl J Med 2017 ; 377 : 222-32
1053. Grammer TB, Kleber ME, März W et al. Low density lipoprotein particle diameter and mortality : the Ludwigshafen risk and Cardiovascular Health Study Eur Heart J 2015 ; 36 (1) : 31-8
1054. Grandi NC, Breitling LP, Brenner H Vitamin D and cardiovascular disease : systematic review and meta analysis of prospective studies Prev Med 2010 ; 51 : 228-33
1055. Grant WB An estimate of the global reduction in mortality rates through

doubling vitamin D levels Eur J Clin Nutr 2011 ; 65 : 1016-26
1056. Grasser EK, Dulloo AG, Montani JP Cardiovascular and cerebrovascular effects in response to Red Bull consumption with mental stress Am J Cardiol 2015 ; 115 : 183-9
1057. Graudal N, Hubeck-Graudal T and Jürgens G Effects of low sodium diet vs high sodium diet on Blood Pressure, Renin, Aldosterone, Catecholamines, Cholesterol and Triglyceride (Cochrane Review) Am J Hypertens 2012 ; 25 : 1-15
1058. Graudal N, Hubeck-Graudal T, Jürgens G et al. Dose-response relation between dietary sodium and blood pressure : a meta regression analysis of 133 randomized controlled trials Am J Clin Nutr 2019 ; 109 (5) : 1273-8
1059. Grayston JT Antibiotic treatment of atherosclerotic cardiovascular disease Circulation 2003 ; 107 : 1228-30
1060. Grayston JT, Kronmal RA, Jackson LA et al. Azithromycin for the secondary prevention of coronary events N Engl J Med 2005 ; 352 : 1637-45
1061. Green R, Cornelsen L, Dangour AD et al. The effect of rising food prices on food consumption : systematic review with meta regression BMJ 2013 ; 346 : f3703
1062. Greenberg ER, Sporn MB Antioxidant vitamins, cancer, and cardiovascular disease N Engl J Med 1996 ; May 2 ; 334 : 1189-90
1063. Gregg EW, Li Y, Wang J et al. Changes in diabetes related complications in the United States, 1990-2010 N Engl J Med 2014 ; 370 : 1514-23
1064. Greving JP, Buskens E, Koffijberg H et al. Cost-effectiveness of aspirin treatment in the primary prevention of cardiovascular disease events in subgroups based on age, gender, and varying cardiovascular risk Circulation 2008 ; 117 : 2875-83
1065. Grontved A, Hu FB Television viewing and risk of type 2 diabetes, cardiovascular disease, and all cause mortality JAMA 2011 ; 305 :2448-55
1066. Grontved A, Ried-Larsen M, Meller NC et al. Youth screen time behaviour is associated with cardiovascular risk in young adulthood : the European Youth Heart Study Eur J Prev Cardiol 2014 ; 21 : 49-56
1067. Grossman C, Ehrlich S, Shemesh J et al. Coronary artery calcium and exercise electrocardiogram as predictors of coronary events in asymptomatic adults Am J Cardiol 2015 ; 115 : 745-50
1068. Grosso G, Yang J, Marventano S et al. Nut consumption on all cause, cardiovascular, and cancer mortality risk : a systematic review and meta analysis of epidemiologic studies Am J Clin Nutr 2015 ; 101 : 783-93
1069. Groves EM, Erande AS, Le C et al. Comparison of epicardial adipose tissue volume and coronary artery disease severity in asymptomatic adults with versus without diabetes mellitus Am J Cardiol 2014 ; 114 :

686-91
1070. Grundy SM Obesity, metabolic syndrome, and coronary atherosclerosis Circulation 2002 ; 105 : 2696-98
1071. Grundy SM Stanols esters as a component of maximal dietary therapy in the National Cholesterol Education Program Adult Treatment Panel III Report Am J Cardiol 2005 ; 96 (Suppl) 47D-50D
1072. Grundy SM, Barlow CE, Farrell SW et al. Cardiorespiratory fitness and metabolic risk Am J Cardiol 2012 ; 109 : 988-993
1073. Grundy SM Statins for all? Am J Cardiol 2014 ; 114 : 1443-6
1074. Gruppen EG, Bakker SJL, James RW et al. Serum paraoxonase-1 activity is associated with light to moderate alcohol consumption : the PREVEND cohort study Am J Clin Nutr 2018 doi : 10.1093/ajcn/nqy217
1075. Guallar E, Sanz-Gallardo MI, Van't Veer P et al. Mercury, fish oils, and the risk of myocardial infarction N Engl J Med 2002 ; 347 : 1747-54
1076. Guallar E Coffee gets a clean bill of health BMJ 2017 ; 359 :j5356
1077. Guasch-Ferré M, Zheng Y, Ruiz-Canela M et al. Plasma acylcarnitines and risk of cardiovascular disease : effect of Mediterranean diet interventions Am J Clin Nutr 2016 ; 103 : 1408-16
1078. Guasch-Ferré M, Becerra-Tomas N, Ruiz-Canela M Total and subtypes of dietary fat intake and risk of type 2 diabetes mellitus in the Prevencion con Dieta Mediterranea (PREDIMED) Study Am J Clin Nutr 2017 ; 105 : 723-35
1079. Guasch-Ferré M, Liu X, Malik VS et al. Nut consumption and risk of cardiovascular disease JACC doi : 10.1016/j.jacc.2017.0.9.035
1080. Guasch-Ferré M, Hu FB Are fruit juices just as unhealthy as sugar sweetened beverages? JAMA Network Open 2019 ; 2 (5) : e193109
1081. Guasch-Ferré M, Liu G, Li Y et al. Olive oil consumption and cardiovascular risk in US adults JACC 2020 ; doi : 10.1016/j.jacc.2020.02.036
1082. Guasch-Ferré M, Li Y, Willett WC et al. Consumption of olive oil and risk of total and cause specific mortality among US adults Am J Coll Cardiol 2022 ; 79 : 101-12
1083. Gubbi S, Schwartz E, Crandall J et al. Effect of exceptional parental longevity and lifestyle factors on prevalence of cardiovascular disease in offsring Am J Cardiol 2017 ; 120 : 2170-5
1084. Gudzune KA, Doshi RS, Mehta AK et al. Efficacy of commercial weight loss programs : an updated systematic review Ann Intern Med 2015 ; 162 : 501-12
1085. Gulati M, Black HR, Shaw LJ et al. The prognostic value of a nomogram for exercise capacity in women N Engl J Med 2005 ; 353 : 468-75
1086. Gulati M, Pandey DK, Arnsdorf MF et al. Exercice capacity and the risk of death in women The Saint James women take heart project

Circulation 2003 ; 108 : 1554-59
1087. Gunter MJ, Murphy N, Cross AJ et al Coffee drinking and mortality in 10 European countries : a multinational cohort study Ann Intern Med 2017 ; 167 : 236-47
1088. Guo Y, Li S, Tian Z et al. The burden of air pollution on years of life lost in Beijing, China 2004-2008 : retrospective regression analysis of daily deaths BMJ 2013 ; 347 : f7139
1089. Guo X, Yang B, Tan J et al. Associations of dietary intakes of anthocyanins and berry fruits with risk of type 2 diabetes mellitus : a systematic review and meta analysis of prospective cohort studies Eur J Clin Nutr 2016 ; 70 : 1360-7
1090. Guo J, Astrup A, Lovegrove JA Milk and dairy consumption and risk of cardiovascular diseases and all cause mortality : dose response meta analysis of prospective cohort studies Eur J Epidemiol 2017 ; 32 : 269-87
1091. Gupta S, Leatham EW The relation between Chlamydia pneumoniae and atherosclerosis Heart 1997 ; 77 : 7-8
1092. Gupta S, Rohatgi A, Ayers CR et al. Cardiorespiratory fitness and classification of risk of cardiovascular disease mortality Circulation 2011 ; 123 : 1377-83
1093. Gupta NK, de Lemos JA, Ayers CR et al. The relationship between C-Reactive protein and atherosclerosis differs on the basis of body mass index : The Dallas Heart Study J Am Coll Cardiol 2012 ; 60 : 1148-55
1094. Guthold R, Stevens GA, Riley LM et al. Worldwide trends in insufficient physical activity from 2001 to 2016 : a period analysis of 358 population based surveys with 1,9 million participants Lancet Global Health 2018 doi : 10.1016/S2214-109X (18) 30357-7
1095. Ha K, Joung H, Song Y Inadequate fat or carbohydrate intake was associated with an increased incidence of type 2 diabetes mellitus in Korean adults : a 12 year community based prospective cohort study Diabetes Res Clin Pract 2019 ; 148 : 254-61
1096. Haag MD Statins are associated with a reduced risk of Alzheimer disease regardless of lipophilicity. The Rotterdam Study J Neurol Neurosurg Psychiatry 2009 ; 80 : 13-7
1097. Hackam DG, Woodward M, Newby LK et al. Statins and intracerebral hemorrhage. Collaborative systematic review and meta-analysis Circulation 2011 ; 124 : 2233-42
1098. Hackshaw A, Morris JK, Boniface S et al. Low cigarette consumption and risk of coronary heart disease and stroke : meta-analysis of 141 cohort studies in 55 study reports BMJ 2018 ; 360 : j5855
1099. Hafiane A, Jabor B, Ruel I et al. High density lipoprotein mediated cellular cholesterol efflux in acute coronary syndromes Am J Cardiol 2014 ; 113 : 249-55
1100. Haghighatdoost F, Nobakht BF Effect of conjugated linoleic acid on

blood inflammatory markers : a systematic review and meta analysis on randomized controlled trials Eur J clin Nutr 2018 ; 72 : 1071-82
1101. Haghighatdoost F, Hariri M Can resveratrol supplement change inflammatory mediators ? A systematic review and meta analysis on randomized clinical trials Eur J Clin Nutr 2019 ; 73 : 345-55
1102. Hagström E, Hellman P, Larsson TE et al. Plasma parathyroid hormone and the risk of cardiovascular mortality in the community Circulation 2009 ; 119 : 2765-71
1103. Hahn J, Cook NB, Alexandeer EK et al. Vitamin D and marine omega 3 fatty acid supplementation and incident autoimmune disease : VITAL randomized controlled trial BMJ 2022 ; 376 : e066452
1104. Hajat C, Kotzen D, Stein E et al. Physical activity is associated with improvements in other lifestyle behaviours BMJ Open Sport Exerc LMed 2019 ; 51 (1) : e000500
1105. Halcox JP, Donald AE, Ellins E et al. Endothelial function predicts progression of carotid intima-media thickness Circulation 2009 ; 119 : 1005-12
1106. Halcox JP, Tubach F, Sazova O et al. Reclassification of European patients' cardiovascular risk using the updated Systematic Coronary Risk Evaluation algorithm Eur J Preven Cardiol 2015 ; 22 : 200-2
1107. Hall SA, Schackelton R, Rosen R et al. Sexual activity, erectile dysfunction and incident cardiovascular events Am J Cardiol 2010 ; 105 : 192-7
1108. Halle M, Berg A, Konig D et al. Differences in the concentration and composition of low density lipoprotein subfraction particles between sedentary and trained hypercholesterolemic men Metabolism 1997 ; 46 : 186-91
1109. Hallengren E, Almgren P, Engström G et al. Fasting levels of high sensitivity growth hormone predict cardiovascular morbidity and mortality. The Malmö Diet and Cancer Study J Am Coll Cardiol 2014 ; 64 : 1452-60
1110. Halonen JI, Stenholm S, Pentti J et al. Childhood psychosocial adversity and adult neighborhood disadvantage as predictors of cardiovascular disease. A cohort study Circulation 2015 ; 132 : 371-9
1111. Halonen JI, Hansell AL, Gulliver J et al. Road traffic noise is associated with increased cardiovascular morbidity and mortality and all cause mortality in London Eur Heart J 2015 ; 36 (39) : 2653-61
1112. Halton TL, Willett WC, Liu S et al. Low carbohydrate diet score and the risk of coronary heart disease in women N Engl J Med 2006 ; 355 : 1991-2002
1113. Halton TL, Liu S, Manson JE et al. Low carbohydrate diet score and risk of type 2 diabetes in women Am J Clin Nutr 2008 ; 87 : 339-46
1114. Hambrecht R, Fiehn E, Weigl C Regular physical exercise corrects endothelial dysfunction and improve exercise capacity in patients with

chronic heart failure Circulation 1998 ; 98 : 2709-15
1115. Hambrecht R, Walther C, Mbius-Winkler S et al. Percutaneous coronary angioplasty compared with exercise training in patients with stable coronary artery disease Circulation 2004 ; 109 : 1371-78
1116. Hambrecht R, Wolf A, Gielen S et al. Effect of exercise on coronary endothelial function in patients with coronary artery disease N Engl J Med 2000 ; 342 : 454-60
1117. Hamburg NM, Balady G Exercise rehabilitation in peripheral artery disease. Functional impact and mechanisms of benefits Circulation 2011 ; 123 : 87-97
1118. Hamburg NM The legs are a pathway to the heart : connections between chronic venous insufficiency and cardiovascular disease Eur Heart J 2021 ; 42 (40) : 4166-68
1119. Hamer M, Sabia S, Batty GD et al. Physical activity and inflammatory markers over 10 years. Follow up in men and women from the Whitehall II Cohort Study Circulation 2012 ; 126 : 928-33
1120. Hamer M, O'Donovan G, Stensel D et al. Normal weight central obesity and risk for mortality Ann Int Med 2017 ; 166 (12) : 917-8
1121. Hampton T Energy drinks pose worrisome risks to adolescents'cardiovascular health Circulation 2016 ; 134 : 1052-3
1122. Han B, Sutin D, Williamson JD et al. Effect of statin therapy vs usual care on primary cardiovascular prevention among older adults The ALLHAT-LLT randomized clinical trial JAMA Intern Med 2017 ; 177 (7) : 955-65
1123. Han D, Klein E, Friedman J et al. Prognostic significance of subtle coronary calcification in patients with zero coronary artery calcium score : from the CONFIRM registry Atherosclerosis 2020 doi.org/10.1016/j.atherosclerosis 2020.07.011
1124. Hang D, Kvaerner AS, Ma W et al. Coffee consumption and plasma biomarkers of metabolic and inflammatory pathways in US health professionals Am J Clin Nutr 2019 ; 109 : 635-47
1125. Hankinson AL, Daviglus ML, Bouchard C et al. Maintaining a high physical activity level over 20 years and weight gain JAMA 2010 ; 304 (23) : 2603-10
1126. Hansel B, Thomas F, Pannier B et al. Relationship between alcohol intake, health and social status and cardiovascular risk factors in the urban Paris-Ile–De-France cohort : is the cardioprotective action of alcohol a myth? Eur J Clin Nutr 2010 ; 64 : 561-8
1127. Hansel B, Roussel R, Diguet V et al. Relationships between consumption of alcoholic beverages and healthy foods : the French supermarket cohort of 196,000 subjects Eur J Prev Cardiol 2015 ; 22 : 215-22
1128. Hansel B, Roussel R, Elbez Y et al. Cardiovascular risk in relation to body mass index and use of evidence based preventive medications in

patients with or at risk of atherothrombosis Eur Heart J 2015 ; 36 : 2716-28
1129. Hansson GK Inflammation, atherosclerosis, and coronary artery disease N Engl J Med 2005 ; 352 : 1685-95
1130. Hardoon SL, Whincup PH, Lennon LT et al. How much of the recent decline in the incidence of myocardial infarction in British men can be explained by changes in cardiovascular risk factors? Circulation 2008 ; 117 : 598-604
1131. Hardoon SL, Morris RW, Whincup PH et al. Rising adiposity curbing decline in the incidence of myocardial infarction : 20 year follow-up of British men and women in the Whitehall II cohort Eur Heart J 2012 ; 33 (4) : 478-85
1132. Haring R, Friedrich N, Völzke H et al. Positive association of serum prolactin concentrations with all-cause and cardiovascular mortality Eur Heart J 2014 ; 35 (18) : 1215-21
1133. Haring B, Wang W, Lee ET et al. Effect of dietary sodium and potassium intake on left ventricular diastolic function and mass in adults <=40 years (from the Strong Heart Study) Am J Cardiol 2015 ; 115 : 1244-8
1134. Harland JI, Garton LE Whole grain intake as a marker of healthy body weight and adiposity Public Health Nutr 2007 ; 11 (6) : 554-63
1135. Harnack LJ, Cogswell ME, Shikany JM et al. Sources of sodium in US adults from 3 geographic regions Circulation 2017 ; 135 : 1775-83
1136. Harper CR, Jacobson TA Usefulness of Omega-3 fatty acids and the prevention of coronary heart disease Am J Cardiol 2005 ; 96 : 1521-29
1137. Harrington C, Horne A, Hasan RK Statin therapy in primary prevention : new insights regarding women and the elderly Am J Cardiol 2010 Nov 1 : 1357-9
1138. Harris T, Kerry SM, Limb ES et al. Effect of a primary care walking intervention with and without nurse support on physical activity levels in 45-to 75-year-olds : the Pedometer and consultation evaluation (PACE-UP) cluster randomised clinical trial PLoS Med 14 (1) : e1002210
1139. Harris WS Alpha-Linolenic Acid A gift from the land? Circulation 2005 ; 111 : 2872-74
1140. Harris WS Cardiovascular risk and alpha linolenic acid. Can Costa Rica clarify? Circulation 2008 ; 118 : 323-4
1141. Harris WS n-3 fatty acids and health ; Da Vinci code Am J Clin Nutrition 2008 ; 88 : 595-6
1142. Harris WS, Assad B, Poston WC Tissue omega6/omega3 fatty acid ratio and risk for coronary artery disease Am J Cardiol 2006 ; 98 : 19i-26i
1143. Harris WS, Reid KJ, Sands SA et al. Blood omega-3 and trans fatty acids in middle aged acute coronary syndrome patients Am J Cardiol

2007 ; 99 : 154-8
1144. Harris WS, Sands SA, Windsor SL et al. Omega-3 fatty acids in cardiac biopsies from heart transplantation patients Circulation 2004 ; 110 :1645-9
1145. Harris WS, Shearer GC Omega 6 fatty acids and cardiovascular disease. Friend, not foe? Circulation 2014 ; 130 : 1562-64
1146. Harris WS, Tintle NL, Imamura F et al. Fatty acids and outcomes research consortium (FORCE). Blood n-3 fatty acid levels and total and cause specific mortality from 17 prospective studies Nat Commun 2021 ; 12 (1) : 2329
1147. Harris Jackson K, West SG, Vanden Heuvel JP et al. Effects of whole and refined grains in a weight loss diet on markers of metabolic syndrome in individuals with increased waist circumference : a randomized controlled feeding trial Am J Clin Nutr 2014 ; 100 : 577-86
1148. Harrison TN, Derose SF, Cheetham TC et al. Primary non adherence to statin therapy : patients' perceptions Am J Manag Care 2013 ; 19 : e133-9
1149. Hart CL, Gruer L, Watt GCM Cause specific mortality,social position, and opbesity among women who had never smoked : 28 year cohort study BMJ 2011 ; 342 : d3785
1150. Hartalgh BO, Bosch JA, Carroll D et al. Evidence of a synergistic association between heart rate, inflammation, and cardiovascular mortality in patients undergoing coronary angiography Eur Heart J 2013 ; 34 (12) : 932-41
1151. Hartiala O, Magnussen CG, Kajander S et al. Adolescence risk factors are predictive of coronary artery calcification at middle age. The Cardiovascular Risk in Young Finns Study J Am Coll Cardiol 2013 ; 61 : 1364-70
1152. Hartline-Grafton HL, Rose D Energy density of foods, but not beverages, is positively associated with body mass index in adult women Eur J Clin Nutr 2009 ; 63 : 1411-18
1153. Hartman Rasmussen LJ, Caspi A, Ambler A et al. Association of neurocognitive and physical function with gait speed in midlife JAMA Network Open 2019 ; 2 (10) : e1913123
1154. Harvey SB, Overland S, Hatch SL et al. Exercise and the prevention of depression : results of the HUNT cohort study Am J Psychiatry 2018 ; 175 : 28-36
1155. HAS Surpoids et obésité de l'adulte : prise en charge médicale de premier recours Septembre 2011
1156. HAS Fiche mémo-Principales dyslipidémies : stratégies de prise en charge Février 2017
1157. Haskell WL, Lee IM, Pate RR et al. Physical activity and public health : updated recommendation for adults from the American College of

Sports Medicine and the American Heart Association Circulation 2007 ; 116 : 1081-93
1158. Hauge MG, Damm P, Kofoed KF et al. Early coronary atherosclerosis in women with previous preeclampsia J Am Coll Cardiol 2022 ; 79 : 2310-21
1159. Hausenloy DJ, Yellon DM Targeting residual cardiovascular risk : raising high density lipoprotein cholesterol levels Heart 2008 ; 94 : 706-14
1160. Hauswirth CB, Scheeder MRL, Beer JH High omega 3 acid content in Alpine cheese The basis for an Alpine Paradox Circulation 2004 ; 109 : 103-07
1161. Haycock PC, Heydon EE, Kaptoge S et al. Leucocyte telomere length and risk of cardiovascular disease : systematic review and meta analysis BMJ 2014 ; 349 : g4227
1162. Hayden KM, Welsh-Bohmer KA, Wengreen HJ et al. Risk of mortality with Viamin E supplements : The Cache County Study Am J Med 2007 ; 120 : 180-4
1163. Hayek S, Canepa Escaro F, Sattar A et al. Effect of Ezetimibe on major atherosclerotic disease events and all cause mortality Am J Cardiol 2013 ; 111 : 532-9
1164. He K, Song Y, Daviglus ML et al. Accumulated evidence on fish consumption and coronary heart disease mortality A meta-analysis of cohort studies Circulation 2004 ; 109 : 2705-11
1165. He K, Song Y, Daviglus ML et al. Fish consumption and incidence of stroke : a meta analysis of cohort studies Stroke 2004 ; 35 : 1538-42
1166. He K, Li Y, Guo X et al. Food groups and the likelihood of non alcoholic fatty liver didease : a systematic review and meta analysis Br J Nutr 2020 124 (1) :1-13
1167. He M, van Dam RM, Rimm E et al. Whole grain, cereal fiber, bran, and germ intake and the risks of all cause and cardiovascular disease specific mortality among women with type 2 diabetes mellitus Circulation 2010 ; 121 : 2162-8
1168. He FJ, McGregor GA Effect of modest salt reduction on blood pressure : a meta analysis of randomized trials. Implications for public health J Hum Hypertens 2002 ; 16 : 761-770
1169. He FJ, Burnier M, MacGregor GA Nutrition in cardiovascular disease : salt in hypertension and heart failure Eur Heart J 2011 ; 32 (24) : 3073-80
1170. He FJ, MacGregor GA Salt reduction lowers cardiovascular risk : meta analysis of outcome trials Lancet 2011 ; 378 : 380-2
1171. He FJ, Li J, Mac Gregor GA Effect of longer term modest salt reduction on blood pressure : Cochrane systematic review and meta-analyses of randomised trials BMJ 2013 ; 346 : f1325
1172. He FJ, Wu Y, Feng XX et al. School based education programme to

reduce salt intake in children and their families (School-EduSalt) : cluster randomized controlled trial BMJ 2015 ; 350 : h770
1173. He FJ, Tan M, Ma Y et al. Salt reduction to prevent hypertension and cardiovascular disease JACC 2020 ; 75 : 632-47
1174. He J, Wofford MR, Reynolds K et al. Effect of dietary protein supplementation on blood pressure. A randomized, controlled trial Circulation 2011 ; 124 : 589-95
1175. He X, Rebholz M, Daya N et al. Alcohol consumption and incident diabetes : The Atherosclerosis Risk in Communities (ARIC) study Diabetologia 2019 ; 62 (5) : 770-8
1176. He Y, Si Y, Li X et al. The relationship between tobacco and breast cancer incidence : a systematic review and meta analysis of observational studies Front Oncol 2022 ; 12 : 961970
1177. Healy GN, Winkler EAH, Owen N et al. Replacing sitting time with standing or stepping : associations with cardio metabolic risk biomarkers Eur Heart J 2015 ; 36 (39) : 2643-49
1178. Heath AK, Muller DC, van den Brandt PA et al. Nutrient wide association study of 92 foods and nutrients and breast cancer risk Breast Cancer Res 2020 ; 22 (1) : 5
1179. Heeschen C, Dimmeler S, Hamm CW et al. Serum level of the Antiinflammatory Cytokine Interleukin-10 is an important Prognostic Determinant in Patients with acute coronary syndromes Circulation 2003 ; 107 : 2109-14
1180. Heffron SP, Dwivedi A, Rockman CB et al. Body mass index and peripheral artery disease Atherosclerosis 2019 ; 292 : 31-6
1181. Hefzy HM Effect of caffeine consumption on carotid intima media thickness and risk of stroke : The Framingham Offspring Study. International stroke conference Los Angeles 8-11 Feb 2011
1182. Heianza Y, Ma W, DiDonato JA et al. Long term changes in gut microbial metabolite Trimethylamine N-Oxide and coronary heart disease risk JACC 2020 ; 75 (7) : 763-72
1183. Heidemann C, Schulze MB, FrancoOH et al. Dietary patterns and risk of mortality from cardiovascular disease, cancer, and all causes in a prospective cohort of women Circulation 2008 ; 118 : 230-7
1184. Heidenreich PA, Trogdon JG, Khavjou OA et al. Forecasting the future of cardiovascular disease in the United States. A policy statement from the American Heart Association Circulation 2011 ; 123 : 933-44
1185. Heilbrunn ES, Ssentongo P, Chinchilli VM et al. Sudden death in individuals with obstructive sleep apnoea : a systematic review and meta analysis BMJ Open Respiratory Research 2021 ; 8 : e000656
1186. Heinecke JW HDL and cardiovascular disease risk. Time for a new approach? N Engl J Med 2011 ; 364 : 170-1
1187. Heinecke JW HDL's protein cargo. Friend or foe in cardioprotection? Circulation 2013 ; 127 : 868-9

1188. Heiss C, Kelm M Chocolate consumption, blood pressure, and cardiovascular risk Eur Heart J 2010 ; 31 (13) : 1554-6
1189. Hellerstein HK, Freidman EH Sexual activity in the postcoronary patient Arch Inter Med 1970 ; 125 : 987-99
1190. Hellings WE, Peeters W, Moll FL et al. Composition of carotid atherosclerotic plaque is associated with cardiovascular outcome. A prognostic study Circulation 2010 ; 121 : 1941-50
1191. Helnaes A, Kyro C, Andersen I et al. Intake of whole grains is associated with lower risk of myocardial infarction : the Danish Diet, Cancer and Health Cohort Am J Clin Nutr 2016 ; 103 : 999-1007
1192. Hemmingsson E, Johansson K, Eriksson J et al. Weight loss and dropout during a commercial weight loss program including a very low calorie diet, a low calorie diet, or restricted normal food : observational cohort study Am J Clin Nutr 2012 ; 96 : 953-61
1193. Hendriksen MAH, Hoogenveen RT, Hoekstra J et al. Potential effect of salt reduction in processed foods on health Am J Clin Nutr 2014 ; 99 : 446-53
1194. Henney JE, O'Hara JA, Taylor CL Sodium-intake reduction and the food industry N Engl J Med 2019 ; 381 : 201-3
1195. Henriquez Sanchez P, Ruano C, de Irala J et al. Adherence to the Mediterranean diet and quality of life in the SUN Project Eur J Clin Nutr 2012 ; 66 : 360-8
1196. Hercberg S, Galan P, Preziosi P et al. The SU.VI.MAX. Study. A randomized, placebo controlled trial of the health effects of antioxidant vitamins and minerals Arch Inter Med 2004 ; 164 : 2335-42
1197. Hermida RC, Ayala DE, Mojon A et al. Decreasing sleep time blood pressure determined by ambulatory monitoring reduces cardiovascular risk J Am Coll Cardiol 2011 ; 58 : 1165-73
1198. Hermida RC, Crespo JJ, Dominguez-Sardina M et al. Bedtime hypertension treatment improves cardiovascular risk reduction : the Hygia Chronotherapy Trial Eur Heart J 2019 doi : 10.1093/eurheartj/ehz754
1199. Herrett E, Williamson E, Brack K et al. Statin treatment and muscle symptoms : series of randomised,placebo controlled n-of-1 trials BMJ 2021 : 372 : n135
1200. Herrmann W, Biermann J, Kostner GM Comparison of effects of N-3 to N-6 fatty acids on serum level of lipoprotein(a) in patients with coronary artery disease Am J Cardiol 1995 ; 76 : 459-62
1201. Herrmann W Vitamin B12 status,particularly holotranscobalamin 2 and methylmalonic acid concentrations, and hyperhomocysteinemia in vegetarians Am.J.Clinical Nutrition 2003 ; 78(1) : 131-36
1202. Herrmann J, Gersh BJ, Goldfinger JZ et al. Body mass index and acute and long term outcomes after acute myocardial infarction (from the Harmonizing Outcomes with Revascularization and Stents in Acute

Myocardial Infraction Trial) Am J Cardiol 2014 ; 114 : 9-16
1203. Hidalgo-Santamaria M, Bes-Rastrollo M, Martinez-Gonzales MA et al. Physical activity intensity and cardiovascular disease prevention, from the SUN Study Am J Cardiol doi.org/10.1016/j.amjcard.2018.08.031
1204. Hidayat K, Du HZ, Yang J et al. Effects of milk proteins on blood pressure : a meta analysis of randomized control trials Hypertension Research 2017 ; 40 : 264-70
1205. Hidayat K, Yang J, Zhang Z et al. Effect of omega-3 long chain polyunsaturated fatty acid supplementation on heart rate : a meta-analysis of randomized controlled trials Eur J Clin Nutr doi : 10.1038/s41430-017-0052-3
1206. Hill JM, Zalos G, Halcox JP et al. Circulating endothelial progenitor cells, vascular function, and cardiovascular risk N Engl J Med 2003 ; 348 : 593-600
1207. Hill AM, Harris Jackson KA, Roussell MA et al. Type and amount of dietary protein in the treatment of metabolic syndrome : a randomized controlled trial Am J Clin Nutr 2015 ; 102 : 757-70
1208. Hillis GS, Woodward M, Rodgers A et al. Resting heart rate and the risk of death and cardiovascular complications in patients with type 2 diabetes mellitus Diabetologia 2012 29 Jan
1209. Hingorani AD, Cross J, Kharbanda RK Acute systemic inflammation dependent dilatation in humans Circulation 2000 ; 102 :994-99
1210. Hippisley-Cox J, Coupland C, Vinogradova Y et al. Performance of the QRISK cardiovascular risk prediction algorithm in an indepebndenty UK sample of patients from general practice : a validation study Heart 2008 ; 94 : 34-39
1211. Hippisley-Cox J, Coupland C, Brindle Development and validation of QRISK3 risk prediction algorithms to estimate future risk of cardiovascular disease : prospective cohort study BMJ ; 2017 ; 357 : j2099
1212. Hippocrates Hippocrates : with an English translation by WHS Jones London : William Heinemann 1953
1213. Hirata K, Shimada K, Watanabe H et al. Black tea increases coronary flow velocity reserve in healthy male subjects Am J Cardiol 2004 ; 93 : 1384-188
1214. Hirokazu B, Yamaguchi S, Iijima K et al. Metabolic syndrome is associated with silent ischemic brain lesions Stroke 2008 ; 39 : 1607-9
1215. Hiroyasu I, Chigusa D, Kenji W et al. The relationship between green tea and total caffeine intake and risk for self reported type 2 diabetes among Japanese adults Ann Int Med 2006 ; 144 : 554-62
1216. Hjermann I, Hoche I, Leren P Oslo study diet and antismoking trial. Results after 102 months Am J Med 1998 ; 6, 80 : 7-11
1217. Hjerpsted J, Leedo E and Tholstrup T Cheese intake in large amounts lowers LDL-Cholesterol concentrations compared with butter intake of

equal fat content Am J Clin Nutr 2011 ; 94 : 1479-84
1218. Ho JS, Cannaday JJ, Barlow CE et al. Comparative relation of general, central, and visceral adiposity measures for coronary artery calcium in subjects without previous coronary events Am J Cardiol 2009 ; 104 : 943-6
1219. Ho JS, Cannaday JJ, Barlow CE et al. Relation of the number of metabolic syndrome risk factors with all cause and cardiovascular mortality Am J Cardiol 2008 ; 102 : 689-92
1220. Ho DY, Cook NR, Britton KA et al. High molecular weight and total adiponectin levels and incident symptomatic peripheral artery disease in women; a prospective investigation Circulation 2011 ; 124 : 2303-11
1221. Ho CLB, Chowdhury EK, Doust J et al. The effect of taking blood pressure lowering medication at night on cardiovascular disease risk. A systematic review J Hum Hypertens 2021 ; 5 (4) : 308-14
1222. Hochman JS Results for the Ischemia trials : to intervene or not to intervene Session LBS.02-Late Breaking Science II American Heart Association 2019
1223. Hodgkinson J, Mant J, Martin U et al Relative effectiveness of clinic and home blood pressure monitoring compared with ambulatory blood pressure monitoring in diagnosis of hypertension : systematic review BMJ 2011 ; 342 : d3621
1224. Hodgson JM, Zhu K, Lewis JR et al. Long term effects of a protein enriched diet on blood pressure in older women Brit J Nutr 2012 ; 107 : 1664-72
1225. Hodgson JM, Croft KD, Woodman RJ et al. Black tea lowers the rate of blood pressure variation : a randomized controlled trial Am J Clin Nutr 2013 ; 97 : 943-50
1226. Hodis HN, Mack WJ, Azen SP et al. Hormone therapy and the progression of coronary artery atherosclerosis in postmenopausal women N Eng J Med 2003; 349 : 535-45
1227. Hodis HN, Mack WJ, LaBree L et al. Alpha-tocopherol supplementation in healthy individuals reduces low-density lipoprotein oxidation but not atherosclerosis Circulation 2002 ; 106 : 1453-59
1228. Hodis HN, Mack WJ, Henderson VW et al. Vascular effects of early versus late post menopausal treatment with estradiol N Engl J Med 2016 ; 374 : 1221-31
1229. Hodkinson A, Kontopantelis E, Adenij C et al. Accelerometer and pedometer based physical activity interventions among adults with cardiometabolic conditions JAMA Network Open 2019 ; 2 (10) : e 1912895
1230. Hoefer IE, Steffens S, Ala-Korpela M et al. Novel methodologies for biomarker discovery in atherosclerosis Eur Heart J 2015 ; 36 (39) : 2635-42
1231. Hoffmann B, Moebus S, Möhlenkamp S et al. Residential exposure to

traffic is associated with coronary atherosclerosis Circulation 2007 ; 116 : 489-96
1232. Holford TR, Meza R, Warner KE et al. Tobacco control and the reduction in smoking related premature deaths in the United States 1964-2012 JAMA 2014 ; 311 : 164-71
1233. Holick MF, Chen TC Vitamin D deficiency : a worldwide problem with health consequences Am J Clin Nutr 2008 ; 87 (Suppl) : 1080S-1086S
1234. Holick MF Vitamin D status : measurement, interpretation, and clinical application (review) Ann Epidemiology 2012 ; 19 (2) : 73-78
1235. Hollaender PIB, Ross AB, Kristensen M Whole grain and blood lipid changes in apparently healthy adults : a systematic review and meta analysis of randomized controlled studies Am J Clin Nutr 2015 ; 102 : 548-55
1236. Holman N, Wild SH, Knighton P et al. Incidence and characteristics of remission of type 2 diabetes in England : a cohort study using the National Diabetes Audit Diabetes Care 2022 ; 45 (5) : 1151-61
1237. Holst C, Becker U, Jorgensen ME et al. Alcohol drinking patterns and risk of diabetes : a cohort study of 70,551 men and women from the general Danish population Diabetologia 2017 ; 60 : 1941-50
1238. Home BD Usefulness of routine periodic fasting to lower risk of coronary artery disease in patients undergoing coronary angiography Am J Cardiol 2008 ; 102 : 814-9
1239. Honinberg MC Association of premature naturalcardiovascular dis and surgical menopause with incident cardiovascular disease JAMA doi : 10.1001/jama.2019.19191
1240. Hoogeveen EK, Geleijnse JM, Kromhout D et al. No effect of n-3 fatty acids on high sensitivity C-Reactive protein after myocardial infarction : the Alpha Omega Trial Eur J Preven Cardiol 2014 ; 21 : 1429-36
1241. Hooker SP, Diaz KM, Blair SN et al. Association of accelerometer measured sedentary time and physical activity with risk of stroke among US adults JAMA Netw Open 2022 ; 5 (6) : e2215385
1242. Hooper L, Kroon PA, Rimm EB et al. Flavonoids, flavonoïd-rich foods and cardiovascular risk : a meta-analysis of randomised controlled trials Am J Clin Nutr 2008 ; 88 : 38-50
1243. Hooper L, Kay C, Abdelhamid A et al. Effects of chocolate, cocoa, and flavan-3-ols on cardiovascular health : a systematic review and meta analysis of randomized trials Am J Clin Nutr 2012 ; 95 (3) : 740-51
1244. Hooper L, Summerbell CD, Higgins JP et al. Reduced or modified dietary fat for preventing cardiovascular disease Cochrane database systematic revue 2001 ; (3) : CD002137
1245. Hooper L, Thompson RL, Harrison RA et al. Risks and benefits of omega 3 fats for mortality, cardiovascular disease, and cancer : systematic review Br Med J 2006 ; 332 : 752-60
1246. Hooper L, Abdelhamid A, Moore HJ et al. Effect of reducing total fat

intake on body weight : systematic review and meta analysis of randomised controlled trials and cohort studies BMJ 2013 ; 345 : e7666

1247. HOPE 2 Investigators Homocystein lowering with folic acid and B vitamins in vascular disease N Engl J Med 2006 ; 354 : 1567-77

1248. Ho-Pham LT Veganism,bone mineral density, and body composition : a study in Buddhist nuns Osteoporosis International 2009 April 7

1249. Ho-Pham LT, Nguyen ND, Nguyen TV Effect of vegetarian diets on bone mineral density : a Bayesian meta analysis Am J Clin Nutr 2009 ; 90 : 943-50

1250. Ho-Pham LT, Vu BQ, Lai TQ et al. Vegetarianism,bone loss, fracture and vitamin D : a longitudinal study in Asian vegans and non vegans Eur J Clin Nutr 2012 ; 66 : 75-82

1251. Hotchkiss JW, Davies CA, Dundas R et al. Explaining trends in Scottish coronary heart disease mortality between 2000 and 2010 using IMPACTSEC model : retrospective analysis using routine data BMJ 2014 ; 348 : g1088

1252. Hou J, Xing L, Jia H et al. Comparison of intensive vrsus moderate lipid lowering therapy on fibrous cap and atheroma volume of coronary lipid rich plaque using serial optical coherence tomography and intravascular ultrasound imaging Am J Cardiol 2016 ; 117 : 800-6

1253. Houppe JP, Houppe MP, Tarquinio C Le stress en cardiologie Cardiologie Cardinale 2008 ; vol2 : numéro 7 : 102-24

1254. Houston TK Active and passive smoking and development of glucose intolerance among young adults in a prospective cohort : CARDIA Study BMJ 7 Avril 2006 ; 332 : 1064

1255. Houston DK, Tooze JA, Garcia K et al. Protein intake and mobility limitation in community dwelling older adults : the Health ABC Study J Am Geriatr Soc 2017 ; 65 : 1705-11

1256. Hovingh GK, Ray KK, Boekholdt SM Is Cholesterol Ester Transfer Protein Inhibition an effective strategy to reduce cardiovascular risk? CETP as a target to lower CVD risk : suspension of disbelief? Circulation 2015 ; 132 : 433-40

1257. Howard BV, Kuller L, Langer R et al. Risk of cardiovascular disease by hysterectomy status, with and without oophorectomy The Women's Health Initiative Observational Study Circulation 2005 ; 111 : 1462-70

1258. Howard BV, Van Horn L, Hsia J Low fat dietary pattern and risk of cardiovascular disease. The Women's Health Initiative randomized controlled dietary modification trial JAMA 2006 ; 295 : 655-66

1259. Howard BV, Manson JE, Stefanick ML et al. Low fat dietary pattern and weight change over 7 years : the Women's Health Initiative (WHI) Dietary Modification Trial JAMA 2006 ; 295 : 643-54

1260. Hozawa A, Kuriyama S, Nakaya N et al. Green tea consumption is associated with lower psychological distress in a general population : the Ohsaki Cohort Study Am J Clin Nutr 2009 ; 90 : 1390-6

1261. HPS2-THRIVE Collaborative Group Effects of extended release Niacin with Laropiprant in high risk patients N Engl J Med 2014 ; 371 : 203-212
1262. HPS3/TIMI55-REVEAL Collaborative Group Effects of Anacetrapib in patients with atherosclerotic vascular disease N Engl J Med 2017 ; 377 : 1217-27
1263. Hshieh TT, Petrone AB, Gaziano JM et al. Nut consumption and risk of mortality in the Physicians' Health Study Am J Clin Nutr 2015 ; 101 : 407-12
1264. Hsia J, Margolis KL, Eaton CB et al. Prehypertension and cardiovascular disease risk in the Women's Health Initiative Circulation 2007 ; 115 : 855-60
1265. Hsin-Chia Hung Fruit and vegetable intake and risk of major chronic disease Journal of the National Cancer Insitute Vol.96, No21,1577-84, November 3, 2004
1266. Hsu B, Merom D, Blyth FM et al. Exercise intensity, and walking speed as predictors of all cause and cause specific mortality over 7 years in older men : The Concord Health and Aging in Men J Am Med Dir Assoc doi.org/10.1016/j.jamda.2017.08.018.
1267. Hsue PY, Bittner VA, Betteridge J et al. Impact of female sex on lipid lowering, clinical outcomes, and adverse effects in atorvastatin trials Am J Cardiol 2015 ; 115 : 447-53
1268. Hu FB The Mediterranean Diet and Mortality-Olive oil and Beyond N Engl J Med 2003 ; 348 : 2505-06
1269. Hu FB, Broner LL, Willett WC et al. Fish and omega 3 fatty acid intake and risk of coronary heart disease in women JAMA 2002 ; 287 : 1815-21
1270. Hu FB, Cho E, Rexrode KM et al. Fish and long chain omega-3 fatty acid intake and risk of coronary heart disease and total mortality in diabetic women Circulation 2003 ; 107(14) : 1852-57
1271. Hu FB, Stampfer MJ, Manson JE et al. A prospective study of egg consumption and risk of cardiovascular disease in men and women JAMA 1999 ; 281 : 1387-94
1272. Hu FB, Stampfer MJ, Manson JE et al. Dietary fat intake and the risk of coronary heart disease in women N Engl J Med 1997 ; 337 : 1491-99
1273. Hu FB, Stampfer MJ, Manson JE et al. Frequent nut consumption and risk of coronary heart diseasein women : prospective cohort studt BMJ 1998 ; 317 : 1341-5
1274. Hu FB, Stampfer MJ, Manson JE et al. Trends in the incidence of coronary heart disease and changes in diet and lifestyle in women N Engl J Med 2000 ; 343 : 530-37
1275. Hu FB, Willett WC, Li T, et al. Adiposity as compared with physical activity in predicting mortality among women N Engl J Med 2004 ;

351 : 2694-703
1276. Hu FB Are refined carbohydrates worse than saturated fat? Am J Clin Nutr 2010 ; 91 : 1541-2
1277. Hu FB, Willett WC Optimal diets for prevention of coronary heart disease JAMA 2002 ; 288 : 2569-78
1278. Hu FB, Manson JE Omega 3 fatty acids and secondary prevention of cardiovascular disease-Is it just a fish tale? Arch Intern Med 2012 ; 172 (9) : 694-6
1279. Hu FB Resolved : there is sufficient scientific evidence that decreasing sugar sweetened beverage consumption will reduce the prevalence of obesity and obesity related diseases Obes Rev 2013 ; 14 (8) : 606-19
1280. Hu EA, Pan A, Malik V et al. White rice consumption and risk of type 2 diabetes : meta analysis and systematic review BMJ 2012 ; 344 : 1454
1281. Hu EA Lifestyles and risk factors associated with adherence to the mediterranean diet : a baseline assessment of the PREDIMED Trial PloS One 2013 ; 8 : e60166
1282. Hu Y, Zong G, Liu G et al. Smoking cessation, weight change, type 2 diabetes, and mortality N Engl J Med 2018 ; 379 : 623-32
1283. Hu Y, Ding M, Sampson L et al. Intake of whole grain foods and risk of type 2 diabetes : results from three prospective cohort studies BMJ 2020 ; 370 : m2206
1284. Hu P, Dharmayat KI, Stevens CAT et al. Prevalence of familial hypercholesterolemia among the general population and patients with atherosclerotic cardiovascular disease : a systematic review and meta analysis Circulation 2020 ; 141 (22) : 1742-59
1285. Huang V, Munarriz R, Goldstein I Bicycle riding and erectile dysfunction : an increase in interest and concern Journal of Sexual Medicine 2005 ; 2 : 596-604
1286. Huang J, Wang Y, Xie Z et al The anti obesity effects of green tea in human intervention and basic molecular studies Eur J Clin Nutr 2014 ; 68 : 1075-87
1287. Huang M, Quddus A, Stinson L et al. Artificially sweetened beverages, sugar sweetened beverages, plain water, and incident diabetes mellitus in postmenopausal women : the prospective Women's Health Initiative observational study Am J Clin Nutr 2017 ; 106 : 614-22
1288. Huang L, Trieu K, Yoshimura S et al. Effect of dose and duration of reduction in dietary sodium on blood pressure levels : systematic review and meta analysis of randomised trials BMJ 2020 : 368 : m315
1289. Huang B, Duncan MJ, Cistulli PA et al. Sleep and physical activity in relation to all cause, cardiovascular disease and cancer mortality risk Br J Sports Med 2022 ; 56 : 718-24
1290. Huber AH, Kampf JP, Kwan T et al. Usefulness of serum unbound free fatty acid levels to predict death early in patients with ST segment elevation myocardial infarction (from the Thrombolysis In Myocardial

Infarction TIMIII Trial) Am J Cardiol 2014 ; 113 : 279-84
1291. Huby AC, Antonova G, Groenendyk J et al. Adipocyte derived hormone Leptin is a direct regulator of Aldosterone secretion, which promotes endothelial dysfunction and cardiac fibrosis Circulation 2015 ; 132 : 2134-45
1292. Huede B Cognitive decline and fatty acid composition of erythrocyte membranes The EVA Study Am J Clin Nutr 2003 ; 77(4) : 803-08
1293. Huffman MD, Capewell S, Ning H et al. Cardiovascular Health Behavior and health factor changes (1988-2008) and projections to 2020. Results from the National Health and Nutrition Examination Surveys Circulation 2012 ; 125 : 2595-2602
1294. Huffman MD, Patel A Polypills-A central strategy for improving cardiovascular health N Engl J Med 2021 ; 384 : 288-9
1295. Huffman JC, Feig EH, Millstein RA et al. Usefulness of a positive psychology motivational interviewing intervention to promote positive affect and physical activity after an acute coronary syndrome Am J Cardiol doi.org/10.1016/j.amjcar.2019.03.023
1296. Hulbert M, Turner ME, Hopman WM et al. Changes in vascular calcification and bone mineral density in calcium supplement users from the Canadian multi-center osteoporosis study (CaMOS) Atherosclerosis doi : 10.1016/j.atherosclerosis.2019.12.003
1297. Hullings AG, Sinha R, Liao LM et al. Whole grain and dietary fiber intake and risk of colorectal cancer in the NIH-AARP Diet and Health Study cohort Am J Clin Nutr 2020 ; 112 (3) : 603-12
1298. Huncharek M, Muscat J, Kupelnick B Dairy products, dietary calcium and vitamin D intake as risk factors for prostate cancer : a meta-analysis of 26,769 cases from 45 observational studies Nutr Cancer 2008 ; 60 (4) : 421-41
1299. Hung RJ, Zhang ZF, Rao JY et al. Protective effects of plasma carotenoids on the risk of bladder cancer J Urol 2006 ; 176 : 1192-7
1300. Hunt KJ, Resendez RG, Williams K et al. National Cholesterol Education Program versus World Health Organization metabolic syndrome in relation to all cause and cardiovascular mortality in the San Antonio Heart Study Circulation 2004 ; 110 : 1251-7
1301. Hunt SC, Kimura M, Hopkins PN et al. Leukocyte telomere length and coronary artery calcium Am J Cardiol 2015 ; 116 : 214 -8
1302. Hunter JE, Zhang J, Kris-Etherton PM Cardiovascular disease risk od dietary stearic acid compared with trans, other saturated, and unsaturated fatty acids : a systematic review Am J Clin Nutr 2010 ; 91 : 46-63
1303. Huo R, Du T, Xu Y et al. Effects of Mediterranean style diet on glycemic control, weight loss and cardiovascular risk factors among type 2 diabetes individuals : a meta analysis Eur J Clin Nutr 2015 ; 69 : 1200-8

1304. Huo X, Gao L, Guo L et al. Risk of non fatal cardiovascular diseases in early onset versus late onset type 2 diabetes in China : a cross sectional study Lancet Diabetes Endocrinol 2015 ; doi : 10.1016/S2213-8587 (15) 00508-2
1305. Hürlimann D, Forster A, Noll G et al. Anti-tumor necrosis factor-α treatment improves endothelial function in patients with rheumatoid arthritis Circulation 2002 ; 106 : 2184-87
1306. Husemoen LLN, Skaaby T, Thuesen BH Serum 25 (OH)D and incident type 2 diabetes : a cohort study Eur J Clin Nutr 2012 ; 66 : 1309-14
1307. Hutchinson J, Burley VJ, Greenwood DC et al. General supplement use, subsequent use and cancer risk in the UK Women's Cohort Study Eur J Clin Nutr 2014 ; 68 : 1095-1100
1308. Huxley RR, Barzi F, Hing Lam T et al. Isolated low levels of high density lipoprotein cholesterol are associated with an increased risk of coronary heart disease. An individual participant data meta analysis of 23 studies in the Asia-Pacific region Circulation 2011 ; 124 : 2056-64
1309. Huxley RR Physical activity. Can there be too much of a good thing? Circulation 2015 ; 131 : 692-4
1310. Hvidtfeldt UA, Tolstrup JS, Jakobsen MU et al. Alcohol intake and risk of coronary heart disease in younger, middle-aged, and older adults Circulation 2010 ; 121 : 1589-97
1311. Hyttinen L, Strandberg TE, Strandberg AY et al. Effect of cholesterol on mortality and quality of life up to a 46 year follow up Am J Cardiol 2011 ; 108 : 677-81
1312. Icken D, Feller S, Engeli S et al. Caffeine intake is related to successful weight loss maintenance Eur J Clin Nutr 2016 ; 70 : 532-4
1313. Idriss NS, Evelein AMV, Geerts CC et al. Effect of physical activity on vascular characteristics in young children Eur J Preven Cardiol 2015 ; 22 : 656-64
1314. Iestra JA, Kromhout D, van der Schouw YT et al.Effect size estimates of lifestyle and dietary changes on all cause mortality in coronary artery disease patients Circulation 2005 ; 112 : 924-34
1315. Iguacel I, Miguel-Berges ML, Gomez-Bruton A et al. Veganism, vegetarianism, bone mineral density, and fracture risk : a systematic review and meta-analysis Nutrition Reviews 2018 doi : 10.1093/nutrit/nuy045
1316. Ikeda Y, Shimada K, Teramoto T et al. Low dose aspirin for primary prevention of cardiovascular events in Japanese patients 60 years or older with atherosclerotic risk factors JAMA 2014 ; 312 (23) : 2510-20
1317. Ikramuddin S, Korner J, Lee WJ et al. Roux en Y gastric bypass vs intensive medical management for the control of type 2 diabetes, hypertension and hyperlipidemia : the Diabetes Surgery Study randomized clinical trial JAMA 2013 ; 309 : 2240-9

1318. Iliodromiti S, Celis-Morales CA, Anderson J et al. The impact of confounding on the associations of different adiposity measures with the incidence of cardiovascular disease : a cohort study of 296 535 adults of white European descent Eur Heart J doi.org/10.1093/eurheartj/ehy057
1319. Imamura F, Lemaitre R, King IB et al. Novel circulating fatty acid patterns and risk of cardiovascular disease : the Cardiovascular Health Study Am J Clin Nutr 2012 ; 96 : 1252-61
1320. Imamura F Consumption of sugar sweetened beverages, artificially sweetened beverages, and fruit juice and incidence of type 2 diabetes : systematic review, meta analysis, and estimation of population attributable fraction BMJ 2015 ; 351 : h3576
1321. Imatoh T, Tanihara S, Miyazaki M et al. Coffee consumption but not green tea consumption is associated with adiponectin levels in Japanese males Eur J Nutr 2010 Oct 16
1322. Imhof A, Woodward M, Doering A et al. Overall alcohol intake, beer, wine, and systemic markers of inflammation in Western Europe : results from three MONICA samples Eur Heart J 2004 ; 25 : 2092-2100
1323. Imran TF, Orkaby A, Chen J et al. Walking pace is inversely associated with risk of death and cardiovascular disease : the Physicians' Health Study Atherosclerosis 2019 ; 289 : 51-6
1324. INCA Fiche repère. Nutrition et prevention des cancers Décembre 2019
1325. INCA Fiche repère. Jeûne, regimes restrictifs et cancer Novembre 2017
1326. Inge TH, Anita D, Courcoulas AP et al. Weight loss and health status 3 years after bariatric surgery in adolescents N Engl J Med 2016 ; 374 : 113-23
1327. Inge TH, Courcoulas AP, Jenkins TM Five year outcomes of gastric bypass in adolescents as compared with adults N Engl J Med 2019 ; 380 : 2136-45
1328. Ingelfinger JR, Rosen CJ STEP 1 for effective weight control-Another first step ? N Eng J Med 2021 ; 384 : 1066-7
1329. Inoue M Influence of coffee drinking on subsequent risk of hepatocellular carcinoma : a prospective study in Japan Journal of the National Cancer Institute Vol.97, No.4, 293-300, February 16, 2005
1330. Inoue-Choi M, Liao LM, Reyes-Guzman C et al. Association of long term, low intensity smoking with all cause specific mortality in the NIH-AARP Diet and Health Study JAMA Intern Med. doi:10.1001/jamainternmed.2016.7511
1331. Inoue-Choi M, Christensen CH, Rostron BL et al. Dose response association of low intensity and nondaily smoking with mortality in the United States JAMA Network 2020 ; 3 (6) : e206436
1332. Inouye M, Abraham G, Nelson CP et al. Genomic risk prediction of coronary artery disease in 480,000 adults. Implications for primary

prevention JACC 2018 ; 72 (16) : 1883-93
1333. INRAE La nouvelle alliée de votre microbiote INRAE 28 Février 2020
1334. Institute of Medicine Dietary reference intakes : Energy, carbohydrates, fiber, fat, fatty acids, cholesterol, protein and amino acids Washington, DC : National Academies Press ; 2002
1335. Intwala S, Balady GJ Physical activity in the prevention of heart failure. Another step forward Circulation 2015 ; 132 : 1777-9
1336. InVS, BEH n°49-50 (16 Décembre 2008)
1337. Iqbal R, Anand S, Ounpuu S et al. Dietary patterns and the risk of acute myocardial infarction in the 52 countries. Results of the INTERHEART Study Circulation 2008 ; 118 : 1929-37
1338. Ishii H, Kobayashi M, Kurebayashi N et al. Impact of Angiotensin II receptor blocker therapy (Olmesartan or Valsartan) on coronary atherosclerotic plaque volume measured by intravascular ultrasound with stable angina pectoris Am J Cardiol 2013 ; 112 : 363-8
1339. Iso H, Kobayashi M, Ishihara J et al Intake of fish and n3 fatty acids and risk of coronary heart disease among Japanese Circulation 2006 ; 113 : 195-202
1340. Iversen B, Jacobsen BK, Lochen ML Active and passive smoking and the risk of myocardial infarction in 24,968 men and women during 11 year of follow-up : the Tromso Study Eur J Epidemiol 2013 ; 28 : 659-67
1341. Ivey KL, Hodgson JM, Croft KD et al. Flavonoid intake and all cause mortality Am J Clin Nutr 2015 ; 101 : 1012-20
1342. Iwatsuka R, Matsue Y, Yonetsu T et al. Arterial inflammation measured by 18F-FDG-PET-CT to predict coronary events in older subjects Atherosclerosis 2018 ; 268 : 49-54
1343. Jacka FN, Pasco JA, Mykletun A et al Association of western and traditional diets with depression and anxiety in women Am J Psychiatry 2010 ; 167 (3) : 305-11
1344. Jackevicius C, Li P, Tu JV et al. Prevalence, Predictors, and outcomes of primary nonadherence after acute myocardial infarction Circulation 2008 ; 117 : 1028-36
1345. Jackson R Cardiovascular risk prediction : are we there yet? Heart 2008 ; 94 : 1-3
1346. Jackson R, Kerr A, Wells S Vascular risk calculators. Essential but flawed clinical tools? Circulation 2013 ; 127 : 1929-31
1347. Jacobs EJ, Newton CC, Wang Y et al. Waist circumference and all cause mortality in a large US cohort Arch Intern Med 2010 ; 170 (15) : 1293-1301
1348. Jackson SL, Cogswell ME, Zhao L et al. Association between urinary sodium and potassium excretion and blood pressure among adults in the United States : National Health And Nutrition Examination Survey, 2014 Circulation 2018 ; 137 : 237-46

1349. Jacobson TA Secondary prevention of coronary artery disease with Omega-3 fatty acids Am J Cardiol 2006 ; 98 : 61i-70i)
1350. Jafri H, Alsheikh AA, Karas RH Meta-analysis : statin therapy does not alter the association between low levels of high density lipoprotein cholesterol and increased cardiovascular risk Ann Int Med 2010 ; 153 : 800-8
1351. Jain N, Minhajuddin AT, Neeland IJ et al. Association of urinary sodium to potassium ratio with obesity in a multiethnic cohort Am J Clin Nutr 2014 ; 99 (5) : 992-8
1352. Jaiswal S, Natarajan P, Silver AJ et al. Clonal hematopoiesis and risk of atherosclerotic cardiovascular disease N Engl J Med 2017 ; 377 : 111-21
1353. Jakicic JM, Marcus BH, Lang W et al. Effect of exercise on 24 month weight loss maintenance in overweight women Arch Intern Med 2008 ; 168 : 1550-60
1354. Jakobsen MU, O'Reilly EJ, Heitmann BL et al. Major types of dietary fat and risk of coronary heart disease : a pooled analysis of 11 cohort studies Am J Clinical Nutr 2009 ; 89 : 1425-32
1355. Jakobsen MU, Dethlefsen C, Joensen AM et al. Intake of carbohydrates compared with intake of saturated fatty acids and risk of myocardial infarction : importance of the glycemic index Am J Clin Nutr 2010 ; 91 : 1764-8
1356. Jakubowicz D, Barnea M, Wainstein J et al. High caloric intake at breakfast vs dinner differentially influences weight loss of overweight and obese women Obesity 2013 ; 21 : 2504-12
1357. Janesick AS, Blumberg B Obesogens : an emerging threat to public health Am J Obst and Gynecol 2016 ; 214 : 559-65
1358. Jans A, Szabo E, Näslund I et al. Factors affecting relapse of type 2 diabetes after bariatric surgery in Sweden 2007-2015 : a registry-based cohort study Surg Obes Relat Dis 2022 ; 18 (3) : 305-12
1359. Janssen F L'influence du tabac sur la mortalité en Europe INED Population et Sociétés Novembre 2019 n° 571
1360. Jarvie JL, Whooley MA, Regan MC et al. Effect of physical activity level on biomarkers of inflammation and insulin resistance over 5 years in outpatients with coronary heart disease (from the Heart and Soul Study) Am J Cardiol 2014 ; 114 : 1192-7
1361. Jastreboff AM, Aronne LJ, Ahmad NN Tirzepatide once weekly fort he treatment of obesity N Engl J Med 2022 ; 387 (3) : 205-16
1362. Jauch-Chara K, Kistenmacher A, Herzog N et al. Repetitive electric brain stimulation reduces intake in humans Am J Clin Nutr 2014 ; 100 : 1003-9
1363. Jayalath VH, de Souza R, Ha V et al. Sugar sweetened beverage consumption and incident hypertension : a systematic review and meta analysis of prospective cohorts Am J Clin Nutr 2015 ; 102 : 914-21

1364. Jayedi A, Zargar MS Dietary calcium intake and hypertension risk : a dose response meta analysis of prospective cohort studies Eur J Clin Nutr 2019 ; 73 : 969-78
1365. Jayedi A, Soltani S, Sadat Zargar M et al. Central fatness and risk of all cause mortality : systematic review and dose response meta analysis of 72 prospective cohort studies BMJ 2020 ; 370 : m3324
1366. Jebb SA, Ahern AL, Olson AD et al. Primary care referral to a commercial provider for weight loss treatment versus standard care : a randomised controlled trial Lancet 2011 ; 378 : 1485-92
1367. Jeevarethinam A, Venuraju S, Dumo A et al. Usefulness of carotid plaques as predictors of obstructive coronary artery disease and cardiovascular events in asymptomatic individuals with diabetes mellitus Am J Cardiol 2018 ; 121 : 910-6
1368. Jefferson AL Vascular risk factors and midlife cognition Circulation 2014 ; 129 : 1548-50
1369. Jelic S, Lederer DJ, Adams T et al. Vascular inflammation in obesity and sleep apnea Circulation 2010 ; 121 : 1014-21
1370. Jenkins DJ, Kendall CW, Axelsen M et al. Viscous and non viscous fibres, non absorbable and low glycemic index carbohydrates, blood lipids and coronary heart disease Curr Opin Lipidol 2000 ; 11 : 49-56
1371. Jenkins DJ, Kendall CW, Augustin LS et al. Effect of legumes as part of a low glycemic index diet on glycemic control and cardiovascular risk factors in type 2 diabetes mellitus : a randomized controlled trial Arch Intern Med 2012 ; 22 : 1-8
1372. Jenkins DJ, Spence JD, Giovannucci EL et al. Supplemental vitamins and minerals for CVD prevention and treatment J Am Coll Cardiol 2018 ; 71 : 2570-84
1373. Jenkins DJ, Dehghan M, Mente A et al. Glycemic index, glycemic load, and cardiovascular disease and mortality N Engl J Med 2021 ; 384 : 1312-22
1374. Jennings A, Cashman KD, Gillings R et al. A Mediterranean like dietary pattern with vitamin D3 supplements reduced the rate of bone loss in older Europeans with osteoporosis at baseline : results of a 1-y randomized controlled trial Am J Clin Nutr 2018 ; 108 : 1-8
1375. Jennings A, Berendsen AM, de Groot L et al. Mediterranean-style diet improves systolic blood pressure and arterial stiffness in older adults. Results of a 1 year European multi center trial Hypertension 2019 ; 73 : 578-86
1376. Jennings CS, Astin F, Prescott E et al. Barriers to medication adherence in patients with cardiovascular disease from 12 countries : survey results from the EOROASPIRE V collaborative study EuroHeartCare 2019 2-4 May 2019 Milan Italy
1377. Jensen MK, Chiuve SE, Rimm EB et al. Obesity, behavioral lifestyle factors, and risk of acute coronary events Circulation 2008 ; 117 : 3062-

69
1378. Jensen T, Borch-Johnsen K, Kofoed-Enevoldsen A et al. Coronary heart disease in young type 1 diabetic patients with and without diabetic nephropathy : incidence and risk factors Diabetologia 1987 ; 30 : 144-8
1379. Jensen MT, Suadicani P, Hein HO et al. Elevated resting heart rate, physical fitness and all cause mortality : a 16 year follow up in the Copenhagen Male Study Heart 2013 ; 99 : 882-7
1380. Jeong SM, Jeon KH, Shin DW et al. Smoking cessation, but not reduction, reduces cardiovascular disease incidence Eur Heart J 2021 ; 42 (40) : 4141-53
1381. Jeppesen J, Hein HO, Suadicani P et al. Triglyceride concentration and ischemic heart disease Circulation 1998 ; 97 : 1029-36
1382. Jguirim-Souissi I, Jelassi A, Addad F et al. Plasma metalloproteinase-12 and tissue inhibitor of metalloproteinase-1 levels and presence, severity, and outcome of coronary artery disease Am J Cardiol 2007 ; 100 : 23-7
1383. Jha P, Ramasundarahettige C, Landsman V et al. 21 st-century hazards of smoking and benefits of cessation in the United States N Engl J Med 2013 ; 368 : 341-50
1384. Jhamnani S, Patel D, Heimlich L et al. Meta analysis of the effects of lifestyle modifications on coronary and carotid atherosclerotic burden Am J Cardiol 2015 ; 115 (2) : 268-75
1385. Jia X, Sun W, Hoogeveen RC et al. High sensitivity Troponin I and incident coronary events, stroke, heart failure hospitalization, and mortality in the ARIC study Circulation 2019 doi.org/10.1161/CIRCULATIONAHA.118.038772
1386. Jia J, Zhao T, Liu Z et al. Association between healthy lifestyle and memory decline in older adults : 10 year, population based, prospective cohort study BMJ 2023 ; 380 : e072691
1387. Jialal I, Devaraj S Role of CReactive protein in the assessment of cardiovascular risk Am J Cardiol 2003 ; 91 : 200-02
1388. Jialal I, Devaraj S Antioxydants and atherosclerosis Don't throw out the baby with the bath water Circulation 2003 ; 107 : 926-28
1389. Jiang H, Dongfeng G, Jing C et al. Gender difference in blood pressuer response to dietary sodium intervention in the GenSalt Study J Hypertension 2009 ; 27 : 48-54
1390. Jiang H, Dongfeng G, XiguiWu et al. Effect of soybean protein on blood pressure : a randomized, controlled trial Ann Int Med 2005 ; 143 : 1-9
1391. Jiang C, Cifu AS, Sam S Obesity and weight management for prevention and treatment of type 2 diabetes JAMA 2022 ; 328 (4) : 389-90
1392. Jianguang J, Zöller B, Sundquist K et al. Increased risks of coronary

heart disease and stroke among spousal caregivers of cancer patients Circulation 2012 ; 125 : 1742-7
1393. Jiao J, Liu G, Shin HJ et al. Dietary fats and mortality among patients with type 2 diabetes : analysis in two population based cohort studies BMJ 2019 ; 366 : l4009
1394. Jimba T, Kaneko H, Yano Y Relation of the metabolic syndrome to incident colorectal cancer in young adults aged 20 to 49 years Am J Cardiol 2021 ; 158 : 132-8
1395. Jimenez-Torres J, Alcala-Diaz JF, Torres-Pena JD et al. Mediterranean diet reduce atherosclerosis progression in coronary heart disease : an analysis of the CORDIOPREV randomized controlled trial Stroke 2021 ; 52 (11) : 3440-9
1396. Jobbé-Duval M Evaluation des facteurs de risque en l'an 2002 Athérothrombose pratique 2002 ; 2 : 1-2
1397. Joensen AM, Overvad K, Dethlefsen C et al . Marine n-3 polyunsaturated fatty acids in adipose tissue and the risk of acute coronary syndrome Circulation 2011 ; 124 (11) : 1232-8
1398. Joffre C Encore une place pour les oméga 3 en neurologie (fonctions cognitives) Journées Francophones de Nutrition 9-11 Décembre 2015
1399. Johansen D, Friis K, Skovenborg E et al. Food buying habits of people who buy wine or beer : cross sectional study Br Med J 2006 ; 332 : 519-21
1400. Johansen ME, Hefner JL, Foraker RE et al. Antiplatelet and stain use in US patients with coronary artery disease categorized by race/ethnicity and gender, 2003 to 2012 Am J Cardiol 2015 ; 115 : 1507-12
1401. Johnsen SH, Mathiesen EB, Fosse E et al. Elevated high density lipoprotein cholesterol levels are protective against plaque progression A follow up study of 1952 persons with carotid atherosclerosis The Tromso Study Circulation 2005 ; 112 : 498-504
1402. Johnson JL, Slentz CA, Houmard JA et al. Exercise training amount and intensity effects on metabolic syndrome (from studies of a targeted risk reduction intervention through defined exercise) Am J Cardiol 2007 ; 100 : 1759-66
1403. Johnson RK. Reducing intake of sugar sweetened beverages is vital to improving our Nation's Health Circulation 2016 ; 133 : 347-9
1404. Johnson BC, Zeraatkar D, Han MA et al. Unprocessed red meat and processed meat consumption : dietary guideline recommandations from the Nutritional Recommandation (RECS) Consortium Ann Intern Med 2019 doi : 10.7326/M19-1621
1405. Johnson NA, Sultana RN, Brown WJ et al. Physical activity in the management of obesity in adults : a position statement from Execise and Sport Science Australia J Sci Med Sport 2021 ; 24 (12) : 1245-54
1406. Johnston DW Lifestyle changes after a myocardial infarction Heart 1999 ; 82 : 543-44

1407. Johnston BC, Zeraatkar D, Vernooij RWM et al. Unprocessed red meat consumption : dietary guideline recommendations from the Nutritionnal Recmmendations (NutriRECS) Consortium Ann Intern Med 2019 ; doi : 10.7326/M19-1621
1408. Jolly MA, Brennan DM, Cho L Impact of exercise on heart rate recovery Circulation 2011 ; 124 : 1520-6
1409. Jones WS, Mulder H, Wruck LM et al. Comparative effectiveness os aspirin dosing in cardiovascular disease N Engl J Med 2021 ; 384 : 1981-90
1410. Joo EJ, Chang Y, Kwon MJ et al. High risk human papillomavirus infection and the risk of cardiovascular disease in Korean women : a cohort study Circulation Research 2019 doi : 10.1161/CIRCRESAHA.118.313779
1411. Joosten MM, Gansevoort RT, Mukamal KJ et al. Urinary and plasma magnesium and risk of ischemic heart disease Am J Clin Nutr 2013 ; 97 (6) : 1299-1306
1412. Joosten MM, Gansevoort RT, Mukamal KJ et al. Sodium excretion and risk of developing coronary heart disease Circulation 2014 ; 129 : 1121-8
1413. Jorstad HT, Colkesen EB, Mineboo M et al. The Systematic Coronary Risk Evaluation (SCORE) in a large UK population : 10 year follow-up in the EPIC-Norfolk prospective population study Eur J Preven Cardiol 2015 ; 22 : 119-26
1414. Joseph G, Marott JL, Torp-Pedersen C et al. Dose response association between level of physical activity and mortality in normal, elevated, and high blood pressure Hypertension 2019 ; 74 (6) : 1307-15
1415. Joshi PH, Toth PP, Lirette ST et al. Association of high density lipoprotein subclasses and incident coronary heart disease : the Jackson Heart and Framingham Offspring Cohort Studies Eur J Preven Cardiol 2016 ; 23 : 41-9
1416. Jousilahti P, Laatikainen T, Peltonen M et al. Primary prevention and risk factor reduction in coronary heart disease mortality among working aged men and women in eastern Finland over 40 years : population based observational study BMJ 2016 ; 352 : i721
1417. Jouven X, Charles MA, Desnos M et al. Circulating nonesterified fatty acid level as a predictive risk factor for sudden death in the population Circulation 2001 ; 104 : 756-61
1418. Jouven X Centenary of the Tour de France Group : mortality of French participants from the Tour de France 1947-2012. European Society of Cardiology Amsterdam 31 August-4 September 2013
1419. Juan J, Liu G, Willett WC et al. Whole grain consumption and risk of ischemic stroke : results from 2 prospective cohort studies Stroke 2017 ; 48 : 3203-9
1420. Juanola-Falgarona M, Salas-Salvado J, Ibarrola-Jurado N et al. Effect

of the glycemic index of the diet on weight loss, modulation of satiety, inflammation, and other metabolic risk factors : a randomized controlled trial Am J Clin Nutr 2014 ; 100 : 27-35
1421. Juhola J, Magnussen CG, Berenson GS et al. Combined effects of child and adult elevated blood pressure on subclinical atherosclerosis. The International Childhood Cardiovascular Cohort Consortium Circulation 2013 ; 128 : 217-24
1422. Jula A, Marniemi J, Huupponen R et al. Effects of diet and Simvastatin on serum lipids, Insulin, and Antioxidants in Hypercholesterolemic men JAMA 2002 ; 287 : 598-605
1423. Jula A, Marniemi J, Rönnemaa T et al. Effects of diet and simvastatin on fatty acid composition in hypercholesterolemic men Arteriosclerosis, Thrombosis, and Vascular Biology 2005 ; 25 : 1952-64
1424. Julius S, Palatini P, Kjeldsen SE et al. Usefulness of heart rate to predict cardiac events in treated patients with high risk systemic hypertension Am J Cardiol 2012 ; 109 : 685-92
1425. Jun JE, Jeong IK, Ahn KJ et al. Statin use for primary prevention in patients with type 2 diabetes : can it benefit all ages ? A nationwide propensity-matched cohort study Diabetes Res Clin Pract 2021 ; 180 : 109044
1426. Juntunen KS, Laaksonen DE, Poutanen KS et al. High fiber rye bread and insulin secretion and sensitivity in healthy post menopausal women Am J Clin Nutr 2003 ; 77 : 385-91
1427. Juonala M, Viikari JSA, Alfthan G et al. Brachial artery flow mediated dilation and asymmetrical Dimethylarginine in the Cardiovascular Risk in Young Finns Adults Circulation 2007 ; 116 : 1367-73
1428. Juonala M, Magnussen CG, Venn A et al. Influence of age on associations between childhood risk factors and carotid intima media thickness in adulthood Circulation 2010 ; 122 : 2514-20
1429. Juraschek SP, Guallar E, Appel LJ et al. Effects of vitamin C supplementation on blood pressure : a meta analysis of randomized controlled trials Am J Clin Nutr 2012 ; 95 : 1079-88
1430. Juraschek SP, Kovell LC, Appel LJ et al. Associations between dietary patterns and subclinical cardiac injury : an observational analysis Ann Intern Med doi.org/10.7326/M20-0336
1431. Kabat GC, Kim MY, Verma AK et al. Platelet count and total and cause specific mortality in the Women's Health Initiative Ann Epidem 2017 ; 27 : 274-80
1432. Kaczorowski J, Chambers LW, Dolovich L et al. Improving cardiovascular health at population level : 39 community cluster randomised trial of Cardiovascular Health Awareness Program (CHAP) BMJ 2011 ; 342 : d442
1433. Kahn R, Robertson RM, Smith R et al. The impact of prevention on

reducing the burden of cardiovascular disease Circulation 2008 ; 118 : 576-85
1434. Kai SHY, Bongard V, Simon C et al. Low fat and high fat dairy products are differently related to blood lipids and cardiovascular risk score Eur J Preven Cardiol 2014 ; 21 : 1557-67
1435. Kalegeropoulos AP, Georgiopoulou VV, Murphy RA et al. Dietary sodium content, mortality, and risk for cardiovascular events in older adults. The Health, Aging, and Body Composition Study JAMA Intern Med 2015 ; 175 : 410-9
1436. Kalmijn S Fatty acid intake and the risk of dementia and cognitive decline:a review of clinical and epidemiological studies J Nutr Health Aging 2000 ; 4 : 202-07
1437. Kalstad AA, Myhre PL, Laake K et al. Effects of n-3 fatty acid supplements in elderly patients after myocardial infarction. A randomized, controlled trial Circulation 2021 ; 143 : 528-39
1438. Kaluza J, Hakansson N, Wolk A Diet quality and mortality Eur J Clin Nutr 2009 ; 63 : 451-7
1439. Kaluza J, Hakansson N, Harris HR et al. Influence of anti-inflammatory diet and smoking on mortality and survival in men and women : two prospective cohort studies J Intern Med 2018 doi : 10.1111/joim.12823
1440. Kanarek M, Petrova B, Sabatini DM Dietary modifications for enhanced cancer therapy Nature 2020 ; 579 : 507-17
1441. Kaneko H, Itoh H, Yotsumoto H et al.Association of body weight gain with subsequent cardiovascular event in the non obese general population without overt cardiovascular disease Atherosclerosis 2020 doi.org/10.1016/j.atherosclerosis.2020.05.015
1442. Kang JH, Cook NR, Manson JE et al. Vitamin E, Vitamin C, Béta Carotene, and cognitive function among women with or at risk of cardiovascular disease. The Women's Antioxydant and Cardiovascular Study Circulation 2009 ; 119 : 2772-80
1443. Kang JH, Peng C, Rhee JJ et al. Prospective study of a diabetes risk reduction diet and the risk of breast cancer Am J Clin Nutr 2020 ; 112 (6) : 1492-1503
1444. Kannel WB, McGee D, Gordon T A general cardiovascular risk profile : the Framingham Study Am J Cardiol 1976 ; 38(1) : 46-51
1445. Kaplan H, Thompson RC, Trumble BC et al. Coronary atherosclerosis in indigenous South American Tsimane : a cross sectional cohort study Lancet 2017 ; 389 (10080) : 1730-9
1446. Kappert K, Böhm M, Schmieder R et al. Impact of sex on cardiovascular outcome in patients at high cardiovascular risk Circulation 2012 ; 126 : 934-41
1447. Karalis DG, Ishisaka DY, Luo D et al. Effects of increasing doses of atorvastatin on the atherogenic lipid subclasses commonly associated with hypertriglyceridemia Am J Cardiol 2007 ; 100 : 445-49

1448. Karamanos B, Thanopoulou A, Anastasiou E et al. Relation of the Mediterranean diet with the incidence of gestational diabetes Eur J Clin Nutr 2014 ; 68 : 8-13
1449. Karim R, Hodis HN, Detrano R et al. Relation of Framingham risk score to subclinical atherosclerosis evaluated across three arterial sites Am J Cardiol 2008 ; 102 : 825-30
1450. Karlson BW, Palmer MK, Nicholls SJ et al. A VOYAGER meta analysis of the impact of statin therapy on low density lipoprotein in cholesterol and triglyceride levels in patients with hypertriglyceridemia Am J Cardiol 2016 ; 117 : 1444-8
1451. Karppi J, Laukkanen JA, Sivenius J et al. Serum lycopene decreases the risk of stroke in men : a population based follow up study Neurology 2012 ; 79 : 1540-7
1452. Karthikeyan G, Teo KK, Islam S et al. Lipid profile, plasma apolipoproteins, and risk of a first myocardial infarction among Asians. An analysis from the INTERHEART Study J Am Coll Cardiol 2009 ; 53 : 244-53
1453. Kass L, Weekes J, Carpenter L Effect of magnesium supplementation on blood pressure : a meta-analysis Eur J Clin Nutr 2012 ; 66 : 411-8
1454. Kastelein JJP, Stroes ESG FISHing for the miracle of Eicosapentaenoic acid
N Engl J Med 2019 ; 380 : 89-90
1455. Kastorini CM, Milionis HJ, Esposito K et al. The effect of Mediterranean diet on metabolic syndrome and its components J Am Coll Cardiol 2011 ; 57 : 1299-1313
1456. Kastorini CM, Georgousopoulou E, Vemmos KN et al. Comparative analysis of cardiovascular disease risk factors influencing non fatal acute coronary syndrome and ischemic stroke Am J Cardiol 2013 ; 112 : 349-54
1457. Kataoka Y, Hammadah M, Puri R et al. Plaque microstructures in patients with coronary artery disease who achieved very low density lipoprotein cholesterol levels Atherosclerosis 2015 ; 242 : 490-5
1458. Katz DL, Doughty K, Ali A Cocoa and chocolate in human health and disease Antioxid Redox Signal 2011 ; 15 : 2779-2811
1459. Katzmarzyk PT Standing and mortality in a prospective cohort of Canadian adults Med Sci Sports Exerc 2014 ; 46 : 940-6
1460. Kalyani RR Glucose-lowering drugs to reduce cardiovascular risk in type 2 diabetes N Engl J Med 2021 ; 384 : 1248-60
1461. Karl JP, Meydani M, Barnett JB et al. Substituting whole grains for refined grains in a 6-wk randomized trial favourably affects energy balance metrics in healthy men and postmenopausal women Am J Clin Nutr 2017 ; 105 : 589-99
1462. Karlson BW, Palmer MK, Nicholls S et al. A VOYAGER meta analysis of the impact of statin therapy on low density lipoprotein cholesterol

and triglycerides levels in patients with hypertriglyceridemia Am J Cardiol 2016 ; 117 : 1444-8
1463. Karmali K, Lloyd-Jones DM, Berendsen MA et al. Drugs for primary prevention of atherosclerotic cardiovascular disease JAMA Cardiol 2016 ; 1 : 341-9
1464. Katagiri R, Goto A, Sawada N et al. Dietary fiber intake and total and cause-specific mortality : the Japan Public Health Center-based prospective study Am J Clin Nutr 2020 ; 111 (5) : 1027-35
1465. Kathiresan S, Melander O, Anevski D et al. Polymorpisms associated with cholesterol and risk of cardiovascular events N Engl J Med 2008 ; 358 : 1240-9
1466. Katzmarzyk PT, Friedenreich C, Shiroma EJ et al. Physical inactivity and non communicable disease burden in low income, middle income and high income countries Br J Sports Med 2022 ; 56 : 101-6
1467. Kaufman JD, Adar SD, Barr RG et al. Assocition betwenn air pollution and coronary artery calcification within six metropolitan areas in the USA (the Multi Ethnic Study of Aterosclerotic Study of Atherosclerosis and Air Pollution) : a longitudinal cohort study Lancet 2016 ; 380 : 696-704
1468. Kaur M, Singh N, Sharma G et al. To study the efficacy and tolerability of fenugreek powder as add-on-therapy with metformin in patients of type 2 diabetes mellitus Int J Basic and Clin Pharmacol 2016 ; 5 : 378-383
1469. Kawamoto A, Gwon HC, Iwaguro H et al. Therapeutic potential of ex vivo expanded endothelial progenitor cells for myocardial ischemia Circulation 2001 ; 103 : 634-7
1470. Kawashiri MA, Nohara A, Higashikata T et al. Impact of evolocumabtreatment on low density lipoprotein cholesterol levels in heterozygous familial hypercholesterolemic patients withdrawingfrom regular apheresis Atherosclerosis 2017 ; 265 : 225-30
1471. Kayser KA, Brown AW, Bohan Brown MM et al. Increased fruit and vegetable intake has no discernible effect on weight loss : a systematic review and meta analysis Am J Clin Nutr 2014 ; 100 : 567-76
1472. Kaze AD, Rosen HN, Paik JM A meta analysis of the association between body mass index and risk of vertebral fracture Osteoporosis Int 2018 ; 29 : 31-9
1473. Keaney JF, Curfman GD, Jarcho JA A pragmatic view of the new cholesterol treatment guidelines N Engl J Med 2013 On line first DOI : 10.1056/NEJMms1314569
1474. Keavney B C Reactive Protein and the risk of cardiovascular disease BMJ 2011 ; 342 : d144
1475. Keaney JE, Rosen CJ VITAL signs for dietary supplementation to prevent cancer and heart disease N Engl J Med 2019 ; 380 : 91-3
1476. Keene D, Price C, Shun-Shin MJ et al. Effect on cardiovascular risk of

high density lipoprotein targeted drug treatments niacin, fibrates and CETP inhibitors : meta analysis of randomised controlled trials including 117 411 patients BMJ 2014 ; 349 : g4379
1477. Keidar S, Kaplan M, Pavlotzky E et al. Aldosteron administration to mice stimulates macrophage NADPH oxidase and increases atherosclerosis development Circulation 2004 ; 109 : 2213-20
1478. Keller T, Münzel T, Blankenberg S Making it more sensitive. The new era of troponin use Circulation 2011 ; 123 : 1361-3
1479. Kelly GA, Kelly KS Progressive resistance exercise and resting blood pressure : a meta analysis of randomized controlled trials Hypertension 2000 ; 35 : 838-43
1480. Kelly T, Yang W, Chen CS et al. Global burden of obesity in 2005 and projections to 2030 Int J Obes 2008 ; 32 : 1431-7
1481. Kelly CR, Weisz G, Maehara A et al. Relation of C-Reactive protein levels to instability of untreated vulnerable coronary plaques (from the PROSPECT Study) Am J Cardiol 2014 ; 114 : 376-83
1482. Kelly AS, Auerbach P, Barrientos-Perez M et al. A randomized, controlled trial of Liraglutide for adolescents with obesity N Engl J Med 2020 doi : 10.1056/NEJMoa1916038
1483. Kennedy OJ, Roderick P, Buchanan R et al. Coffee,including caffeinated and decaffeinated coffee, and the risk of hepatocellular carcinoma : a systematic review and dose response meta analysis BMJ Open 2017 ; e013739
1484. Keriakes DJ, Willerson JT Metabolic Syndrome Epidemic Circulation 2003 ; 108 : 1552-53
1485. Kerkhof GF, Petra E, Breukhoven R et al. Does preterm birth in fluence cardiovascular risk in early adulthood? J Pediatr 2012 ; 161 : 390-6
1486. Kersten S Bypassing the LDL receptor in familial hypercholesterolemia N Engl J Med 2020 ; 383 : 775-6
1487. Kesse E, Clavel-Chapelon F, Boutron-Ruault MC Dietary patterns and risk of colorectal tumors: a cohort of French women of the National Education system Am J Epidemiol 2006 : 164 ; 1085-93
1488. Kettle VE, Madigan CD, Coombe A et al. Effectiveness of physical activity interventions delivered or prompted by health professonals in primary care settings : systematic review and meta analysis of randomised controlled trials BMJ 2022 ; 376 : e068465
1489. Kettunen J Associations of fine and ultrafine particulate air pollution with stroke mortality in an area of low air pollution level Stroke 2007 ; 38 : 918-22
1490. Keum N, Bao Y, Smith-Warner SA et al. Association of physical activity by type and intensity with digestive system cancer risk JAMA Oncol 2016 ; 2 : 1146-53
1491. Key TJ, Appleby PN, Bradbury KE et al. Consumption of meat, fish, dairy products, and eggs and risk of ischemic heart disease Circulation

2019 ; 139 (25) : 2835-45
1492. Keys A Coronary heart disease in seven countries Circulation 1970 ; 41(suppl 1) : 120-22
1493. Keys A, Menotti A, Karvonen MJ et al. The diet and 15 year death rate in the seven countries study Am J Epidemiol 1986 ; 124 : 903-15
1494. Khaleghi M, Isseh IN, Bailey KR et al. Familiy history as a risk factor for peripheral arterial disease Am J Cardiol 2014 ; 114 : 928-32
1495. Khan B, Nowson CA, Daly RM et al. Higher dietary calcium intakes are associated with reduced risks of fractures, cardiovascular events, and mortality. A prospective cohort study of older men and women J Bone Miner Res 2015 ; 30 : 1758-66
1496. Khan SS, Ning H, Wilkins JT Association of body mass index with lifetime risk of cardiovascular disease and compression of morbidity JAMA Cardiol doi:10.1001/jamacardio.2018.0022
1497. Khan SA, Naz A, Masood MQ et al. Meta analysis of Inclisiran for the treatment of hypercholesterolemia Am J Cardiol 2020 ; 134 : 69-73
1498. Khan SU, Abideen Asad ZU, Khan MU et al. Aspirin for primary prevention of cardiovascular outcomes in diabete mellitus : an updated systematic review and meta-analysis Eur J Prevent Cardiol 2019 doi.org/10.1177/2047487319825510
1499. Kharbanda RK, Walton B, Allen M et al. Prevention of inflammation induced endothelial dysfunction Circulation 2002 ; 105 : 2600-04
1500. Khaw KT, Dowsett M, Folkerd E et al. Endogenous testosterone and mortality due to all causes, cardiovascular disease, and cancer in men (EPIC-Norfolk) Circulation 2007 ; 116 : 2694-2701
1501. Khaw KT, Friesen MD, Riboli E et al Plasma phospholipid fatty acid concentration and incident coronary heart disease in men and women : The EPIC-Norfolk Prospective Study PloS Med 2012 ; 9 (7) : e1001255
1502. Khaw KT, Luben R, Wareham N Serum 25 hydroxyvitamin D, mortality, and incident cardiovascular disease, cancers, and fractures : a 13 y prospective population study Am J Clin Nutr 2014 ; 100 : 1361-70
1503. Khaw KT, Sharp SJ, Finikarides L et al. Randomised trial of coconut oil, olive oil or butter on blood lipids and other cardiovascular risk factors in healthy men and women BMJ Open 2018 ; 8 : e020167
1504. Khera AV, de Lemos JA, Peschock RM et al. Relationship between C-Reactive protein and subclinical atherosclerosis The Dallas Heart Study Circulation 2006 ; 113 : 38-43
1505. Khera AV, Cuchel M, de la Liera-Moya M et al. Cholesterol efflux capacity, high density lipoprotein function, and atherosclerosis N Engl J Med 2011 ; 364 : 127-135
1506. Khera AV, Plutzky J Management of low levels of high density lipoprotein cholesterol Circulation 2013 ; 128 : 82-8

1507. Khera AV, Emdin CA, Drake I et al. Genetic risk, adherence to a healthy lifestyle, and coronary disease N Engl J Med 2016 ; 375 : 2349-58
1508. Khurana V Statins reduce the risk of lung cancer in humans : a large case control study of US Veterans Chest 2007 ; 131 : 1282-8
1509. Kiage JN, Merrill PD, Judd SE et al. Intake of trans fat and incidence of stroke in the REasons for Geographic and Racial Differences in Stroke (REGARDS) cohort Am J Clin Nutr 2014 ; 99 (5) : 1071-6
1510. Kiechl S, Willeit J Complex association between alcohol consumption and myocardial infarction. Always good for a new paradox Circulation 2014 ; 130 : 383-6
1511. Kiechl S, Pechlaner R, Willeit P et al. Higher spermidine intake is linked to lower mortality : a prospective population based study Am J Clin Nutr 2018 ; 108 : 371-80
1512. Kim JY, Knon O Garlic intake and cancer risk : an analysis using the Food and Drug Administration's evidence based review system for the scientific evaluation of health claims Am J Clin Nutr 2009 ; 89 : 257-64
1513. Kim AS, Johnston C Global variation in the relative burden of stroke and ischemic heart disease Circulation 2011 ; 124 : 314-323
1514. Kim MC, Cho JY, Jeong HC et al. Impact of postdischarge statin withdrawal on long term outcomes in patients with acute myocardial infarction Am J Cardiol 2015 ; 115 : 1-7
1515. Kim TJ, Shin HY, Chang Y et al. Metabolically healthy obesity and the risk for subclinical atherosclerosis Atherosclerosis 2017 ; 262 : 191-7
1516. Kim J, Choi J, Kwon SY et al. Association of multivitamin and mineral supplementation and risk of cardiovascular disease : a systematic review and meta analysis Circ Cardiovasc Qual Outcomes 2018 ; 11 : e004224
1517. Kim NH, Han KH, Choi J et al. Use of Fenofibrate on cardiovascular outcomes in statin users with metabolic syndrome : propensity matched cohort study BMJ 2019 ; 366 : l5125
1518. Kim EJ, Hoffmann TJ, Nah G et al. Coffee consumption and incident tachyarrhytmias. Reported behaviour mendelian randomization, and their interactions JAMA Intern Med 2021 ; 181 (9) : 1185-93
1519. Kimble R, Keane KM, Howatson G Dietary intake of anthocyanine and risk of cardiovascular disease : a systematic review and meta analysis of prospective cohort studies Crit Rev Food Sci Nutr 2018 doi : 10.1080/10408398.2018.1509835
1520. Kianmehr H, Zhang GP, Luo J et al. Potential gains in life expectancy associated with achieving treatment goals in US Adults with type 2 diabetes JAMA Netw Open 2022 ; 5 (4) : e227705
1521. King DA, Egan BM, Geesey ME Relation of dietary fat and fiber to elevation of C-Reactive protein Am J Cardiol 2003 ; 92 : 1335-39

1522. Kingston A, Wohland P, Wittenberg R et al. Is late life dependency increasing or not? A comparison of the Cognitive Function and Ageing Studies (CFAS) Lancet 2017 doi : 10.1016/S0140-6736 (17) 31575-1
1523. Kingwell BA, Chapman J Future of high density lipoprotein infusion therapies Circulation 2013 ; 128 : 1112-21
1524. Kini AS, Muntner P, Moreno PR et al. Relation of high density lipoprotein cholesterol to mortality after percutaneous coronary interventions in patients with low density lipoprotein < 70 mg/dl Am J Cardiol 2009 ; 103 : 350-4
1525. Kirkegaard H, Johnsen NF, Christensen J et al. Association of adherence to lifestyle recommendations and risk of colorectal cancer : a prospective Danish cohort study BMJ 2010 ; 341 : c5504
1526. Kirsh VA, Mayne ST, Peters U A prospective study of lycopen and tomato product intake and risk of prostate cancer Cancer Epidemiol Biomarkers Prev 2006 ; 15 : 92-8
1527. Kishimoto Y, Tani M, Kondo K Pleiotropic preventive effects of dietary polyphenols in cardiovascular diseases Eur J Clin Nutr 2013 ; 67 : 532-5
1528. Kit BK, Fakhouri TH, Park S et al. Trends in sugar sweetened beverage consumption among youth and adults in the United States : 1999-2010 Am J Clin Nutr 2013 ; 98 : 180-8
1529. Kitahara CM, Flint AJ, Berrington de Gonzalez A et al. Association between class III obesity BMI of 40-59 kg/m2) and mortality : a pooled analysis of 20 prospective studies PloS Med 2014 DOI : 10.1371/journal.pmed.1001673
1530. Kivimäki M, Batty GD, Hamer M et al. Using additional information on working hours to predict coronary heart disease. A cohort study Ann Intern Med 2011 ; 154 : 457-63
1531. Kivimäki M, Nyberg ST, Batty D et al. Job strain as a risk factor for coronary heart disease : a collaborative meta analysis of individual participant data Lancet 2012 ; 380 : 1491-7
1532. Kiyosue A, Honarpour N, Kurtz C et al. A phase 3 study of Evolocumab (AMG145) in statin treted Japanese patients at high cardiovascular risk Am J Cardiol 2016 ; 117 : 40-7
1533. Klatsky AL Alcohol, cardiovascular diseases and diabetes mellitus Pharmacol Res 2007 : 55 : 237-47
1534. Klatsky AL, KoplikS, Kipp H et al. The confounded relation of coffee drinking to coronary artery disease Am J Cardiol 2008 ; 101 : 825-7
1535. Klatsky AL Alcool associated hypertension. When one drinks makes a difference Hypertension 2004 ; 44 : 805-6
1536. Klein R, Bar-on E, Klein J et al. The impact of sexual therapy on patients after cardiac events participating in a cardiac rehabilitation program Eur J Cardiovasc Prev Rehab 2007 ; 14 : 672-8
1537. Kline CE, Crowley P, Ewing GB et al. The effect of exercise training

on obstructive sleep apnea and sleep quality : a randomized controlled trial Sleep 2011 ; 34 : 1631-40
1538. Klingenberg R, LüscherTF Rheumatoid arthritis and coronary atherosclerosis : two cousins engaging in a dangerous liaison Eur Heart J 2015 ; 36 : 3413-22
1539. Kloner RA, Rezkalla SH To drink or not to drink? That is the question Circulation 2007 ; 116 : 1306-17
1540. Knittle K, Iso-Markku P, Kujala UM Physical activity as a protective factor for dementia and Alzheimer's disease : systematic review, meta-analysis and quality assessment of cohort and case control studies Br J Sports Med 2022 ; doi : 10.1136/bjsorts-2021-104981
1541. Knoops KT, de Groot L, Kromhout D et al. Mediterranean diet, lifestyle factors, and 10 year mortality in elderly european men and women The HALE Project JAMA 2004 ; 292 : 1433-39
1542. Ko HHT, Lareu RR, Dix BR et al. A sequence symmetry analysis of the interrelationships between statins, diabetes, and skin infections Br J Clin Pharmacol 2019 doi : 10.1111/bcp.14077
1543. Kodali HP, Borrell LN Telomere lengt hand mortality risk among adults in the United States : the role of age and race/Ethnicity Ann Epidemiol doi.org/10.1016/j.annepidem.2021.07.013
1544. Kodama S, Saito K, Tanaka S et al. Cardiorespiratory fitness as a quantitative predictor of all cause mortality and cardiovascular events in healthy men and women A meta analysis JAMA 2009 ; 301 (19) : 2024-35
1545. Kodama S, Tanaka S, Saito K et al. Effect of aerobic exercise training on serum levels of high density lipoprotein cholesterol. A meta analysis Arch Intern Med 2007 ; 167 (10) : 999-1008
1546. Kodama S, Tanaka S, Heianza Y et al. Association between physical activity and risk of all cause mortality and cardiovascular disease in patients with diabetes. A meta analysis Diab Care 2013 ; 36 : 471-9
1547. Koenig W, Löwel H, Baumert J and al. C-Reactive protein modulates risk prediction based on the Framingham score Circulation 2004 ; 109 : 1349-53
1548. Koenig W, Sund M, Fröhlich M et al. C-Reactive protein, a sensitive marker of inflammation, predicts future risk of coronary heart disease in initially healthy middle-ages men Circulation 1999 ; 99 : 237-42
1549. Koenig W, Ridker PM Rosuvastatin for primary prevention in patients with European systematic coronary risk evaluation risk sup or equal 5% or Framingham risk sup 20% : post hoc analyses of the JUPITER trial requested by European health authorities Eur Heart J 2011 ; 32 : 75-83
1550. Koh AS, Pan A, Wang R et al. The association between dietary omega-3 fatty acids and cardiovascular death : the Singapore Chinese Health Study Eur J Preven Cardiol 2015 ; 22 : 364-72
1551. Koh-Banerjee Changes in whole grain, bran, and cereal fiber

consumption in relation to8-y weight gain among men Am J Clin Nutr 2004 ; 80 : 1237-45
1552. Kohli P, Knowles JW, Sarraju A et al. Metabolic markers to predict incident diabetes mellitus in statin treated patients (from the treating to new tagets and the stroke prevention by agressive reduction in cholesterol levels trials Am J Cardiol 2016 ; 118 : 1275-81
1553. Kojima M, Wakai K, Tokudome S et al. Serum levels of polyunsaturated fatty acids and risk of colorectal cancer : a prospective study Am J Epidemiol 2005 ; 161 : 462-71
1554. Kokkinos PF, Myers J, Kokkinos JP et al. Exercise capacity and mortality in black and white men Circulation 2008 ; 117 : 614-22
1555. Kokkinos PF, Narayan P, Papademetriou V Exercise as hypertension therapy Cardiol Clin 2001 ; 19 : 507-16
1556. Kokkinos PF, Manolis A, Pittaras A et al. Exercise capacity and mortality in hypertensive men with and without additional risk factors Hypertension 2009 ; 53 : 494-99
1557. Kokkinos PF, Myers J Exercise and physical activity. Clinical outcomes and applications Circulation 2010 ; 122 : 1637-48
1558. Kokkinos PF, Faselis C, Myers J et al. Interacive effects of fitness and statin treatment on mortality risk in veterans with dyslipidemia : a cohort study Lancet 2012 Nov 28 on line
1559. Kokkinos PF, Faselis C, Myers J et al. Age specific exercise capacity threshold for mortality risk assessment in male veterans Circulation 2014 ; 130 : 653-8
1560. Kokubo Y, Iso H, Ishihara J et al Association of dietary intake of soy, beans, and isoflavones with risk of cerebral and myocardial infarctions in Japanese populations The Japan Public Health Center-Based (JPHC) Study Cohort I Circulation 2007 ; 116 : 2553-62
1561. Kokubo Y, Iso H, Yamagishi K et al. Dietary fiber intake and risk of cardiovascular disease in the Japanese population : the Japan Public Health Center-based study cohort Eur J Clin Nutr 2011 ; 65 : 1233-41
1562. Koloverou E, Panagiotakos DB, Pitsavos C et al. The evaluation of inflammatory and oxidative stress biomarkers on coffee-diabetes association : results from the 10 year follow-up of the ATTICA Study (2002-2012) Eur J Clin Nutr 2015 ; 69 : 1220-5
1563. Komaroff AL The microbiome and risk for obesity and diabetes JAMA 2017 ; 317 : 355-6
1564. Komiayama et al. The more low density lipoprotein decreses by statin, the more lipidous component increases in a coronary atherosclerotic plaque ESC Vienne 29 august- 3 september 2003
1565. Kong D, Melo LG, Gnecchi M et al. Cytokine induced mobilization of circulating endothelial progenitor cells enhances repair of injured arteries Circulation 2004 ; 110 : 2039-46
1566. Kontis V, Mathers CD, Rehm J et al. Contribution of six risk factors to

achieving the 25X25 non communicable disease mortality reduction target : a modelling study Lancet 2014 ; 384 : 427-37
1567. Kontis V, Bennett JE, Mathers CD et al. Future life expectancy in 35 industrialised countries : projection with a Bayesian model ensemble Lancet 2017 ; 389 : 1323-35
1568. Koolhaas CM, Dhana K, Schoufour JD et al. Impact of physical activity on the association of overweight and obesity with cardiovascular disease : The Rotterdam Study Eur J Preven Cardiol 2017 doi.org/10.1177/2047487317693952
1569. Koplan JP, Liverman CT, Kraak VI Preventing childhood obesity : health in the balance Washington, D.C. : National Academies Press, 2005
1570. Koppes LL, Dekker JM, Hendriks HF et al. Moderate alcohol consumption lowers the risk of type 2 diabetes : a meta-analysis of prospective observational studies Diabetes Care 2005 ; 28 : 719-25
1571. Koren MJ, Giugliano RP, Raal FJ et al. Efficacy and safety on longer term administration of Evolocumab (AMG 145) in patients with hypercholesterolemia Circulation 2014 ; 129 : 234-43
1572. Koren MJ, Sabatine MS, Giugliano RP et al. Long term efficacy and safety of Evolocumabb in patients with hypercholesterolemia J Am Coll Cardiol 2019 ; 74 : 2132-46
1573. Koskinas KC, Siontis GCM, Piccolo R et al. Effect of statins and non-statin LDL-lowering medications on cardiovascular outcomes in secondary prevention: a meta-analysis of randomized trials Eur Heart J 2018 ; 39 : 1172-80
1574. Koskinas KC, Windecker S, Pedrazzini G et al. Evolocumab for early reduction of LDL Cholesterol levels in patients with acute coronary syndromes (EVOPACS) J Am Coll Cardiol 2019 ; 74 (20) : 2452-62
1575. Kostis WJ, Cheng JQ, Dobrzynski JM et al. Meta analysis of statin effects in women versus men J Am Coll Cardiol 2012 ; 59 : 572-82
1576. Kotchen TA, Cowley AW, Frolich ED Salt in health and disease- A delicate balance N Engl J Med 2013 ; 368 ; 13 : 1229-37
1577. Kotseva K, Wood D, De Backer G Cardiovascular prevention guidelines in daily practice : a comparison of EUROASPIRE I, II, III surveys in eight European countries Lancet 2009 ; 373 : 929-40
1578. Kotseva K, De Bacquer D, De Backer G et al. Lifestyle and risk factor management in people at high risk of cardiovascular disease. A report from the European Society of Cardiology European action on secondary and primary prevention by intervention to reduce events (EUROASPIRE) IV cross sectional survey in 14 European regions Eur J Preven Cardiol 2016 ; 23 : 2007-18
1579. Kotseva K, De Bacquer G, De Bacquer D et al. Lifestyle and impact on cardiovascular risk factor control in coronary patient across 27 countries : Results from the European Society of Cardiology ESC-

EORP EUROASPIRE V registry Eur J Preven Cardiol 2019 doi.org/10.1177/2047487318825350
1580. Kourieh A, Giogis-Allemand L, Bouaoun L et al. Incident hypertension in relation to aircraft noise exposure : results of the DEBATS longitudinal study in France Occup Environ Med 2022 doi : 10.1136/oemed-2021-107921.PMID:35046099
1581. Koutoukidis D, Astbury NM, Tudor KE et al. Association of weight loss interventions with changes in biomarkers of non alcoholic fatty liver disease JAMA Intern Med 2019 doi : 10.1001/jamainternmed.2019.2248
1582. Koutsos A, Riccadonna S, Ulaszewska MM et al. Two apples a day lower serum cholesterol and improve cardiometabolic biomarkers in mildly hypercholesterolemic adults : a randomized, controlled, crossover trial Am J Clin NUtr 2019 ; 111 (2) : 307-18
1583. Krakoff LR Fluctuation. Does blood pressure variability matter? Circulation 2012 ; 126 : 525-7
1584. Kramarow E, Lubitz J, Francis R Trends in the coronary heart disease risk profile of middle aged adults Annals of Epidemiology 2012 ; 23 (1) : 31-4
1585. Kramer CK, Zinman B, Gross JL et al. Coronary artery calcium score prediction of all cause mortality and cardiovascular events in people with type 2 diabetes : systematic review and meta analysis BMJ 2013 ; 346 : f1654
1586. Kramer CK, Zinman B, Retnakaran R Are metabolically healthy overweight and obesity benign conditions? A systematic review and meta analysis Ann Intern Med 2014 ; 159 (11) : 758-69
1587. Kraus WE, Houmard JA, Duscha BD, et al. Effects of the amount and intensity of exercise on plasma lipoproteins N Engl J Med 2002 ; 347 : 1483-92
1588. Krauss RM, Williams PT Alcohol and the heart. Does raising high density lipoprotein matter? Circulation 2011 ; 124 : 2283-4
1589. Krauss RM, Kris-Etherton PM Public health guidelines should recommend reducing saturated fat consumption as much as possible : NO Am J Clin Nutr 2020 ; 112 (1) : 19-24
1590. Krauss RM, Kris-Etherton PM Public health guidelines should recommend reducing saturated fat consumption as much as possible : debate consensus Am J Clin Nutr 2020 ; 112 (1) : 25-6
1591. Krempf M, Parhofer KG, Steg PG et al. Cardiovascular event rates in diabetic and non diabetic individuals with and without established atherothrombosis (from the Reduction of Atherothrombosis for Continued Health ((REACH)) registry) Am J Cardiol 2010 ; 105 : 667-71
1592. Kris-Etherton PM, Eckel RH, Howard BV et al. Lyon diet heart study Circulation 2001 ; 103 : 1823-25

1593. Kris-Etherton PM, Hu FB, Ros E et al. The role of tree nuts and peanuts in the prevention of coronary heart disease : multiple potential machanisms J Nutr 2008 ; 138 : 1746S-1751S
1594. Kris-Etherton PM, Krauss RM Public health guidelines should recommend reducing saturated fat consumption as much as possible : YES Am J Clin Nutr 2020 ; 112 (1) : 13-18
1595. Krittanawong C, Kumar A, Wang Z et al. Pet ownership and cardiovascular health in the US general population Am J Cardiol 2020 ; 125 (8) : 1158-61
1596. Krittanawong C, Narasimhan B, Wang Z et al. Association between egg consumption and risk of cardiovascular outcomes : a systematic review and meta analysis Am J Med doi : 10.1016/j.amjmed.2020.05.046
1597. Kröger J, Zietemann V, Enzenbach C et al. Erytrocyte membrane phospholipid fatty acids, desaturase activity, and dietary fatty acids in relation to risk of type 2 diabetes in the European Prospective Investigation into Cancer and Nutrition (EPIC)-Postdam Study Am J Clin Nutr 2011 ; 93 : 127-42
1598. Kromhout D, Menotti A, Kesteloot H Prevention of coronary heart disease by diet and lifestyle Circulation 2002 ; 105 : 893-98
1599. Kromhout D, Giltay EJ, Geleijnse JM for the Aplha Omega Trial Group N-3 fatty acids and cardiovascular events after myocardial infarction N Engl J Med 2010 ; 363 : 2015-26
1600. Kromhout D, Geleijnse JM, de Goede J et al. n-3 fatty acids, ventricular arrrhytmia related events, and fatal myocardial infarction in postmyocardial patients with diabetes Diabetes Care 2011 ; 34 : 2515-20
1601. Kromhout D, Yasuda S, Geleijnse JM et al. Fish oil and omega-3 fatty acids in cardiovascular disease : do they really work? Eur Heart J 2012 ; 33 : 436-43
1602. Krumholz HM, Normand SLT, Wang Y Trends in hospitalizations and outcomes for acute cardiovascular disease and stroke, 1999-2011 Circulation 2014 ; 130 : 966-75
1603. Krumholz HM REDUCE-IT trial result in doubt NEJM Journal Watch July 14 2022
1604. Krumholz HM Blood pressure polygenic risk score associated with cardiovascular events NEJM Journal Watch November 16, 2022
1605. Ku PW, Chen LJ, Fox KR et al. Leisure time, domestic, and work related physical activity and their prospective associations with all cause mortality in patients with cardiovascular disease Am J Cardiol 2018 ; 121 : 177-81
1606. Kubesch N, De Nazelle A, Guerra S et al. Arterial blood pressure responses to short term exposure to low and high traffic related air pollution with and without moderate physical activity Eur J Preven Cardiol 2015 ; 22 : 548-57

1607. Kuehn BM Soda taxes take off across the country Circulation 2017 ; 136 : 500-1
1608. Kühnast S, Van der Tuin SJL, van der Hoorn JWA et al. Anacetrapib reduces progression of atherosclerosis, mainly by reducing non HDL cholesterol, improves lesion stability and adds to the beneficial effects of atorvastatin Eur Heart J 2015 ; 36 (1) : 39-50
1609. Kuijsten A for The InterAct Consortium Dietary fiber and incidence of type 2 diabetes in eight European Countries : The EPIC-InterAct Study and a meta analysis of prospective studies Diabetologia 2015 ; 58 : 1394-1408
1610. Kujala UM, Mäkinen VP, Heinonen I et al. Long term leisure time physical activity and serum metabolome Circulation 2013 ; 127 : 340-8
1611. Kuk JL, Rotondi M, Sui X et al. Individuals with obesity but no other metabolic risk factors are not at significantly elevated all cause mortality risk in men and women Clin Obes 2018 doi : 10.1111/cob.12263
1612. Kulik A, Shrank WH, Levin R et al. Adherence to statin therapy in elderly patients after hospitalization for coronary revascularization Am J Cardiol 2011 ; 107 : 1409-14
1613. Kulik A, Ruel M, Jneid H et al. Secondary prevention after coronary artery bypass graft surgery. A scientific statement from the American Heart Association Circulation 2015 ; 131 : 927-64
1614. Kumar S, Sutherland F, Teh AW et al. Effects of chronic omega 3 Polyunsaturated fatty acid supplementation on human pulmonary vein and left atrial electrophysiology in paroxysmal atrial fibrillation Am J Cardiol 2011 ; 108 : 531-5
1615. Kunzmann AT, Coleman HG, Huang WY et al. Dietary fiber intake and risk of colorectal cancer and incident and recurrent adenoma in the Prostate, Lung, Colorectal, and Ovarian Cancer Screening Trial Am J Clin Nutr 2015 ; 102 : 881-90
1616. Kunzmann AT, Coleman HG, Huang WY et al. The association of lifetime alcohol use with mortality and cancer risk in older adults : a cohort study PLoS Med 2018 ; 15 (6) :e1002585
1617. Kupcikova Z, Fecht D, Ramakrishnan R et al. Road traffic noise and cardiovascular disease risk factors in UK Biobank Eur Heart J 2021 doi.org/10.1093/eurheartj/ehab121
1618. Kurina LM, McCliptock M, Chen JH et al. Sleep duration and all cause mortality : a critical review of measurement and associations Ann Epidemiol 2013 ; 23 (6) : 361-70
1619. Kuriyama S, Shimazu T, Ohmori K et al.Green tea consumption and mortality due to cardiovascular disease cancer, and all causes in Japan. The Ohsaki Study JAMA 2006 ; 296 : 1255-65
1620. Kurozawa Y, Ogimoto I, Shibata A et al. Study group coffee and risk

of death from hepatocellular carcinoma in a large cohort study in Japan Br J Cancer 2005 ; 93 : 607-10

1621. Kurth T, Gaziano JM, Rexrode KM et al. Prospective study of body mass index and risk of stroke in apparently healthy women Circulation 2005 ; 111 : 1992-98
1622. Kurth T, Winter AC, Eliassen H et al. Migraine and risk of cardiovascular disease in women : prospective cohort study BMJ 2016 ; 353 : i2610
1623. Kurth T, Rohmann JL, Shapiro RE Migraine and risk of cardiovascular diseases BMJ 2018 ; 360 : k275
1624. Kushi LH, Lex RA, Stare FJ et al. Diet and 20 year mortality from coronary heart disease. The Ireland-Boston Diet Heart Study N Engl J Med 1985 ; 312 : 811-18
1625. Kushner RF Clinical assessment and management of adult obesity Circulation 2012 ; 126 : 2870-7
1626. Kwak SM, Myung SK, Lee YJ et al. Efficacy of omega 3 fatty acid supplements (Eicosapentaenoic acid and Docosahexaenoic acid) in the secondary prevention of cardiovascular disease Arch Intern Med 2012 ; 172 (9) : 686-94
1627. Kwok CS, Boekholdt SM, Lentjes MA et al. Habitual chocolate consumption and risk of cardiovascular disease among men and women Heart 2015 ; 101 : 1279-87
1628. Kwong JC, Schwartz KL, Campitelli MA et al. Acute myocardial infarction after laboratory confirmed Influenza infection N Engl J Med 2018 ; 378 : 345-53
1629. Kyrgiou M, Kalliala I, Markozannes G et al. Adiposity and cancer at major anatomical sites : umbrella review of the literature BMJ 2017 356 : j477
1630. Kyu HH, Bachman VF, Alexander LT et al. Physical activity and risk of breast cancer, colon cancer, diabetes, ischemic heart disease, and ischemic stroke events : systematic review and dose response meta analysis for the Global Burden of Disease Study 2013 BMJ 2016 ; 354 : i3857
1631. Kyungwon OH, Hu FB, Manson JE et al. Dietary fat intake and risk of coronary heart disease in women : 20 years of follow-up of the Nurses' Health Study Am J Epidemiol 2005 ; 161 : 672-9
1632. Labarca G, Dreyse J, Salas C et al. Risk of mortality among patients with moderate to severe obstrucive sleep apnea and diabetes mellitus : results from the SantOSA cohort Sleep Breath 2021 ; 25 : 1467-75
1633. Labarthe D, Lloyd-Jones 50*50*50 Cardiovascular Health and the Cardiovascular Disease Endgame Circulation 2018 ; 138 : 968-970
1634. Labayen I, Ortega FB, Ruiz JR Early life origins of low grade inflammation and atherosclerosis risk in children and adolescents J Pediatr 2009 ; 155 : 673-7

1635. Labonté ME, Couture P, Richard C et al. Impact of dairy products on biomarkers of inflammation : a systematic review of randomized healthy controlled nutritional intervention studies in overweight and obese adults Am J Clin Nutr 2013 ; 97 (4) : 706-17
1636. Labonté ME, Dewailly E, Lucas M et al. Association of red blood cell n-3 polyunsaturated fatty acids with plasma inflammatory biomarkers among the Quebec Cree population Eur J Clin Nutr 2014 ; 68 : 1042-7
1637. Lachman S, Peters RJG, Lentjes MAH et al. Ideal cardiovascular health and risk of cardiovascular events in the EPIC-Norfolk prospective population study Eur J Preven Cardiol 2016 ; 323 : 986-94
1638. Lacoppidan SA, Kyro C, Loft S et al. Adherence to a healthy Nordic food index is associated with a lower risk of type 2 diabetes . The Danish Diet, Cancer and Health Cohort Study Nutrients 2015 ; 7 : 8633-44
1639. Lacroix E, Charest A, Cyr A et al. Randomized controlled study of the effect of a butter naturally enriched in trans fatty acids on blood lipids in healthy women Am J Clin Nutr 2012 ; 95 (2) : 318-25
1640. Ladenvall P, Persson CU, Mandalenakis Z et al. Low aerobic capacity in middle aged men associated with increased mortality rates during 45 years of follow-up Eur J Preven Cardiol 2016 ; 23 : 1557-64
1641. Laffin LJ, Bruemmer D, Garcia M et al. Comparative effects of low dose Rosuvastatin, placebo, and dietary supplements on lipids and inflammatory biomarkers JACC 2023 ; 81 (1) : 1-12
1642. Lafont A. Basic aspects of plaque vulnerability Heart 2003 ; jg89 : 1262-67
1643. Lagarde M, Lafont H Impacts des facteurs nutritionnels et environnementaux sur l'athérosclérose L'Athérosclérose Masson 2003 Ch 30 : 537-46
1644. Lagarde M, Vericel E Nature et fonction des acides oméga3 en général et dans le domaine cardiovasculaire en particulier Consensus Cardio Nov 2005 ; Suppl 13 : 4-6
1645. Lagiou P, Sandin S, Lof M et al. Low carbohydrate high protein diet and incidence of cardiovascularf diseases in Swedish women : prospective cohort study BMJ 2012 ; 26 : 344 : e4026
1646. Lagström H, Stenholm S, Akbaraly T et al. Diet quality as a predictor of cardiometabolic disease-free life expectancy : the Whitehall II cohort study Am J Clin Nutr 2020 ; 111 (4) : 787-94
1647. Lahti SJ, Feldman DI, Dardari Z et al. The association bbetween left main coronary artery calcium and cardiovascular specific and total mortality : The Coronary Artery Calcium Consortium Atherosclerosis 2019 ; 286 : 172-8
1648. Lahtinen M, Toukola T, Junttila MJ et al. Effect of changes in physical activity on risk for cardiac death in patients with coronary artery disease Am J Cardiol 2018 ; 121 : 143-8

1649. Lai CL, Chou HW, Chan KA et al. Effects of atorvastatin and rosuvastatin on renal function in patients with type 2 diabetes mellitus Am J Cardiol 2015 ; 115 : 619-24
1650. Lai HTM, de Oliveira Otto MC, Lemaitre RN Serial circulating omega 3 polyunsaturated fatty acids and healthy ageing among older adults in the Cardiovascular Health Study prospective cohort study BMJ 2018 ; 363 : k4067
1651. Lairon D, Martin JC Modulations nutritionnelles du métabolisme du cholestérol et des lipoprotéines In : Aliments fonctionnels 2ème Edition Vol.2 2007 ; Lavoisier
1652. Laitinen TT, Pahkala K, Magnussen CG et al. Ideal cardiovascular health in childhood and cardiometabolic outcomes in adulthood. The cardiovascular risk in young finns study Circulation 2012 ; 125 : 1971-8
1653. Lakka HM, Laaksonen DE, Lakka TA et al.The metabolic syndrome and total and cardiovascular disease mortality in middle-aged men JAMA 2002 ; 288(21) : 2709-16
1654. Lakshman R, Elks CE, Ong KK Childhood obesity Circulation 2012 ; 126 : 1770-9
1655. Lam CSP, Little WC Sex and cardiovascular risk. Are women advantaged or men disadvantaged? Circulation 2012 ; 126 : 913-5
1656. Lamat H, Sauvant-Rochat MP, Tauveron I et al. Metabolic syndrome and pesticides : a systematic review and meta analysis Environ Pollut 2022 ; 305 : 119288
1657. LaMonte MJ, Barlow CE, Jurca R et al. Cardiorespiratory fitness is inversely associated with the incidence of metabolic syndrome A prospective study of men and women Circulation 2005 ; 112 : 505-12
1658. Lamprea-Montealegre, Zelnick LR, Hall YN et al. Prevalence of hypertension and cardiovascular risk according to blood pressure thresholds used for diagnosis Hypertension 2018 ; 72 : 602-9
1659. LaMonte MJ, Eisenman PA, Adams TD et al. Cardiorespiratory fitness and coronary heart disease risk factors Circulation 2000 ; 102 : 1623-28
1660. Landberg R Dietary fiber and mortality : convincing observations that call for mechanic investigations Am J Clin Nutr 2012 ; 96 : 3-4
1661. Landlinger C, Pouwer MG, JunoJoséC et al. The AT04A vaccine against PCSK9 reduces total cholesterol, vascular inflammation, and atherosclerosis in APOE*3 Leiden.CETP mice Eur Heart J ehx260 doi.org/10.1093/eurheartj/ehx260
1662. Lang S, Mary-Krause M, Cotte L et al. Impact of individual antiretroviral drugs on the risk of myocardial infarction in human immunodeficiency virus-infected patients : a case control study nested within the French Hospital Database on HIV ANRS Cohort CO4 Arch Intern Med 2010 ; 170 : 1228-38

1663. Lange H et al. Folate therapy and in stent restenosis after coronary stenting N Eng J Med 2004 ; 350 : 2673-81
1664. Langsted A, Freiberg JJ, Nordestgaard BG Fasting and non fasting lipid levels. Influence of normal food intake on lipids, lipoproteins, apolipoproteins, and cardiovascular risk prediction Circulation 2008 ; 118 : 2047-56
1665. Lapointe A, Weisnagel SJ, Provencher V et al. Using restrictive messages to limit high fat foods or non restrictive messages to increase fruit and vegetable intake : what works better for postmenopausal women ? Eur J Clin Nutr 2010 ; 64 : 194-202
1666. Larcher B, Zanolin-Purin D, Vonbank K et al. Usefulness of handgrip strength to predict mortality in patients with coronary artery disease Am J Cardiol 2020 ; 129 : 5-9
1667. LaRosa JC, Deedwania PC, Shepherd J et al. Comparison of 80 versus 10 mg of Atorvastatin on occurrence of cardiovascular events after the first event (from the Treating to New Targets TNT Trial) Am J Cardiol 2010 ; 105 : 283-7
1668. LaRosa JC, Grundy SM, Kastelein JJP et al. Safety and efficacy of atorvastatin induced very low density lipoprotein cholesterol levels in patients with coronary heart disease (a post hoc analysis of the treating to new targets (TNT study)) Am J Cardiol 2007 ; 100 : 747-52
1669. LaRosa JC, Grundy SM, Waters DD et al. Intensive lipid lowering with Atorvastatin in patients with stable coronary disease N Engl J Med 2005 ; 352 : 1423-35
1670. Larsen KK, Agerbo E, Christensen B et al. Myocardial infarction and risk of suicide. A population based case control study Circulation 2010 ; 122 : 2388-93
1671. Larsen AI, Tomey MI, Mehran R et al. Comparison of outcomes in patients with ST segment elevation myocardial infarction discharged on versus not statin therapy Am J Cardiol 2014 ; 113 : 1273-9
1672. Larson EB, Wang L, Bowen JD et al. Exercise is associated with reduced risk for incident dementia among persons 65 years of age and older Ann Int Med 2006 ; 144 : 73-81
1673. Larsson SC, Virtamo J, Wolk A Fish consumption and risk of sroke in Swedish women Am J Clin Nutr 2011 ; 93 : 487-93
1674. Larsson SC, Virtamo J, Wolk A Chocolate consumption and risk of stroke in women J Am Coll Cardiol 2011 ; 58 : 1828-9
1675. Larsson SC, Orsini N, Wolk A Dietary magnesium intake and risk of stroke : a meta analysis of prospective studies Am J Clin Nutr 2012 ; 95 (2) : 362-6
1676. Larsson SC Urinary magnesium excretion as a marker of heart disease risk Am J Clin Nutr 2013 ; 97 (6) :1159-60
1677. Larsson SC, Orsini N Coffee consumption and risk of stroke : a dose response meta analysis of prospective studies Am J Epidemiol 2011 ;

174 : 993-1001
1678. Larsson SC, Akesson A, Wolk A Egg consumption and risk of heart failure, myocardial infarction and stroke : results from 2 prospective cohorts Am J Clin Nutr 2015 ; 102 : 1007-13
1679. Larsson SC, Akesson A, Gigante B et al. Chocolate consumption and risk of myocardial infarction : a prospective study and meta analysis Heart 2016 doi : 10.1136/heartjnl-2015-309203
1680. Larsson SC, Wolk A Potato consumption and risk of cardiovascular disease : 2 prospective cohort studies Am J Clin Nutr 2016 ; 104 : 1245-52
1681. Larsson SC, Drca N, Björck M et al. Nut consumption and incidence of severe cardiovascular diseases Heart doi : 10.1136/heartjnl-2017-312819
1682. Lassale C, Batty GD, Baghdadli A et al. Healthy dietary indices and risk of depressive outcomes : a systematic review and meta analysis of observational studies Molecular Psychiatry doi : 10.1038/s41380-018-0237-8
1683. Lau VW, Journoud M, Jones PJ Plant sterols are efficacious in lowering plasma LDL and non HDL cholesterol in hypercholesterolemic type 2 diabetic and non diabetic persons Am J Clin Nutr 2005 ; 81 : 1351-8
1684. Laughlin GA, Barett-Connor E, May S et al. Association of adiponectin with coronary heart disease and mortality : the Rancho Bernardo study Am J Epidemiol 2007 ; 165 : 164-74
1685. Laugsand LE, Vatten LJ, Platou C et al. Insomnia and the risk of acute myocardial infarction. A population study Circulation 2011 ; 124 : 2073-81
1686. Laukkanen JA , Jennings JR, Kauhanen J et al. Relation of systemic blood pressure to sudden cardiac death Am J Cardiol 2012 ; 110 : 378-82
1687. Laurenco S, Oliveira A, Lopes C Effects of current and lifetime consumption on overall and central obesity Eur J Clin Nutr 2012 ; 66 : 813-8
1688. Lavie CJ, Milani RV, Mehra MR et al. Omega 3 polyunsaturated fatty acids and cardiovascular diseases J Am Coll Cardiol 2009 ; 54 : 585-94
1689. Lavie CJ, Milani RV, Artham SM et al. The obesity paradox, weight loss, and coronary disease Am J Med 2009 ; 122 : 1106-14
1690. Laville M. Leston N. de Rougemont A. Prévention de l'obésité par le calcium Cholé-doc 2004 ; 81
1691. Lawlor DA, Leon DA Association of body mass index and obesity measured in early childhood with risk of coronary heart disease and stroke in middle age. Findings from the Aberdeen children of the 1950s prospective cohort study Circulation 2005 ; 111 : 1891-6
1692. Lazar LD, Pletcher MJ, Coxson PG et al. Cost-effectiveness of statin

tgerapy for primary prevention in a low cost statin era Circulation 2011 ; 124 : 146-53
1693. Le Bourg E Restriction de nourriture, longévité et vieillissement Cahiers de Nutrition et de Diététique 2012 ; 47 : 85-92
1694. Le Nézet O, Janssen E, Brissot A et al. The 2017 French ESCAPAD survey : a snapshot of tobacco use at the end of adolescence BEH 2018 ; 14-15 : 274-82
1695. Leaf A, Albert CM, Josephson M et al. Prevention of fatal arrythmias in high risk subjects by fish oil n-3 fatty acid intake Circulation 2005 ; 112 : 2762-68
1696. Leaf A, Kang JX, Xiao YF Clinical Prevention of sudden cardiac death by n-3 polyunsaturated fatty acids and mechanism of prevention of arrhythmias by n-3 fish oils Circulation 2003 ; 107 : 2646-52
1697. Lean MEJ,Leslie WS, Barnes AC et al. Primary care led weight management for remission of type 2 diabetes (DiRECT) : an open-label, cluster-randomised trial Lancet doi.org/10.1016/S0140-6736(17)33102-1
1698. Lear SA, Ignaszewski A, Linden W et al. The extensive lifestyle management intervention following cardiac rehabilitation trial Eur Heart J 2003; 24 : 1920-27
1699. Lear SA, Hu W, Rangarajan S et al. The effect of physical activity on mortality and cardiovascular disease in 130000 people from 17 high income, middle income and low income countries : the PURE study Lancet doi.org/10.1016/S0140-6736 (17) 31634-3
1700. Leblanc ES, Patnode CD, Webber EM et al. Behavioral and pharmacotherapic weight loss interventions to prevent obesity related morbidity and mortality in adults JAMA 2018 ; 320 : 1772-91
1701. LeBoff MS, Chou SH, Ratliff KA et al. Supplemental Vitamin D and incident fractures in midlife and older adults N Engl J Med 2022 ; 387 : 299-309
1702. Lebwohl B, Cao Y, Zong G at al. Long term gluten consumption in adults without celiac disease and risk of coronary heart disease : prospective cohort study BMJ 2017 ; 357 : j1892
1703. Lecerf JM Acides gras et maladies cardiovasculaires Cholé-Doc N° 110 : Novembre-Décembre 2008
1704. Lecerf JM La nutrition préventive Monographie Primevère Avril 2001
1705. Lecerf JM Phytostérols et phytostanols. Quel bénéfice cardiovasculaire ? Cholé-Doc 2007 ; Mai-Juin : 101
1706. Lecerf JM Prise en charge du syndrome métabolique Nutritions Diabète et facteurs de risque 2006 ; 4 : 55-59
1707. Lecerf JM Produits laitiers et risque cardiovasculaire : noirs ou blancs ? Nutritions et Endicronologie Hors série cardiologique ; N°1 Déc 2009 : 43-6
1708. Lecerf JM Risque cardiovasculaire. La saga des acides gras Nutritions

et Endicronologie Hors série cardiologie N° 1 Décembre 2009 :31-8
1709. Lecerf JM Traitement non pharmacologique des dyslipidémies Cardinale 2002 Nov. N° 3
1710. Lecerf JM. Le rapport omega 6/ omega 3 : un thème explosif Lipides et Nutrition n° 16, Mars 2004
1711. Lecerf JM. Physiologie et Oméga 3. L'impact sur la dépression Nutrition et facteurs de risques 2004 ; 4 : 16-18
1712. Lecerf JM Régimes amaigrissants : dangers ? Entretiens de Nutrition 2012 Institut Pasteur de Lille
1713. Lecerf JM A chacun son vrai poids. La santé avant tout Editions Odile Jacob
1714. Lee A, Griffin B Dietary cholesterol, eggs and coronary heart disease risk in perspective Nutrition Bulletin 2006 ; 31 : 21-7
1715. Lee A, Bensaada S, Lamothe V et al. Endocrine disruptors on and in fruits and vegetables : estimation of the potential exposure of the French population Food Chem 2022 ; 373 (PtB) : 131513
1716. Lee IM, Cook NR, Gaziano JM et al. Viamin E in the primary prevention of cardiovascular disease and cancer. The Women's Health Study : a randomized controlled trial JAMA 2005 ; 294 : 56-65
1717. Lee IM, Sesso HD, Paffenbarger RS Physical activity and coronary heart disease risk in men Circulation 2000 ; 102 : 981-86
1718. Lee IM, Shiroma EJ, Lobelo F et al. for The Lancet Physical Activity Series Working Group : Effect of physical inactivity on major non communicable diseases worldwide : an analysis of burden of disease and life expectancy Lancet 2012 ; 380 (9838) : 219-29
1719. Lee IM, Shiroma EJ, Evenson KR et al. Accelerometer measured physical activity and sedentary behavior in relation to all cause mortality : the Women's Health Study Circulation doi.org/10.1161/CIRCULATIONAHA.117.031300
1720. Lee JH, O'Keefe JH, Bell D et al. Vitamin D deficiency. An immportant, common, and easily treatable cardiovascular risk factor? J Am Coll Cardiol 2008 ; 52 : 1949-56
1721. Lee KW, Lip GY Effects of lifestyle on hemostasis, fibrinolysis, and platelet reactivity : a systematic review Arch Intern Med 2003 ; 163 : 2368-92
1722. Lee DC, Sui X, Artero EG et al. Long term effects of changes in cardiorespiratory fitness and body mass index on all cause and cardiovascular disease mortality in men. The Aerobics Center Longitudinal Study Circulation 2011 ; 124 : 2483-90
1723. Lee DC, Pate RR, Lavie CJ et al. Leisure time running reduces all cause and cardiovascular mortality risk J Am Coll Cardiol 2014 ; 64 : 472-81
1724. Lee M, Saver JL, Hong KS Effect of pre diabetes on future risk of stroke : meta analysis BMJ 2012 ; 344 : e3564

1725. Lee CW, Kang SJ, Ahn JM Comparison of effects of Atorvastatin (20 mg) versus Rosuvastatin (10 mg) therapy on mild coronary atherosclerotic plaques (from the ARTMAP trial) Am J Cardiol 2012 ; 109 : 1700-4
1726. Lee JE, McLerran DF, Rolland B et al. Meat intake and cause specific mortality : a pooled analysis of Asian prospective cohort studies Am J Clin Nutr 2013 ; 98 : 1032-1041
1727. Lee JY, Jun NR, Yoon D et al. Association between dietary patterns in the remote past and telomere length Eur J Clin Nutr 2015 ; 69 : 1048-52
1728. Lee DH, Keum N, Hu FB et al. Predicted lean body mass, fat mass, and all cause and cause specific mortality in men : prospective US cohort study BMJ 2018 ; 362 : k2575
1729. Lee DH, Rezende LFM, Joh HK et al. Long term leisure time physical activity intensity and all cause and cause specific mortality : a prospective cohort of US adults Circulation 2022 ; 146 (7) : 523-34
1730. Lee MT, Mahtta D, Chen L et al. Premature atherosclerotic cardiovascular disease risk among patients with inflammatory bowel disease Am J Med 2021 doi.org/10.1016/j.amjmed.2021.02.029
1731. Leemrijse CJ, Peters RJG, von Birgelen C et al. The telephone lifestyle intervention 'Hartcoach' has modest impact on coronary risk factors : a randomised multicentre trial Eur J Preven Cardiol 2016 ; 23 : 1658-68
1732. Leenders M, Sluijs I, Ros MM et al. Fruit and vegetable consumption and mortality European Prospective Investigation Into Cancer and Nutrition Am J Epidemiol 2013 ; 178 (4) : 590-602
1733. Leeper NJ, Ardehali R, deGoma EM et al. Statin use in patients with extremely low low density lipoprotein levels is associated with improved survival Circulation 2007; 116 : 613-8
1734. Lefer DJ Statins as potent anti-inflammatory drugs Circulation 2002 ; 106 : 2041-42
1735. Legrand P Intérêt nutritionnel des principaux acides gras des lipides du lait Cholé-Doc ; 105 : Janvier-Février 2008
1736. Legrand P Encore une place pour les omega 3 : les acquis et les non démontrés Journées Francophones de Nutrition Marseille 9-11 Décembre 2015
1737. Leikert JF, Räthel TR, Wohlfart P et al. Red wine polyphenols enhance endothelial nitric oxide synthase expression and subsequent nitric oxide release from endothelial cells Circulation 2002 ; 106 : 1614-17
1738. Lelong H Nutrition and incident hypertension in a large population of french adults : a prospective cohort study 27ème European meeting on hypertension (Milan) 16-19 Juin 2017
1739. Lemaitre RN, King IB, Mozzafarian D et al. n-3 polyunsaturated fatty acids, fatal ischemic heart disease, and non fatal myocardial infarction in older adults : the Cardiovascular Health Study Am J Clin Nutr 2003

; 77 : 319-25
1740. Lemaitre RN, King IB, Raghunathan TE et al. Cell membrane trans fatty acids and the risk of primary cardiac arrest Circulation 2002 ; 105 : 697-705
1741. Lennon O, Galvin R, Smith K et al. Lifestyle interventions for secondary disease prevention in stroke and transient ischaemic attack : a systematic review Eur J Prev Cardiol 2014 ; 21 : 1026-39
1742. Lennon MJ, Makkar SR, Crawford JD et al. Midlife hypertension and Alzheimer's disease : a systematic review and meta analysis J.Alzheimers Dis. 2019 doi : 10.3233/JAD-190474
1743. Leon AS, Franklin BA, Costa F et al. Cardiac rehabilitation and secondary prevention of coronary heart disease Circulation 2005 ; 111 : 369-76
1744. Leon H, Shibata MC, Sivakumaran S et al. Effect of fish oil on arrhythmias and mortality : systematic review BMJ 2008 ;337 : a2931
1745. Leong DP, Smyth A, Teo KK et al. Patterns of alcohol consumption and myocardial infarction risk. Observations from 52 countries in the INTERHEART case control study Circulation 2014 ; 130 : 390-8
1746. Leong DP, Teo KK, Rangarajan S et al. Prognostic value of grip strength : findings from the Prospective Urban Rural Epidemiology (PURE) study Lancet 2015 ; 386 : 266-73
1747. Letonturier P Consommation modérée d'alcool : ni apologie ni rejet systématique Presse Med 2005 ; 34 : 258-59
1748. Leung Yinko SSL, Stark KD, Thanassoulis G et al. Fish consumption and acute coronary syndrome : a meta analysis Am J Med 2014 ; 127 (9) : 848-57
1749. Leutner M, Matzhold C, Bellach L et al. Diagnosis of osteoporosis in statin-treated patients is dose-dependent Ann Rheum Dis doi : 10.1136/annrheumdis-2019-215714
1750. Levantesi G, Scarano M, Marfisi RM, et al. Meta-analysis of effect of statin treatment on risk of sudden death Am J Cardiol 2007 ; 100 : 1644-50
1751. Levin RI The puzzle of aspirin and sex N Engl J Med 2005 ; 352 : 1366-8
1752. Levine GN, Steinke EE, Bakaeen FG et al. Sexual activity and cardiovascular disease. A scientific statement from the American Heart Association Circulation 2012 ; 125 : 1058-72
1753. Levkau B, Hermann S, Theilmeier G and al. High density lipoprotein stimulates myocardial perfusion in vivo Circulation 2004 ; 110 : 3355-59
1754. Lewington S, Whitlock G, Clarke R et al. Prospective Studies Collaboration. Blood cholesterol and vascular mortality by age, sex, and blood pressure : a meta analysis of individual data from 61 prospective studies with 55,000 vascular deaths Lancet 2007 ; 370 :

1829-39
1755. Ley SH, Sun Q, Willett WC et al. Associations between red meat intake and biomarkers of inflammation and glucose metabolism in women Am J Clin Nutr 2014 ; 99 : 352-60
1756. Li Z, Bacqueville D, Bonnet J et al. Cellules musculaires lisses vasculaires L'Athérosclérose Chapitre 3 Page 23-32 Masson 2003
1757. Li S, Shin HJ, van Dam RM Adiponectin levels and risk of type 2 diabetes : a systematic review and meta analysis JAMA 2009 ; 302 : 179-88
1758. Li XH, Yu FF, Zhou YH et al. Association between alcohol consumption and the risk of incident tpe 2 diabetes : a systematic review and dose response meta analysis Am J Clin Nutr 2016 ; 103 : 818-29
1759. Li P, Fan C, Lu Y et al. Effects of calcium supplementation on body weight : a meta analysis Am J Clin Nutr 2016 ; 104 : 1263-73
1760. Li Y, Pan A, Wang DD et al Impact of healthy lifestyle factors on life expectancies in the US population Circulation doi.org/10.1161/CIRCULATIONAHA.117.032047
1761. Li Y, Schoufour J, Wang DD et al. Healthy lifestyle and life expectancy free of cancer, cardiovascular disease, and type 2 diabetes : prospective cohort study BMJ 2020 ; 368 : l6669
1762. Li ZH, Zhong WE, Kraus VB et al. Associations of habitual fish oil supplementation with cardiovascular outcomes and all cause mortality : evidence from a large population based cohort study BMJ 2020 ; 368 : m456
1763. Li J, Guasch-Ferré M, Li Y et al. Dietary intake and biomarkers of linoleic acid and mortality : systematic review and meta analysis of prospective cohort studies Am J Clin Nutr 2020 ; 112 (1) : 150-67
1764. Li J, Lee DH, Hu J et al. Dietary inflammatory potential and risk of cardiovascular disease among men and women in the US J Am Coll Cardiol 2020 ; 76 (19) : 2181-93
1765. Liao CD, Tsauo JY, Wu YT et al. Effects of protein supplementation combined with resistance exercise on body composition and physical function in older adults : a systematic review and meta analysis Am J Clin Nutr 2017 ; 106 : 1078-91
1766. Libby P Lipoproteins : mechanisms for atherogenesis and progression of atherothrombotic disease. In : Ballantyne CM,ed. Clinical Lipidology. Philadelphia, Pensylvania : Elsevier Saunders, 2009 : 56-70
1767. Libby P, Ridker PM, Maseri A Inflammation and atherosclerosis Circulation 2002 ; 105 : 1135-43
1768. Libby P Inflammation in atherosclerosis Nature 2002 ; 420 : 868-74
1769. Liberman J, Wann S E-Cigarettes- What a practicing cardiologist needs to know Am J Cardiol 2017 ; 119 : 681-6
1770. Lichtenstein AH, Appel LJ, Brands M et al. Diet and lifestyle

recommendations revision 2006. A scientific statement from the American Heart Association Nutrition Committee Circulation 2006 ; 114 : 82-96
1771. Lichtenstein AH Fruits and vegetables get a golden halo once again. Is there more to the story? Circulation 2015 ; 132 : 1946-8
1772. Lichtman JH, Froelicher ES, Blumenthal JA et al. Depression as a risk factor for poor prognosis among patients with acute coronary syndrome : systematic review and recommendations. A scientific statement from the American Heart Association Circulation 2014 ; 129 : 1350-69
1773. Liese AD, Bortsov A, Günther ALB et al. Association of DASH Diet with cardiovascular risk factors in youth with diabetes mellitus. The SEARCH for diabetes in Youth Study Circulation 2011 ; 123 : 1410-7
1774. Lijima K, Yoshizumi M, Hashimoto M et al. Red wine polyphenols inhibit vascular smooth muscle cell migration through two distinct signaling pathways Circulation 2002 ; 105 : 2404-10
1775. Lijing L, Daviglus ML, Liu K et al. Midlife body mass index and hospitalization and mortality in older age JAMA 2006 ; 295 : 190-8
1776. Lilly SM, Mortensen EM, Frei CR et al. Comparison of the risk of psychological and cognitive disorders between persistent and nonpersistant statin users Am J Cardiol 2014 ; 114 : 1035-9
1777. Lim DS, Mooradian SJ, Goldberg CS et al. Effect of oral L-Arginine on oxidant stress, endothelial dysfunction, and systemic arterial pressure in young cardiac transplant recipients Am J Cardiol 2004 ; 94 : 828-31
1778. Lim CC, Hayes RB, Ahn J et al. Mediterranean diet and the association between air pollution and cardiovascular disease mortality risk Circulation 2019 ; 139 (15) : 1766-75
1779. Lin GM, Liu K, Colangelo LA et al. Low density lipoprotein cholesterol concentrations and association of high sensitivity C-Reactive Protein concentrations with incident coronary heart disease in the Multi Ethnic Study of Atherosclerosis Am J Epidemiol 2016 ; 183 : 46-52
1780. Lin JS, O'Connor E, Whitlock EP et al. Behavioral counseling to promote physical activity and a healthful diet to prevent cardiovascular disease in adults : a systematic review for the US Preventive services task force Ann Int Med 2010 ; 153 : 736-50
1781. Lin JS, Olson CM, Johnson ES et al. The ankle brachial index for peripheral artery disease screening and cardiovascular disease prediction among asymptomatic adults : a systematic evidence review for the US Preventive Services Task Force Ann Intern Med 2013 ; 159 : 333-41
1782. Lin X, Racette SB, Lefevre M et al. Combined effects of Ezetimibe and phytosterols on cholesterol metabolism. A randomized, controlled feeding study in humans Circulation 2011 ; 124 : 596-601

1783. Lincoff AM, Nicholls SJ, Riesmeyer JS et al. Evacetrapib and cardiovascular outcomes in high risk vascular disease N Engl J Med 2017 ; 376 : 1933-42
1784. Lind L, Simon T, Johansson L et al. Circulating levels of secretory and lipoprotein associated phosphlipase A2 activities : relation to atherosclerotic plaques and future all cause mortality Eur Heart J 2012 ; 33 (23) : 2946-54
1785. Lind M, Svensson AM, Kosiborod M et al. Glycemic control and excess mortality in type 1 diabetes N Engl J Med 2014 ; 371 : 1972-82
1786. Lindau ST, Abramsohn EM, Bueno H et al. Sexual activity and counseling in the first month after acute myocardial infarction among younger adults in the United States and Spain Circulation 2014 ; 130 : 2302-9
1787. Lindberg S, Moqelvang R, Pedersen SH et al. Relation of serum adiponectin levels to number of traditional atherosclerosis risk factors and all cause mortality and major adverse cardiovascular events (from the Copenhagen City Heart Study) Am J Cardiol 2013 ; 111 : 1139-45
1788. Lindberg S, Jensen JS, Bjerre M et al. Adiponectin, type 2 diabetes and cardiovascular risk Eur J Preven Cardiol 2015 ; 22 : 276-83
1789. Linderman GC, Lu J, Lu Y et al. Association of body mass index with blood pressure among 1,7 million Chinese adults JAMA Netw Open 2018 ; 1 (4) : e 181271
1790. Lindholt JS, Sogaard R, Rasmussen LM et al. Five-year outcomes of the Danish Cardiovascular Screening (DANCAVAS) trial N Engl J Med 2022 ; 387 : 1385-94
1791. Lindsey-Davis, Nagi A, Kosinski AS et al. Effects of nurse managed protocols in the outpatient management of adults with chronic conditions : a systematic review and meta analysis Ann Intern Med 2014 ; 161 (2) : 113-21
1792. Lindstöm J, Ilanne-Parrika P, Peltonen M et al. Sustained reduction in the incidence of type 2 diabetes by lifestyle intervention : follow-up of the Finnish Diabetes Prevention Study Lancet 2006 ; 368 : 1673-9
1793. Link LB, Canchola AJ, Bernstein L et al. Dietary pattrens and breast cancer risk in the California Teachers Study cohort Am J Clin Nutr 2013 ; 98 : 1524-32
1794. Link MS reviewing Gencer B et al. Fish oil is associated with increased risk for atrial fibrillation Circulation 2021 Oct 6
1795. Littlejohns TJ, Chong AY, Allen NE et al. Genetic, lifestyle, and health-related characteristics of adults without celiac disease who follow a gluten-free diet : a population-bsed study of 124,447 participants Am J Clin Nutr 2021 ; 113 (3) : 622-9
1796. Liu C, Zhang Y, Ding D et al. Cholesterol efflux capacity is an independent predictor of all cause and cardiovascular mortality in patients with coronary artery disease : a prospective cohort study

Atherosclerosis 2016 ; 249 : 116-24
1797. Liu C, Chen R, Sera F et al. Ambient particulate air pollution and daily mortality in 652 cities N Engl J Med 2019 ; 381 : 705-15
1798. Liu K, Daviglus ML, Loria CM et al. Healthy lifestyle through young adulthood and the presence of low cardiovascular disease risk profile in middle age. The Coronary Artery Risk Development in young Adults (CARDIA) Study Circulation 2012 ; 125 : 996-1004
1799. Liu K, Hui S, Kaliannan K et al. Comparative effects of different types of tree nut consumption on blood lipids : a network meta-analysis of clinical trials Am J Clin Nutr 2020 ; 111 (1) : 219-27
1800. Liu S Is intake of breakfast cereals related to total and cause specific mortality in men? Am J Clin Nutr 2003 ; 77 : 594-99
1801. Liu S Relation between changes in intakes of dietary fiber and grain products and changes in weight and development of obesity among middle aged women Am J Clin Nutr 2003 ; 78(5) : 920-27
1802. Liu S, Stampfer MJ, Hu FB et al. Whole grain consumption and risk of coronary heart disease:results from the Nurse's Health Study Am J Clin Nutr 1999 ; 70 : 412-19
1803. Liu L, Chen M, Hankins SR et al. Serum 25 hydroxyvitamin D concentration and mortality from heart failure and cardiovascular disease, and premature mortality from all cause in United States Adults Am J Cardiol 2012 ; 110 : 834-9
1804. Liu A, Lamendola C, Ariel D et al. Usefulness of Fetuin-A to predict risk for cardiovascular disease among patients with Obstructive Sleep Apnea Am J Cardiol 2015 ; 116 : 219-24
1805. Liu X, Zhang D, Liu Y et al. Dose response association between physical activity and incident hypertension : a systematic review and meta analysis of cohort studies Hypertension 2017 ; 69 : 813-20
1806. Liu X, Hill AM, West SG et al. Acute peanut consumption alters postprandial lipids and vascular responses in healthy overweight or obese men J Nutr 2017 ; doi:10.3945/jn.116.246785
1807. Liu X, Li Y, Tobias DK et al. Changes in types of dietary fats influence long term weight change in US women and men J Nutr 2018 ; 148 (11) : 1821-9
1808. Liu X, Li Y, Guasch-Ferré M et al. Changes in nut consumption influence long term wieight change in US men and women BMJ dx.doi.org/10.1136/bmjnph-2019-000034
1809. Liu H, Tian Y, Xiang X et al. Air pollution and hospitalization for acute myocardial infarction in China Am J Cardiol 2017 ; 120 : 753-8
1810. Liu G, Li Y, Hu Y et al. Influence of lifestyle on incident cardiovascular disease and mortality in patients with diabetes mellitus J Am Coll Cardiol 2018 ; 71 : 2867-76
1811. Liu G, Guasch-Ferré M, Hu Y et al. Nut consumption in relation to cardiovascular disease incidence and mortality among patients with

diabetes mellitus Circ Res 2019 Feb 19 doi : 10.1161/CIRCRESAHA.118.3143162
1812. Liu D, Huang Y, Huang C et al. Calorie restriction with or without time restricted eating in weight loss N Eng J Med 2022 ; 386 (16) : 1495-1504
1813. Liu Y, Tabung FK, Stampfer M Overall diet quality and proinflammatory diet in relation to risk of obstructive sleep apnea in 3 prospective US cohorts Am J Clin Nutr 2022 ; 116 (6) : 1738-47
1814. Liuzzo G, Biasucci L, Gallimore R et al. The prognosic value of C-Reactive protein and serum amyloid a protein in severe unstable angina N Engl J Med 1994 ; 331 : 417-24
1815. Livesey G, Taylor R, Livesey H et al. Is there a dose response relation of dietary glycemic load to risk of type 2 diabetes? Meta analysis of prospective cohort studies Am J Clin Nutr 2013 ; 97 : 584-96
1816. Livingstone KM, Celis-Morales C, Papandonatos GD et al. FTO genotype and weight loss : systematic review and meta analysis of 9563 individual participant data from eight randomised controlled trials BMJ 2016 ; 354 :i4707
1817. Lloyd-Jones DM, Leip EP, Larson MG et al. Prediction of lifetime risk for cardiovascular disease by risk factor burden at 50 years of age Circulation 2006 ; 113 : 791-8
1818. Lloyd Jones DM Cardiovascular health and protection against CVD. More than the sum of the parts? Circulation 2014 ; 130 : 1671-3
1819. Lloyd-Jones DM, Ning H, Labarthe D et al. Status of cardiovascular health in US adults and children using the American Heart Association new "Life's Essential 8" metrics : prevalence estimates from the National Health and Nutrition Examination Survey (NHANES), 2013-2018 Circulation 2022 ; 146 (11) : 822-835
1820. Lo, YT Spending on vegetable and fruit consumption could reduce all cause mortality among older adults Nutr J 2012 ; 11 : 113
1821. Lock AL, Destaillats F, Kraft J et al. Introduction to the proceedings of the symposium "Scientific update on dairy fats and cardiovascular diseases" J Am Coll Nutr 2008 ; 27(6) : 720S-2S
1822. Lock AL, Parodi P, Bauman DE The biology of trans fatty acids : implication for human health and for the dairy industry Aust J Dairy Technol 2005 ; 60 : 134-42
1823. Loffredo L, Perri L, Catasca E et al. Dark chocolate acutely improves walking autonomy in patients with peripheral artery disease J Am Heart Assoc 2014 ; DOI : 10.1161/JAHA.114.001072
1824. London B, Albert C, Anderson ME et al Omega-3 fatty acids and cardiac arrythmias : Prior studies and recommendations for future research Circulation 2007; 116 : e320-e335
1825. Long T, Zhang K, Chen Y et al. Trends in diet quality among older us adults, from 2001 to 2018 JAMA New Open 2022 ; 5 (3) :e221880

1826. Lonn EM Multivitamins in prevention of cardiovascular disease JAMA 2012 ; 308 (17) : 1802-3
1827. Lonn EM, Bosch J, Lopez-Jaramillo P et al. Blood pressure lowering in intermediate risk persons without cardiovascular disease N Engl J Med 2016 ; 374 : 2009-20
1828. Lopez PD, Cativo EH, Atlas SA et al. The effect of vegan diets on blood pressure in adults : a meta analysis of randomized controlled trials Am J Med 2019 ; 132 (7) : 875-83
1829. Lopez-Garcia E, Rodriguez-Artalejo F, Rexrode KM et al. Coffee consumption and risk of stroke in women Circulation 2009 ; 119 : 1116-23
1830. Lopez-Garcia E, Van Dam R, Willett WC et al. Coffee consumption and coronary heart disease in men and women. A Prospective Cohort Study Circulation 2006 ; 113 : 2045-53
1831. Lopez-Garcia E, van Dam RM, Li TY et al. The relationship of coffee consumption with mortality Ann Intern Med 2013 ; 148 : 904-14
1832. Lopez-Garcia E, Rodriguez-Artalejo F, Li TY et al. The Mediterranean style dietary pattern and mortality among men and women with cardiovascular disease Am J Clin Nutr 2014 ; 99 : 172-80
1833. Lopez-Garcia E, Hagan KA, Fung TT et al. Mediterranean diet and risk of frailty syndrome among women with type 2 diabetes Am J Clin Nutr 2018 ; 107 : 763-771
1834. Lopez-Jimenez F Standing for healthier lives-literally Eur Heart J 2015 ; 36 (39) : 2650-2
1835. Lopez-Ridaura R, Willett WC, Rimm EB et al. Magnesium intake and risk of type 2 diabetes in men and women Diabetes Care 2004 ; 27 : 134-40
1836. Lorenz M, Jochmann N, von Krosigk et al Addition of milk prevents vascular protective effects of tea Eur Heart J 2007 ; 28 : 219-23
1837. Lorenz MW, Schaefer C, Steinmetz H et al. Is caritid intima media thickness for individual prediction of cardiovascular risk? Ten year results from the Carotid Atherosclerosis Preogression Study (CAPS) Eur Heart J 2010 ; 31 (16) : 2041-8
1838. Low ASL, Symmons DPM, Lunt M et al. Relationship between exposure to tumor necrosis factor inhibitor therapy and incidence and severity of myocardial infarction in patients with rheumatoid arthritis Ann Rheum Dis 2017 ; 76 : 654-60
1839. Low Wang CC, Reusch JEB Diabetes and cardiovascular disease : changing the focus from glycemic control to improving long term survival Am J Cardiol 2012 ; 110 (suppl) : 58B-68B
1840. Lu J, Wang L, Li M et al. Metabolic syndrome among adults in China : the 2010 China noncommunicable disease surveillance J Clin Endocrinol Metab 2016 ; 102 : 507-15
1841. Lu TM, Ding YA, Leu HB et al. Effect of Rosuvastatin on plasma levels

of assymetric dimethylarginine in patients with hypercholesterolemia Am J Cardiol 2004 ; 94 : 157-61
1842. Lu Y for Global Burden of Metabolic Risk Factors for Chronic Diseases Collaboration Metabolic mediators of the effects of body mass index, overweight, and obesity on coronary heart disease and stroke : a pooled analysis of 97 prospective cohorts with 1,8 million participants Lancet 2014 ; 383 : 970-83
1843. Lu L, Xun P, Wan Y et al. Long term association between dairy consumption and risk of childhood obesity : a systematic review and meta analysis of prospective cohort studies Eur J Clin Nutr 2016 ; 70 : 414-23
1844. Ludwig DS The glycemic index : phisiological mechanisms relating to obesity, diabetes, and cardiovascular disease JAMA 2002 ; 287 : 2414-23
1845. Luepker RV Falling coronary heart disease rates : a better explanation? Circulation 2016 ; 133 : 8-10
1846. Lukanova A, Björ O, Kaaks R et al. Body mass index and cancer : results from the Northern Sweden Health and disease cohort Int J Cancer Published on line 27 Jul 2005
1847. Lundgren JR, Janus C, Jensen SBK et al. Healthy weight loss maintenance with exercise, Liraglutide, or both combined N Engl J Med 2021 ; 384 : 1719-30
1848. Luo C, Zhang Y, Ding Y et al. Nut consumption and risk of type 2 diabetes, cardiovascular disease, and all cause mortality : a systematic review and meta analysis Am J Clin Nutr 2014 ; 100 : 256-69
1849. Lupattelli G, Marchesi S, Roscini AR et al. Direct association between high-density lipoprotein cholesterol and endothelial function in hyperlipemia Am J Cardiol 2002 ; 90 : 648-50
1850. Luu HN, Blot WJ, Xiang YB et al. Prospective evaluation of the association of nut/peanut consumption with total and cause specific mortality JAMA Inter Med 2015 ; 175 : 755-66
1851. Luyster FS, Kip KE, Aiyer AN et al. Relation of obstructive sleep apnea to coronary artery calcium in non obese versus obese men and women aged 45-75 years Am J Cardiol 2014 ; 114 : 1690-4
1852. Lv J, Yu C, Guo Y et al. Adherence to healthy lifestyle and cardiovascular diseases in the Chinese population JACC 2017 ; 69 : 1116-25
1853. Lv YB, Gao X, Yin ZX et al. Revisiting the association of blood pressure with mortality in oldest old people in China : community based, longitudinal prospective study BMJ 2018 ; 361 k2158
1854. Ma J, Yank V, Xiao L et al. Translating the Diabetes Prevention Program Lifestyle Intervention for weight loss into primary care : a randomized trial JAMA Intern Med 2013 ; 173 (2) : 113-21
1855. Ma J, McKeown NM, Hwang SJ et al. Sugar sweetened beverage

consumption is associated with change of visceral adipose tissue over 6 years of follow-up Circulation 2016 ; 133 : 370-7
1856. Ma Y, He FJ, Mac Gregor GA High salt intake. Independent risk factor for obesity? Hypertension 2015 ; 66 : 843-9
1857. Ma Y, Yilmaz P, Bos D et al. Blood pressure variation and subclinical brain disease JACC 2020 ; 75 (19) doi : 10.1016/j.jacc.2020.03.043
1858. Ma Y, He FJ, Sun Q et al. 24-Hour urinary sodium and potassium excretion and cardiovascular risk N Engl J Med 2022 ; 386 : 252-63
1859. Ma W, Hagan KA, Heianza Y et al. Adult height, dietary patterns, and healthy aging Am J Clin Nutr 2017 ; 106 : 589-96
1860. Ma C, Avenell A, Bolland M et al. Effects of weightloss interventions for adults who are obese on mortality, cardiovascular disease, and cancer : systematic review and meta-analysis BMJ 2017 ; 359 : j4849
1861. Ma H, Wang X, Li X et al. Moderate alcohol drinking wth meals is related to lower incidence of type 2 diabetes Am J Clin Nutr 2022 ; 116 (6) : 1507-14
1862. Maahs DM, Daniels SR, de Ferranti SD et al. Cardiovascular disease risk factors in youth with diabetes mellitus Circulation 2014 ; 130 : 1532-58
1863. Macchia A, Levantesi G, Franzosi MG et al. Left ventricular systolic dysfunction, total mortality, and sudden death in patients with myocardial infarction treated with n-3 polyunsaturated fatty acids Eur J Heart Fail 2005 ; 7 : 904-9
1864. MacCullogh ML, Feskanich D.,Stampfer MJ. et al. Diet quality and major chronic disease risk in men and women : moving toward improved dietary guidance Am J Clin Nutr 2002 ; 76 : 1261-71
1865. MacDonnell SL, Baggerly C, French CD et al. Serum Hydroxyvitamin D concentrations >=40 ng/ml are associated with >-(% lower cancer risk : pooled analysis of randomized trial and prospective cohort study PlOS One 2016, April 2016
1866. Machlik ML, Hopstock LA, Wilsgaard T et al. Associations between intake of fermented dairy products and blood lipid concentrations are affected by fat content and dairy matrix. The Transo study Front Nutr 2021 ; 8 : 773468
1867. Mackenzie IS, Rogers A, Poulter NR et al. Cardiovascular outcomes in adults with evening versus morning dosing of usual antihypertensives in the UK (Time study) : a prospective, randomized, open-label, blinded end-point clinical trial Lancet 2022 ; 400 (10361) : 1417-25
1868. Mackintosh C, Yuan C, Ou FS et al. Association of coffee intake with survival in patients with advanced or metastatic colorectal cancer JAMA Oncol doi : 10.1001/jamaoncol.2020.3938
1869. MacLean CH, Newberry SJ, Mojica WA et al. Effects of omega 3 fatty acids on cancer risk JAMA 2006 ; 295 : 403-15
1870. Macpherson H, Pipingas A, Pase MP Multivitamin-multimineral

supplementation and mortality : a meta analysis of randomized controlled trials Am J Clin Nutr 2013 ; 97 : 437-44
1871. Macready AL, George TW, Chong MF et al. Flavonoid rich fruit and vegetables improve microvascular reactivity and inflammatory status in men at risk of cardiovascular disease-FLAVURS : a randomized controlled trial Am J Clin Nutr 2014; 99 : 479-89
1872. Madjd A, Taylor MA, Neek LS et al. Effect of weekly physical activity frequency on weight loss in healthy overweight and obese women attending a weight loss program : a randomized controlled trial Am J Clin Nutr 2016 ; 104 : 1202-8
1873. Madsen CM, Varbo A, Nordestgaard BG et al. Extreme high density lipoprotein cholesterol is paradoxically associated with high mortality in men and women : two prospective cohort studies EHJ 2017 ; 38 : 2478-86
1874. Mager A, Orvin K, Koren-Morag et al. Impact of homocysteine-lowering vitamin therapy on long term outcome of patients with coronary artery disease Am J Cardiol 2009 ; 104 : 745-9
1875. Magliano DJ, Islam RM, Barr ELM et al. Trends in incidence of total or type 2 diabetes : systematic review BMJ 2019 ; 366 : l5003
1876. Magnoni M, Masson S, Andreini D et al. Usefulness of high sensitivity cardiac troponin T for the identification of outlier patients with diffuse coronary atherosclersis and low risk factors Am J Cardiol 2016 ; 117 : 1397-1404
1877. Magnus P, Bakke E, Hoff DA et al. Controlling for high density lipoprotein cholesterol does not affect the magnitude of the relationship between alcohol and coronary heart disease Circulation 2011 ; 124 : 2296-2302
1878. Mah E, Schulz JA, Kaden VN et al. Cashew consumption reduces total and LDL cholesterol : a randomized, crossover, controlled feeding trial Am J Clin Nutr 2017 ; 105 : 1070-8
1879. Mahabadi AA, Berg MH, Lehmann N et al. Association of epicardial fat with cardiovascular risk with cardiovascular risk factors and incident myocardial infarction in the general population. The Heinz Nixdorf Recall Study J Am Coll Cardiol 2013 ; 61 : 1388-95
1880. Mahmassani HA, Avendano EE, Raman G et al. Avocado consumption and risk factors for heart disease : a systematic review and meta analysis Am J Clin Nutr 2018 ; 107 : 523-36
1881. Maier W, Altwegg LA, Corti R et al. Inflammatory markers at the site of ruptured plaque in acute myocardial infarction. Locally increased Interleukin-6 and Serum Amyloid A but decreased C-Reactive Protein Circulation 2005 ; 111(11) : 1355-61
1882. Mainous AG, Tanner RJ, Jo A et al. Prevalence of prediabetes and abdominal obesity among healthy weight adults : 18 year trend Ann Fam Med 2016 ; 14 : 304-10

1883. Mainous AG, Tanner RJ, Rahmanian KP et al. Effect of sedentary life style on cardiovascular disease risk among healthy adults with body mass indexes 18,5 to 29,9 kg/m2 Am J Cardiol 2019 ; 123 : 764-8
1884. Makadia SS, Blaha M, Keenan T et al. Relation of hepatic steatosis to atherogenic dyslipidemia Am J Cardiol 2013 ; 112 : 1599-1604
1885. Maki KC Dietary factors in the prevention of diabetes mellitus and coronary artery disease associated with the metabolic syndrome Am J Cardiol 2004 ; 93(suppl) : 12C-17C
1886. Maki KC, McKennedy JM, Reeves MS et al. Effects of adding prescription Omega-3 acid ethyl esters to Simvastatin (20 mg/day) on lipids and lipoprotein particles in men and women with mixed dyslipidemia Am J Cardiol 2008 ; 102 : 429-33
1887. Malik VS, Popkin BM, Bray GA et al. Sugar sweetened beverages and risk of metabolic syndrome and type 2 diabetes : a meta analysis Diabetes Care 2010 ; 33 : 2477-83
1888. Malik VS, Schulze MB, Hu FB et al. Intake of sugar sweetened beverages and weight gain : a systematic review Am J Clin Nutr 2006 ; 84 : 274-88
1889. Malik VS, Willett WC, Hu FB Sugar sweetened beverages and weight gain in children and adults : a systematic review and meta analysis Am J Clin Nutr 2013 ; 98 : 1084-1102
1890. Malik VS, Sun Q, Van Dam RM et al. Adolsecent dairy product consumption and risk of type 2 diabetes in middle aged women Am J Clin Nutr 2011 ; 94 : 854-61
1891. Malik VS, Chiuve SE, Campos H et al. Circulating very long chain saturated fatty acids and incident coronary heart disease in US men and women Circulation 2015 ; 132 : 260-8
1892. Malik VS, Li Y, Pan A et al. Long term consumption of sugar sweetened and artificially sweetened beverages and risk of mortality in US adults Circulation 2019 ; 139 (18) : 2113-25
1893. Malik AH, Akram Y, Shetty S et al. Impact of sugar sweetened beverages on blood pressure Am J Cardiol 2014 ; 113 : 1574-80
1894. Mammen AL Statin associated autoimmune myopathy N Engl J Med 2016 ; 374 : 664-9
1895. Mancia G, Laurent S, Agabiti-Rosei E et al. Reappraisal of European guidelines on hypertension management : a European Society of Hypertension Task Force document J Hypertension 2009 ; 27 : 2121-58
1896. Mancia G, Facchetti R, Vanoli J et al. White-coat hypertension without organ damage : impact on long-term mortality, new hypertension, and new organ damage Hypertension 2022 doi : 10.1161/HYPERTENSIONAHA.121.18792.PMID : 35191312
1897. Mancini FR, Affret A, Dow C et al. Dietary antioxidant capacity and risk of type 2 diabetes in the large prospective E3N-EPIC cohort 2018

; 61 : 308-16
1898. Mani S, Li H, Untereiner A et al. Decreased endogenous production of hydrogen sulfide accelerates atherosclerosis Circulation 2013 ; 127 : 2523-34
1899. Mannsverk J, Wilsgaard T, Mathiesen EB et al. Trends in modifiable risk factors are associated with declining incidence of hospitalized acute coronary heart disease in a population Circulation 2016 ; 133 : 74-81
1900. Manson JE, Greenland P, LaCroix AZ et al. Walking compared with vigorous exercise for the prevention of cardiovascular events in women N Engl J Med 2002 ; 347 : 716-25
1901. Manson JE, Allison MA, Rossouw JE et al. Estrogen therapy and coronary artery calcification N Engl J Med 2007 ; 356 : 2591-2602
1902. Manson JE, Hsia J, Jonhson KC et al. Estrogen plus Progestin and the risk of coronary heart disease N Engl J Med 2003 ; 349 : 523-34
1903. Manson JE, Hu FB, Rich-Edwards JW et al. A prospective study of walking as compared with vigourous exercise in the prevention of coronary heart disease in women N Engl J Med 1999 ; 341 : 650-8
1904. Manson JE, Bassuk SS, Lee IM et al. The Vitamin D and Omega-3 Trial (VITAL): rationale and design of a large randomized controlled trial of vitamin D and marine omega-3 fatty acid supplements for the primary prevention of cancer and cardiovascular disease. Contemp Clin Trials 2012 ; 33(1) : 159-71
1905. Manson JE, Willett WC, Stampfer MJ et al. Body weight and mortality among women N Engl J Med 1995 ; 333 : 677-85
1906. Manson JE, Chlebowski RT, Stefanick ML et al. Menopausal hormone therapy and health outcomes during the intervention and extended post stopping phases of the Whomen's Health Initiative randomized trials JAMA 2013 ; 310 : 1353-68
1907. Manson JE, Cook NR, Lee IM and al. Marine n-3 fatty acids and prevention of cardiovascular disease and cancer N Engl J Med 2019 ; 380 : 23-32
1908. Manson JE, Cook NR, Lee IM et al. Vitamin D supplements and prevention of cancer and cardiovascular disease N Engl J Med 2019 ; 380 : 33-44
1909. Marchioli R for GISSI-Prevenzione Investigators. Dietary supplementation with n-3 polyunsaturated fatty acids and vitamin E after myocardial infarction : results of the GISSI-Prevenzione trial Lancet 1999 ; 354 : 447-55
1910. Marelli C, Gunnarsson C, Ross S et al. Statins and risk of cancer. A retrospective cohort analysis of 45 857 matched pairs from an electronic medical records database of 11 million adult americans J Am Coll Cardiol 2011 ; 58 : 530-7
1911. Margeli A, Skanderi K, Tsironi M et al. Dramatic elevations of

interleukin-6 and acute phase reactants in athletes participating in the ultradistance foot race Spartathlon : severe systemic inflammation and lipid and lipoprotein changes in protracted exercise J Clin Endoc Metab 2005 ; 90 : 3914-18

1912. Margolis KL, Manson JE, Greenland P et al. Leukocyte count as a predictor of cardiovascular events and mortality in postmenopausal women Arch Intern Med 2005 ; 165 : 500-8
1913. Margolis KL, Asche SE, Bergdall AR et al.Effect of home blood pressure telemonitoring and pharmacist management on blood pressure control JAMA 2013 ; 1 : 46-56
1914. Marijon E, Tafflet M, Antero-Jaquemin J Mortality of French participants in the Tour de France (1947-2012) Eur Heart J 2013 ; 34 : 3145-50
1915. Marin C, Ramirez R, Delgado-Lista J et al. Mediterranean diet reduces endothelial damage and improves the regenerative capacity of endothelium Am J Clin Nutr 2011 ; 93 : 267-74
1916. Mark DB, Lauer MS Exercise capacity : the prognostic variable that does'nt get enough respect Circulation 2003 ; 108 : 1534-6
1917. Marklund M, Leander K, Vikström M et al. Polyunsaturated fat intake estimated by circulating biomarkers and risk of cardiovascular disease and all cause mortality in a population based cohort of 60 year old men and women Circulation 2015 ; 132 : 586-94
1918. Marklund M, Wu JHY, Imamura F et al. Biomarkers of dietary Omega-6 fatty acids and incident cardiovascular disease and mortality Circulation 2019 ; 139 (21) : 2422-36
1919. Marklund M, Singh G, Greer R et al. Estimated population wide benefits and risks in China of lowering sodium through potassium enriched salt substitution : modelling study BMJ 2020 ; 369 : m824
1920. Markopoulou P, Papanikolaou E, Analytis A Preterm birth as a risk factor for metabolic syndrome and cardiovascular disease in adult life : a systematic review and meta analysis J Pediatr 2019 ; 210 : 69-80
1921. Marques FZ, Nelson EM, Chu PY et al. High fibre diet and acetate supplementation change the gut microbiota and prevent the development of hypertension and heart failure in DOCA-Salt hypertensive mice Circulation 2016 DOI.10.1161/circulationaha 116.024545
1922. Maron BJ The paradox of exercise N Engl J Med 2000 ; 343 : 1409-10
1923. Marston NA, Giugliano RP, Im SMK et al.Association between triglyceride lowering and reduction of cardiovascular risk across multiple lipid lowering therapeutic classes Circulation 2019 ; 140 : 1308-17
1924. Martin F, Burckel A L'indice Oméga 3 Cardiologie Pratique 2007 ; N° 794 : 14
1925. Martin BJ, Hauer T, Arena R et al. Cardiac rehabilitation attendance

and outcomes in coronary artery disease patients Circulation 2012 ; 126 : 677-87
1926. Martin SS, Blaha MJ, Blankstein R et al. Dyslipidemia, coronary artery calcium, and incident atherosclerotic cardiovascular disease. Implications for Statin therapy from the Multi-Ethnic Study of Atherosclerosis Circulation 2014 ; 129 : 77-86
1927. Martin SS, Khokhar AA, May HT et al. HDL Cholesterol subclasses, myocardial infarction, and mortality in secondary prevention : the lipoprotein investigators collaborative Eur Heart J 2015 ; 36 (1) : 22-30
1928. Martin SS, Michos ED Mapping hyperlipidemia in young adulthood to coronary risk. Importance of cumulative exposure and how to stay young Circulation 2015 ; 131 : 445-7
1929. Martin SS Factoring in ANGPTL3 when LDL is refractory N Engl J Med 2020 ; 383 : 2385-6
1930. Martin SA, Boucher M, Wright JM et al. Mild hypertension in people at low risk BMJ 2014 ; 349 : g5432
1931. Martinez-Gonzales MA, de la Fuente-Arrillaga C, Nunez-Cordoba JM et al. Adherence to mediterranean diet and risk of developing diabetes : prospective cohort study BMJ 2008 ; 336 : 1348-51
1932. Martinez-Gonzales MA, Toledo E, Aros F et al. Extravirgin olive oil consumption reduces risk of atrial fibrillation. The PREDIMED trial Circulation 2014 ; 130 : 18-26
1933. Martinez-Gonzales MA, Fernandez-Lazaro CI, Toledo E Carbohydrate quality changes and concurrent changes in cardiovascular risk factors : a longitudinal analysis in the PREDIMED-Plus randomized trial Am J Clin Nutr 2020 ; 111 : 291-306
1934. Martinez-Lapiscina EH, Clavero P, Toledo E et al. Mediterranean diet improves cognition : the PREDIMED-NAVARRA randomised trial J Neurol Neurosurg Psychiatry 2013 ; 84 : 1318-25
1935. Martinez-Maqueda D, Miralles B, Recio I et al. Antihypertensive peptides from food proteins : a review Food Funct 2012 ; DOI : 10.1039
1936. Maruthur NM, Wang NY, Appel LJ Lifestyle interventions reduce coronary heart disease risk Results from the PREMIER Trial Circulation 2009 ; 119 : 2026-31
1937. Maseri A Inflammation, atherosclerosis, and ischemic events-Exploring the hidden side of the moon N Engl J Med 1997 ; 336 : 1014-15
1938. Masharani U, Sherchan P, Schloetter M et al. Metabolic and physiologic effects from consuming a hunter-gatherer (Paleolithic)-type diet in type 2 diabetes Eur J Clin Nutr 2015 ; 69 : 944-8
1939. Masi S, D'Aiuto F, Martin-Ruiz C et al. Rate of telomere shortening and cardiovascular damage : a longitudinal study in the 1946 British

Birth Cohort Eur Heart J 2014 ; 35 : 3296-3303
1940. Maskarinec G, Jacobs S, Shvetsov Y et al. Intake of cocoa products and risk of type 2 diabetes : the multiethnic cohort Eur J Clin Nutr 2019 ; 73 : 671-8
1941. Matsumoto C, Matthan NR, Lichtenstein AH et al. Red blood cell MUFAs and risk of coronary artery disease in the Physicians' Health Study Am J Clin Nutr 2013 ; 98 : 749-54
1942. Matsumoto C, Petrone AB, Gaziano M et al. Chocolate consumption and risk of diabetes mellitus in the Physicians' Health Study Am J Clin Nutr 2015 ; 101 : 36-7
1943. Matthews KA, Crawford SL, Chae CU et al. Are changes in cardiovascular disease risks factors in midlife women due to chronological aging or to the menopausal transition? J Am Coll Cardiol 2009 ; 54 : 2366-73
1944. Mattusch F, Dufaux B, Heine O et al. Reduction of the plasma concentration of C-Reactive protein following nine months of endurance training Int J Sports Med 2000 ; 21 : 21-24
1945. Mauger JF, Lichtenstein AH, Ausman LM et al. Effect of different forms of dietary hydrogenated fats on LDL particle size Am J Clin Nutr 2003 ; 78 : 370-75
1946. Mazidi M, Speakman JR Higher densities of fast food and full service restaurants are not associated with obesity prevalence Am J Clin Nutr 2017 ; 106 : 603-13
1947. Mazidi M, Banach M, Kengne AP Association between plasma trans acids concentrations and leucocyte telomere length in US adults Eur J Clin Nutr 2018 ; 72 : 581-6
1948. McCullough LE, McClain KM, Gammon MD The promise of leisure time physical activity to reduce risk of cancer development JAMA Intern Med 2016 ; 176 (6) : 826-7
1949. McDermott C Essential fruit, vegetables, and lists for health BMJ 2014 ; 349 :g4906
1950. McEvoy JW, Chen Y, Rawlings A et al. Diastolic blood pressure, subclinical myocardial damage, and cardiac events. Implications for blood pressure control J Am Coll Cardiol 2016 ; 68 : 1713-22
1951. McEvoy JW, Daya N, Rahman F Association of isolated diastolic hypertension as defined by the 2017 ACC/AHA blood pressure guideline with incident cardiovascular outcomes JAMA 2020 ; 323 (4) : 329-38
1952. McGill HC, McMahan CA, Gidding SS Preventing heart disease in the 21 st Century Implications of the pathobiological determinants of atherosclerosis in youth (PDAY) study Circulation 2008 ; 117 : 1216-27
1953. McGowan L, Cooke LJ, Gardner B et al. Healthy feeding habits : efficacy results from a cluster randomized, controlled exploratory trial

of a novel, habit-based intervention with parents Am J Clin Nutr 2013 ; 98 : 769-77
1954. McGuire KA, Janssen I, Ross R Ability of physical activity to predict cardiovascular disease beyond commonly evaluated cardiometabolic risk factors Am J Cardiol 2009 ; 104 : 1522-6
1955. McManus RJ, Mant J, Bray EP et al Telemonitoring and self management in the control of hypertension (TASMINH2) : a randomised controlled trial Lancet 2010 ; 376 : 163-72
1956. McManus RJ, Mant J, Franssen M et al. Efficacy of self monitored blood pressure, with or without telemonitoring, for titration of antihypertensive medication (TASMINH4) : an unmasked randomised controlled trial Lancet doi.org/10.1016/S0140-6736(18)30309-X
1957. McNeil JJ, Woods RL, Nelson MR et al. Effect of Aspirin on disability free survival in the healthy elderly N Engl J Med 2018 ; 379 : 1499-1508
1958. McNeil JJ, Wolfe R, Woods RL et al. Effect of Aspirin on cardiovascular events and bleeding in the healthy elderly N Engl J Med 2018 ; 379 : 1509-18
1959. McNeil JJ, Nelson MR, Woods RL et al. Effect on Aspirin on all cause mortality in the healthy elderly N Engl J Med 2018 ; 379 : 1519-28
1960. McNeill AM, Rosamond WD, Girman CJ et al. Prevalence of coronary heart disease and carotid arterial thickening in patients with the metabolic syndrome (The ARIC Study) Am J Cardiol 2004 ; 94 : 1249-54
1961. McQueen MJ, Hawken S, Wang X et al. Lipids,lipoproteins, and lipoproteins as risk markers of myocardial infarction in 52 countries (the InterHeart Study) : a case-control study Lancet 2008 ; 372 : 224-33
1962. Mehlum MH, Liestol K, Kjeldsen SE et al. Blood pressure variability and risk of cardiovascular events and death in patients with hypertension and different baseline risks Eur Heart J doi : 10.1093/eurheartj/ehx760
1963. Mehran R, Sartori S, Schoos MM et al. Prevalence, impact, and predictive value of detecting subclinical coronary and carotid atherosclerosis in asymptomatic adults J Am Coll Cardiol 2015 ; 65 : 1065-74
1964. Mehta L Impact of body mass index on outcomes after percutaneous intervention myocardial coronary infarction Am J Cardiol 2007 ; 99 : 906-10
1965. Mehta H, Sacrinty M, Johnson D et al. Comparison of usefulness of secondary prevention of coronary disease in patients < 80 versus > = 80 years of age Am J Cardiol 2013 ; 112 : 1099-1103
1966. Mei Z, Chen GC, Wang Z et al. Dietary factors, gut microbiota, and serum trimethylamine-N-oxyde associated with cardiovascular disease

in the Hispanic Community Health Study/Study of Latinos Am J Clin Nutr 2021 ; 113 (6) : 1503-14
1967. Meier B Plaque stabilisation in coronary artery disease : introduction Heart 2004 ; 90 : 1384
1968. Meier T, Gräfe K, Senn F et al. Cardiovascular mortality attributable to dietary risk factors in 51 countries in the WHO European Region from 1990 to 2016 : a systematic analysis of the Global Burden of Disease Study Eur J Epidemiol 2018 doi : 10.1007/S 10654-018-0473-x
1969. Meijnikman AS, De Block CEM, Dirinck E et al. Not performing an OGTT results in significant underdiagnosis of (pre) diabetes in a high risk adult Caucasian population Int J Obes 2017 doi : 10.1038/ijo.2017.165
1970. Meisinger C, Baumert J, Khuseyinova N et al. Plasma oxidized low density lipoprotein, a strong predictor for acute coronary heart disease events in apparently healthy, middle aged men from the general population Circulation 2005 ; 112 : 651-57
1971. Meister TA, Rimoldi SF, Soria R et al. Association of assisted reproductive technologies with arterial hypertension during adolescence JACC 2018 ; 72 (11) : 1267-74
1972. Mekary RA, Feskanich D, Hu FB et al. Physical activity in relation to long term weight maintenance after intentional weight loss in premenopausal women Obesity (Silver Spring) 2010 ; 18 : 167-74
1973. Melamed ML, Michos ED, Post W 25 hydroxyviatmin D levels and the risk of mortality in the general population Arch Intern Med 2008 ; 168 : 1629-37
1974. Melanson EL, Astrup A, Donahoo WT The relationship between dietary fat and fatty acid intake and body weight, diabetes and the metabolic syndrome Ann Nutr Metab 2009 ; 55 : 229-43
1975. Mellen PB, Walsh TF, Herrington DM Whole grain intake and cardiovascular disease : a meta analysis Nutr Metab Cardiovasc Dis 2008 ; 18 : 283-90
1976. Melzer D, Osborne NJ, Henley WE et al. Urinary bisphenol A concentration and risk of future coronary artery disease in apparently healthy men and women Circulation 2012 ; 125 : 1482-90
1977. Mendelson MM, de Ferranti SD Childhood environmental tobacco smoke exposure. A smoking gun for atherosclerosis in adulthood Circulation 2015 ; 131 : 1231-3
1978. Mendivil CO, Rimm EB, Furtado J et al. Low density lipoproteins containing apolipoprotein C-III and the risk of coronary heart disease Circulation 2011 ; 124 : 2065-72
1979. Menendez JA, Vellon L, Colomer R et al. Oleic acid, the main monounsaturated fatty acid of oil olive suppresses Her-2/neu expression and synergistically enhances the growth inhibitory effects of trastuzumab in breast cancer cells with Her-2/neu oncogene

amplification Ann Oncology 2005 Jan 10
1980. Meneton P Sodium/Potassium ; un rapport sous haute surveillance Nutritions et endocrinologie Hors série cardiologique Déc 2009 ; N° 1 : 39-42
1981. Meneton P Remplacer le sel par les épices, pourquoi ? Phytothérapie 2012 ; 10 : 80-6
1982. Menke A, Casagrande S, Geiss L et al. Prevalence of and trends in diabetes among adults in the United States, 1998-2012 JAMA 2015 ; 314 : 1021-9
1983. Mensink RP, Zock PL, Kester AD et al. Effects of dietary fatty acids and carbohydrates on the ratio of serum total to HDL cholesterol and on serum lipids and apolipoproteins : a meta-analysis of 60 controlled trials Am J Clin Nutr 2003 ; 77 : 1146-55
1984. Mente A, de Koning L, Shannon HS et al. A systematic review of the evidence supporting a causal link between dietary factors and coronary heart disease Arch Intern Med 2009 ; 169 : 659-69
1985. Mente A, O'Donnell MJ, Rangarajan S et al. Association of urinary sodium and potassium excretion with blood pressure N Engl J Med 2014 ; 371 : 601-11
1986. Mente A Association of dietary quality and risk of cardiovascular disease and mortality in 218,000 people from over 50 countries European Society of Cardiology 25-29 aout 2018
1987. Merino J, Guasch-Ferré M, Martinez-Gonzalez MA et al. Is complying with the recommendations of sodium intake beneficial for health in individuals at high cardiovascular risk? Findings from the PREDIMED study Am J Clin Nutr 2015 ; 101 : 440-8
1988. Mesas AE, Leon-Munoz LM, Rodriguez-Artalejo F et al. The effect of coffee on blood pressure and cardiovascular disease in hypertensive individuals : a systematic review and meta analysis Am J Clin Nutr 2011 ; 94 (4) : 1113-26
1989. Messerli FH, Panjrath GS The J curve between blood pressure and coronary artery disease or essential hypertension J Am Coll Cardiol 2009 ; 54 : 1827-34
1990. Metcalf RG, Sanders P, James MJ et al. Effect of dietary n-3 polyunsaturated fatty acids on the inducibility of ventricular tachycardia in patients with ischemic cardiomyopathy Am J Cardiol 2008 ; 101 : 758-61
1991. Metcalf RG, Skuladottir GV, Indridason OS et al. U shaped relationship between tissue docosahexaenoic acid and atrial fibrillation following cardiac surgery Eur J Clin Nutr 2014 ; 68 : 114-8
1992. Metcalf B, Henley W, Wilkin T Effectiveness of intervention on physical activity of children : systematic review and meta analysis of controlled trials with objectively measured outcomes (EarlyBird 54) BMJ 2012 ; 345 : e5888

1993. Meyer KA, Kushi LH, Jacobs DR Carbohydrates, dietary fiber, and incident type 2 diabetes in older women Am J Clin Nutr 2000 ; 71 : 921-30
1994. Meyers DG, Neuberger JS, Jianghna H Cardiovascular effects of bans on smoking in public palces J Am Coll Cardiol 2009 ; 54 : 1249-56
1995. Micciolo R, Canal L, Minniti A et al. The association between excess weight and comorbidity and self rated health in the Italian population Ann Epidemiol 2013 ; 23 (4) : 172-8
1996. Micha R, Wallace SK, Mozaffarian D Red and processed meat consumption and risk of incident coronary heart disease, stroke, and diabetes mellitus. A systematic review and meta-analysis Circulation 2010 ; 121 : 2271-83
1997. Micha R, Mozzafarian D Saturated fat and cardiometabolic risk factors, coronary heart disease, stroke, and diabetes : a fresh look at the evidence Lipids 2010 ; 45 : 893-905
1998. Micha R, Penalvo JL, Cudhea F et al. Association between dietary factors and mortality from heart disease, stroke, and type 2 diabetes in the United States JAMA 2017 ; 317 (9) : 912-24
1999. Michaëlsson K, Baron JA, Gedeborg R et al. Plasma vitamin D and mortality in older men : a community based prospective cohort study Am J Clin Nutr 2010 ; 92 : 841-8
2000. Michaëlsson K, Melhus H, Lemming EW Long term calcium intake and rates of all cause and cardiovascular mortality : community based prospective longitudinal cohort study BMJ 2013 ; 346 : f228
2001. Michaëlsson K, Wolk A, Langenskiold S et al. Milk intake and risk of mortality and fractures in women and men : cohort studies BMJ 2014 ; 349 : g6015
2002. Michaud DS, Gallo V, Schlehofer B et al. Coffee and tea intake and risk of brain tumors in the European Prospective Investigation into Cancer and Nutrition (EPIC) cohort study Am J Clin Nutr 2010 ; 92 : 1145-50
2003. Michels KB Coffee, tea and caffeine consumption and incidence of colon and rectal cancer Journal of the National Cancer Institute Vol.97, No 4, 282-92, February 16, 2005
2004. Michos ED, Blumenthal RS Prevalence of low density lipoprotein cholesterol with elevated high sensitivity C-Reactive protein in the US J Am Coll Cardiol 2009 ; 53 : 931-5
2005. Michos ED, Blumenthal RS How accurate are 3 risk prediction models in US Women Circulation 2012 ; 125 : 1723-6
2006. Michos ED, Martin SS, Blumenthal RS Bringing back targets to "IMPROVE" atherosclerotic cardiovascular disease outcomes. The duel for dual goals ; are two targets better than one? Circulation 2015 ; 132 : 1218-20
2007. Michos ED, McEvoy JW, Blumenthal RS Lipid management for the prevention of atherosclerotic cardiovascular disease N Engl J Med

2019 ; 381 : 1557-67
2008. Miedema MD, Maziarz M, Biggs ML et al. Plasma free fatty acids, fatty acid binding protein 4, and mortality in older adults (from the Cardiovascular Health Study) Am J Cardiol 2014 ; 114 : 843-8
2009. Miedema MD, Petrone A, Shikany JM et al. Association of fruit and vegetable consumption during early adulthood with the prevalence of coronary artery calcium after 20 years of follow-up : the CARDIA study Circulation 2015 ; 132 : 1990-8
2010. Miedema MD, Dardari ZA, Nasir K et al. Association of coronary artery calcium with long term, cause specific mortality among young adults JAMA Netw Open 2019 ; 2 (7) : e197440
2011. Miettinen TA, Gylling H Effect of statins on noncholesterol sterol levels : implications for use of plant stanols and sterols Am J Cardiol 2005 ; 96 (Suppl) 40D-6D
2012. Miettinen TA, Rallo M, Lepäntalo M et al. Plant sterols in serum and in atherosclerotic plaques of patients undergoing carotid endarteriectomy J Am Coll Cardiol 2005 ; 45 : 1794-1801
2013. Mihaylova B, Emberson J, Blackwell L et al. The effects of lowering LDL cholesterol with statin therapy in people at low risk of vascular disease : meat analysis of individual data from 27 randomised trials Lancet 2012 ; 380 : 581-90
2014. Milajerdi A, Saneei P, Larijani B et al. The effect of dietary glycemic index and glycemic load on inflammatory biomarkers : a systematic review and meta analysis of randomized clinical trials Am J Clin Nutr 2018 ; 107 : 593-606
2015. Milani RV, Lavie CJ Impact of worksite wellness intervention on cardiac risk factors and one year health care costs Am J Cardiol 2009 ; 104 : 1389-92
2016. Miller ER, Pastor-Barriuso R, Dalal D et al. Meta-analysis : High-dosage Vitamin E supplementation may increase all cause mortality Ann Inter Med 2005 ; 142 : 37-46
2017. Miller ER, Juraschek S, Pastor-Barriuso R et al. Meta analysis of folic acid supplementation trials on risk of cardiovascular disease and risk interaction with baseline homocysteine levels Am J Cardiol 2010 ; 106 : 517-27
2018. Miller M, Zhan M, Havas S et al. High attributable risk of elevated C-Reactive protein level to conventional coronary heart disease factors : the third national health and nutrition examination survey Arch Int Med 2005 ; 165 : 2063-68
2019. Miller M, Stone N, Ballantyne C et al. Triglycerides and cardiovascular disease : a scientific statement from the American Heart Association Circulation 2011 ; 123 : 2292-2333
2020. Miller PE, Zhao D, Frazier-Wood AC et al. Associations of coffee, tea, and caffeine intake with coronary artery calcification and

cardiovascular events Am J Med 2017 ; 130 : 188-97
2021. Miller V, Mente A, Dehghan M et al. Fruit, vegetable, and legume intake and cardiovascular disease and deaths in 18 countries (PURE) : a prospective cohort study Lancet 2017, 390 : 2037-49
2022. Mills EJ, Rachlis B, Wu P et al. Primary prevention of cardiovascular mortality and events with statin treatments. A network meta-analysis involving more than 65 000 patients J Am Coll Cardiol 2008 ; 52 : 1769-81
2023. Mills EJ, O'Regan C, Eyawo O et al. Intensive statin therapy compared with moderate dosing for prevention of cardiovascular events : a meta-analysis of > 40 000 patients Eur Heart J 2011 ; 32 : 1409-15
2024. Mills EJ, Thorlund K, Eapen S et al. Cardiovascular events associated with smoking cessation pharmacotherapies. A network meta analysis Circulation 2014 ; 129 : 28-41
2025. Mills NL, Törnqvist H, Gonzalez MC et al. Ischemic and thrombotic effects of dilute diesel exhaust inhalation in men wiyh coronary heart disease N Engl J Med 2007; 357 :1075-82
2026. Millwood IY, Bennett DA, Holmes MV et al. Association of CETP gene variants with risk for vascular and nonvascular diseases among Chinese adults JAMA Cardiol doi : 10.1001/jamacardio.2017.4177
2027. Minder CM, Shaya GE, Michos ED et al. Relation between self reported physical activity level, fitness, and cardiometabolic risk Am J Cardiol 2014 ; 113 : 637-43
2028. Mineharu Y, Koizumi A, Wada Y et al. Coffee, green tea, black tea and colong tea consumption and risk of mortality from cardiovascular disease in Japanese men and women J Epidemiol Community Health ; doi : 10.1136 / jech 2009.097311
2029. Miqueleiz E, Lostao L, Ortega P et al. Trends in the prevalence of childhood overweight and obesity according to socioeconomic status : Spain, 1987-2007 Eur J Clin Nutr 2014 ; 68 : 209-14
2030. Mirbolouk M, Kianoush S, Dardari Z et al. The association of coronary artery calcium score and mortality risk among smokers : The Coronary rtery Calcium Consortium Atherosclerosis 2019 ; 294 : 33-40
2031. Mirmiran P, Hosseinpour-Niazi S, Azizi F Therapeutic lifestyle change diet enriched in legumes reduces oxidative stress in overweight type 2 diabetes patients : a crossover randomised clinical trial Eur J Clin Nutr 2018 ; 72 : 174-6
2032. Mitchell GF, Hwang SJ, Ramachandran SV et al. Arterial stiffness and cardiovascular events. The Framingham Heart Study Circulation 2010 ; 121 : 505-11
2033. Mitchell JD, Fergestrom N, Gage BF et al. Impact of statins on cardiovascular outcomes following coronary artery calcium scoring J Am Coll Cardiol 2018 ; 72 : 3233-42
2034. Mitri J, Muraru MD, Pittas AG Vitamin D and type 2 diabetes : a

systematic review Eur J Clin Nutr 2011 ; 65 : 1005-15
2035. Mitrou PN, Kipnis V, Thiébaut A et al. Mediterranean dietary pattern and prediction of all cause mortality in a US Population Arch Inter Med 2007 ; 167 (22) : 2461-68
2036. Miyaki A, Maeda S, Otsuki T et al. Plasma pentraxin 3 concentration increases in endurance trained men Medicine and science in sports and exercise 2011 ; 43 (1) : 12-7
2037. Miyamoto K, Kawase F, Imai T et al. Dietary diversity and healthy life expectancy-an international comparative study Eur J Clin Nutr 2019 ; 73 : 395-400
2038. Möckel M, Muller R, Searle J et al. Usefulness of bêta 2 microglobulin as a predictor of all cause and non culprit lesion related cardiovascular events in acute coronary syndromes (from the PROSPECT study) Am J Cardiol 2015 ; 116 : 1034-40
2039. Mohammadifard N, Salehi-Abargouei A, Salas-Salvado J The effect of tree nut, peanut, and soy nut consumption on blood pressure : a systematic review and meta analysis of randomized controlled clinical trials Am J Clin Nutr 2015 ; 101 : 966-82
2040. Mohammadifard N, Talaei M, Sadeghi M et al. Dietary patterns and mortality from cardiovascular disease : Isfahan Cohort Study Eur J Clin Nutr 2017 ; 71 : 252-8
2041. Mohan V, Subramanian Shanti Rani C et al. Clinical profile of long term survivors and non survivors with type 2 diabetes Diabetes 2013 ; 36 : 2190-97
2042. Mohan D, Mente A, Dehghan M et al. Associations of fish consumption with risk of cardiovascular disease and mortality among individuals with or without vascular disease from 58 countries JAMA Intern Med 2021 ; 181 (5) : 631-49
2043. Moheimani RS, Bhetratana M, Yin F et al. Increased cardiac sympathetic activity and oxidative stress in habitual electronic cigarette users. Implications for cardiovascular risk JAMA Cardiology 2017 doi:10.1001/jamacardio.2016.5303
2044. Moholdt T, Lavie CJ, Nauman J Sustained physical activity, not weight loss, associated with improved survival in coronary heart disease J Am Coll Cardiol 2018 ; 71 : 1094-1101
2045. Mok A, Khaw KT, Luben R et al. Physical activity trajectories and mortality : population based cohort study BMJ 2019 ; 365 : l2323
2046. Mokdad AH Actual causes of death in the United States,2000 JAMA 2004 ; 291 : 1238-45
2047. Mokdad AH, Bowman BA, Ford ES et al. The continuing epidemics of obesity and diabetes in the United States JAMA 2001 ; 286 : 1195-1200
2048. Moley-Massol I. Education du patient. Commander n'est pas éduquer ! Correspondances en Risque Cardiovasculaire Juillet-Aout-

Septembre 2004 ; Vol. 2 n°3 : 134-36
2049. Molina-Infante J, Carroccio A Suspected nonceliac gluten sensitivity confirmed in few patients after gluten challenge in double blind, placebo-controlled trials Clin Gastroenterol Hepatol 2017 ; 15 : 339-48
2050. Monahan M, Jowett S, Nickless A Cost effectiveness of telemonitoring and self monitoring of blood pressure for antihypertensive titration in primary care (TASMINH4) Hypertension 2019 ; 73 (6) : 1231-9
2051. Monteiro CA, Astrup A Does the concept of « ultra-processed foods » help inform dietary guidelines, beyond conventional classification systems ? Yes Am J Clin Nutr 2022 ; 116 (6) : 1476-81
2052. Montilla M, Di Maso M, Crispo A et al. Metabolic syndrome and the risk of urothelial carcinoma of the bladder : a case control study BMC Cancer 2015 ; 15 : 720
2053. Montonen J Whole grain and fiber intake and the incidence of type 2 diabetes Am J Clin Nutr 2003 ; 77(3) : 622-29
2054. Moon KA, Guallar E, Umans JG et al. Association between exposure to low to moderate arsenic levels and incident cardiovascular disease : a prospective cohort study Ann Intern Med 2013 ; 159 (10) : 649-59
2055. Moore SC, Mayne ST, Graubard BI et al Past body mass index and risk of mortality among women Int J Obes 2008 ; 32 : 730-9
2056. Mora S, Cook N, Buring JE et al. Physical activity and reduced risk of cardiovascular events Circulation 2007 ; 116 : 2110-18
2057. Mora S, Glynn RJ, Hsia J et al. Statins for the primary prevention of cardiovascular events in women with elevated high sensitivity C-Reactive Protein or dyslipidemia Circulation 2010 ; 121 : 1069-77
2058. Mora S, Redberg RF, Sharrett AR et al. Enhanced risk assessment in asymptomatic individuals with exercise testing and Framingham risk scores Circulation 2005 ; 112 : 1566-72
2059. Mora S, Yanek LR, Moy TF et al. Interaction of body mass index and Framingham risk score in predicting incident coronary disease in families Circulation 2005 ; 111 : 1871-6
2060. Mora S, Wenger NK, DeMicco DA et al. Determinants of residual risk in secondary prevention patients treated with high versus low dose statin therapy. The Treating to New Targets (TNT) Study Circulation 2012 ; 125 : 1979-87
2061. Mora S, Glynn RJ, Boekholdt SM et al. On treatment non high density lipoprotein cholesterol, apolipoprotein B, triglycerides, and lipid ratios in relation to residual vascular risk after treatment with potent statin therapy J Am Coll Cardiol 2012 ; 59 : 1121-8
2062. Mora S, Glynn RJ, Ridker PM High density lipoprotein cholesterol, size, particle number, and residual vascular risk after potent statin therapy Circulation 2013 ; 128 : 1189-97
2063. Morales JS, Valenzuela PL, Castillo-Garcia A et al. The exposome and

immune health in times of the COVID-19 pandemic Nutrients 2021 ; 14 (1).doi : 10.3390/nu14010024
2064. Moran AE, Forouzanfar MH, Roth GA et al. Temporal trends in ischemic heart disease mortality in 21 world regions, 1980 to 2010. The global burden of disease 2010 Study Circulation 2014 ; 129 : 1483-92
2065. Moran AE, Forouzanfar MH, Roth GA et al. The global burden of ischemic heart disease in 1990 and 2010. The global burden of disease 2010 Study Circulation 2014 ; 129 : 1493-1501
2066. Mori TA, Burke V, Beilin LJ et al. Randomized controlled intervention of the effects of alcohol on blood pressure in premenopausal women Hypertension 2015 ; 66 : 517-23
2067. Morin N Importance des acides gras en nutrition humaine Mémoire pour le diplôme d'Université « Diététique et Génie alimentaire » Université Paul Sabatier-Toulouse III, 2002
2068. Morris JN, Heady JA, Raffle PA et al. Coronary heart disease and physical activity of work Lancet 1953 ; 265 : 1111-20
2069. Morris MC, Evans DA, Tangney CC et al. Fish consumption and cognitive decline with age in a large community study Arch Neurol 2005 ; 62 : 1849-53
2070. Mortensen SA, Leth A, Agner E et al. Dose related decrease of serum coenzyme Q10 during treatment with HMG-CoA reductase inhibitors Molecular Aspects of Medicine 1997 ; 18 (Supp :S) : 137-44
2071. Mortensen SP, Boushel R High density lipoprotein. A new therapeutic target for glucose intolerance? Circulation 2013 ; 128 : 2349-50
2072. Mortensen MB, Fuster V, Muntendam P et al. Negative risk markers for cardiovascular events in the elderly J Am Coll Cardiol 2019 ; 74 : 1-11
2073. Mortensen MB, Nordestgaard BG Elevated LDL cholesterol and increased risk of myocardial infarction and atherosclerotic cardiovascular disease in individuals aged 70-100 years : a contemporary primary prevention cohort Lancet doi.org/10.1016/S0140-6736(20)322233-9
2074. Mosca L C-Reactive-To screen or not to screen N Engl J Med 2002 ; 347 : 1615-16
2075. Mosca L, Linfante AH, Benjamin EJ et al. National study of physician awareness and adherence to cardiovascular disease prevention guidelines Circulation 2005 ; 111 : 499-510
2076. Mosca L, Benjamin EJ, Berra K et al. Effectiveness based guidelines for the prevention of cardiovascular disease in women-2011 update. A guideline from the American Heart Association Circulation 2011 ; 123 : 1243-62
2077. Moses A, Lund N, Jensen BB et al. Illustrating the pivotal role of obesity as a driver of diabetes Abstract T3P28 European Congress on Obesity (ECO2018) 23-26 May 2018 Vienna Austria

2078. Mossavar-Rahmani Y, Kamensky V, Manson JE et al. Artificially sweetened beverages and stroke, coronary heart disease, and all cause mortality in the Women's Health Initiative Stroke 2019 Feb 14 doi : 10.1161/STROKEAHA.118.023100
2079. Mostofsky E, Maclure M, Sherwood JB et al. Risk of acute myocardial infarction after the death of a significant person in one's life Circulation 2012 ; 125 : 491-6
2080. Mostofsky E, Maclure M, Tofler GH et al. Relation of outbursts of anger and risk of acute myocardial infarction Am J Cardiol 2013 ; 112 : 343-8
2081. Mostofsky E, Chahal HS, Mukamal KJ et al. Alcohol and immediate risk of cardiovascular events. A systematic review and dose response meta analysis Circulation 2016 ; 133 : 979-87
2082. Mostofsky E, Johansen MB, Lundbye-Christensen S et al. Risk of atrial fibrillation associated with coffee intake : findings from the Danish Diet, Cancer, and Health study Eur J Preven Cardiol 2016 ; 23 : 922-30
2083. Motoyama KR, Curb JD, Kadowaki T et al. Association of serum n-6 and n-3 polyunsaturated fatty nacids with lipids in 3 populations of middle aged men Am J Clin Nutr 2009 ; 90 : 49-55
2084. Mottillo S, Filion, Genest J et al. The metabolic syndrome and cardiovascular risk. A systematic review and meta analysis J Am Coll Cardiol 2010 ; 56 : 1113-32
2085. Moyer VA Vitamin, mineral and multivitamin supplements for the primary prevention of carduiovascular disease and cancer : US preventive services task force recommendation statement Ann Intern Med 2014 ; 160 (8) : 558-64
2086. Mozaffarian D, Psaty BM, Rimm EB et al. Fish intake and risk of incident atrial fibrillation Circulation 2004 ; 110 : 368-73
2087. Mozaffarian D, Ascherio A, Hu FB et al. Interplay between different polyunsaturated fatty acids and risk of coronary heart disease in men Circulation 2005 ; 111 : 157-64
2088. Mozaffarian D, Lemaitre RN, Kuller LH Cardiac benefits of fish consumption may depend on the type of fish meal consumed The Cardiovascular Health Study Circulation 2003 ; 107 : 1372-77
2089. Mozaffarian D JELIS, fish oil, and cardiovascular events Lancet 2007 ; 369 : 1062-3
2090. Mozaffarian D, Geelen A, Brouwer IA et al. Effect of fish oil on heart rate in humans. A meta analysis of randomized controlled trials Circulation 2005 ; 112 : 1945-52
2091. Mozaffarian D, Kamineni A, Carnethon M et al. Lifestyle Risk Factors and new onset diabetes mellitus in older adults Arch Intern Med 2009 ; 169 : 798-807
2092. Mozaffarian D, Katan MB, Ascherio A et al. Trans fatty acids and

cardiovascular disease N Engl J Med 2006 ; 354 : 1601-13
2093. Mozaffarian D, Longstreth WT Jr, Lemaitre RN et al. Fish consumption and stroke risk in elderly individuals : The Cardiovascular Health Study Arch Intern Med 2005 ; 165 : 200-6
2094. Mozaffarian D, Rimm EB Fish intake, contaminants, and human health. Evaluating the risks and the benefits JAMA 2006 ; 296 : 1885-99
2095. Mozaffarian D, Stein PK, Prineas RJ et al. Dietary fish and omega 3 fatty acid consumption and heart rate variability in US Adults Circulation 2008 ; 117 : 1130-37
2096. Mozaffarian D, Wilson PWF, Kannel WB Beyond established and novel risk factors. Lifestyle risk factors for cardiovascular disease Circulation 2008 ; 117 : 3031-3038
2097. Mozaffarian D, Micha R, Wallace S Effects on coronary heart disease of increasing polyunsaturated fat in place of saturated fat : A systematic review and meta analysis of randomized controlled trials PloS Med March 2010
2098. Mozaffarian D, Shi P, Morris JS et al. Mercury exposure and risk of cardiovascular disease in two US Cohorts N Engl J Med 2011 ; 364 : 1116-25
2099. Mozaffarian D, Hao T, Rimm EB et al. Changes in diet and lifestyle and long term weight gain in women and men N Engl J Med 2011 ; 364 (25) : 2392-2404
2100. Mozaffarian D, Afshin A, Benowitz NL et al. Population approaches to improve diet, physical activity, and smoking habits. A scientific statement from the American Heart Association Circulation 2012 ; 126 : 1514-63
2101. Mozaffarian D, Lemaitre RN, King IB et al. Plasma phospholipid long chain omega-3 fatty acids and total and cause specific mortality in older adults. A cohort study Ann Intern Med 2013 ; 158 : 515-25
2102. Mozzafarian D, de Oliveira Otto MC, Lemaitre RN et al. Trans palmitoleic acid, other dairy fat biomarkers, and incident diabetes : the Multi Ethnic Study of Atherosclerosis (MESA) Am J Clin Nutr 2013 ; 97 : 854-61
2103. Mozaffarian D, Fahimi S, Singh GM et al. Global sodium consumption and death from cardiovascular causes N Engl J Med 2014 ; 371 : 624-34
2104. Mozaffarian D, Benjamin EJ, Go AS et al. Executive summary : heart disease and stroke statistics-2015 Update. A report from the American Heart Association Circulation 2015 ; 131 : 434-41
2105. Mozaffarian D Dietary and policy priorities for cardiovascular disease, diabetes, and obesity. A comprehensive review Circulation 2016 ; 133 : 187-225
2106. Mozaffarian D Fish, cardiovascular disease, and mortality-What is the global evidence? JAMA Intern Med

doi:10.1001/jamainternmed.2021.0045
2107. Mozaffarian D Perspective : Obesity-an unexplained epidemic Am J Clin Nutr 2022 ; 115 (6) : 1445-50
2108. MRC/BHF Heart Protection Study of cholesterol lowering with Simvastatin in 20536 high risk individuals:A randomized placebo controlled trial Lancet 2002 ; 360 : 7-22
2109. Muckelbauer R, Sarganas G, Grüneis A et al. Association between water consumption and body weight outcomes : a systematic review Am J Clin Nutr 2013 ; 98 : 282-99
2110. Mukamal KJ Coffee consumption and mortality after acute myocardial infarction : The Stockolm Heart Epidemiology Program Am Heart J 2009 ; 157 : 495-501
2111. Mukamal KJ, Ascherio A, Mittleman MA et al. Alcohol and risk for ischemic stroke in men : the role of drinking patterns and usual beverage Ann Int Med 2005 ; 142 : 11-9
2112. Mukamal KJ, Chen CM, Rao SR et al. Alcohol consumption and cardiovascular mortality among US adults J Am Coll Cardiol 2010 ; 55 : 1328-35
2113. Mullee A, Romaguera D, Pearson-Stuttard J et al. Association between soft drink consumption and mortality in 10 European contries JAMA Intern Med doi : 10.1001/jamainternmed.2019.2478
2114. Mullen MJ, Thorne SA, Deanfield JE Non-invasive assessment of endothelial function Heart 1997 ; 77 : 297-98
2115. Müller MJ, Geisler C Defining obesity as a disease Eur J Clin Nutr 2017 ; 71 : 1256-8 doi:10.1038/ejcn.2017.155
2116. Müller MJ, Soares M Do we need to re-think the obesity issue? Eur J Clin Nutr 2019 ; 73 : 645-6
2117. Mulligan-Kehoe MJ, Simons M Vasa vasorum in normal and diseased arteries Circulation 2014 ; 129 : 2557-66
2118. Mulvihill NT, Foley JB Inflammation in acute coronary syndromes Heart 2002 ; 87 : 201-04
2119. Munoz D, Uzoije P, Reynolds C et al. Polypill for cardiovascular disease prevention in an underserved population N Eng J Med 2019 ; 381 : 1114-23
2120. Muntner P, Whittle J, Lynch AI et al. Visit to visit variability of blood pressure and coronary heart disease, stroke, heart failure and mortality : a cohort study Ann Intern Med 2015 ; 163 : 329-338
2121. Murad MH, Larrea-Mantilla L, Haddad A et al. Antihypertensive agents in older adults : a systematic review and met analysis of randomized clinical trials J Clin Endocrinol Metab 2019 ; 104 (5) : 1575-84
2122. Muraki I, Imamura F, Manson JE et al. Fruit consumption and risk of type 2 diabetes : results from three prospective longitudinal cohort studies BMJ 2013 ; 347 : f5001

2123. Muraki I, Wu H, Imamura F et al. Rice consumption and risk of cardiovascular disease : results from a pooled analysis of 3 U.S. cohorts Am J Clin Nutr 2015 ; 101 : 164-72
2124. Murphy TP, Cutlip DE, Regensteiner JG et al. Supervised exercise versus primary stenting for claudication resulting from aortoiliac peripheral artery disease. Six month outcomes from the Claudication : Exercise versus Endoluminal Revascularization (CLEVER) Study Circulation 2012 ; 125 : 130-9
2125. Mursu J, Virtanen JK, Tuomainen TP et al. Intake of fruit, berries, and vegetables and risk of type 2 diabetes in Finnish men : the Kuopio Ischaemic Heart Disease Risk Factor Study Am J Clin Nutr 2014 ; 99 : 328-33
2126. Musher DM, Abers MS, Corrales-Medina VF Acute infection and myocardial infarction N Engl J Med 2019 ; 380 : 171-6
2127. Mustafic H, Jabre P, Caussin C et al. Main air polluants and myocardial infarction. A systematic review and meta analysis JAMA 2012 ; 307 (7) :713-21
2128. Myers J, Prakash M, Froelicher V et al. Exercice capacity and mortality among men referred for exercise testing N Engl J Med 2002 ; 346 : 793-801
2129. Myers J, Atwood JE, Froelicher V Active lifestyle and diabetes Circulation 2003 ; 107 : 2392-94
2130. Myers MG, Godwin M, Dawes M et al. Conventional versus automated measurement of blood pressure in primary care patients with systolic hypertension : randomised parallel design controlled trial BMJ 2011 ; 342 : d286. doi : 10.1136
2131. Myint PK, Luben RN, Welch AA et al. Plasma Vitamin C concentrations predict risk of incident stroke over 10 years in 20 649 participants of the European Prospective Investigation into Cancer Norfolk Prospective Population Study Am J Clin Nutr 2008 ; 87 : 64-69
2132. Myrstad M, Nystad W, Graff-Iversen S et al. Effect of years of endurance exercise on risk of atrial fibrillation and atrial flutter Am J Cardiol 2014 ; 114 : 1229-33
2133. Myung SK, Ju W, Cho SW et al. Efficacy of vitamin and antioxidant supplements in prevention of cardiovascular disease : systematic review and meta analysis of randomised controlled trials BMJ 2013 ; 346 : f10
2134. Nabel EG Heart disease prevention in young women. Sounding an alarm Circulation 2015 ; 132 : 989-91
2135. Nabi H, Kivimäki M, Batty GD et al. Increased risk of coronary heart disease among individuals reporting adverse impact of stress on their health : the Whitehall II prospective cohort study Eur Heart J 2013 ; 34 : 2697-2705
2136. Naci H, Brugts J, Ades T Comparative tolerability and harms of

individual statins : a study level network meta analysis of 246,955 participants from 135 randomized, controlled trials Circ Cardiovasc Qual Outcomes 2013 ; 6 : 390-9
2137. Naghavi M, Libby P, Falk E et al. From vulnerable plaque to vulnerable patient Circulation 2003 ; 108 : 1664-72
2138. Naghshi S, Sadeghi O, Willett WC et al. Dietary intake of total, animal, and plant proteins and risk of all cause, cardiovascular, and cancer mortality : systematic review and dose response meta analysis of prospective cohort studies BMJ 2020 ; 370 : m2412
2139. Naghshi S, Aune D, Beyene J et al. Dietary intake and biomarkers of alpha linolenic acid and risk of all cause, cardiovascular, and cancer mortality : systematic review and dose response meta-analysis of cohort studies BMJ 2021 ; 375 : n2213
2140. Nair D Association of coronary atherosclerosis detected by multislice computed tomography and traditional risk factor assessment Am J Cardiol 2008 ; 102 : 316-20
2141. Nakamura Y Egg consumption, serum cholesterol and cause specific and all cause mortality : The National integrated project for prospective observation of non communicable disease and its trends in the age Am J Clin Nutr 2004 ; 80 : 58-63
2142. Nakamura Y, Okamura T, Kita Y et al. Re-evaluation of the associations of egg intake with serum total cholesterol and cause specific and total mortality in Japanese women Eur J Clin Nutr 2017 ; doi : 10.1038/s41430-017-0051-4
2143. Nakamura M, Tanaka F, Takahashi T et al. Sex mortality in Japanese threshold levels of plasma B type natriuretic peptide for prediction of cardiovascular event risk in a Japanese population initially free of cardiovascular disease Am J Cardiol 2011 ; 108 : 1564-9
2144. Nakazawa M, Arashi H, Yamaguchi J et al. Lower levels of high density lipoprotein cholesterol are associated with increased cardiovascular events in patients with acute coronary syndrome Atherosclerosis 2020 ; 303 : 21-8
2145. Nalbone G Les particules atmosphériques fines et ultrafines. Un facteur de risque cardiovasculaire Cardiologie Cardinale Mai 2009 ; 3 : n° 19 : 181-4
2146. Napoli C, Lerman LO, de Nigris F et al. Redthinking primary prevention of atherosclerosis related diseases Circulation 2006 ; 114 : 2517-27
2147. Napoli C, Pignalosa O, de Nigris et al. Childhood infection and endothelial dysfunction. A potential link in atherosclerosis ? Circulation 2005 ; 111 : 1568-70
2148. Nash SD, Westpfal M Cardiovascular benefits of nuts Am J Cardiol 2005 ; 95 : 963-5
2149. Nash DT Gluten sensitivity : new epidemic or new myth? Every major

change in our diet carries with it the possibility of unforeseen risks Am J Cardiol 2014 ; 114 : 1621-2
2150. Näslund U, Ng N, Lundgren A et al. Visualization of asymptomatic atherosclerotic disease for optimum cardiovascular prevention (VIPVIZA) : a pragmatic, open-label, randomised controlled trial Lancet 2019 ; 393 : 133-42
2151. Nasrallah I A randomized trial of intensive versus standard systolic blood pressure control and the risk of mild cognitive impairment and dementia : results from SPRINT MIND
2152. Nathan P Les fibres alimentaires. Des végétaux bienfaiteurs Nutrition et Facteurs de risque Octobre 2004 ; 2 : 39-43
2153. National Heart, Lung, and Blood Institute and North American Association for the study of obesity. Practical guide on the identification, evaluation, and treatment of overweight and obesity in adults. Bethesda, MD : National Institutes of Health ; October 2000. NIH Publication No 00-4084
2154. Nauman J, Janszky I, Vatten LJ et al. Temporal changes in resting heart rate and deaths from ischemic heart disease JAMA 2011 ; 306 (23) : 2579-87
2155. Navar AM, Gallup DS, Lokhnygina Y et al. Hypertension control in adults with diabetes mellitus and recurrent cardiovascular events : Global Results From the Trial Evaluating Cardiovascular Outcomes With Sitagliptin Hypertension 2017 ; 70 : 907-14
2156. Navar-Boggan AM, Pencina MJ, Williams K et al. Proportion of US adults potentially affected by the 2014 Hypertension Guideline JAMA 2014 ; 311 (14) : 1424-9
2157. Navar-Boggan AM, Peterson ED, D'Agostino RB et al. Hyperlipidemia in early adulthood increases long term risk of coronary heart disease Circulation 2015 ; 113 : 451-8
2158. Navarese EP, Kowalewski M, Andreotti F et al. Meta analysis of time related benefits of statin therapy in patients with acute coronary syndrome undergoing percutaneous coronary intervention Am J Cardiol 2014 ; 113 : 1753-64
2159. Navarese EP, Kolodziejczak M, Schulze V et al. Effects of Proprotein Convertase Subtilisin/kexin Type 9 antibodies in adults with hypercholesterolemia : a systematic review and meta analysis Ann Intern Med 2015 ; 163 : 40-51
2160. Navarro-Lomas G, Dote-Montero M, Alcantara JMA et al. Different exercice training modalities similarly improve heart rate variability in sedentary middle aged adults : the FIT-AGING randomized controlled trial Eur J Appl Phisiol 2022 ; 122 (8) : 1863-74
2161. Nazarzadeh M, Bidel Z, Canoy D t al. Blood pressure lowering and risk of new onset type 2 diabetes : an individual participant data meta analysis Lancet doi.org/10.1016/S0140-6736

2162. Nazare JA, Smith JD, Borel AL et al. Ethnic influences on the relations between abdominal subcutaneous and visceral adiposity, liver fat, and cardiometabolic risk profile : the International Study of Prediction of Intra abdominal Adiposity and its relation with cardiometabolic risk/intra abdominal adiposity Am J Clin Nutr 2012 ; 96 : 714-26
2163. Nazare JA, Smith J, Borel AL et al. Usefulness of measuring both body mass index and waist circumference for the estimation of visceral adiposity and related cardiometabolic risk profile (from the INSPIRE ME IAA Study) Am J Cardiol 2015 ; 115 : 307-15
2164. Neale RE, Baxter C, Duarte Romero B et al. The D-Health trial : a randomised controlled trial of the effect of vitamin D on mortality Lancet Diabetes Endocrinol 2022 ; 10 (2) : 120-8
2165. Neelakantan N, Seah JYH, van Dam RM The effect of coconut oil consumption on cardiovascular risk factors : a systematic review and meta analysis of clinical trials Circulation 2020 ; 141 (10) : 803-14
2166. Nehra A, Jackson G, Miner M et al. Diagnostic and treatment of erectile dysfunction for reduction of cardiovascular risk J Urol 2013 ; 189 (6) :2031-8
2167. Nelson ME, Rejeski WJ, Blair SN et al. Physical activity and public health in older adults. Recommendation from the American College of Sports Medicine and the American Heart Association Circulation 2007 ; 1126 : 1094-1105
2168. Nelson CP, Hamby SE, Saleheen D Genetically determined height and coronary artery disease N Engl J Med 2015 ; 372 : 1608-18
2169. Nelson AJ, Brien ECO, Kaltenbach LA et al. Use of lipid, blood pressure, and glucose lowering pharmacotherapy in patients with type 2 diabetes and atherosclerotic cardiovascular disease JAMA Netw Open 2022 ; 5 (2) : e2148030
2170. Nestel PJ Effects of dairy fats within different foods on plasma lipids J Am Coll Nutr 2008 ; 27(6) :735S-740S
2171. Nestel PJ, Chronopulos A, Cehun M Dairy fat in cheese raises LDL cholesterol less than that in butter in mildly hypercholesterolemic subjects Eur J Clin Nutr 2005 ; 59 : 1059-63
2172. Neufingerl N, Zebregs Y, Schuring EAH et al. Effect of cocoa and theobromine consumption on serum HDL-cholesterol concentrations : a randomized controlled trial Am J Clin Nutr 2013 ; 97 (6) : 1201-9
2173. Newby LK, Allen LaPointe NM, Chen AY et al. Long term adherence to evidence based secondary prevention therapies in coronary artery disease Circulation 2006; 113 : 203-212
2174. Newman AB, Simonsick EM, Naydeck BL et al. Association of long distance corridor walk performace with mortality, cardiovascular disease, mobility limitation, and disability JAMA 2006 ; 295 : 2018-26
2175. Newmann AB, Naydeck BL, Ives DG et al. Coronary artery calcium,

carotid artery thickness, and cardiovascular disease outcomes in adults 70 to 99 years old Am J Cardiol 2008 ; 101 : 186-92
2176. Newman C, Tsai J, Szarek M et al. Comparative safety of atorvastatin 80 mg versus 10 mg derived from analysis of 49 completed trials in 14.236 patients Am J Cardiol 2006 ; 97 : 61-67
2177. Newman JD, Davidson KW, Shaffer JA et al. Observed hostility and the risk of incidence ischemic heart disease J Am Coll Cardiol 2011 ; 58 : 1222-8
2178. Newsome PN, Bucholtz K, Cusi K et al. A placebo-controlled trial of subcutaneous Semaglutide in Nonalcoholic Steatohepatitis N Engl J Med 2021 ; 384 : 113-24
2179. Ng M, Fleming T, Robinson M et al. Global, regional, and national prevalence of overweight and obesity in children and adults during 1980-2013 : a systematic analysis for the Global Burden of Disease Study Lancet 2014 ; 384 : 766-81
2180. Nicholls SJ, Brandrup-Wognsen G, Palmer M Meta analysis of comparative efficacy of increasing dose of Atorvastatin versus Rosuvastatin versus Simvastatin on lowering levels of atherogenic lipids (from VOYAGER) Am J Cardiol 2010 ; 105 : 69-76
2181. Nicholls SJ, Ballantyne CM, Barter PJ et al. Effect of two intensive statin regimens on progression of coronary disease N Engl J Med 2011 ; 365 : 2078-87
2182. Nicholls SJ, Puri R Is it time for HDL to change its tune? Circulation 2013 ; 128 : 1175-6
2183. Nicholls SJ, Puri R, Anderson T et al. Effect of Evolocumab on progression of coronary disease in statin treated patients. The GLAGOV randomized clinical trial JAMA 2016 ; 316 : 2373-84 2020
2184. Nicholls SJ, Lincoff AM, Garcia M et al. Effect of high dose omega-3 fatty acids vs corn oil on major adverse cardiovascular events in patients at high cardiovascular risk : the STRENGTH randomized clnical trial JAMA doi : 10.1001/jama.2020.22258
2185. Nicholls M Plasma ceramides and cardiac risk Eur Heart J 2017 ; 38 : 1359-60
2186. Nichols GA, Vupputuri S, Rosales AG Change in high density lipoprotein cholesterol and risk of subsequent hospitalization for coronary artery disease or stroke among patients with type diabetes mellitus Am J Cardiol 2011 ; 108 : 1124-8
2187. Nichols M, Townsend N, Scarborough P et al. Cardiovascular disease in Europe : epidemiological update Eur Heart J 2014 ; 35 : 2950-9
2188. Nidorf SM, Eikelboom JW, Budgeon CA et al. Low dose colchicine for secondary prevention of cardiovascular disease J Am Coll Cardiol 2013 ; 61 : 404-10
2189. Nidorf SM, Fiolet ATL, Mosterd A et al. Colchicine in patients with chronic coronary disease N Engl J Med 2020 ; 383 : 1838-47

2190. Nie F, He J, Cao H et al. Predictive value of abnormal ankle brachial index in patients with diabetes : a meta analysis Diabetes Res Clin Pract 2021 doi : 10.1016/j.diabetes.2021.108723.PMID : 33647330
2191. Nielsen SF, Nordestgaard BG, Se DM et al. Statin use and reduced cancer related mortality N Engl J Med 2012 ; 367 : 1792-1802
2192. Nielsen SJ, Kit BK, Aoki Y et al. Seafood consumption and blood mercury concentrations in adults aged >=20y, 2007-2010 Am J Clin Nutr 2014 ; 99 (5) : 1066-1070
2193. Nigam A, Talajic M, Roy D et al. Fish oil for the reduction of atrial fibrillation recurrence, inflammation and oxydative stress J Am Coll Cardiol 2014 ; 64 : 1441-8
2194. NIH Conference. Gastrointestinal surgery for severe obesity : Consensus Development Conference panel Ann Inter Med 1991 ; 115 : 956-61
2195. Nikpay M, Goel A, Won HH et al. A coprehensive 1,000 genomes based genome wide association meta analysis of coronary artery disease Nat Genet 2015 ; 47 : 1121-30
2196. Ning H, Van Horn L, Shay CM et al. Associations of dietary fiber intake with long term prediction cardiovascular disease risk and C-Reactive protein levels Am J Cardiol 2014 ; 113 : 287-91
2197. Nissen SE, Nicholls SJ, Sipahi I et al. Effect of very high intensity statin therapy on regression of coronary atherosclerosis JAMA 2006 ; 295 : 1556-65
2198. Nissen SE, Tsunoda T, Tuzcu EM et al. Effect of recombinant apo-Ai Milano on coronary atherosclerosis in patients with acute coronary syndromes. A randomized controlled trial JAMA 2003 ; 290 : 2292-00
2199. Nissen SE, Tuzcu EM, Schoenhagen P et al. Statin therapy, LDL cholesterol, C-Reactive protein, and coronary artery disease N Engl J Med 2005 ; 352 : 29-38
2200. Nissen SE, Lincoff AM, Wolski K et al. Association between achieved omega-3 fatty acid levels and major adverse cardiovascular outcomes in patients with high cardiovascular risk. A secondary analysis of the STRENGTH trial JAMA Cardiol 2021 doi: 10.1001/jamacardio.2021.1157
2201. Noaham KE, Sacks G, Rayner M et al. Modelling income group differences in the health and economic impacts of targeted food taxes and subsidies Int J Epidemiol 2009 ; 38 : 1324-33
2202. Noakes M, Clifton PM, Doornbos AME et al. Plant sterol enriched milk and yoghourt reduce cholesterol in modestly hypercholesterolemic subjects Eur J Ntr 2005 ; 44 : 214-22
2203. Noda H, Iso H, Irie F et al. Low density lipoprotein cholesterol concentrations and death due to intraparenchymal hemorrhage. The Ibaraki Prefectural Health Study Circulation 2009 ; 119 : 2136-45
2204. Nodari S, Triggiani M, Campia U et al. “n6” polyunsaturated fatty acids

in the prevention of atrial fibrillation recurrences after electrical cardioversion. A prospective, randomized study Circulation 2011 ; 124 : 1100-6
2205. Noguchi T, Tanaka A, Kawasaki T et al. Effect of intensive statin therapy on coronary high intensity plaques detected by noncontrast T1 weighted imaging. The AQUAMARINE Pilot Study J Am Coll Cardiol 2015 ; 66 : 245-56
2206. Nolan RP, Upshur REG, Lynn H et al. Thearpeutic benefit of preventive telehealth counseling in the community outreach heart Health and risk reduction trial Am J Cardiol 2011 ; 107 : 690-6
2207. Nomura H, Arashi H, Yamaguchi J et al. Relation of adiponectin to cardiovascular events and mortality in patients with acute coronary syndrome Am J Cardiol 2021 ; 140 : 7-12
2208. Nordestgaard BG Why do the media report negative news about statins? Eur Heart J 2018 ; 39 : 337-8
2209. Northey JM, Cherbuin N, Pumpa KL et al. Exercise interventions for cognitive function in adults older than50 : a systematic review with meta-analysis Br J Sports Med 2018 ; 52 (3) : 154-60
2210. Nossent J, Raymond W, Divitini M et al. Asymptomatic hyperuricemia is not an independent risk factor for cardiovascular events or overall mortality in the general population of the Busselton Health Study BMC Cardiovasc Disord 2016 ; 16 : 256
2211. Nozue T, Yamamoto S, Tohyama S et al. Comparison of arterial remodeling and changes in plaque composition between patients with progression versus regression of coronary atherosclerosis during statin therapy (from the TRUTH Study) Am J Cardiol 2012 ; 109 : 1247-53
2212. Nozue T, Yamamoto S, Tohyama S et al. Effects of serum n-3 to n-6 polyunsaturated fatty acids ratios on coronary atherosclerosis in statin treated patients with coronary artery disease Am J Cardiol 2013 ; 111 : 6-11
2213. Nozue T, Yamamoto S, Tohyama S et al. Comparison of change in coronary atherosclerosis in patients with stable versus unstable angina pectoris receiving statin therapy (from the Treatment With Statin on Atheroma Regression Evaluated by Intravascular Ultrasound With Virtual Histology (TRUTH Study)) Am J Cardiol 2013 ; 111 : 923-9
2214. Nualnim N, Parkhurst K, Dhindsa M et al. Effects of swimming training on blood pressure and vascular function in adults > 50 years of age Am J Cardiol 2012 ; 109 : 1005-10
2215. Nudy M, Cooper J, Gaahramani M et al. Aspirin for primary atherosclerotic cardiovascular disease prevention in bseline risk increases : a meta regression analysis Am J Med 2020 ; 133 (9) : 1056-64
2216. NupponenM, Pahkala K, Juonala M et al. Metabolic syndrome from adolescence to early adulthood. Effect of infancy onset dietary

counseling of low saturated fat : the Special Turku Coronary Risk Factor Inervention Project (STRIP) Circulation 2015 ; 131 : 605-13
2217. Nuttens MC, Fomon M, Ruidavets JB Relationship between smoking and diet:the Monica France Project J Intern Med 1992 ; 231 : 349-56
2218. Nwabuo CC, Apiah D, Moreira HT et al. Temporal changes in resting heart rate, left ventricular dysfunction, heart failure and cardiovascular disease : CARDIA Study Am J Med 2020 ; 133 (8) : 946-53
2219. Nyberg ST, Batty GD, Pentti J et al. Obesity and loss of disease free years owing to major non communicable diseases : a multicohort study Lancet Public Health 2018 doi : 10.1016/S2468-2667 (18)30139-7
2220. Nyberg ST, Singh-Manoux A, Pentti J et al. Association of healthy lifestyle with years lived withut major chronic diseases JAMA Intern Med 2020 ; 180 (5) : 760-8
2221. O'Brien EC, Greiner MA, Xian Y et al. Clinical effectiveness of statin therapy after ischemic stroke : primary results from the statin therapeutic area of the patient centered research into outcomes stroke patients prefer and effectiveness research (PROSPER) study Circulation 2015 ; 132 : 1404-13
2222. O'Connor LE, Paddon-Jones D, Wright AJ et al. A Mediterranean style eating pattern with lean, unprocessed red meat has cardiometabolic benefits for adults who are overweight or obese in a randomized, crossover, controlled trial Am J Clin Nutr 2018 ; 108 : 33-40
2223. O'Donnell MJ, Yusuf S, Mente A et al. Urinary sodium and potassium excretion and risk of cardiovascular events JAMA 2011 ; 306 (20) : 2229-38
2224. O'Donnell MJ, Mente A, Rangarajan S et al. Urinary sodium and potassium excretion, mortality, and cardiovascular events N Engl J Med 2014 ; 371 : 612-23
2225. O'Donnell MJ, Mente A, Rangarajan S et al. Joint association of urinary sodium and potassium excretion with cardiovascular events and mortality : prospective cohort study BMJ 2019 ; 364 : l772
2226. O'Donoghue ML, Fazio S, Giugliano RF et al. Lipoprotein(a), PCSK9 inhibition, and cardiovascular risk. Insights from the FOURIER trial Circulation 2019 ; 139 : 1483-92
2227. O'Donovan G, Lee IM, Hamer M et al. Association of "Week end Warrior" and other leisure time physical activity patterns with risks for all cause mortality, cardiovascular disease and cancer mortality JAMA Intern Med doi:10.1001/jamainternmed.2016.8014
2228. O'Keefe JH, Abuissa H, Sastre A et al. Effects of omega 3 fatty acids on resting heart rate, heart rate recovery after exercise, and heart rate variability in men with healed myocardial infarctions and depressed ejection fractions Am J Cardiol 2006 ; 97 : 1127-30
2229. O'Keefe JH, Harris WS Omega-3 fatty acids : time for clinical implementation? Am J Cardiol 2000 ; 85 : 1239-41

2230. O'Keefe JH, Bhatti SK, Bajwa A et al. Alcohol and cadiovascular health : the dose makes the poison … or the remedy Mayo Clin Proc 2014 ; 89 : 382-93
2231. O'Keefe JH, DiNicolantonio JJ, Lavie CJ Statins, Ezetimibe, and Proprotein Converase-Kexin type 9 inhibitors to reduce low density lipoprotein cholesterol and cardiovascular events Am J Cardiol doi.org/10.1016/j.amjcard.2016.11.001
2232. O'Keeffe LM, Kuh D, Fraser A Age at period cessation and trajectories of cardiovascular risk factors across mid and later life BMJ Heart dx.doi.org/10.1136/heartjnl-2019.315754
2233. O'Leary DH, Polak JF, Kronmal RA et al. Carotid artery intima and media thickness as a risk factor for myocardial infarction and stroke in older adults N Engl J Med 1999 ; 340 : 14-22
2234. O'Malley PG, Arnold MJ, Kelley C et al. Management of dyslipidemia for cardiovascular disease risk reduction : synopsis of the 2020 updated US department of veterans affairs and US department of defense clinical practice guideline Ann Intern Med doi.org/10.7326/M20-4648
2235. O'Neal WT, Hooker SP, Singleton MJ et al. Objectively measured physical activity and the risk of atrial fibrillation (from the REGARDS Study) Am J Cardiol doi.org/10.1016/j.amjcard.2020.05.004
2236. O'Neill, Sanders TAB, Thompson GR Comparison of efficacy of plant stanol ester and sterol ester : short term and longer term studies Am J Cardiol 2005 ; 96 (Suppl) 29D-36D
2237. O'Reagan Statin therapy in stroke prevention : a meta-analysis involving 121 000 patients Am J Med 2008 ; : 24-33
2238. Oakley GP Eat right and take a multivitamin N Engl J Med 1998 ; 338 : 1060-61
2239. ObEpi-Roche 2009 5ème Edition de l'Enquête nationale sur la prévalence de l'obésité et du surpoids en France
2240. Oberaigner W, Ebenbichler C, Oberaigner K et al. Increased cancer incidence risk in type 2 diabetes mellitus : results from a cohort study in Tyrol/Austria BMC Public Health 2014 ; 14 : 1058
2241. Obon-Santacana M, Romaguera D, Gracia-Lavedan E et al. Dietary inflammatory index, dietary non enzymatic antioxidant capacity, and colorectal and breast cancer risk (MCC-Spain Study) Nutrients 2019 ; 11 (6) : 1406
2242. Odai T, Terauchi M, Okamoto D et al. Unsalted tomato juice intake improves blood pressure and serum low density lipoprotein cholesterol level in local Japanese residents at risk of cardiovascular disease Food Science and Nutrition 2019 ; 09 : 1-9
2243. Odden MC, Pletcher MJ, Coxson PG et al. Cost effectiveness and population impact of statins for primary prevention in adults aged 75 years or older in the United States Ann Intern Med 2015 . 162 : 533-41
2244. Odegaard AO, Koh WP, Yuan JM et al. Western style fast food intake

and cardiometabolic risk in an Eastern country Circulation 2012 ; 126 : 182-8
2245. Oe H, Hozumi T, Murata E et al. Arachidonic acid and docosahexaenoic acid supplementation increases coronary flow velocity reserve in Japanese elderly individuals Heart 2008 ; 94 : 316-21
2246. Ogden CL, Flegal KM, Carroll MD et al. Prevalence and trends in overweight among US children and adolescents, 1999-2000 JAMA 2002 ; 288 : 1728-32
2247. Ogden CL, Carroll MD, Kit BK et al. Prevalence of obesity and trends in body mass index among US children and aqdolescents, 1999-2010 JAMA 2012 ; 307 (5) : 483-90
2248. Ogilvie RP, Lutsey PL, Heiss G et al. Dietary intake and peripheral arterial disease incidence in middle aged adults : the Atherosclerosis Risk in Communities (ARIC) Study Am J Clin Nutr 2017 ; 105 : 651-9
2249. Ogita M, Miyauchi K, Tsuboi S et al. Impact of combined C-Reactive Protein and High-Density Lipoprotein Cholesterol levels on long term outcomes in patients with coronary artery disease after a first percutaneous coronary intervention Am J Cardiol 2015 ; 116 : 999-1002
2250. Ogunmoroti O, Utuama O, Spatz ES et al. Trends in ideal cardiovascular health metrics among employees of a large healthcare organization (from the Baptist Health South Florida Employee Study) Am J Cardiol 2016 ; 117 : 787-93
2251. Oh TJ, Moon JH, Choi SH et al. Body weight fluctuation and incident diabetes mellitus, cardiovascular disease, and mortality : a 16 year prospective cohort study J Clin Endocrinol Metab 2018 doi : 10.1210/jc.2018-01239
2252. Ohlsson C, Barrett-Connor E, Bhasin S High serum testosterone is associated with reduced risk of cardiovascular events in elderly men. The MrOS Study in Sweden J Am Coll Cardiol 2011 ; 58 : 1674-81
2253. Okie S New York to trans fats : you're out! N Engl J Med 2007 ; 356 : 2017-21
2254. Okuda N, Miura K, Okoyama A et al. Fruit and vegetable intake and mortality from cardiovascular disease in Japan : a 24 year follow-up of the NIPPON DATA80 Study Eur J Clin Nutr 2015 ; 69 : 482-8
2255. Olafsdottir S, Berg C, Eiben G et al. Young children's screen activities, sweet drink consumption and anthropometry : results from a prospective European study Eur J Clin Nutr 2014 ; 68 : 223-8
2256. Olives JP, Elias-Billon I, Barnier-Ripet D et al. Negative influence of maternal smoking during pregnancy on infant outcomes Arch Pediatr 2020 ; 27 (4) : 189-95
2257. Olshansky SJ, Passaro DJ, Hershow RC et al. A potential decline in life

expectancy in the United States in the 21 st century N Engl J Med 2005 ; 352 : 1138-45
2258. Ong AM, Kang K, Weiler Ha et al. Fermented milk products and bone health in postmenopausal women : a systematic review of randomized controlled trials, prospective cohorts, and case-control studies Adv Nutr 2019 doi : 10.1093/advances/nmz108
2259. Ong KL, Marklund M, Huang L et al. More Omega-3 fatty acids from seafood are associated with lower incidence of chronic renal disease BMJ 2023 ; 380 : e072909
2260. Oni ET, Kalathiya R, Aneni EC et al. Relation of physical activity to prevalence of non alcoholic fatty liver disease independent of cardiometabolic risk Am J Cardiol 2015 ; 115 : 34-9
2261. Oomen CM, Ocke MC, Feskens EJ et al. Alpha linolenic acid intake is not beneficially associated with 10 y risk of coronary artery disease incidence : the Zutphen Elderly Study Am J Clin Nutr 2001 ; 74 : 457-63
2262. Oparil S Low sodium intake. Cardiovascular health benefit or risk N Engl J Med 2014 ; 371 : 677-9
2263. Opie LH, Lecour S The red wine hypothesis : from concepts to protective signalling molecules Eur Heart J 2007 ; 28 : 1683-93
2264. Orencia AJ, Daviglus ML, Dyer AR et al. Fish consumption and stroke in men : 30 year findings of the Chicago Western Electric Study Stroke 1996 ; 27 : 204-9
2265. Origin Trials Investigators n-3 fatty acids and cardiovascular outcomes in patients with dysglycemia N Engl J Med 2012 ; 367 : 309-18
2266. Orion-10 Inclisiran for subjects with ACSVD and elevated low density lipoprotein cholesterol. Sessions scientifiques de l'American Heart Association 2019 November 16
2267. Orkaby AR, Driver JA, Ho YL et al. Association of statin use with all cause and cardiovascular mortality in US Veterans 75 years and older JAMA 2020 ; 324 (1) : 68-78
2268. Orlich MJ, Singh PN, Sabaté J et al. Vegetarian dietary patterns and mortality in Adventist Health Study 2 JAMA Intern Med 2013 ; 173 : 1230-8
2269. Orlich MJ, Singh PN, Sabaté J et al Vegetarian dietary patterns and the risk of colo rectal cancers JAMA Intern Med 2015 ; 175 : 767-76
2270. Orlich MJ, Sabaté J, Mashchak A et al. Ultra processed food intake and animal based food intake and mortality in the Adventist Health Study-2 Am J Clin Nutr 2022 ; 115 (6 : 1589-1601
2271. Ornish D Avoiding revascularization with lifestyle changes : The multicenter lifestyle demonstration project Am J Cardiol 1998 ; 82 (Suppl 10B) :72T-76T
2272. Ornish D, Lin J, Chan JM et al. Effect of comprehensive lifestyle changes on telomerase activity and telomere length in men with biopsy

proven low risk prostate cancer : 5 year follow-up of a descriptive pilot study Lancet Oncology 2013 ; 14 : 1112-20

2273. Orrow G, Kinmonth AL, Sanderson S et al. Effectiveness of physical activity promotion based in primary care : systematic review and meta analysis of randomised controlled trials BMJ 2012 ; 344 : e1389

2274. Osler M, Andreasen AH, Hoidrup S No inverse association between fish consumption and risk of death from all causes and incidence of coronary heart disease in middle aged, Danish adults J Clin Epidemiol 2003 ; 56 : 274-9

2275. Osto E, Doytcheva P, Corteville C et al. Rapid and body weight independent improvement of endothelial and high density lipoprotein function after Roux-en-Y gastric bypass. Role of Glucagon-like peptide-1 Circulation 2015 131 : 871-81

2276. Ota T, Ishii H, Suzuki S et al. Relation between paradoxical decrease in high density lipoprotein cholesterol levels after statin therapy and adverse cardiovascular events in patients with acute myocardial infarction Am J Cardiol 2015 ; 115 : 411-6

2277. Otsuka R, Tange C, Nishita Y et al. Serum docosahexanoic and eicosapentaenoic acid and risk of cognitive decline over 10 years among elderly Japanese Eur J Clin Nutr 2014 ; 68 : 503-9

2278. Otten JJ, Jones KE, Littenberg B et al. Effects of television viewing reduction on energy intake and expenditure in overweight and obese adults Arch Intern Med 2009 ; 169(22) : 2109-15

2279. Ouchi Y, Sasaki J, Arai H et al. Ezetimibe lipid lowering trial on prevention of atherosclerotic cardiovascular disease in 75 or older (EWTOPIA 75) : a randomized, controlled trial Circulation 2019 ; 140 (12) : 992-1003

2280. Oude Griep LM, Verschuren M, Kromhout D et al. Colors of fruit and vegetables and 10 year incidence of stroke Stroke 2011 ; 42 : 3190-5

2281. Ouidir M, Seyve E, Rivière E et al. Maternal ambient exposure to atmospheric pollutants during pregnancy and offspring term birth weight in the nationwide ELFE cohort Int J Environ Res Public Health 2021 ; 18 (11) doi : 10.3390/ijerph18115806.PMID:34071637

2282. Oyama K, Giugliano RP, Blazing MA et al. Baseline low density lipoprotein cholesterol and clinical outcomes of combining Ezetimibe with statin therapy in IMPROVE-IT J Am Coll Cardiol 2021 ; 78 : 1499-1507

2283. Paajanen TA, Oksala NKJ, Kuukasjärui P et al. Short stature is associated with coronary heart disease : a systematic review of the literature and a meta analysis Eur Heart J 2010 ; 31 (14) : 1802-9

2284. Padwal R, Leslie WD, Lix LM et al. Relationship among body fat percentage, body mass index, and all cause mortality : a cohort study Ann Intern Med 2016 ; 164 : 532-41

2285. Paffenbarger RS Jr, Hyde RT, Wing AL et al. Physical activity, all

cause mortality, and longevity of college alumni N Engl J Med 1986 ; 314 : 605-13
2286. Page JH, Ma J, Chiuve SE et al. Plasma vitamin B6 and risk of myocardial infarction in women Circulation 2009 ; 120 : 649-55
2287. Pahkala K, Heinonen OJ, Lagström H et al. Vascular endothelial function and leisure time physical activity in adolescents Circulation 2008 ; 118 : 2353-59
2288. Pahkala K, Heinonen OJ, Simell O et al. Association of physical activity with vascular endothelial function and intima media thickness. A longitudinal study in adolescents Circulation 2011 ; 124 : 1956-63
2289. Pahkala K, Hietalampi H, Laitinen TT et al. Effect of lifestyle intervention and association with vascular intima media thickness and elasticity (The Special Turku Coronary Risk Factor Intervention Project for Children STRIP Study) Circulation 2013 ; 127 : 2088-96
2290. Pahor M, Guralnik JM, Ambrosius WT et al. Effect of structured physical activity on prevention of major mobility disability in older adults. The LIFE study randomized clinical trial JAMA 2014; 311 : 2387-96
2291. Pai JK, Pischon T, Ma J and al. Inflammatory markers and the risk of coronary heart disease in men and women N Engl J Med 2004 ; 351 : 2599-610
2292. Pai JK, Mukamal KJ, Rimm EB Long term alcohol consumption in relation to all cause and cardiovascular mortality among survivors of myocardial infarction : the Health Professionals Follow-up Study Eur Heart J 2012 ; 33 (13) : 1598-1605
2293. Palatini P Heart rate : a strong predictor of mortality in subjects with coronary artery disease Eur Heart J 2005 ; 26 : 943
2294. Palmer TM, Nordestgaard BG, Benn M et al. Association of plasma uric acid with ischaemic heart disease and blod pressure : mendelian randomisation analysis of two large cohorts BMJ 2013 ; 347 : f4262
2295. Paluch AE, Gabriel KP, Fulton JE et al. Steps per day and all cause mortality in middle-aged adults in the coronary artery risk development in young adults study JAMA Netw Open 2021 ; 4 (9) : e:2124516
2296. Pan A, Sun Q, Bernstein AM et al. Red meat consumption and risk of type 2 diabetes : 3 cohorts of US adults and an updated meta analysis Am J Clin Nutr 2011 ; 94 : 1088-95
2297. Pan A, Sun Q, Bernstein AM et al. Red meat consumption and mortality : results from 2 prospective cohort studies Arch Intern Med 2012 ; 172 (7) : 555-63
2298. Pan A, Chen M, Chowdhury R et al. Alpha-linolenic acid and risk of cardiovascular disease : a systematic review and meta analysis Am J Clin Nutr 2012 ; 96 : 1262-73
2299. Pan A, Sun Q, Bernstein AM, et al. Changes in red meat consumption and subsequent risk of type 2 diabetes mellitus. Three cohorts of US

men and Women JAMA Intern Med 2013 ; 173 (14) : 1328-35
2300. Pan A, Wang Y, Talaei M et al. Relation of smoking with total mortality and cardiovascular events among patients with diabetes mellitus. A meta analysis and systematic review Circulation 2015 ; 132 : 1795-1804
2301. Pan A, Wang Y, Talaei M et al. Relation of smoking with total mortality and cardiovascular events among patients with diabetes mellitus : a meta analysis and systematic review Circulation 2016 ; 132 : 1795-1804
2302. Panagiotakos DB, Kouli GM, Magriplis E et al. Beer, wine consumption, and 10 year CVD incidence : the ATTICA study Eur J Clin Nutr 2019 ; 73 : 1015-23
2303. Panahi S, Fernandez MA, Marette A et al. Yogurt, diet quality and lifestyle factors Eur J Clin Nutr 2017 ; 71 : 573-9
2304. Pandey A, Garg S, Khunger M et al. Dose response relationship between physical activity and risk of heart failure. A meta analysis Circulation 2015 ; 132 : 1786-94
2305. Pandey A, Patel MR, Willis B et al. Association between midlife cardiorespiratory fitness and risk of stroke Stroke 2016 ; 47 : 1720-6
2306. Pang Y, Wei Y, Kartsonaki C et al. Associations of adiposity and weight change with recurrence and survival in breast cancer patients : a systematic review and meta-analysis Breast Cancer doi : 10.1007/s12282-022-01355-z.PMID : 35579841
2307. Panh L, Ruidavets JB, Rousseau H et al. Association between serum alkaline phosphatase and coronary artery calcification in a sample of primary cardiovascular prevention patients Atherosclerosis 2017 ; 260 : 81-6
2308. Panth N, Abbott KA, Wynne K et al. Differential effects of medium- and long- chain saturated fatty acids on blood lipid profile : a systematic review and meta analysis Am J Clin Nutr 2018 ; 108 (4) : 675-87
2309. Panza GA, Taylor BA, Roman W et al. Changes in muscle strength in patients with statin myalgia Am J Cardiol 2014 ; 114 : 1215-6
2310. Papadimitriou N, Dimou N, Tsilidis KK et al. Physical activity and risks of breast and colorectal cancer : a Mendelian randomisation analysis Nat Commun 2020 ; 11 (1) : 597
2311. Papoutsou S, Briassoulis G, Wolters M et al. No breakfast at home : association with cardiovascular disease risk factors in childhood Eur J Clin Nutr 2014 ; 68 : 829-34
2312. Paramsothy P, Katz R, Owens DS et al. Age modification of the association of lipoprotein, lipid, and lipoprotein ratio with carotid intima media thickness (from the Multi-Ethnic Study of Atherosclerosis (MESA) Am J Cardiol 2012 ; 109 : 658-664
2313. Parcha V, Pampana A, Bress AP et al. Association of Polygenic Risk Score With Blood Pressure and Adverse Cardiovascular Outcomes in

Individuals With Type II Diabetes: Insights From the ACCORD Trial Hypertension 2022 ; 79 (5) : e100-2
2314. Paré G, Caku A, McQueen M et al. Lipoprotein(a) levels and the risk of myocardial infarction among 7 ethnic groups Circulation 2019 ; 139 : 1472-82
2315. Park Y, Hunter DJ, Spiegelman D et al. Dietary fiber intake and risk of colorectal cancer JAMA 2005 ; 294 : 2849-57
2316. Park Y,Subar AF, Hollenbeck A et al. Dietary fiber intake and mortality in the NIH-AARP Diet and Health Study Arch Intern Med 2011 ; 171 (12) : 1061-8
2317. Park C, Guallar E, Linton JA et al. Fasting glucose level and the risk of incident atherosclerotic cardiovascular diseases Diabetes Care 2013 ; 36 : 1988-93
2318. Park SY, Freedman ND, Haiman CA et al. Association of coffee consumption with total and cause specific mortality among non-white populations Ann Intern Med 2017 ; 167 : 228-35
2319. Parker BA, Augeri AL, Capizzi JA et al. Effect of statins on Creatinine Kinase levels before and after a marathon run Am J Cardiol 2012 ; 109 : 282-7
2320. Parra-Soto S, Petermann-Rocha F, Boonpor J et al. Combined association of general and central obesity with incidence and mortality of cancers in 22 sites Am J Clin Nutr 2021 ; 113 (2) : 401-9
2321. Parry-Williams G, Sharma S The effects of endurance exercise on the heart : panacea or poison Nat Rev Cardiol 2020 ; 17 (7) : 402-12
2322. Parsons TJ, Manor O, Power C Television viewing and obesity : a prospective study in the 1958 birth cohort Eur J Clin Nutr 2008 ; 62 : 1355-63
2323. Parsons TJ, Papachristou E, Atkins JL et al. Healthier diet quality and dietary patterns are associated with lower risk of mobility limitation in older men Eur J Nutrition 2018 doi : 10.1007/s00394-018-1786-y
2324. Partula V, Deschasaux M, Druesne-Pecollo N et al. Associations between consumption of dietary fibers and the risk of cardiovascular diseases, cancers, type 2 diabetes, and mortality in the prospective Nutrinet-Santé cohort Am J Clin Nutr 2020 ; 112 (1) : 195-207
2325. Patel PS, ForouhiNG, Kuijsten A et al. The prospective association between total and type of fish intake and type 2 diabetes in 8 European countries : EPIC-InterAct Study Am J Clin Nutr 2012 ; 95 : 1445-53
2326. Paterson KE, Myint PK, Jennings A et al. Mediterranean diet reduces risk of incident stroke in a population with varying cardiovascular disease risk profiles Stroke 2018 ; 49 : 2415-20
2327. Patrick WL, Khurshan F, Bavaria JE et al. National adherence to medical management of aortic aneurysms Am J Med 2022 ; 135 (10) : 1202-12
2328. Paul S, Davis AM Diagnosis and management of non-alcoholic liver

disease JAMA 2018 doi : 10.1001/jama.2018.17365.PMID : 30476962
2329. Paul Man SF, Sin DD Sleep disordered breathing and heart disease. Is it one big, vicious loop? Circulation 2011 ; 123 : 1265-6
2330. Pawlak R, Lester SE, Babatunde T The prevalence of cobalamin deficiency among vegetarians assessed by serum vitamin B12 : a review of literature Eur J Clin Nutr 2014 ; 68 : 541-8
2331. Pearson TA, Blair SN, Daniels SR et al. AHA guidelines for primary prevention of cardiovascular disease and stroke : 2002 update Circulation 2002 ; 106 : 388-91
2332. Pedersen SB, Langsted A, Nordestgaard BG et al. Nonfasting mild to moderate hypertriglyceridemia and risk of acute pancreatitis JAMA Intern Med 2016 ; 176 : 1834-42
2333. Pedisic Z, Shrestha N, Kovalchik S et al. Is running associated with a lower risk of all cause, cardiovascular and cancer mortality, and is the more the better? A systematic review and meta-analysis British J Sports Medicine 2019 ; 0 : 1-9
2334. Pena JM, Aspberg S, MacFadyen J et al. Statin therapy and risk of fracture. Resuls from the JUPITER randomized clinical trial JAMA Intern Med 2015 ; 175 : 171-7
2335. Pencina MJ, D'Agostino RB, Larson MG et al. Predicting the 30-Year of cardiovascular disease The Framingham Heart Study Circulation 2009 ; 119 : 3078-3084
2336. Pencina MJ, Navar-Boggan AM, D'Agostino RB et al. Application of new cholesterol guidelines to a population based sample N Engl J Med 2014 ; 370 : 1422-31
2337. Peng YG, Li W, Wen XX et al. Effects of salt sustitutes on blood pressure : a meta analysis of randomized controlled trials Am J Clin Nutr 2014 ; 100 : 1448-54
2338. Peng C, Gao C, Lu D et al. Circulating carotenoids and breast cancer among high risk individuals Am J Clin Nutr 2021 ; 113 (3) : 525-33
2339. Peng AW, Dardari ZA, Blumenthal RS et al. Very high coronary artery calcium (>=1000) and association with cardiovascular disease events, non cardiovascular disease outcomes, and mortality. Results from MESA Circulation 2021 ; 143 : 1571-83
2340. Pening-van Beest FJA, Termorshuizen F, Goettsch WG et al Adherence to evidence based statin guidelines reduces the risk of hospitalizations for acute myocardial infarction by 40% : a cohort study Eur Heart J 2007 ; 28 : 154-9
2341. Peralta AA, Link MS, Schwartz J et al. Exposure to air pollution and particle radioactivity with the risk of ventricular arrhythmias Circulation 2020 ; 142 (9) : 858-67
2342. Pereira M Dietary fiber and risk of coronary heart disease Pooled analysis of cohort studies Arch Intern Med 2004 ; 164(4) : 370-76
2343. Pereira M Fast food habits, weight gain, and insulin resistance (the

CARDIA study) : 15 year prospective analysis Lancet 2005 ; 365 : 36-42
2344. Pereira MA, Jacobs DR, Van Horn et al. Dairy consumption, obesity, and the insulin resistance syndrome in young adults : the CARDIA study JAMA 2002 ; 287 : 2081-89
2345. Perez-Jimenez J, Scalbert A Dietary intake of 337 polyphenols in French adults Am J Clin Nutr 2011 ; 93 : 1220-8
2346. Perez-Rivera JA, Pabon-Osuna P, Cieza-Borrella C et al. Effect of telomere length on prognosis in men with acute coronary syndrome Am J Cardiol 2014 ;113 : 418-21
2347. Perkovic V, Rodgers A Redifining blood pressure targets-SPRINT starts the marathon N Engl J Med 2015 ; 373 : 2175-8
2348. Perlstein TS, Creager MA The ankle-Brachial Index as a biomarker of cardiovascular disease. It's not just about the Legs Circulation 2009 ; 120 : 2033-35
2349. Perret B, Ruidavets JB, Vieu C et al. Alcohol consumption is associated with enrichment of high density lipoprotein particles in polyinsaturated lipids and increased cholesterol esterification rate Alcohol Clin Exp Res 2002 ; 26 : 1134-40
2350. Perrine AL, Lecoffre C, Blacher J et al. L'hypertension artérielle en France : prevalence, traitement et contrôle en 2015 et évolutions depuis 2006 BEH 2018 ; 10 : 170
2351. Peterli R, Wölnerhanssen BK, Vetter D et al. Laparoscopic sleeve gastrectomy versus Roux Y gastric bypass or sleeve study (SM-BOSS) Ann Surgery 2017 ; 265 : 466-73
2352. Peters A Air quality and cardiovascular health. Smoke and pollution matter Circulation ; 2009 : 120 : 924-7
2353. Peters SAE, Woodward M Women's reproductive factors and incident cardiovascular disease in the UK Biobank Heart doi.org/10.1136/heartjnl-2017-312289
2354. Peters SAE, Colantonio LD, Zhao H Sex differences in high intensity statin use following myocardial infarction in the United States J Am Coll Cardiol 2018 ; 71 : 1729-37
2355. Peterson JC, Charlson ME, Hoffman Z et al. Randomized controlled trial of positive affect induction to promote physical activity after percutaneous coronary intervention Arch Inter Med 2012 ; 172 (4) : 329-36
2356. Petretta M Impact of gender in primary prevention of coronary heart disease with statin therapy : a meta-analysis Int J Cardiol 2010 ; 138 : 25-31
2357. Pfeffer MA, Keech A, Sacks FM Safety and tolerability of Pravastatin in long term clinical trials Circulation 2002 ; 105 : 2341-46
2358. Phan BAP, Munoz L, Shadzi P et al. Effects of niacin on glucose levels, coronary stenosis progression, and clinical events in subjects with

normal baseline glucose levels (<100 mg/dl) : a combined analysis of the familial atherosclerosis treatment study (FATS), HDL-Atherosclerosis treatment study (HATS), armed forces regression study (AFREGS), and carotid plaque composition by MRI during lipid lowering (CPC) study Am J Cardiol 2013 ; 111 : 352-5
2359. Phan DQ, Zheng to 90 years Am J Cardiol 2022 ; 170 : 132-7C, Thai T et al. Cardiorespiratory fitness and mortality in patients aged 60
2360. Phillips RA, Xu J, Peterson LE et al. Impact of cardiovascular risk on the relative benefit and harm of intensive treatment of hypertension JACC 2018 ; 71 : DOI: 10.1016/j.jacc.2018.01.074
2361. Piano MR, Benowitz NL, FitGerald GA et al. Impact of smokeless tobacco products on cardiovascular disease : implications for policy, prevention, and treatment Circulation 2010 ; 122 : 1520-44
2362. Pickhardt PJ, Graffy PM, Zea R et al. Automated CT biomarkers for opportunistic prediction of future cardiovascular events and mortality in an asymptomatic screening population : a retrospective cohort study Lancet Digital Health 2020 doi.org/10.1016/S2589-7500 (20) 30061-3
2363. Piepoli MF, Corra U, Benzer W et al. Secondary prevention through cardiac rehabilitation : physical activity counselling and exercice training Eur Heart J 2010 ; 31 (16) : 1967-74
2364. Pierdomenico SD, Pierdomenico AM, Cuccurullo F et al. Meta analysis of the relation of echocardiographic epicardial adipose tissue thickness and the metabolic syndrome Am J Cardiol 2013 ; 111 : 73-8
2365. Pillay P, Lewington S, Taylor H et al. Adiposity, body fat distribution, and risk of major stroke types among adults in the United Kingdom JAMA Netw Open 2022 ; 5 (12) : e2246613
2366. Pilz S, Marz W, Wellnitz B et al. Association of vitamin D deficiency with heart failure and sudden cardiac death in a large cross sectional study of patients referred for coronary angiography J Clin Endocrinol Metab 2008 ; 93 : 3927-35
2367. Pimenta E, Gaddam KK, Oparil S et al. Effects of dietary sodium reduction on blood pressure in subjects with resistant hypertension : results from a randomized trial Hypertension 2009 ; 54 : 475-81
2368. Pimpin L, Wu JHY, Haskelelberg H et al. Is butter back? A systematic review and meta analysis of butter consumption and risk of cardiovascular disease, diabetes, and total mortality PloS one doi.org/10.1371/journal.pone.0158118
2369. Pimpin L, Jebb S, Johnson L et al. Dietary protein intake is associated with body mass index and weight up to 5 y of age in a prospective cohorts of twins Am J Clin Nutr 2016 ; 103 : 389-97
2370. Pirie K, Peto R, Reeves GK et al. The 21 st century hazards of smoking and benefits of stopping : a prospective study of one million women in the UK Lancet 2013 ; 381 : 133-41
2371. Pischon T, Hankinson SE, Hotamisligil Gs et al. Habitual dietary intake

of n-3 and n-6 fatty acids in relation to inflammatory markers among US men and women Circulation 2003 ; 108 : 155-60
2372. Pischon T, Girman CJ, Hotamisligil GS et al. Plasma adiponectin levels and risk of myocardial infarction in men JAMA 2004 ; 291 : 1730-7
2373. Pischon T, Rimm EB Adiponectin and risk of acute coronary syndromes : defining the obesity phenotype Eur Heart J 2007 ; 28 : 274-5
2374. Pi-Sunyer X, Astrup A, Fujioka K et al. A randomized controlled trial of 3,0 mg of Liraglutide in weight management N Engl J Med 2015 ; 373 : 11-22
2375. Pitt B Low density lipoprotein cholesterol in patients with stable coronary heart disease-Is it time to shift our goals? N Engl J Med 2005 ; 352 : 1483-4
2376. Pitt B Regression of left ventricular hypertrophy in patients with hypertension Circulation 1998 ; 98 : 1987-89
2377. Pittaras AM, Faselis C, Doumas M et al. Heart rate at rest, exercise capacity, and mortality risk in veterans Am J Cardiol 2013 ; 112 : 1605-9
2378. Pittas AG, Nelson J, Mitri J et al. Plasma 25 hydroxyvitamin D and progression to diabetes in patients at risk for diabetes : an ancillary analysis in the Diabetes Prevention Program Diabetes Care 2012 ; 35 : 565-73
2379. Pladevall M, Brotons C, Gabriel R et al Multicenter cluster randomized trial of a multifactorial intervention to improve antihypertensive medication adherence and blood pressure control among patients at high cardiovascular risk (The COM99 Study) Circulation 2010 ; 122 : 1183-91
2380. Platt J, Mensink RP Plant stanol and sterol esters in the control of blood cholesterol levels : Mechanism and safety aspects Am J Cardiol 2005 ; 96 (Suppl) 15D-22D
2381. Plenge JK, Hernandez TL, Weil KM et al. Simvastatin lowers C-Reactive protein within 14 days Circulation 2002 ; 106 : 1447-52
2382. Pletcher MJ, Bibbins-Domingo K, Liu K Nonoptimal lipids commonly present in young adults and coronary calcium later in life : the CARDIA (coronary artery risk development in young adults) study Ann Intern Med 2010 ; 153 : 137-146
2383. Pletcher MJ, Sibley CT, Pignone M et al. Interpretation of the coronary artery calcium score in combination with conventional cardiovascular risk factors Circulation 2013 ; 128 : 1076-84
2384. Podewils LJ, Guallar E, Kuller LH et al. Physical activity, APOE genotype, and dementia risk : findings from the Cardiovascular Health Cognition Study Am J Epidemiol 2005 ; 161 : 639-51
2385. Poirier P Healthy lifestyle. Even if you are doing everything right, extra weight carries an excess risk of acute coronary events Circulation 2008

; 117 : 3057-59
2386. Poirier P Exercise, heart rate variability, and longevity Circulation 2014 ; 129 : 2085-7
2387. Pol K, Christensen R, Bartels EM et al. Whole grain and body weight changes in apparently healthy adults : a systematic review and meta analysis of randomized controlled studies Am J Clin Nutr 2013 ; 98 : 872-84
2388. Polak JF, Pencina MJ, Pencina KM et al. Carotid wall intima media thickness and cardiovascular events N Engl J Med 2011 ; 365 : 213-21
2389. Pollock NK Greater fructose consumption is associated with cardiometabolic risk markers and visceral adiposity in adolescents J Nutr 2012 ; 142 : 251-7
2390. Ponda MP, Huang X, Odeh MA et al. Vitamin D may not improve lipid levelsj Circulation 2012 ; 126 : 270-7
2391. Poole R, Kennedy OJ, Roderick P Coffee consumption and health : umbrella review of meta analyses of multiple health outcomes BMJ 2017 ; 359 : j5024
2392. Pope CA, Burnett RT, Krewski D et al. Cardiovascular mortality and exposure to airborne fine particulate matter and cigarette smoke Circulation 2009 ; 120 : 941-8
2393. Pope CA, Ezzati M, Dockery DW et al. Fine particulate air pollution and life expectancy in the United States N Engl J Med 2009 ; 360 : 376-86
2394. Popkin BM Reducing meat consumption has multiple benefits for the world's health Arch Intern Med 2009 ; 169 : 543-45
2395. Popkin BM Agricultural policies, food and public health EMBO Rep 2011 ; 12 : 11-18
2396. Poti JM, Dunford EK, Popkin BM Sodium reduction in US Households' packaged food and beverage purchases, 2000 to 2014 JAMA Intern Med 2017 doi:10.1001/jamainternmed.2017.1407
2397. Potter JD Red and processed meat, and human and planetary health BMJ 2017 ; 357 : j2190
2398. Pouliot MC, Després JP, Lemieux S et al. Waist circumference and abdominal sagittal diameter : best simple anthropometric indexes of abdominal visceral adipose tissue accumulation and related cardiovascular risk in men and women Am J Cardiol 1994 ; 73 : 460-8
2399. Powell L, Edwards KM, Bauman A et al. Does dog acquisition improve physical activity, sedentary behaviour and biological markers of cardiometabolic health? Results from a three arm controlled study BMJ Open Sport and Exercise Medicine 2020 ; 6 : e000703
2400. Poynter JN, Gruber SB, Higgins PDR et al. Statins and the risk of colorectal cancer N Engl J Med 2005 ; 352 : 2184-92
2401. Praagman J, Beulens JW, Alssema M et al. The association between dietary saturated fatty acids and ischaemic heart disease depends on the

type and source of fatty acid in the European Prospective Investigation into Cancer and Nutrition Netherlands cohort Am J Clin Nutr 2016 ; 103 : 356-65

2402. Prasad A, Zhu J, Halcox JPJ Predisposition to atherosclerosis by infections Circulation 2002 ; 106 : 184-90

2403. Preiss D, Seshasai SRK, Welsh P et al. Risk of incident diabetes with intensive dose compared with moderate dose statin therapy : a meta analysis JAMA 2011 ; 305 (24) : 2556-64

2404. Prentice P, Viner RM Pubertal timing and adult obesity and cardiometabolic risk in women and men : a systematic review and meta analysis Iny J Obes 2013 ; 37 : 1036-43

2405. Prescrire Acides gras polyinsaturés omega-3 en prevention cardiovasculaire secondaire La Revue Prescrire Mars 2006 ; Tome 26 Numéro 270 : 194-99

2406. Prescrire Pesticides : des données préoccupantes La Revue Prescrire Décembre 2010 ; Tome 30 Numéro 326 : 941-4

2407. Prevost A, Lafitte M, Pucheu Y et al. Education and home based training for intermittent claudication : functional effects and quality of life Eur J Preven Cardiol 2015 ; 22 : 373-9

2408. Primatesta P Guidelines and risk factor management Heart 2005 ; 91 : 417-8

2409. Prochaska JH, Arnold N, Falcke A et al. Chronic venous insufficiency, cardiovascular disease, and mortality : a population study Eur Heart J 2021 ; 42 (40) : 4157-65

2410. Pronk NP, Remington PL Combined diet and physical activity promotion programs for prevention of diabetes : community preventive services task force recommendation statement Ann Intern Med 2015 doi : 10.7326/M15-1029

2411. Properzi C, O'Sullivan TA, Sherriff JL et al. Ad libitum Mediterranean and low fat diets both significantly reduce hepatic steatosis : a randomized controlled trial Hepatology 2018 ; 68 (5) : 1741-54

2412. Prospective Studies Collaboration. Body mass index and cause specific mortality in 900 000 adults : collaborative analysis of 57 prospective studies Lancet 2009 ; 373 : 1083-96

2413. Prospective Studies Collaboration and the Asia Pacific Cohort Studies Collaboration Sex specific relevance of diabetes to occlusive vascular and other mortality : a collaborative meta analysis of individual data from 980 793 adults from 68 prospective studies Lancet Diabetes Endocrinol doi : 10.1016/S 2213-8587 (18) 30079-2

2414. Psaty BM, Weiss NS 2013 ACC : AHA Guideline on the treatment of blood cholesterol. A fresh interpretation of old evidence JAMA 2013 November 21 ; doi : 10.1001

2415. Pullki-Raback L, Elovainio M, Hakulinen C et al. Cumulative effect of psychological factor in youth on ideal cardiovascular health in

adulthood. The cardiovascular risk in young Finns study Circulation 2015 ; 131 : 245-53
2416. Purcell K, Sumithran P, Prendergast LA et al. The effect of rate of weight loss on long term weight management : a randomised controlled trial Lancet Diabetes Endocrinol 2014 doi:10.1016/S 2213-8587 (14) 70200-1
2417. Puri R, Nissen SE, Libby P et al. C-Reactive protein, but not low density lipoprotein cholesterol levels,associate with coronary atheroma regression and cardiovascular events after maximally intensive statin therapy Circulation 2013 ; 128 : 2395-2403
2418. Puri R, Nissen SE, Shao M et al. Impact of baseline lipoprotein and c Reactive protein levels on coronary atheroma regression following high intensity statin therapy Am J Cardiol 2014 ; 114 : 1465-72
2419. Purnell JQ, Hokanson JE, Marcovina SM et al. Effect of excessive weight gain with intensive therapy of type 1 diabetes on lipid levels and blood pressure : results from the DCCT JAMA 1998 ; 280 : 140-6
2420. Pussinen PJ, Paju S, Koponen J Association of childhood oral infections with cardiovascular risk factors and subclinical atherosclerosis in adulthood JAMA Netw Open 2019 ; 2 (4) : e192523
2421. Puttnam R, Davis BR, Whelton PK et al. Association of 3 different antihypertensive medications with hip and pelvic fracture risk in older adults JAMA Intern Med 2017 ; 177 : 67-76
2422. Qanitha A, de Mol BAJM, Pabittei DR et al. Infections in early life and premature acute coronary syndrome : a case control study Eur J Preven Cardiol 2016 ; 23 : 1640-8
2423. Qi L, Hu FB Dietary glycemic load, whole grains, and systemic inflammation in diabetes : the epidemiological evidence Curr Opin Lipidol 2007 ; 18 : 3-8
2424. Qi Q, Chu AY, Kang JH et al. Fried food consumption, genetic risk, and body mass index : gene diet interaction analysis in three US cohort studies BMJ 2014 ; 348 : g1610
2425. Qi Q, Strizich G, Merchant G et al. Objectively measured sedentary time and cardiometabolic biomarkers in US Hispanic/Latino adults Circulation 2015 ; 132 : 1560-9
2426. Qi Sun, Jing Ma, Hannia Campos et al. A prospective study of trans fatty acids in erythrocytes and risk of coronary heart disease Circulation 2007 ; 115 : 1858-65
2427. Qi T, Fan J, Liu J et al. Choesterol overloaded HDL particles are independently associated with progression of carotid atherosclerosis in a Cardiovascular disease free population. A community based cohort study J Am Coll Cardiol 2015 ; 65 : 355-63
2428. Qian C, Wei B, Ding J et al. Meta analysis comparing the efffects of Rosuvastatin versus Atorvastatin on regression of coronary atherosclerotic plaques Am J Cardiol 2015 ; 116 : 1521-6

2429. Queipo-Ortuno MI, Boto-Ordonez M, Murri M et al. Influence of red wine polyphenols and ethanol on the gut microbiota ecology and biochemical biomarkers Am J Clin Nutr 2012 ; 95 : 1323-34

2430. Quintana Pacheco DA, Sookthai D, Wittenbecher C et al. Red meat consumption and risk of cardiovascular diseases_is increased iron load a possible link? Am J Clin Nutr 2018 ; 107 : 113-9

2431. Quist-Paulsen P et al. Randomised controlled trial of smoking cessation intervention after admission for coronary heart disease Br Med J 2003 ; 327 : 1254-57

2432. Qureshi WT, Alirhayim Z, Blaha MJ et al. Cardiorespiratory fitness and risk of incident atrial fibrillation. Results from the Henry Ford Exercice Testing (FIT) Project Circulation 2015 ; 131 : 1827-34

2433. Raal FJ, Scott R, Somaratne R et al. Low density lipoprotein cholesterol lowering effects of AMG 145, a monoclonal antibody to proprotein convertase subtilisin/kexin type 9 serine protease in patients with heterozygous familial hypercholesterolemia Circulation 2012 ; 126 : 2408-17

2434. Raal FJ, Stein EA, Dufour R et al. PCSK9 inhibition with evolocumab (AMG145) in heterozygous familial hypercholesterolemia (RUTHERFORD-2) : a randomised, double blind, placebo controlled trial Lancet 2014 ON LINE doi.org/10.1016

2435. Raal FJ, Kallend D, Ray KK et al. Inclisiran for the treatment of heterozygous familial hypercholesterolemia N Engl J Med 2020 ; 382 : 1520-30

2436. Raal FJ, Rosenson RS, Reeskamp LF et al. Evinacumab for homozygous familial hypercholesterolemia N Engl J Med 2020 ; 383 : 711-20

2437. Räber L, Ueki Y, Otsuka T et al. Effect of Alirocumab added to high intensity statin therapy on coronary atherosclerosis in patients with acute myocardial infarction : the PACMAN-AMI randomized clinical trial JAMA 2022 ; 327 (18) : 1771-81

2438. Rabhi P Vers la sobriété heureuse Editions Actes Sud 2010

2439. Rabin JS, Klein H, Kirn DR et al. Associations of physical activity and beta amyloid with longitudinal cognition and neurodegeneration in clinically normal older adults JAMA Neurol 2019 ; doi : 10.1001/jamaneurol.2019.1879

2440. Racette SB, Lin X, Anderson Spearie C et al. Dose effects of dietary phytosterols on cholesterol metabolism : a controlled feeding study Am J Clin Nutr 2010 ; 91 : 32-8

2441. Radavelli-Bagatini S, Zhu K, Lewis JR et al. Association of dairy intake with body composition and physical function in older community-dwelling women J Acad Nutr Diet 2013 ; 113 : 1669-74

2442. Radcliffe M Forget healthy eating-order a double McStatin Nurs Times 2010 ; 106 : 28

2443. Radford NB, DeFina LF, Leonard D et al. Cardiorespiratory fitness, coronary artery calcium, and cardiovascular disease events in a cohort of generally healthy middle-age men Circulation 2018 ; 137 : 1888-95
2444. Rafie N, Hamedani SG, Barak F et al. Dietary patterns, food groups and telomere length : a systematic review of current studies Eur J Clin Nutr 2017 ; 71 : 151-8
2445. Raghuveer G, White DA, Hayman LL et al. Cardiovascular consequences of childhood secondhand tobacco smoke exposure : prevailing evidence, burden, and racial and socioeconomic disparities : a scientific statement from the American Heart Association Circulation 2016 ; 134 : e336-e359
2446. Rahilly-Tierney C, Bowman TS, Djoussé L et al. Change in high density lipoprotein cholesterol and incident coronary heart disease in apparently healthy male physicians Am J Cardiol 2008 ; 102 : 1663-7
2447. Rahilly-Tierney C, Spiro III A, Vokonas P et al. Relation between high density lipoprotein cholesterol and survival to age 85 years in men (from the VA Normative Aging Study) Am J Cardiol 2011 ; 107 : 1173-77
2448. Rai SK, Fung TT, Lu N et al. The Dietary Approaches to Stop Hypertension (DASH) diet, western diet, and risk of gout in men : prospective cohort study BMJ ; 2017 ; 357 : j1794
2449. Raitt Mh, Conor WE, Morris C et al. Fish oil supplementation and risk of ventricular tachycardia and ventricular fibrillation in patients with implantable defibrillators JAMA 2005 ; 293 : 2884-91
2450. Rajpathak SN, Kumbhani DJ, Crandall JP et al. Statin therapy and risk of developing type 2 diabetes : a meta analysis Diabetes Care 2009 ; 32 : 1924-9
2451. Rallidis LS, Gika HI, Zolindaki MG et al. Usefulness of elevated levels of soluble vascular cell adhesion molecule 1 in predicting in hospital prognosis in patients with unstable angina pectoris Am J Cardiol 2003 ; 92 : 1195-97
2452. Rallidis LS, Kiouri E, Katsimardis A et al. Extreme risk category : high prevalence among stable coronary patients and an emerging widening treatment gap in achieving LDL-cholesterol less than 55 mg/dl Atherosclerosis 2018 ; 275 : 262-4
2453. Ramne S, Dias JA, Gonzales-Padilla E et al. Association between added sugar intake and mortality is nonlinear and dependent on sugar source in 2 Swedish population based prospective cohorts Am J Clin Nutr 2019 ; 109 : 2 : 411-23
2454. Ramos R, Comas-Cufi M, Marti-Lluch R et al. Statins for primary prevention of cardiovascular events and mortality in old and very old adults with and without type2 diabetes : retrospective cohort study BMJ 2018 ; 362 : k3359
2455. Ramprasath VR, Jones PJH Anti atherogenic effects of resveratrol Eur

J Clin Nutr 2010 ; 64 : 660-8
2456. Ramsden CE, Hibbeln JR, Majchrzak SF et al. n-6 fatty acid specific and mixed polyunsaturate dietary interventions have different effects on CHD risk : a meta-analysis of randomised controlled trials Br J Nutr 2010 ; 104 : 1586-1600
2457. Ramsden CE, Zamora D, Leelarthaepin B et al. Use of dietary linoleic acid for secondary prevention of coronary heart disease an death : evaluation of recovered data from the Sydney Diet Heart Study and updated meta analysis BMJ 2013 ; 346 : e8707
2458. Ramsden CE, Zamora D, Majchrzak-Hong S et al. Re-evaluation of the traditional diet heart hypothesis : analysis of recovered data from Minnesota Coronary Experiment (1968-73)
2459. Rana JS, Gransar H, Wong ND et al. Comparative value of coronary artery calcium and multiple blood markers for prognostication of cardiovascular events Am J Cardiol 2012 ; 109 : 1449-53
2460. Rana JS, Liu JY, Moffet HH Risk of cardiovascular events in patients with type 2 diabetes and metabolic dyslipidemia without prevalent atherosclerosic cardiovascular disease Am J Med 2020 ; 133 (2) : 200-6
2461. Rangan AM, Flood VL, Denyer G et al. The effect of dairy consumption on blood pressure in mid childhood : CAPS cohort study Eur J Clin Nutr 2012 ; 66 : 652-7
2462. Rankin P, Morton DP, Diehl H et al. Effectiveness of a volunteer delivered lifestyle modification program for reducing cardiovascular disease risk factors Am J Cardiol 2012 ; 109 : 82-6
2463. Raposeiras-Roubin S, Rossello X, Oliva B et al. Triglycerides and residual atherosclerotic risk JACC 2021 ; 77 : 3031-41
2464. Rapsomaniki E, Timmis A, George J et al. Blood pressure and incidence of twelve cardiovascular diseases : lifetime risks, healthy life years lost, and age specific associations in 1.25 million people Lancet 2014 ; 383 : 1899-1911
2465. Ras RT, Fuchs D, Koppenol WP et al. The effect of a low fat spread with adde plant sterols on vascular function markers : results of the Investigating Vascular Function Effects of Plant Sterols (INVEST) study Am J Clin Nutr 2015 ; 101 : 733-41
2466. Rasouli B Sodium intake and the risk of type 2 diabetes and latent autoimmune diabetes in adults (LADA) EASD 2017, Lisbonne 11-15 septembre#OP38-222
2467. Ratchford EV, Carson KA, Jones SR et al. Usefulness of coronary and carotid imaging rather than traditional atherosclerotic risk factors to identify firefighters at increased risk for cardiovascular disease Am J Cardiol 2014 ; 113 : 1499-1504
2468. Rathbone B, Stephens J, Thompson JR Helicobacter pylori seropositivity in subjects with acute myocardial infarction Heart 1996

; 76 : 308-11
2469. Rautiainen S, Levitan EB, Mittleman MA et al Total antioxydant capacity of diet and risk of heart failure : a population based prospective cohort of women Am J Med 2013 ; 126 : 494-500
2470. Rautiainen S, Lee IM, Rist PM et al. Multivitamin use and cardiovascular disease in a prospective study of women Am J Clin Nutr 2015 ; 101 : 144-52
2471. Rautiainen S, Wang L, Lee IM Dairy consumption in association with change and risk of becoming overweight or obese in middle aged and older women : a prospective cohort study Am J Clin Nutr 2016 ; 103 : 979-88
2472. Ravipati G, Aronow WS, Ahn C et al. Incidence of new stroke or new myocardial infarction or death in patients with severe carotid arterial disease treated with or without statins Am J Card 2006 ; 98 : 1170-1
2473. Ravnskov U, Diamond DY, Hama R et al. Lack of an association or an inverse association between low density lipoprotein cholesterol and mortality in the elderly : a systematic review BMJ Open 2016 Jun 12 ; 6 (6) : e010401
2474. Rawlings AM, Sharrett AR, Schneider ALC et al. Diabetes in midlife and cognitive change over 20 years : a cohort study Ann Intern Med 2014 ; 161 (11) : 785-93
2475. Ray KK, Seshasai SRK, Erqou S et al. Statins and all cause mortality in high risk primary prevention. A meta-analysis of 11 randomized controlled trials involving 65 229 participants Arch Intern Med 2010 ; 170 (12) : 1024-31
2476. Ray KK, Kastelein JJ, Boekholdt M et al. The ACC/AHA 2013 guideline on the treatment of blood cholesterol to reduce atherosclerotic cardiovascular disease risk in adults : the good the bad and the uncertain : a comparison with ESC/EAS guidelines for the management of dyslipidaemias 2011 Eur Heart J 2014 ; 35 (15) : 960-8
2477. Ray KK Inhibition of PCSK9 synthesis via RNA interference : 90 day data from Orion-1-a multi centre phase-2 randomized controlled trial. The American Heart Association's Scientific Sessions 2016 New Orleans 12-16 November
2478. Ray KK, Landmesser U, Leiter LA et al Inclisiran in patients at high cardiovascular risk with elevated LDL Cholesterol N Engl J Med 2017 ; 376 : 1430-40
2479. Ray KK, Bays HE, Catapano AL et al. Safety and efficacy of bempedoic acid to reduce LDL Cholesterol N Engl J Med 2019 ; 380 : 1022-32
2480. Ray KK, Scott Wright R, Kallend D et al. Two phase 3 trials of Inclisiran in patients with elevated LDL Cholesterol N Engl J Med 2020 ; 382 : 1507-19
2481. Raziani F, Tholstrup T, Kristensen MD et al. High intake of regular fat

cheese compared with reduced fat cheese doe not affect LDL cholesterol or risk markers of the metabolic syndrome : a randomized controlled trial Am J Clin Nutr 2016 ; 104 : 973-81
2482. Razquin C, Martinez JA, Martinez-Gonzalez Ma et al. A 3 years follow-up of a mediterranean diet rich in virgin olive oil is associated with high plasma antioxydant capacity and reduced body weight gain Eur J Clin Nutr 2009 ; 63 : 1387-93
2483. Rea F, Biffi A, Franchi M et al. Cardiovascular outcomes and mortality associated with discontinuing statins in older patients receiving polypharmacy JAMA Network Open 2021 ; 4 (6) : e2113186
2484. Reaven G Metabolic Syndrome Circulation 2002 ; 106 : 286-88
2485. Reaven PD, Emanuele NV, Witala WL et al. Intensive glucose control in patients with type 2 Diabetes_15-year follow-up New Engl J Med 2019 ; 380 : 2215-24
2486. Rebello T, Hodges RE, Smith JL Short term effects of various sugars on antinatriuresis and blood pressure changes in normotensive young men Am J Clin Nutr 1983 ; 38 : 84-94
2487. Rebholz CM, Reynolds K, Wofford MR et al. Effect of soybean protein on novel cardiovascular disease risk factors : a randomized controlled trial Eur J Clin Nutr 2013 ; 67 : 58-63
2488. Rédaction collégiale Aliments enrichis en phytostérols et phytostanols Prescrire Novembre 2005 ; tome 25 ; n° 266 : 763-68
2489. Reddigan J, Ardern CI, Riddell MC et al. Relation of physical activity to cardiovascular disease mortality and the influence of cardiometabolic risk factors Circulation 2011 ; 108 : 1426-31
2490. Reddy KS The preventive polypill. Much promise, insufficient evidence N Engl J Med 2007 ; 356 : 212
2491. Redline S, Foody J Sleep disturbances. Time to join the top 10 potentially modifiable cardiovascular risk factors? Circulation 2011 ; 124 : 2049-51
2492. Rehm J, Shield K Alcohol consumption. In : Stewart BW, Wild CB, eds World Cancer Report 2014. Lyon. International Agency for Research on Cancer 2014
2493. Reidlinger DP, Darzi J, Hall WL et al. How effective are current dietary guidelines for cardiovascular disease prevention in healthy middle aged and older men and women? A randomized controlled trial Am J Clin Nutr 2015 ; 101 : 922-30
2494. Reiffel JA, McDonald A Antiarrytmic effects of omega 3 fatty acids Am J Cardiol 2006 ; 98 : 50i-60i
2495. Reinders I, Virtanen JK, Brouwer IA et al Association of serum n-3 polyunsaturated fatty acids with C-reactive protein in men Eur J Clin Nutr 2012 ; 66 : 736-41
2496. Reneham AG, Tyson M, Egger M et al. Body mass index and incidence of cancer : a systematic review and meta analysis of prospective

observational studies Lancet 2008 ; 371 : 569-78
2497. Reynolds K, Chin A, Lees KA et al. A meta analysis of the effect of soy protein supplementation on serum lipids Am J Cardiol 2006 ; 98 : 633-40
2498. Reynolds AN, Mann JI, Williams S et al. Advice to walk after meals is more effective for lowering postprandial glycaemia in type 2 diabetes mellitus than advice that does not specify timing : a randomised crossover study Diabetologia 2016 ; 59 : 2572-8
2499. Reynolds AN, Mann JI, Cummings J et al. Carbohydrate quality and human health : a series of systematic reviews and meta-analyses Lancet 2019 doi : 10.1016/S 0140-6736(18)31809-9
2500. Rha SW, Choi BG, Seo HS et al.Imapct of statin use on development of new onset diabetes mellitus in Asian population Am J Cardiol 2016 ; 117 : 382-7
2501. Rhee JJ, Qin FF, Hedlin HK et al. Coffee and caffeine consumption and the risk of hypertension in postmenopausal women Am J Clin Nutr 2016 : doi 10.3945
2502. Ribeiro de Meirelles L, Matsuura C, de Castro Resende A et al. Chronic exercise leads to antiaggregant, antioxydant and anti inflammatory effects in heart failure patients Eur J Prev Cardiol 2014 ; 21 (10) : 1225-32
2503. Ricci C, Wood A, Muller D et al. Alcohol intake in relation to non fatal and fatal coronary heart disease and stroke : EPIC-CVD case-cohort study BMJ 2018 ; 361 : k934
2504. Ricci C, Schutte AE, Smuts CM et al. Trends in alcohol consumption in relation to cause-specific and all cause mortality in the United States : a report from the NHANES linked to the US mortality registry Am J Clin Nutr 2020 ; 111 (3) : 580-9
2505. Richardson S, Shaffer JA, Falzon L et al. Meta analysis of perceived stress and its association with incident coronary heart disease AM J Cardiol 2012 ; 110 : 1711-6
2506. Ridker PM Clinical application of C-Reacive Protein for cardiovascular disease detection and prevention Circulation 2003 ; 107 : 363-69
2507. Ridker PM, Brown NJ, Vaughan DE et al. Established and emerging plasma biomarkers in the prediction of first atherothrombotic events Circulation 2004 ; 109 (Suppl. IV) : IV 6-19
2508. Ridker PM, Buring JE, Cook NR C-Reactive, the Metabolic Syndrome, and risk of incident cardiovascular events An 8-year follow up of 14719 initially healthy American women Circulation 2003 ; 107 : 391-97
2509. Ridker PM, Cannon CP, Morrow D et al. Pravastatin or Atorvastatin evaluation and infection therapy. Thrombolysis in myocardial infarction (Prove IT-TIMI 22) Investigators. C-Reactive protein levels and outcomes after statin therapy N Engl J Med 2005 ; 352 (1) : 20-8
2510. Ridker PM, Cook N Clinical usefulness of very high and very low

levels of CRP across the full range of Framingham risk scores Circulation 2004 ; 109 : 1955-59
2511. Ridker PM, Cook NR, Lee IM et al. A randomized trial of low dose aspirin in the primary prevention of cardiovascular disease in women N Engl J Med 2005 ; 352 : 1293-304
2512. Ridker PM, Cushman M, Stampfer MJ et al. Inflammation, aspirin, and the risk of cardiovascular disease in apparently healthy men N Engl J Med 1997 ; 336 : 973-79
2513. Ridker PM, Danielson E, Fonseca FAH et al. Rosuvastatin to prevent vascular events in men and women with elevated C-Reactive Protein N Engl J Med 2008 ; 359 : 2195-2207
2514. Ridker PM, Hennekens CH, Buring JE et al. C-Reactive protein and other markers of inflammation in the prediction of cardiovascular disease in women N Engl J Med 2000 ; 342 : 836-43
2515. Ridker PM, Rifai N, Rose L et al. Comparison of C-Reactive protein and low density lipoprotein cholesterol levels in the prediction of first cardiovascular events N Engl J Med 2002 ; 347 : 1557-65
2516. Ridker PM, Wilson PW, Grundy SM Should C-Reactive Protein be added to metabolic syndrome and to assessment of global cardiovascular risk? Circulation 2004 ; 109 : 2818-25
2517. Ridker PM, Mc Fadyen J, Libby P et al. Relation of baseline high sensitive C-Reactive Protein level to cardiovascular outcomes with Rosuvastatin in the justification for use of statins in prevention : an intervention trial evaluating Rosuvastatin (JUPITER) Am J Cardiol 2010 ; 106 : 204-9
2518. Ridker PM, Genest J, Boekholdt SM et al. HDL-cholesterol and residual risk of first cardiovascular events after treatment with potent statin therapy : an analysis from the JUPITER trial Lancet 2010 ; 376 : 333-9
2519. Ridker PM, Glynn RJ The JUPITER trial ; responding to the critics Am J Cardiol 2010 Nov 1 : 1351-6
2520. Ridker PM, Buring JE, Rifai N et al. Development and validation of improved algorithms for the assessment of global cardiovascular risk in women JAMA 2007 ; 297 : 611-9
2521. Ridker PM, Everett BM, Thuren T et al. Antiinflammatory therapy with Canakinumab for atherosclerotic disease N Engl J Med 2017 ; 377 : 1119-31
2522. Ridker PM, MacFadyen JG, Everett BM et al. Relationship of C-reactive protein reduction to cardiovascular event reduction following treatment with canakinumab : a secondary analysis from the CANTOS randomised controlled trial Lancet 2018 ; 391 (10118) : 319-28
2523. Ridker PM, Rifai N, MacFadyen J et al. Effects of randomized treatment with icosapent ethyl and a mineral oil comparator on interleukin-1 béta, interleukin-6, C- Reactive protein, oxidezed low

density lipoprotein cholesterol, homocysteine, lipoprotein (a), and lipoprotein associated phospholipase A2 : a REDUCE-IT biomarker substudy Circulation 2022 ; 146 (5) : 372-9
2524. Ried K, Sullivan T, Fakler P et al. Does chocolate reduce blood pressure? A meta-analysis BMC Medicine 2010 ; 8 : 39
2525. Ried-Larsen M, Rasmussen MG, Blond K et al. Association of cycling with all cause and cardiovascular disease mortality among persons with diabetes : the European Prospective Investigation Into Cancer and Nutrition (EPIC) study JAMA Intern Med 2021 doi : 10.1001/jamainternmed.2021.3836.PMID : 34279548
2526. Rigaud D Effets protecteurs des boissons alcooliques La lettre du cardiologue 2000 ; 337 : 23-29
2527. Rimm EB, Klatsky A, Grobee D et al. Review of moderate alcohol consumption and reduced risk of coronary heart disease : is the effect due to beer, wine or spirits? BMJ 1996 ; 312 : 731-36
2528. Rippberger PL, Emeny RT, Mackenzie TA et al. The association of sarcopenia, telomere length, and mortality : data from the NHANES 1999-2002 Eur J Clin Nutr 2018 ; 72 : 255-63
2529. Risérus U, Basu S, Jovinge S et al. Supplementation with conjugated linoleic acid causes isomer-dependent oxidative stress and elevated C-Reactive protein Circulation 2002 ; 106 : 1925-29
2530. Rissanen T, Voutilainen S, Nyyssönen K et al. Fish oil derived fatty acids, docosahexaenoic acid and docosapentaenoic acid, and the risk of acute coronary events Circulation 2000 ; 102 : 2677-79
2531. Rist PM, Buring JE, Ridker PM et al. Lipid levels and the risk of hemorrhagic stroke among women Neurology 2019 ; 92 : 1-9
2532. Riwanto M, Rohrer L, Roschitzki B et al. Altered activation of endothelial anti and proapoptotic pathways by high density lipoprotein from patients with coronary artery disease Circulation 2013 ;127 : 891-904
2533. Rizos EC, Ntzani EE, Bika E et al. Association between omega-3 fatty acid supplementation and risk of major cardiovascular disease events : a systematic review and meta analysis JAMA 2012 ; 308 : 1024-33
2534. Rizzo M, Corrado E, Coppola G et al. Markers of inflammation are strong predictors of subclinical and clinical atherosclerosis in women with hypertension Coronary Artery Disease 2009 ; 20 : 15-20
2535. Roach REJ, Siegerink B, le Cessie S et al. Coffee consumption is associated with a reduced risk of venous thrombosis that is mediated through hemostatic factor levels J Thromb Haemost 2012 ; 10 : 2519-25
2536. Roberts SB, Krupa Das S, Marques Miguel Suen V et al. Measures energy content of frequently purchased restaurant meals : multi country cross sectional study BMJ 2018 ; 363 : k4864
2537. Roberts CK, Vaziri ND, Barnard J Effect of diet and exercise

intervention on blood pressure, insulin, oxidative stress, and nitric oxide availability Circulation 2002 ; 106 : 2530-32
2538. Roberts WC It's the cholesterol, stupid! Am J Cardiol 2010 ; 106 : 1364-6
2539. Robertson RM, Smaha L Can a Mediterranean style diet reduce heart disease? Circulation 2001 ; 103 : 1821-22
2540. Robertson J, Lindgren M, Schaufelberger M et al. Body mass index in young women and risk of cardiomyopathy : a long term follow-up study in Sweden Circulation 2020 ; 141 (7) : 520-9
2541. Robinson JG, Maheshwari N A "poly-portfolio" for secondary prevention : a strategy to reduce subsequent events by up to 97% over five years Am J Cardiol 2005 ; 95 : 373-8
2542. Robinson JG, Stone NJ Antiatherosclerotic and antithromotic effects of omega 3 fatty acids Am J Cardiol 2006 ; 98 : 39i-49i
2543. Robinson JG Starting primary prevention earlier with statins Am J Cardiol 2014 ; 114 : 1437-42
2544. Robinson JG, Farnier M, Krempf M et al. Efficacy and safety of Alirocumab in reducing lipids and cardiovascular events N Engl J Med 2015 ; 372 : 1489-99
2545. Robinson JG, Rosenson RS, Farnier M et al. Safety of very low density lipoprotein cholesterol levels with Alirocumab. Pooled data from randomized trials JACC 2017 doi:10.1016/j.jacc.2016.11.037
2546. Robinson JG The next treatment paradigm in cardiovascular prevention? Lancet 2019 ; 394 : 2129-31
2547. Robinson E Portion size and later food intake : evidence on the "normalizing" effect of reducing food portion sizes Am J Clin Nutr 2018 ; 107 : 640-6
2548. Roca GQ, Redline S, Claggett B et al. Sex specific association of sleep apnea severity with subclinical myocardial injury, ventricular hypertrophy, and heart failure risk in a community dwelling cohort. The Atherosclerosis Risk in Communities Sleep heart Health Study
2549. Rock CL, Thomson C, Gansler T et al. American Cancer Society Guideline for diet and physical activity for cancer prevention CA Cancer J Clin 2020 ; 0 : 1-27
2550. Rodondi N, Collet TH, Nanchen D et al. Impact of carotid plaque screening on smoking cessation and other cardiovascular risk factors. A randomized controlled trial Arch Inter Med 2012 ; 172 (4) : 344-352
2551. Rodriguez CJ Disparities in ideal cardiovascular health. A challenge or an opportunity? Circulation 2012 ; 125 : 2963-4
2552. Rodriguez F, Olufade T, Heithoff K et al. Frequency of high risk patients not receiving high potency statin (from a large managed care databese) Am J Cardiol 2015 ; 115 (2) : 190-5
2553. Rodriguez F, Harrington RA Management of antithrombotic therapy after acute coronary syndromes N Engl J Med 2021 ; 384 : 452-60

2554. Rodriguez F Statins vs supplements for reducing low density lipoprotein cholesterol NEJM Journal Watch November 23, 2022

2555. Rodriguez-Granillo GA, Agostoni P, Garcia-Garcia HM et al. Meta analysis of the studies assessing temporal changes in coronary plaque volume using intravascular ultrasound Am J Cardiol 2007 ; 9 : 5-10

2556. Rodriguez-Granillo GA, Vos J, Bruining N et al. Long term effect of Perendopril on coronary atherosclerosis progression (from the PERindopril's Prospective Effect on Coronary aTherosclerosis by Angiography and IntraVascular Ultrasound Evaluation (PERSPECTIVE) Study) Am J Cardiol 2007 ; 100 : 159-63

2557. Rognmo O, Moholdt T, Bakken H et al. Cardiovascular risk of high versus moderate intensity aerobic exercise in coronary heart disease patients Circulation 2012 ; 126 : 1436-40

2558. Rohatgi A, Khera A, Berry JD et al. HDL Cholesterol efflux capacity and incident cardiovascular events N Eng J Med 2014 ; 371 : 2383-93

2559. Rohrmann S, Overvad K, Bueno de Mesquita et al. Meat consumption and mortality. Results from the European Prospective Investigation into Cancer and Nutrition BMC Med 2013 ; 11 : 63 doi 10.1186

2560. Rolland Y, Gallini A, Cristini C et al. Body composition predictors of mortality in women aged >= 75 y : data from a large population based cohort study with a 17 y follow-up Am J Clin Nutr 2014 ; 100 : 1352-60

2561. Romaguera D, Norat T, Vergnaud AC et al. Mediterranean dietary patterns and prospective weight change in participants of the EPIC-PANACEA project Am J Clin Nutr 2010 ; 92 : 912-21

2562. Romero-Corral A, Montori VM, Somers VK et al. Association of bodyweight with total mortality and with cardiovascular events in coronary artery disease : a systematic review of cohort studies Lancet 2006 ; 368 : 666-78

2563. Romero-Corral A, Sert-Kuniyoshi FH, Sierra-Johnson J et al. Modest visceral fat gain causes endothelial dysfunction in healthy humans J Am Coll Cardiol 2010 ; 56 : 662-6

2564. Roncaglioni MC for the Risk and Prevention Study Collaborative Group : n-3 fatty acids in patients with multiple cardiovascular risk factors N Engl J Med 2013 ; 368 : 1800-8

2565. Rong Y, Chen L, Zhu T et al. Egg consumption and risk of coronary heart disease and stroke : dose response meta analysis of prospective cohort studies BMJ 2013 ; 346 : e8539

2566. Rong S, Snetselaar LG, Xu G et al. Association of skipping breakfast with cardiovascular and all cause mortality J Am Coll Cardiol 2019 ; 73 : 2025-32

2567. Ronksley PE, Brien SE, Turner BJ et al. Association of alcohol consumption with selected cardiovascular disease outcomes : a systematic review and meta analysis BMJ 2011 ; 342 : d671

2568. Rönnemaa E, Zethelius B, Vessby B et al. Serum fatty acid composition and the risk of Alzheimer's disease : a longitudinal population based study Eur J Clin Nutr 2012 ; 66 : 885-90
2569. Rooney MR, Alonso A, Folsom AR et al. Serum magnesium and the incidence of coronary artery disease over a median 27 years of follow-up in the Atherosclerosis Risk in Communities (ARIC) Study and a meta-analysis Am J Clin Nutr 2020 ; 111 (1) : 52-60
2570. Rooney MR, Rawlings AM, Pankow JS Risk of progression to diabetes among older adults with prediabetes JAMA Intern Med 2021 doi : 10.1001/jamainternmed.2020.8774
2571. Ros E, Nunez I, Perez-Heras et al. A walnut diet improves endothelial function in hypercholesterolemic subjects A randomized crossover trial Circulation 2004 ; 109 : 1609-14
2572. Ros E, Tapsell LC, Sabaté J Nuts and berries for heart health Curr Atheroscler Rep 2010 ; 12 : 397-406
2573. Ros E, Hu FB Consumption of plant seeds and cardiovascular health. Epidemiological and clinical trial evidence Circulation 2013 ; 128 : 553-65
2574. Ros E, Nunez I, Perez-Heras A et al. A walnut diet improves endothelial function in hypercholesterolemic subjects : a randomized crossover trial Circulation 2004 ; 109 : 1609-14
2575. Rosamond WD, Chambless LE, Heiss G et al. Twenty two year trends in incidence of myocardial infarction, coronary heart disease mortality, and case fatality in 4 US Communities, in 1987-2008 Circulation 2012 ; 125 : 1848-57
2576. Rosenberg IH Summary comments Am J Clin Nutr 1989 ; 50 : 1231-3
2577. Rosenberg MA, Lopez FL, Buzkova S et al. Height and risk of sudden cardiac death : the Atherosclerosis risk in communities and cardiovascular health studies Annals Epidemiology 2014 ; 24 : 174-9
2578. Rosenbloom JI, Mukamal KJ, Frost LE et al. Alcohol consumption patterns, beverage type, and long term mortality among women survivors of acute myocardial infarction am J Cardiol 2012 ; 109 : 147-52
2579. Rosenblum JL, Castro VM, Moore CE et al. Calcium and vitamin D supplementation is associated with decreased abdominal visceral adipose tissue in overweight and obese adults Am J Clin Nutr 2012 ; 95 : 101-8
2580. Rosenkilde M, Morville T, Andersen PR et al. Inability to match energy intake with energy expenditure at sustained near maximal rates of energy expenditure in older men during a 14-d cycling expedition Am J Clin Nutr 2015 ; 102 : 1398-1405
2581. Rosenson RS Statins in atherosclerosis : Lipid lowering agents with antioxydant capabilities Atherosclerosis 2004 ; 173(1) : 1-12
2582. Rosenson RS, Brewer HB, Chapman J et al. HDL measures, particle

heterogeneity, proposed nomenclature, and relation to atherosclerotic cardiovascular events Clin Chem 2011 ; 57 : 392-410
2583. Rosenson RS, Hurt-Camejo E Phospholipase A2 enzymes and the risk of atherosclerosis Eur Heart J 2012 ; 33 (23) : 2899-2909
2584. Rosenson RS, Brewer Jr H, Ansell B et al.Translation of high density lipoprotein function into clinical practice Circulation 2013 ; 128 : 1256-67
2585. Rosenson RS, Brewer Jr H, Davidson WS et al. Cholesterol efflux and atheroprotection : advancing the concept of reverse cholesterol transport Circulation 2012 ; 125 : 1905-19
2586. Roshandel G, Khoshnia M, Poustchi H et al. Effectiveness of polypill for primary and secondary prevention of cardiovascular diseases (PolyIran) : a pragmatic, cluster-randomised trial Lancet 2019 doi.org/10.1016/S0140-6736 (19) 31791-X
2587. Ross R Atherosclerosis-An inflammatory disease N Engl J Med 1999 ; 340 : 115-24
2588. Ross R, Dagnone D, Jones PJ et al. Reduction in obesity and related comorbid conditions after diet induced weight loss or exercise induced weight loss in men Ann Intern Med 2000 ; 133 : 92-103
2589. Ross R, Hudson R, Stotz PJ et al. Effects of exercise amount and intensity on abdominal obesity and glucose tolerance in obese adults Ann Intern Med 2015 ; 162 : 325-34
2590. Rossello X, Rposeiras-Roubin S, Oliva B et al. Glycated haemoglobin and subclinical atherosclerosis in people without diabetes J Am Coll Cardiol 2021 ; 77 (22) : 2777-91
2591. Roth EM, McKenney JM, Hanotin C et al. Atorvastatin with or without an antibody to PCSK9 in primary hypercholesterolemia N Engl J Med 2012 ; 380 : 29-36
2592. Roth GA, Forouzanfar MH, Moran AE et al. Demographic and epidemiologic drivers of global cardiovascular mortality N Engl J Med 2015 ; 372 : 1333-41
2593. Roth GA, Huffman MD, Moran AE et al. Global and regional patterns in cardiovascular mortality from 1990 to 2013 Circulation 2015 ; 132 : 1667-78
2594. RothenbacherD, Koenig W, Brener H Lifetime physical activity patterns and risk of coronary heart disease Heart 2006 ; 92 : 1319-20
2595. Rothwell PM, Howard SC, O'Brien E et al. Prognostic significance of visit to visit variability, maximum systolic blood pressure, and episodic hypertension Lancet 2010 ; 375 : 895-905
2596. Rothwell PM, Wilson M, Elwin LE et al. Long term effect of aspirin on colorectal cancer incidence and mortality : 20-year follow-up of five randomised trials Lancet 2010 ; 376 : 1741-50
2597. Rothwell PM Effect of aspirin on risk of cancer metastasis : a study of incident cancers during randomised controlled trials Lancet 2012 on

line
2598. Rothwell PM, Algra A, Chen Z et al. Effects of aspirin on risk and severity of early recurrent stroke after transient ischaemic attack and ischaemic stroke : time course analysis of randomized trials Lancet 2016 ; 388 : 365-75
2599. Rothwell PM, Cook NR, Gaziano JM et al. Effects of aspirin on risks of vascular events and cancer according to bodyweight and dose : analysis of individual patient data from randomized trials Lancet 2018 doi : 10.1016/S 0140-6736 (18) 31133-4
2600. Roussell MAQ, Hill AM, Gaugler TL et al. Beef in an optimal lean diet study : effects on lipids, lipoproteins, and apolipoproteins Am J Clin Nutr 2012 ; 95 : 9-16
2601. Routledle HC, Ayres JG, Townend JN Why cardiologists should be interested in air pollution Heart 2003 ; 89 : 1383-88
2602. Rouvre M, Vol S, Gusto G et al. Low HDL-Cholesterol : Prevalence and associated risk factors in a long French population Ann Epidemiol 2011 ; 21 : 118-27
2603. Ruane L, Buckley T, Hoo SY et al. Triggering of acute myocardial infarction by respiratory infection Int Med J 2017 ; 47 (5) : 522-9
2604. Rubin R What's the best way to treat normal-weight people with metabolic abnormalities? JAMA 2018 ; 320 (3) : 223-5
2605. Rubino F, Gagner M, Gentileschi P et al. The early effct of the Roux-en-Y gastric bypass on hormones involved in body weight regulation and glucose metabolism Ann Surg 2004 ; 240 : 236-42
2606. Rubino D, Abrahamsson N, Davies M et al. Effect of continued weekly subcutaneous Semaglutide vs placebo on weight loss maintenance in adults with overweight or obesity. The step 4 randomized clinical trial JAMA Network doi : 10.1001/jama.2021.3224
2607. Ruckerl R, Ibald-Mulli A, Koenig W et al. Air pollution and markers of inflammation in patients with coronary artery disease Am J Respir Critic Care Med 2005 ; 171 : 432-41
2608. Ruff RR, Zhen C Estimating the effects of a calorie based sugar sweetened beverage tax on weight and obesity in New York City adults using dynamic loss models Ann Epidemiol 2015 ; 25 : 350-7
2609. Ruidavets JB Consommation d'alcool et regime en France : un rôle important du mode de vie ? Eur Heart J 2004 ; 25 : 1153-62
2610. Ruidavets JB High consumptions of grain, fish dairy products and combinations of these are associated with prevalence of metabolic syndrome J Epidemiol and Community Health 2007 ; 61(9) : 810-7
2611. Ruidavets JB, Cournot M, Cassadou S et al. Ozone air pollution is associated with acute myocardial infarction Circulation 2005 ; 111 : 563-69
2612. Ruidavets JB, Ducimetière P, EVANS P et al. Patterns of alcohol consumption and ischemic heart disease in culturally divergent

countries : the Prospective Epidemiological Study of Myocardial Infarction (PRIME) BMJ 2010 ; 341 : c6077
2613. Ruilope LM, Valenzuela PL, Lucia A Digital therapeutics and lifestyle : the start of a new era in the management of arterial hypertension ? Eur Heart J 2021 ; 42 (40) : 4123-5
2614. Rumawas ME, Meigs JB, Dwyer JT et al. Mediterranean style dietary pattern, reduced risk of metabolic syndrome traits, and incidence in the Framingham offsring cohort Am J Clin Nutr 2009 ; 90 : 1608-14
2615. Rusanen M, Kivipelto M, Quesenberry Jr CP et al. Heavy smoking in midlife and long term risk of Alzheimer disease and vascular dementia Arch Intern Med 2011 ; 171 (4) :333-9
2616. Ruttman E, Brant LJ, Concin H at al. Gamma Glutamyltransférase as a risk factor for cardiovascular disease mortality An epidemiological investigation in a cohort of 163 944 austrian adults Circulation 2005 ; 112 : 2130-37
2617. Ryan MC, Fenster Farin HE, Abbasi F et al. Comparison of waist circumference versus body mass index in diagnosiong metabolic syndrome and identifying apparently healthy subjects at increased risk of cardiovascular disease Am J Cardiol 2008 ; 102 : 40-6
2618. Sabaté J, Oda K, Ros E Nut consumption and blood lipid levels : a pooled analysis of 25 intervention trials Arch Intern Med 2010 ; 170 : 821-7
2619. Sabatine MS Efficacy and safety of Evolocumab in reducing lipids and cardiovascular events 64 th annual scientific session of American College of Cardiology San Diego 14-16 march 2015
2620. Sabatine MS, Giugliano RP, Wiviott SD et al. Efficacy and safety of Evolocumab in reducing lipids and cardiovascular events N Engl J Med 2015 ; 372 : 1500-9
2621. Sabatine MS, Giugliano RP, Keech AC et al. Evolocumab and clinical outcomes in patients with cardiovascular disease N Engl J Med 2017 ; 376 : 1713-22
2622. Saber H, Yakoob MY, Longstreth WT Jr Omega 3 fatty acids and incident ischemic stroke and its atherothrombotic and cardioembolic subtypes in 3 US cohorts Stroke 2017 ; 48 : 2678-85
2623. Sabia S, Dugravot A, Dartigues JE et al. Physical activity, cognitive decline, and risk of dementia : 28 Year follow-up of Whitehall II cohort study BMJ 2017 ; 357 : j2709
2624. Sabia S, Fayosse A, Dumurgier J et al. Alcohol consumption and risk of dementia : 23 year follow-up of Whitehall II cohort study BMJ 2018 ; 362 : k2927
2625. Sabia S, Fayosse A, Dumurgier J et al. Association of ideal cardiovascular health at age 50 with incidence of dementia : 25 year follow-up of Whitehall II cohort study BMJ 2019 ; 366 : l4414
2626. Sacco RL Achieving ideal cardiovascular and brain health :

Opportunity amid crisis Circulation 2011 ; 123 : 2653-7
2627. Sacco RL, Adams R, Albers G et al. AHA/ASA guidelines : guidelines for prevention of stroke in patients with ischemic stroke or transient ischemic attack Stroke 2006 ; 37 : 577-617
2628. Sachdeva A, Cannon CP, Deedwania PC et al. Lipid levels in patients hospitalized with coronary artery disease : an analysis of 136,905 hospitalizations in get with the guidelines Am Heart J 2009 ; 157 : 111-7
2629. Sacks FM, Lichtenstein A, Van Horn L et al. Soy protein, Isoflavones, and cardiovascular health Circulation 2006 ; 113 : 1034-44
2630. Sacks FM, Svetkey LP, Vollmer WM et al. Effects on blood pressure of reduced dietary sodium and the dietary approaches to stop hypertension(DASH) diet N Engl J Med 2001 ; 344 : 3-10
2631. Sacks FM, Bray GA, Carey VJ et al. Comparison of weight loss diets with different compositions of fat, protein, and carbohydrates N Engl J Med 2009 ; 360 : 859-73
2632. Sacks FM, Carey VJ, Anderson AM et al. Effects of high vs low glycemic index of dietary carbohydrate on cardiovascular disease risk factors and insulin sensitivity : the OmniCarb randomized clinical trial JAMA 2014 ; 312 (23) : 2531-41
2633. Sae Y, Franklin BA, Scmidt A Relation of cardiorespiratory fitness to risk of subclinical atherosclerosis in men with cardiometabolic syndrome Am J Cardiol 2016 ; 118 : 1282-6
2634. Saeidifard F, Medina-Inojosa JR, Supervia M et al. Differences of energy expenditure while sitting versus standing : a systematic review and meta analysis Eur J Preven Cardiol 2018 ; 25 : 522-38
2635. Sager HB, Linsel-Nitschke P, Mayer B et al. Physicians'perception on guideline recommended of low density lipoprotein target values : characteristics of misclassified patient Eur Heart J 2010 ; 31 : 1266-73
2636. Sager HB, Koenig W Acute inflammation and long term cardiovascular risk : identifying an unrecognised vulnerable gap Eur J Preven Cardiol 2017 ; 24 : 1956-7
2637. Sahakyan KR, Somers VK, Rodriguez-Escudero JP et al. Normal weight central obesity : implications for total and cardiovascular mortality Ann Intern Med 2015 ; 163 : 827-35
2638. Said MA, Verweij N, van der Harst P et al. Associations of combined genetic and lifestyle risks with incident cardiovascular disease and diabetes in the UK Biobank Study JAMA Cardiol 2018 ; 3 (8) : 693-702 doi : 10.1001/jamacardio.2018.1717
2639. Saint-Maurice PF, Troiano RP, Bassett Jr et al. Association of daily step count and step intensity with mortality among US adults JAMA 2020 ; 323 (12) : 1151-60
2640. Saint-Maurice PF, Granbard BI, Troiano RP et al. Estimated number of deaths prevented through increased physical activity among US adults

JAMA Intern Med doi : 10.1001/jamainternmed.2021.7755
2641. Saint Pierre AC, Bergeron J, Pirro M et al. Effect of plasma C-Reactive protein levels in modulating the risk of coronary heart disease associated with small, dense, low-density lipoproteins in men (The Quebec Cardiovascular Study) Am J Cardiol 2003 ; 91 : 555-58
2642. Saito E, Inoue M, Sawada N et al. Association of green tea consumption with mortality due to all causes and major causes of death in a Japanese population : the Japan Public Health Center-based Prospective Study (JPHC Study) Ann Epidemiol 2015 ; 25 : 512-8
2643. Saito I, Yamagishi K, Kokubo Y et al. Association of high density lipoprotein cholesterol concentration with different types of stroke and coronary heart disease. The Japan Public Health Center based prospective (JPHC) study Atherosclerosis 2017 ; 265 : 147-54
2644. Sakurai M, Saitoh S, Miura K et al. HbA1c and the risks for all cause and cardiovascular mortality in the general Japanese population : NIPPON DATA90 Diabetes Care 2013 ; 36 : 3759-76
2645. Salas-Salvado J, Bullo M, Babio N et al. Reduction in the incidence of type 2 diabetes with the Mediterranean diet : results of the PREDIMED-REUS dietary intervention trial Diabetes Care 2011 ; 34 : 14-19
2646. Salas-Salvado J, Bullo M, Estruch R et al. Prevention of diabetes with Mediterranean diets : a subgroup analysis of a randomized trial Ann Intern Med 2014 ; 160 :1-10
2647. Salas-Salvado J, Fernandez-Ballart J, Ros E et al. Effect of a Mediterranean diet supplemented with nuts on metabolic syndrome status : one year results of the PREDIMED randomized trial Arch Intern Med 2008 ; 168 : 2449-58
2648. Salazar MR, Carbajal HA, Espeche WG et al. Relation among the plasma triglyceride/high density lipoprotein cholesterol concentration ratio, insulin resistance, and associated cardio metabolic risk factors in men and women Am J Clin Nutr 2012 ; 109 : 1749-53
2649. Salazar-Martinez E Coffee consumption and risk of type 2 diabetes mellitus Annals of Int Med 2004 ; 140(1) : 1-8
2650. Salepci B, Fidan A, Ketenci SC et al. The effect of obstructive sleep apnea syndrome and snoring severity to intima media thickening of carotid artery Sleep Breath 2014 ; May 22
2651. Salinardi TC, Batra P, Roberts SB et al. Lifestyle intervention reduces body weight and improves cardiometabolic risk factors in worksites Am J Clin Nutr 2013 ; 97 (4) :667-76
2652. Salisbury AC, Chan PS, Gosch KL et al. Patterns and predictors of fast food consumption after acute myocardial infarction Am J Cardiol 2011 ; 107 : 1105-10
2653. Salles GF, Reboldi G, Fagard RH et al. Prognostic effect of the nocturnal blood pressure fall in hypertensive patients : the Ambulatory Blood pressure Collaboration in patients with Hypertension (ABC-H)

metaanalysis Hypertension 2016 ; 67 : 693-700
2654. Salmeron J, Diatary fiber, glycemic load, and risk of non insulin dependant diabetes mellitus in women JAMA 1997 ; Feb 12 ; 277(6) : 472-77
2655. Salmeron J, Hu FB, Manson JE et al. Dietary fat intake and risk of type II diabetes in women Am J Clin Nutr 2001 ; 73 : 1019-26
2656. Salo P, ,Wester I Low fat formulations of plant stanols and sterols Am J Cardiol 2005 ; 96 (Suppl) 51D-4D
2657. Salonen RM, Nyyssönen K, Kaikkonen J Six year effect of combined vitamin C and E supplementation on atherosclerotic progression:the Antioxydant Supplementation in Atherosclerosis Prevention Study(ASAP) Circulation 2003 ; 107(7) : 947-53
2658. Samani NJ, Erdmann J, Hall AS et al. Genomewide association analysis of coronary artery disease N Engl J Med 2007 ; 357 : 443-53
2659. Samaras K, Makkar SR, Crawford JD et al. Effects of statins on memory, cognition, and brain volume in the elderly J Am Coll Cardiol 2019 ; 74 (21) : 2554-68
2660. Samavat H, Newman AR, Wang R et al. Effects of green tea catechin extract on serum lipids in postmenopausal women : a randomized, placebo controlled clinical trial Am J Clin Nutr 2016 ; 104 : 1671-82
2661. Samelson EJ, Booth SL, Fox CS et al. Calcium intake is not associated with increased coronary artery calcification : the Framingham Study Am J Clin Nutr 2012 ; 96 : 1274-80
2662. Samieri C, Féart C, Proust-Lima et al. Olive oil consumption, plasma oleic acid, and stroke incidence : the Three-City Study Neurology 2011 ; 77 : 418-25
2663. Sanders TAB, Hall WL, Maniou Z et al. Effect of low doses of long chain n-3 PUFAs on endothelial function and arterial stiffness : a randomized controlled trial Am J Clin Nutr 2011 ; 94 (4) : 973-80
2664. Sandoval Y, Bielinski SJ, Daniels LB et al. Atherosclerotic cardiovascular disease risk stratification based on measurements of troponin and coronary artery calcium J Am Coll Cardiol 2020 ; 76 : 357-70
2665. Sands M, Loucks EB, Lu B et al Self reported snoring and risk of cardiovascular disease among postmenopausal women (from the Women's Health Initiative) Am J Cardiol 2013 ;111 : 540-6
2666. Sans S Mediterranean diet, active lifestyle and cardiovascular disease : a recipe for immortality? Eur J Preven Cardiol 2018 ; doi.org/10.1177/2047487318785745
2667. Santaliestra-Pasias AM, Mouratidou T, Huybrechts I et al. Increased sedentary behaviour is associated with unhealthy dietary patterns in European adolescents participating in the HELENA study Eur J Clin Nutr 2014 ; 68 : 300-8
2668. Santaren ID, Watkins SM, Liese AD et al. Serum pentadecanoic acid

(C15:0), a short term marker of dairy food intake, is inversely associated with incident type 2 diabetes and its underlying disorders Am J Clin Nutr 2014 ; 100 : 1532-40

2669. Santé publique France Le diabète en France : les chiffres 2020 10 Novembre 2021

2670. Santesso N, Akl EA, Bianchi M et al. Effects of higher versus lower protein diets on health outcomes : a systematic review and meta analysis Eur J Clin Nutr 2012 ; 66 : 780-8S

2671. Santiago S, Zazpe I, Bes-Rastrollo M et al. Carbohydrate quality, weight change and incident obesity in a Mediterranean cohort : the SUN project Eur J Clin Nutr 2015 ; 69 : 297-302

2672. Santosa A, Rosengren A, Ramasundaraheltige C et al. Psychosocial risk factors and cardiovascular disease and death in population based cohort from 21 low, middle, and high income countries JAMA Netw Open 2021 ; 4 (12) : e2138920

2673. Sartorelli DS, Fagfherazzi G, Balkau B et al. Differential effects of coffee on the risk of type 2 diabetes according to meal consumption in a French cohort of women : the E3N/EPIC cohort study Am J Clin Nutr 2010 ; 91 : 1002-1012

2674. Sarwar N and Triglyceride coronary disease genetics consortium and emerging risk factors collaboration Triglyceride mediated pathways and coronary disease : collaborative analysis of 101 studies Lancet 2010 ; 375 : 1634-9

2675. Sarwar N, Danesh J, Eiriksdottir G et al. Triglycerides and the risk of coronary heart disease 10158 incident cases among 262 525 participants in 29 western prospective studies Circulation 2007 ; 115 : 450-8

2676. Sathiyakumar V, Park J, Golozar A et al. Fasting versus nonfasting and low density lipoprotein cholesterol accuracy Circulation 2018 ; 137 : 10-9

2677. Sathyapalan T, Rigby AS, Bhasin S et al. Effect of soy in men with type 2 diabetes mellitus and subclinical hypogonadism : a randomized controlled study J Clin Endocrinol Metab 2017 ; 102 : 425-33

2678. Sato K, Segawa T, Tanaka F et al. Cardiovascular risk stratification with plasma B Type Natriuretic Peptide levels in a community based hypertensive cohort Am J Cardiol 2014 ; 113 : 682-6

2679. Satoh M, Asayama K, Kikuya M et al. Long term stoke risk due to partial white coat or masked hypertension based on home and ambulatory blood pressure measurements : the Ohasama Study Hypertension 2016 ; 67 : 48-55

2680. Sattar N, Gaw A, Scherbakova O et al. Metabolic syndrome with and without C-Reactive protein as a predictor of coronary heart disease and diabetes in the west of Scotland Coronary Prevention Study Circulation 2003 ; 108 : 414-19

2681. Sattar N, Wannamethee G, Sarwar N et al. Adiponectin and coronary heart disease : a prospective study and meta analysis Circulation 2006 ; 114 : 623-9
2682. Sattar N, Murray HM, McConnachie A et al. CReactive protein and prediction of coronary heart disease and global vascular events in the Prospective study of Pravastatin in the elderly at risk (PROSPER) Circulation 2007 ; 115 : 981-9
2683. Sattar N, Preiss D, Murray HM et al. Statins and risk of incident diabetes : a collaborative meta-analysis of randomised statin trials Lancet 2010 ; 375 : 735-42
2684. Sattar N, Rawshani A, Franzén S et al. Age at diagnosis of type 2 diabetes mellitus and associations with cardiovascular and mortality risk. Findings from the Swedish National Diabetes Registry Circulation 2019 ; 139 : 2228-37
2685. Sattelmair J, Pertman J, Ding EL et al. Dose response between physical activity and risk of coronary heart disease : a meta analysis Circulation 2011 ; 124 : 789-95
2686. Saunders JT, Nambi V, de Lemos JA et al. Cardiac troponin T measured by a highly sensitive assay predicts coronary heart disease, heart failure, and mortality in the Atherosclerosis Risk in Communities Study Circulation 2011 ; 123 : 1367-76
2687. Sawada N, Iwasaki M, Yamaji T et al. Fiber intake and risk of subsequent prostate cancer in Japanese men Am J Clin Nutr 2015 ; 101 : 118-25
2688. Sayer AA Grip strength and mortality : a biomarker of ageing? Lancet 2015 doi.org/10.1016/S0-6736(14)62349-7
2689. Schauer PR, Bhatt DL, Kirwan JP et al. Bariatric surgery versus intensive medical therapy for diabetes-5 year outcomes N Engl J Med 2017 ; 376 : 641-51
2690. Schechter M, Shalmon G, Schneinowitz M Impact of acute caffeine ingestion on endothelial function in subjects with and without coronary artery disease Am J Clin Nutr 2011 ; 107 : 1255-61
2691. Schechter M, Shalmon G, Scheinowitz M et al. Impact of acute caffeine ingestion on endothelial function in subjects with and without coronary artery disease Am J Cardiol 2011 ; 107 : 1255-61
2692. Schechter M, Shechter A, Koren-Morag N et al. Usefulness of brachial artery flow mediated dilation to predict long term cardiovascular events in subjects without heart disease Am J Cardiol 2014 ; 113 : 162-7
2693. Scheelbeek PFD, Cornelsen L, Marteau TM et al. Potential impact on prevalence of obesity in the UK of a 20% price increase in high sugar snacks :modelling study BMJ 2019 ; 366 : l4786
2694. Scheffers FR, Boer JMA, Verschuren VMM et al. Pure fruit juce and fruit consumption and the risk of CVD : the European Prospective Investigation into Cancer and Nutrition-Netherlands (EPIC-NL) study

Br J Nutrition 2019 ; 121 (3) : 351-9
2695. Schellenberg, ES, Dryden DM, Vandermeer B et al. Lifestyle interventions for patients with and at risk for type 2 diabetes Ann Intern Med 2013 ; 159 : 543-51
2696. Schernhammer ES, Bertrand KA, Birmann BM et al. Consumption of artificial sweetener and sugar containing soda and risk of lymphoma and leukomia in men and women Am J Clin Nutr 2012 ; 96 : 1419-28
2697. Schiattarella GG, Sannino A, Toscano E et al. Gut microbe generated metabolite trimethylamine-N-oxyde as cardiovascular risk biomarker : a systematic review and dose response meta analysis European Heart Journal 2017 ; 38 (39) : 2948-56
2698. Schiavon CA, Bersch-Ferreira AC, Santucci EV et al. Effects of bariatric in obese patients with hypertension : the GATEWAY randomized trial (Gastric Bypass to Treat Obese Patients With Steady Hypertension) Circulation 2018 ; 137 : 1132-42
2699. Schiavon CA, Ikeoka D, Santucci EV et al. Effects of bariatric surgery versus medical therapy on the 24-hour ambulatory blood pressure and the prevalence of resistant hypertension Hypertension 2019 doi : 10.1161/HYPERTENSIONAHA.118.12290
2700. Schiele F, Kristensen SD The anti-statin lobby strikes again : time to set the record straight Eur Heart J 2018 ; 39 : 335-6
2701. Schierbeck LL, Rejnmark L, Tofteng CL et al. Effect of hormone replacement therapy on cardiovascular events in recently postmenopausal women : randomised trial BMJ 2012 ; 345 :e6409
2702. Schillinger M, Exner M, Mlekusch W et al. Inflammation and carotid artery-Risk for atheroscerosis studi (ICARAS) Circulation 2005 ; 111 : 2203-9
2703. Schlesinger S, Nevenschwander M, Schwedhelm C et al. Food groups and risk of overweight, obesity, and weight gain : a systematic review and dose response meta analysis of prospective studies Adv Nutr 2019 ; 10 : 205-18
2704. Schmermund A, Achenbach S, Budde T et al. Effect of intensive versus standard lipid lowering treatment with atorvastatin on the progression of calcified coronary atherosclerosis over 12 months Circulation 2006 ; 113 : 427-37
2705. Schmidt-Lucke C, Rossig L, Fichtlscherer S et al. Reduced number of circulating endothelial progenitor cells predicts future cardiovascular events : proof of concept for the clinical importance of endogenous vascular repair Circulation 2005 ; 111 : 2981-7
2706. Schmit SL, Rennert HS, Gruber SB Coffee consumption and the risk of colorectal cancer Cancer Epidemiol Biomarkers Prev 2016 ; 25 : 634-9
2707. Schmitt B Le rapport oméga 6/oméga 3 dans l'équilibre alimentaire : Biochimie, métabolisme et conséquences physiopathologiques

Nutrition et Endocrinologie Hors Série Cardiologie 2011 ; 2 : 4-11
2708. Schnabel R, Blankenberg S Oxidative stress in cardiovascular disease. Successful translation from bench to bedside Circulation 2007 ; 116 : 1338-40
2709. Schnabel R Is it all determined at menarche? Circulation 2015 ; 131 : 227-9
2710. Schnabel L, Kesse-Guyot E, Alles B et al. Association between ultraprocessed food consumption and risk of mortality among middle-aged adults in France JAMA Intern Med doi : 10.1001/jamainternmed.2018.7289
2711. Schnatz PF, Jiang X, Vila-Wrights et al. Cacium/vitamin D supplementation, serum 25-Hydroxyvitamin D concentrations, and cholesterol profiles in the Women's Health Initiative calcium/vitamin D randomized trial Menopause 2014 ; 21 (8) : 823-33
2712. Schneiderman N, Kim Y, Shaffer KM Spouses of patients with cancer have an increased risk of cardiovascular disease. What do we know about this link? Circulation 2012 ; 125 : 1721-2
2713. Schneer S, Bachar GN, Atar E et al. Evaluation of Framingham and systematic coronary risk evaluation scores by coronary computed tomographic angiography in asymptomatic adults Am J Cardiol 2013 ; 111 : 700-4
2714. Schnohr P, O'Keefe JH, Marott JL et al. Dose of jogging and long term mortality : the Copenhagen City Heart Study JACC 2015 ; 65 :411-9
2715. Schoen MW, Tabak RG, Salas J et al. Comparison of adherence to guideline based cholesterol treatment goals in men versus women Am J Cardiol 2016 ; 117 : 48-53
2716. Schöttker B, Haug U, Schomburg L et al. Strong associations of 25-hydroxyvitamin D concentrations with all cause, cardiovascular, cancer, and respiratory disease mortality in a large cohort study Am J Clin Nutr 2013 ; 97 (4) : 782-93
2717. Schöttker B, Jorde R, Peasey A et al. Vitamin D and mortality : meta analysis of individual participant data from a large consortium of cohort studies from Europe and the United States BMJ 2014 ; 348 : g3656
2718. Schrepf R. Immediate effects of n-3 fatty acid infusion on the induction of sustained ventricular tachycardia Lancet 2004 ; 363 : 1441-42
2719. Schroeder SA New evidence that cigarette smoking remains the most important health hazard N Engl J Med 2013 ; 366 : 389-90
2720. Schuler G, Adams V, Goto Y Role of exercise in the prevention of cardiovascular disease : results, mechanisms, and new perspectives Eur Heart J 2013 ; 34 : 1790-99
2721. Schulze MB, Manson JE, Ludwig DS et al. Sugar sweetened beverages, weight gain, and incidence of type 2 diabetes in young and middle aged women JAMA 2004 ; 292 : 927-34
2722. Schulze MB, Liu S, Rimm EB et al. Glycemic index, glycemic load,

and dietary fiber intake and incidence of type 2 diabetes in younger and middle aged women Am J Clin Nutr 2004 ; 80 : 348-56
2723. Schunkert H, Samani NJ Elevated C-Reactive protein in atherosclerosis. Chiken or egg? N Engl J Med 2008 ; 359 : 1953-55
2724. Schütze M, Boeing H, Pischon T et al. Alcohol attributable burden of incidence in eight European countries based on results from prospective cohort study BMJ 2011 ; 342 : d1584
2725. Schwandt P Body fat distribution and elevated blood pressure in 22051 youths : The pep family heart study ESC 2014 Barcelone
2726. Schwarz V, Bachelier K, Schirmer SH et al. Red wine prevents the acute negative vascular effects of smoking Am J Med 2017 ; 130 : 95-100
2727. Schwartz BG, Kloner RA Physician update : Erectile dysfunction and cardiovascular disease Circulation 2011 ; 123 : 98-101
2728. Schwartz GG, Olsson AG, Ballantyne CM et al. Effects of dalcetrapib in patients with a recent acute coronary syndrome N Engl J Med 2012 ; 367 : 2089-99
2729. Schwartz GG, Steg PG, Szarek M et al. Alirocumab and cardiovascular outcomes after acute coronary syndrome N Engl J Med 2018 ; 379 : 2097-2107
2730. Schwenk TL Population based cardiovascular screening in older men shows no mortality benefit NEJM Journal Watch Aug 31 2022
2731. Schwimmer JB, Ugalde-Nicalo P, Welsh JA et al. Effect of a low free sugar diet vs usual diet on non alcoholic fatty liver disease in adolescent boys. A randomized clinical trial JAMA 2019 ; 321 : 256-65
2732. Schwingshackl L, Schwedhelm C, Hoffmann G et al. Potatoes and risk of chronic disease : a systematic review and dose response meta analysis Eur J Nutrition 2018 doi : 10.1007/S00394-018-1774-2
2733. Scicali R, Giral P, Gallo A et al. HbA1c increase is associated with higher coronary and peripheral atherosclerosis burden in non diabetic patients Atherosclerosis 2016 ; 255 : 102-8
2734. Scicali R, Rosenbaum D, Di Pino A et al. An increased waist to hip ratio is a key determinant of atherosclerotic burden in overweight subjects Acta Diabetol 2018 ; 55 : 741-9
2735. Scirica BM, Bhatt DL, Braunwald E et al. Prognostic implications of biomarker assessments in patients with type 2 at high cardiovascular risk JAMA Cardiol doi10.1001/jamacardio 2016
2736. Scrafford CG, Tran NL, Barraj LM et al. Egg consumption and CHD and stroke mortality : a prospective study of US adults Public Health Nutrition 2011 ; 14 : 261-70
2737. Scuteri A, Laurent S, Cucca F et al. Metabolic syndrome across Europe : Different clusters of risk factors Eur J Prev Cardiol 2015 ; 22 : 486-91
2738. Seaman CD, Yabes J, Comer DM et al.Does deficiency of von

Willebrand factor protect against cardiovascular disease? Analysis of a national discharge register J Thromb Haemost 2015 ; 13 : 1999-2003
2739. Sedlmeier AM, Baumeister SE, Weber A et al. Relation of body fat mass and fat-free mass to total mortality : results from 7 prospective cohort studies Am J Clin Nutr 2021 ; 113 (3) : 639-46
2740. Seguret F, Ferreira C, Cambou JP et al. Changes in hospitalization rates for acute coronary syndrome after a two phase comprehensive smoking ban Eur J Preven Cardiol 2014 ; 21 : 1575-82
2741. Seicean S, Strohl KP, Seicean A et al. Sleep disordered breathing as a risk of cardiac events in subjects with diabetes mellitus and normal exercise echocardiographic findings Am J Cardiol 2013 ; 111 : 1214-1220
2742. Seidelmann SB, Claggett B, Cheng S et al. Dietary carbohydrate intake and mortality : a prospective cohort study and meta analysis The Lancet Public Health 2018 ; 3 (9) : BE419-E428
2743. Selak V, Jackson R, Poppe K et al. Personalized prediction of cardiovascular benefits and bleeding harms from Aspirin for primary prevention : a benefit-harm analysis Ann Intern Med doi : 10.7326/M19-1132
2744. Sellem L, Srour B, Guéraud F et al. Saturated, mono and polyunsaturated fatty acid intake and cancer risk : results from the French prospective cohort NutriNet-Santé Eur J Nutrition doi: 10.1007/s00394-018-1682-5
2745. Sellem L, Srour B, Jackson KG et al. Consumption of dairy products and cardiovascular disease risk : results from the French prospective cohort NutriNet-Santé Br J Nutr 2021 doi : 10.1017/S0007114521001422.PMID : 33910667
2746. Selvin E, Paynter NP, Erlinger TP The effect of weight loss on C-Reactive Protein Arch Intern Med 2007 ; 167 : 31-9
2747. Selvin E, Parrinello CM, Sacks DB et al. Trends in prevalence and control of diabetes in the United States, 1998-1994 and 1999-2010 Ann Intern Med 2014 ; 160 : 517-25
2748. Selvin E, Rawlings AM, Lutsey PL et al. Fructosamine and glycated albumin and the risk of cardiovascular outcomes and death Circulation 2015 ; 132 : 269-77
2749. Semba RD, Houston DK, Bandinelli S et al. Relationship of 25 hydroxyvitamin D with all cause and cardiovascular disease mortality in older community dwelling adults Eur J Clin Nutr 2010 ; 64 : 203-9
2750. Semba RD, Ferrucci L, Bartali B et al. Resveratrol levels and all cause mortality in older community dwelling adults JAMA Intern Med 2014 ; 174 : 1077-84
2751. Senftleber NK, Albrechtsen A, Lauritzen L et al. Omega 3 fatty acids and risk of cardiovascular disease in Inuit : first prospective cohort study Atherosclerosis 2020 ; 312 : 28-34

2752. Senthong V, Li XS, Hudec T et al. Plasma trimethylamine N-Oxide, a gut microbe generated phosphatidylcholine metabolite, is associated with atherosclerotic burden J Am Coll Cardiol 2016 ; 67 : 2620-8
2753. Serafini M et al. Plasma antioxydants from chocolate Nature 2003 ; 424 : 1013
2754. Serra-Majem L, Roman B, Estruch R Scientific evidence of interventions using the Mediterranean diet : a systematic review Nutr Rev 2006 ; 64 : S27-S47
2755. Sesso HD Dietary Lycopene, tomato based food products and cardiovascular disease in women J Nutr 2003 ; 133(7) : 2336-41
2756. Sesso HD, Buring JE, Christen WG et al. Vitamins E and C in the prevention of cardiovascular disease in men JAMA 2008 ; 300 (18) : 2123-33
2757. Sesso HD, Paffenbarger RS, Lee IM Physical activity and coronary heart disease in men The Harvard Alumni Health Study Circulation 2000 ; 102 : 975-80
2758. Sesso HD, Christen WG, Bubes V et al. Multivitamins in the prevention of cardiovascular disease in men. The Physicians'Health Study II randomized controlled trial JAMA 2012 ; 308 : 1751-60
2759. Sesso HD, Christen WG, Bubes V et al. Multivitamins in the prevention of cancer in men. The Physicians'Health Study II randomized controlled trial JAMA 2012 ; 308 : E1-E9
2760. Sesso HD, Rist PM, Aragaki A et al. Multivitamins in the prevention of cancer and cardiovascular disease : the Cocoa Supplement and Multivitamin Outcomes Study (COSMOS) randomized clinical trial Am J Clin Nutr 2022 ; 115 (6) : 1501-10
2761. Setoguchi S, Glyn RJ, Avorn J et al. Statins and the risk of lung, breast, and colorectal cancer in the elderly Circulation 2007 ; 115 : 27-33
2762. Seung-Hwan L, Hun-Sung K, Yong-Moon P et al. HDL-cholesterol, its variability, and the risk of diabetes : a nationwide population based study The Journal of Clinical Endocrinology and Metabolism 2019 ; 104 (11) : 5633-41
2763. Sexton DJ, Canney M, O'Connell et al Injurious falls and syncope in older community dwelling adults meeting inclusion criteria for SPRINT JAMA Intern Med doi:10.1001/jamainternmed.2017.2924
2764. Shah AM, Channon KM Free radicals and redox signalling in cardiovascular disease :introduction Heart 2004 ; 90 : 485
2765. Shah AM, Channon KM Free radicals and redox signalling in cardiovascular disease Heart 2004 ; 90 : 486-87
2766. Shah AM, Claggett B, Folsom AR et al. Ideal cardiovascular health during adult life and cardiovascular structure and function among the elderly Circulation 2015 ; 132 : 1979-89
2767. Shah ASV, Langrish JP, Nair H et al. Global association of air pollution and heart failure : a systematic review and meta analysis Lancet 2013

; 382 : 1039-48
2768. Shah ASV, Stelzle D, Lee KK et al. Global burden of atherosclerotic cardiovascular disease in people living with the Human Immunodeficiency Virus : a systematic review and meta-analysis Circulation 2018 ; 138 (11) : 1100-12
2769. Shah PK Link between infection and atherosclerosis Circulation 2001 ; 103 : 5-7
2770. Shah PK Low density lipoprotein lowering and atherosclerosis progression. Does more mean less? Circulation 2002 ; 106 : 2039-40
2771. Shah RV, Rubenfire M, Brook RD et al. Heterogeneity in statin indications within the 2013 American College of Cardiology/American Heart Asoociation guidelines Am J Cardiol 2015 ; 115 : 27-33
2772. Shah RV, Murthy VL, Abbas SA et al. Weight loss and progressive left ventricular remodelling : The Multi-Ethnic Study of Atherosclerosis (MESA) Eur J Prev Cardiol 2015 . 22 : 1408-18
2773. Shah AD, Denaxas S, Nicholas O et al. Neutrophil counts and initial presentation of 12 cardiovascular diseases. A CALIBER Cohort Study JACC 2017 ; 69 : 1160-9
2774. Shah NS, Leonard D, Finley CE et al. Dietary patterns and long term survival : a retrospective study of healthy primary care patients Am J Med 2017 doi.org/doi : 10.1016/j.amjmed.2017.08.010.
2775. Shai I, Rimm EB, Hankinson SE et al. Multivarite assessment of lipid parameters as predictors of coronary heart disease among postmenopausal women. Potential implications for clinical guidelines Circulation 2004 ; 110 : 2824-30
2776. Shai I, Spence JD, Schwarzfuchs D et al Dietary Intervention to Reverse Carotid Atherosclerosis Circulation 2010 ; 121 : 1200-8
2777. Shamsuzzaman ASM, Winicki M, Wolk R. et al. Independent association between plasma leptin and C-Reactive protein in healthy humans Circulation 2004 ; 109 : 2181-85
2778. Shan Z, Li Y, Zong G et al. Rotating night shift work and adherence to unhealthy lifestyle in predicting risk of type 2 diabetes : results from two large US cohorts of female nurses BMJ 2018 ; 363 : k4641
2779. Shan Z, Wang F, Li Y t al. Healthy eating patterns and risk of total and cause specific mortality JAMA Intern Med 2023 ; 18 (2) : 142-53
2780. Shang X, Scott D, Hodge A et al. Dietary protein from different food sources, incident metabolic syndrome and changes in its components : an 11 year longitudinal study in healthy community dwelling adults Clin Nutr doi : 10.1016/j.clin.2016.09.024
2781. Shannon J, Tewoderos S, Garzotto M et al. Statins and prostate cancer risk : a case control study Am J Epidemiol 2005 ; 162 : 318-25
2782. Shaper AG, Wannamethee Alcohol intake and mortality in middle aged men with diagnosed coronary heart disease Heart 2000 ; 83 : 394-99
2783. Sharma S, Thapa R, Jeevanantham V et al. Comparison of lipid

management in patients with coronary versus peripheral arterial disease Am J Cardiol 2014 ; 113 : 1320-5

2784. Shay CM, Ning H, Allen NB et al. Status of cardiovascular health in US adults. Prevalence estimates from the National Health and Nutrition Examination Surveys (NHANES) 2003-2008 Circulation 2012 ; 125 : 45-56

2785. Sheikh MA, Bhatt DL, Li J et al. Usefulness of postexercise ankle brachial index to predict all cause mortality Am J Cardiol 2011 ; 107 : 778-82

2786. Shemyakin A, Kövamees O, Rafnsson A Arginase inhibition improves endothelial function in patients with coronary artery disease and type 2 diabetes mellitus Circulation 2012 ; 126 : 2943-50

2787. Shen L, Ma H, Xiang MX et al. Meta analysis of cohort studies of baseline prehypertension and risk of coronary heart disease Am J Cardiol 2013 ; 112 : 266-71

2788. Shen L, Shah BR, Reyes EM et al. Role of diuretics, beta blockers, and statins in increasing the risk of diabetes in patients with impaired glucose tolerance : reanalysis of data from the NAVIGATOR study BMJ 2013 ; 347 : f6745

2789. Shen Y, Shi L, Nauman E et al. Inverse association between HDL Cholesterol and stroke risk among patients with type 2 diabetes mellitus Stroke 2019 ; 50 (2) : 291-7

2790. Shephard RJ, Balady GJ Exercise as cardiovascular therapy Circulation 1999 ; 99 : 963-72

2791. Shepherd J, Alcalde V, Befort PA et al. International comparison of awareness and attitudes towards coronary risk factor reduction : the HELP Study. Heart European Leaders Panel J Cardiovasc Risk 1997 ; 4 : 373-84

2792. Shepherd J, Barter P, Carmena R et al. Effect of lowering LDL cholesterol substantially below currently recommended levels in patients with coronary heart disease and diabetes : the Treating to New Targets (TNT) study Diabetes Care 2006 ; 29 : 1220-26

2793. Shepherd J, Cobbe SM, Ford I et al. Prevention of coronary heart disease with pravastatin in men with hypercholesterolemia N Engl J Med 1995 ; 333 : 1301-07

2794. Sheppard JP, Stevens S, Stevens R et al. Benefits and harms of antihypertensive treatment in low risk patients with mild hypertension JAMA Intern Med 2018 ; 178 (12) : 1626-34

2795. Sherman SE, D'Agostino RB, Cobb JL Does exercise reduce mortality rates in the elderly? Experience from the Framingham Heart Study Am Heart J 1994 ; 128 : 965-72

2796. Sherman SE, D'Agostino RB, Cobb JL et al. Physical activity and mortality in women in the Framingham Heart Study Am Heart J 1994 ; 128 : 879-84

2797. Shiels MS, Chernyavskiy P, Anderson WF et al. Trends in premature mortality in the USA by sex, race, and ethnicity from 1999 to 2014 : an analysis of death certificate data Lancet 2017 ;doi.org/10.1016/S0140-6736(17)30187-3
2798. Shihab HM, Meoni LA, Chu AY et al. Body mass index and risk of incident hypertension over the life course. The John Hopkins Precursors Study Circulation 2012 ; 126 : 2983-9
2799. Shin JY, Xun P, Nakamura Y et al. Egg consumption in relation to risk of cardiovascular disease and diabetes : a systematic review and meta analysis Am J Clin Nutr 2013 ; 98 : 146-59
2800. Shireman TI Community pharmacy and blood pressure control Circulation 2015 ; 132 : 75-6
2801. Shirodaria C, Antoniades C, Lee J et al Global improvement of vascular function and redox state with low dose folic acid. Implications for folate therapy in patients with coronary artery disease Circulation 2007 ; 115 : 2262-2270
2802. Shiroma EJ, Lee IM Physical activity and cardiovacular health : lessons learned from epidemiological studies across age, gender, and race/ethnicity Circulation 2010 ; 122 : 743-752
2803. Shishehbor MH, Brennan ML, Aviles RJ et al. Statins promote potent systemic antioxydant effects through specific inflammatory pathways Circulation 2003 ; 108 : 426-31
2804. Shook RP, Hand GA, Drenowatz C et al. Low levels of physical activity are associated with dysregulation of energy intake and fat mass gain over 1 year Am J Clin Nutr 2015 ; 102 : 1332-8
2805. Sidhu D, Naugler C Fasting time and lipid levels in a community based population. A cross sectional study Arch Intern Med 2012 ; 172 (22) : 1707-10
2806. Siedlinski M, Jozefczuk E, Xu X et al. White blood cells and blood pressure. A Mandelian randomization study Circulation 2020 ; 141 : 1307-17
2807. Sieri S, Krogh V, Berrino F et al. Dietary fat and breast cancer risk in the European Prospective Investigation into Cancer and Nutrition Am J Clin Nutr 2008 ; 88 : 1304-12
2808. Sierra-Johnson J, Romero-Corral A, Lopez-Jimenez F et al. Relation of increased Leptin concentrations to history of myocardial infarction and stroke in the United States population Am J Cardiol 2007 ; 100 : 234-9
2809. Sievenpiper JL, de Souza RJ, Mirrahimi A et al. Effect of Fructose on body weight in controlled feeding trials. A systematic review and meta analysis Ann Int Med 2012 ; 156 (4) : 291-304
2810. Sievert K, Hussain SM, Page MJ et al. Effect of breakfast on weight and energy intake : systematic review and meta analysis of randomised controlled trials BMJ 2019 ; 364 : l42

2811. Sigurdardottir FD, Lyngbakken MN, Holmen OL et al. Relative prognostic value of cardiac Troponin I and C-Reactive Protein in the general population (from the Nord-Trondelag Health study) Am J Cardiol 2018 ; 121 : 949-55
2812. Silbernagel G, Schöttker B, Appelbaum S et al. High density lipoprotein cholesterol, coronary artery disease, and cardiovascular mortality Eur Heart J 2013 ; 34 : 3563-71
2813. Silletta MG, Marfisi RM, Levantesi G et al. Coffee consumption and risk of cardiovascular events after acute myocardial infarction (GISSI) Circulation 2008 ; 116 : 2944-51
2814. Silventoinen K, Magnusson KE, Neovius M et al. Does obesity modify the effect of blood pressure on the risk of cardiovascular disease? A population based cohort study of more than one million Swedish men Circulation 2008 ; 118 : 1637-42
2815. Silverman MG, Ference BA, Kyungah IM Association between lowering LDL-C and cardiovascular risk reduction among different therapeutic interventions JAMA 2016 ; 316 (12) : 1289-97
2816. Simon A, Chironi G Prévention primaire de la maladie athéromateuse : un objectif prioritaire, dépister le haut risque cardiovasculaire. EMC (Elsevier Masson SAS, Paris), Cardiologie, 11-936-A-90, 2007
2817. Simon JA, Chen YH, Bent S The relation of alpha linolenic acid to the risk of prostate cancer : a systematic review and meta-analysis Am J Clin Nutr 2009 ; 89 : 1558S-1564S
2818. Simon JA, Hodgkins ML, Browner WS et al. Serum fatty acids and the risk of coronary heart disease Am J Epidemiol 1995 ; 142 : 469-76
2819. Sims M, Maxwell R, Bauld L et al. Short term impact of smoke free legislation in England : retrospective analysis of hospital admissions for myocardial infarction BMJ 2010 ; 340 : c2161
2820. Sinharay R, Gong J, Barratt et al. Respiratory and cardiovascular responses to walking down a traffic-polluted road compared with walking in a traffic-free area in participants aged 60 years and older with chronic lung or heart disease and age-matched healthy controls : a randomised, crossover study Lancet 2018 ; 391 : 339-49
2821. Singh RB, Dubnov G, Niaz MA et al. Effects of an Indo-Mediterranean diet on progression of coronary artery disease in high risk patients (Indo-Mediterranean Diet Heart Study) : a randomized single-blind trial Lancet 2002 ; 360 : 1455-61
2822. Singh RB, Rastogi SS, Verma R et al. An Indian experiment with nutritional modulation in acute myocardial infarction Am J Cardiol 1992 ; 69 : 879-85
2823. Singh U Comparison effect of atorvastatin (10 versus 80 mg) on biomarkers of inflammation and oxydative stress in subjects with metabolic syndrome Am J Cardiol 2008 ; 102 : 321-5
2824. Singh A, Donnino R, Weintraub H et al. Effect of strict glycemic

control in patients with diabetes mellitus on frequency of macrovascular events Am J Cardiol 2013 ; 112 : 1033-8
2825. Singh GM, Micha R, Khatibzadeh S et al. Estimated global, regional, and national disease burdens related to sugar sweetened beverage consumption in 2010 Circulation 2015 ; 132 : 639-66
2826. Singhal A, Lanigan J, Storry C et al. Docosahexaenoic acid supplementation, vascular function and risk factors to cardiovascular disease : a randomized controlled trial in young adults J Am Heart Assoc 2013 ; 2 : e000283
2827. Sinha R, Cross AJ, Graubard BI et al. Meat intake and mortality. A prospective study of over half a million people Arch Intern Med 2009 ; 169 (6) : 562-71
2828. Sinha R, Cross AJ, Dan chronic inflammatoryiel CR et al. Caffeinated and decaffeinated coffee and tea intakes and risk of colorectal cancer in a large prospective study Am J Clin Nutr 2012 ; 96(2) : 374-81
2829. Sinha A, River A, Chadha S Comparative risk of incident coronary heart disease across multiple chronic inflammatory diseases AHA 2020 abstract
2830. Sinnott ST, Smeeth L, Williamson E et al. Trends for prevalence and incidence of resistant hypertension : population based cohort study in the UK 1995-2015 BMJ 2017 ; 358 : j3984
2831. Siraj ES, Williams KJ Another agent for obesity-Will this time be different? N Engl J Med 2015 ; 373 : 82-3
2832. Siri-Tarino PW, Sun Q, Hu FB. Meta-analysis of prospective cohort studies evaluating the association of saturated fat with cardiovascular disease Am J Clin Nutr 2010 ; 91 : 535-46
2833. Sirker AA, Astroulakis ZM, Hill JM Vascular progenitor cells and translational research : the role of endothelial and smooth muscle progenitor cells in endogenous arterial remodelling in the adult Clin Sci (Lond) 2009 ; 116 : 283-99
2834. Siscovick DS, Lemaitre R, Mozzafarian D The fish story A diet-heart hypothesis with clinical implications:n-3 polyunsaturated fatty acids,myocardial vulnerability, and sudden death Circulation 2003 ; 107 : 2632-34
2835. Siscovick DS, Raghunathan TE, Weinman KS et al. Dietary intake and cell membrane levels of long chain n-3 polyunsaturated fatty acids and the risk of primary cardiac arrest JAMA 1995 ; 274 : 1363-7
2836. Sjögren P, Becker W, Warensjö E et al. Mediterranean and carbohydrate restricted diets and mortality among elderly men : a cohort study in Sweden Am J Clin Nutr 2010 ; 92 : 967-74
2837. Sjöholm K, Carlsson LMS, Svensson PA et al Association of bariatric surgery with cancer incidence in patients with obesity and diabetes : long term results from the Swedish obese subjects study Diabetes Care 2022 ; 45 (2) : 444-50

2838. Sjöström L, Peltonen M, Jacobson P et al. Bariatric surgery and long term cardiovascular events JAMA 2012 ; 307 : 56-65
2839. Skaaby T, Husemoen LL, Martinussen T et al. Vitamin D status, fillagrin genotype, and cardiovascular risk factors : a mendelian randomization approach PLoS One 2013 ; 8 : e57647
2840. Skalski J, Allison TG, Miller TD The safety of cardiopulmonary exercise testing in a population with high risk cardiovascular diseases Circulation 2012 ; 126 : 2465-72
2841. Skinner AC, Perrin EM, Moss LA et al. Cardiometabolic risks and severity of obesity in children and young adults N Engl J Med 2015 ; 373 : 1307-17
2842. Skulas-Ray AC, Kris-Etherton PM, Harris WS et al. Dose response effects of omega 3 fatty acids on triglycerides, inflammation, and endothelial function in healthy persons with moderate hypertriglyceridemia Am J Clin Nutr 2011 ; 93 : 243-52
2843. Skulas-Ray AC, Wilson PWF, Harris WS et al. Omega-3 fatty acids for the management of hypertriglyceridemia : a science advisory from the American Heart Association Circulation 2019 doi.org/10.1161/CIR.0000000000000709
2844. Slattery ML et al. Physical activity and colorectal cancer Am J Epidemiol 2003 ; 158 : 214-24
2845. Slavin J Why whole grains are protective : biological mechanisms Proc Nutr Soc 2003 ; 62 : 129-34
2846. Sluijs I, van der Schouw YT, van der A DL et al. Carbohydrate quantity and quality and risk of type 2 diabetes in the European Prospective Investigation Into Cancer and Nutrition Netherlands (EPIC-NL) study Am J Clin Nutr 2010 ; 92 : 905-11
2847. Sluik D, Jankovic N, Hughes M, et al. Alcoholic beverage preference and diabetes incidence across Europe : the Consortium on Health and Ageing Network of Cohorts in Europe and the United States (CHANCES) project Eur J Clin Nutr 2017 ; 71 : 659-68
2848. Slusher AL, McAllister MJ, Huang CJ et al. A therapeutic role for Vitamin D on obesity associated inflammation and weight loss intervention Inflamm Res 2015
2849. Smeeth L, Thomas SL, Hall AJ et al. Risk of myocardial infarction and sroke after acute infection or vaccination N Engl J Med 2004 ; 351 : 2611-8
2850. Smit LA, Baylin A, Campos H Conjugated lonoleic acid in adipose tissue and risk of myocardial infarction Am J Clin Nutr 2010 ; 92 : 34-40
2851. Smith KJ, Gall SL, McNaughton SA et al. Skipping breakfast : longitudinal associations with cardiometabolic risk factors in the Childhood Determinants of Adult Health Study Am J Clin Nutr 2010 ; 92 : 1316-25

2852. Smith SC, Allen J, Blair SN et al. AHA/ACC guidelines for secondary prevention for patients with coronary and other atherosclerotic vascular disease : 2006 update Circulation 2006 ; 113 : 2363-72
2853. Smith SC Jr, Benjamin EJ, Bonow RO et al. AHA/ACC secondary prevention and risk reduction therapy for patients with coronary and other atherosclerotic vascular disease : 2011 Update Circulation 2011 ; 124 : 2458-73
2854. Smith SC, Chen D, Collins A et al. Moving from political declaration to action on reducing the global burden of cardiovascular diseases. A statement from the Global Cardiovascular Disease Taskforce Circulation 2013 ; 128 : 2546-8
2855. Smith GI, Julliand S, Reeds DN et al. Fish oil derived n-3 PUFA therapy increases muscle mass and function in healthy older adults Am J Clin Nutr 2015 ; 102 : 115-22
2856. Smith DL, Hanson RL, Dickinson SL et al. French fried potato consumption and energy balance : a randomized controlled trial Am J Clin Nutr 2022 ; 115 (6) : 1626-36
2857. Smith-Spangler CM, ,Juusola JL, Owens DK et al. Population strategies to decrease sodium intake and the burden of cardiovascular disease. A cost-effectiveness analysis Ann Inter Med 2010 ; 152 : 481-7
2858. Smith-Spangler CM, Brandeau ML, Hunter GE et al. Are organic foods safer or healthier than conventional alternatives? A systematic review Ann Intern Med 2012 ; 157 : 348-66
2859. Smolderen KG, Buchanan DM, Gosch K et al. Depression treatment and 1-year mortality after acute myocardial infarction : insights from the TRIUMPH Registry (Translational Research Investigating Underlying Disparities in Acute Myocardial Patients'Health Status) Circulation 2017 ; 135 : 1681-9
2860. Smolina K, Wright FL, Rayner M et al. Determinants of the decline in mortality from acute myocardial infarction in England between 2002 and 2010 : linked national database study BMJ 2012 ; 344 : d8059
2861. Smyth A, O'Donnell M, Rangarajan S et al. INTERSTROKE Investigators. Alcohol intake as a risk factor for acute stroke. The INTERSTROKE Study Neurology 2022 doi : 10.1212/WNL.0000000000201388
2862. Soares MJ, Chan She Ping-Delfos, Ghanbari MH Calcium and vitamin D for obesity : a review of randomized controlled trials Eur J Clin Nutr 2011 ; 65 : 994-1004
2863. Soares-Miranda L, Sattelmair J, Chaves P et al. Physical activity and heart rate variability in older adults. The Cardiovascular Health Study Circulation 2014 ; 129 : 2100-10
2864. Soares-Miranda L, Siscovick DS, Psaty BM et al. Physical activity and risk of coronary heart disease and stroke in older adults. The Cardiovascular Health Study Circulation 2016 ; 133 : 147-55

2865. Soedamah-Muthu SS, Ding EL, Al-Delaimy WK et al. Milk and dairy consumption and incidence of cardiovascular diseases and all cause mortality : dose-response meta analysis of prospective cohort studies Am J Clin Nutr 2011 ; 93 : 158-71
2866. Soedamah-Muthu SS, De Neve M, Shelton NJ et al. Joint associations of alcohol consumption and physical activity with all cause and cardiovascular mortality Am J Cardiol 2013 ; 112 : 380-6
2867. Soedamah-Muthu SS, Fuller JH, Mulnier HE et al. High risk of cardiovascular disease in patients with type 1 diabetes in the UK : a cohort study using the General Practice Research Database Diabetes Care 2006 ; 29 : 798-804
2868. Sofi F, Capalbo A, Marcucci R et al. Leisure time but not occupational physical activity significantly affects cardiovascular risk factors in an adult population Eur J Clin Inv 2007 ; 37 : 947-53
2869. Sofi F, Cesari F, Abbate R et al. Adherence to mediterranean diet and health status : meta-analysis BMJ 2008 ; 337 : 1344-56
2870. Sofi F, Vecchio S, Giuliani G et al. Dietary habits, lifestyle and cardiovascular risk factors in a clinically healthy Italian population : the "Florence" diet is not Mediterranean Eur J Clin Nutr 2005 ; 59 : 584-91
2871. Sofi F, Abbate R, Gensini GF et al. Accruing evidence on benefits of adherence to the Mediterranean diet on health : an updated systematic review and meta-analysis Am J Clin Nutr 2010 ; 92 : 1189-96
2872. Sofi F, Cesari F, Casini A et al. Insomnia and risk of cardiovascular disease : a meta-analysis Eur J Prev Cardiol 2014 ; 21 : 57-64
2873. Som M, Constant A, Zayani T et al. Food addiction among morbidity obese patients : prevalence and links with obesity complications J Addict Dis 2022 ; 40 (1) : 103-10
2874. Somers VK, White DP, Amin R et al. Sleep apnea and cardiovascular disease Circulation 2008 ; 118 : 1080-1111
2875. Sondermeijer BM, Boekholdt SM, Rana JS et al. Clinical implications of JUPITER in a contemporary European population : the EPIC-Norfolk prospective population study Eur Heart J 2013 ; 34 (18) : 1350-7
2876. Sonestedt E, Wirfalt E, Wallstrom P et al. Dairy products and its association with incidence of cardiovascular disease : the Malmo diet and cancer cohort Eur J Epidemiol 2011 ; 26 : 609-618
2877. Song Y, Manson JE, Cook NR et al. Dietary magnesium intake and risk of cardiovascular disease among women Circulation 2005 ; 96 : 1135-41
2878. Song Y, Sesso HD, Manson JE et al. Dietary Magnesium intake and risk of incident hypertension among middle aged and older US Women in a 10-year Fommow-up Study Am J Cardiol 2006 ; 98 : 1616-21
2879. Song X, Pitkäniemi J, Gao W et al. Relationship between body mass

index and mortality among Europeans Eur J Clin Nutr 2012 ; 66 : 156-65
2880. Song M, Fung TT, Hu FB et al. Association of animal and plant protein intake with all cause and cause specific mortality JAMA Intern Med 2016 ; 176 : 1453-63
2881. Song RJ, Nguyen XMT, Ouaden R et al. Alcohol consumption and risk of coronary artery disease (from the Million Veteran Program) Am J Cardiol 2018 ; 121 : 1162-8
2882. Song H, Fang F, Arnberg FK et al. Stress related disorders and risk of cardiovascular disease : population based, sibling controlled cohort study BMJ 2019 ; 365 : l1255
2883. Soria-Florido MT, Castaner O, Lassale C et al. Dysfunctional high-density lipoproteins are associated with a greater incidence of acute coronary syndrome in a population at high cardiovascular risk Circulation 2020 ; 141 : 444-53
2884. Soriguer F, Rojo-Martinez G, Goday A et al. Olive oil has a beneficial effect on impaired glucose regulation and other cardiometabolic risk factors Eur J Clin Nutr 2013 ;67 : 911-6
2885. Sorri J Effects of treating depression and low perceived social support on clinical events after myocardial infarction. The Enhancing Recovery in Coronary Heart Disease Patients randomized trial JAMA 2003 ; 289 : 3106-16
2886. Sotos-Prieto M, Bhupathiraju SN, Mattei J et al. Changes in diet quality scores and risk of cardiovascular disease among US men and women Circulation 2015 ; 132 : 2212-9
2887. Sotos-Prieto M, Bhupathiraju SN, Mattei J et al. Association of changes in diet quality with total and cause specific mortality N Engl J Med 2017 ; 377 : 143-53
2888. Southam L, Gilly A, Süveges D et al. Whole genome sequencing and imputation in isolated populations identify genetic associations with medically relevant complex traits Nat Commun 15606 2017 May 26 doi : 10.1038/ncomms15606
2889. SPARCL Investigators. The stroke prevention by aggressive reduction in cholesterol levels High dose atorvastatin after stroke or transient ischemic attack New Engl J Med 2006 ; 355 : 549-59
2890. Speidl WS, Cimmino G, Ibanez B et al. Recombinant apolipoprotein A-I Milano rapidly reverses aortic valve stenosis and decreases leaflet inflammation in an experimental rabbit model Eur Heart J 2010 ; 31 (16) : 2049-57
2891. Spence JD, Jenkins DJA, Davignon J Egg yolk consumption and carotid plaque. Atherosclerosis 2012 ; 224 (2) : 469-73
2892. Spencer FA, Goldberg RJ, Gore JM et al. Comparison of utilization of statin therapy at hospital discharge and six month outcomes in patients with an acute coronary syndrome and serum low density lipoprotein

>=100mg/dl versus <100mg/dl Am J Cardiol 2007 ; 100 : 913-18

2893. Splaver A Homocysteine and cardiovascular disease:biological mechanism, observational epidemiology and the need for randomized trials Am Heart J 2004 ; 148 : 34-40

2894. Spring B, Schneider K, McFadden HG et al. Multiple behavior changes in diet and activity. A randomized controlled trial using mobile technology behavior changes in diet and activity Arch Intern Med 2012 ; 172 : 789-96

2895. Spring B, Ockene JK, Gidding SS et al. Better population health through behavior change in adults. A call to action Circulation 2013 ; 128 : 2169-76

2896. Spring B, Moller AC, Colangelo LA et al. Healthy lifestyle change and subclinical atherosclerosis in young adults. Coronary Artery Risk Development in Young Adults (CARDIA) study Circulation 2014 ; 130 : 10-17

2897. Sprint Research Group New Engl J Med 2015 ; 373 : 2103-16

2898. Srour B, Fezeu LK, Kesse-Guyot E et al. Ultraprocessed food intake and risk of cardiovascular disease : prospective cohort study (Nutrinet-Santé) BMJ 2019 ; 365 : l1451

2899. Srour B, Fezeu LK, Kesse-Guyot E et al. Ultraprocessed food consumption and risk of type 2 diabetes among participants of the Nutrinet-Santé prospective cohort JAMA Intern Med doi.org/10.1001/jamainternmed.2019.5942

2900. Srour B, Kordahi MC, Bonazzi E et al. Ultra processed foods and huma health : from epidemiological evidence to mechanistic insights Lancet Gastroenterol Hepatol 2022 ; 7 (12) : 1128-40

2901. Stackelberg O, Björck M, Larsson SC et al. Alcohol consumption, specific alcoholic beverages, and Abdominal Aortic Aneurysm Circulation 2014 ; 130 : 646-52

2902. Staessen JA, Wang JG, Thijs L Cardiovascular prevention and blood pressure reduction : a quantitative overview updated until March 2003 J Hypertens 2003 ; 21 : 1055-76

2903. Stahle A, Nordlander R, Bergfeldt Aerobic group training improves exercise capacity and heart rate variability in elderly patients with a recent coronary event Eur Heart J 1999 ; 20 : 1638-46

2904. Stamatakis E, Rogers K, Ding D et al. All cause mortality effects of replacing sedentary time with physical activity and sleeping using an isotemporal substitution model : a prospective study of 201,129 mid aged and older adults Int J Behav Nutr and Physical Activity 2015 ; 12 : 121

2905. Stamatakis E, Kelly P, Strain T et al. Self rated walking pace and all cause, cardiovascular disease and cancer mortality : individual participant pooled analysis of 50225 walkers from 11 population British cohorts Br J Sports Med 2018 ; 52 : 761-8

2906. Stamatakis E, Gale J, Bauman A et al. Sitting time, physical activity, and risk of mortality in adults J Am Coll Cardiol 2019 ; 73 : 2062-72
2907. Stamatelopoulos K, Sibbing D, Rallidis L et al. Amylooid beta (1-40) and the risk of death from cardiovascular causes in patients with coronay heart disease J Am Coll Cardiol 2015 ; 65 : 904-16
2908. Stamler J, Wenyworth D, Neaton JD The MRFIT Group. Is the relationship between serum cholesterol and risk of premature death from coronary heart disease continuous and graded? Findings in 356.222 primary screenes of the Multiple Risk Factor Intervention Trial JAMA 1986 ; 256 : 2823-28
2909. Stampfer MJ, Kang JH, Chen J et al. Effects of moderate alcohol consumption on cognitive function in women N Engl J Med 2005 ; 352 : 245-53
2910. Stanhope KL, Medici V, Bremer AA et al. A dose response study of consuming high fructose corn syrup-sweetened beverages on lipid/lipoprotein risk factors for cardiovascular disease in young adults Am J Clin Nutr 2015 ; 101 : 1144-54
2911. Stec JJ, Silbershatz H, Tofler GH et al. Association of fibrinogen with cardiovascular risk factors and cardiovascular disease in the Framingham offspring population Circulation 2000 ; 102 : 1634-38
2912. Stefanick ML, Mackey S, Sheehan M et al. Effects of diet and exercise in men and postmenopausal women with low levels of HDL cholesterol and high levels of LDL cholesterol N Engl J Med 1998 ; 339 : 12-20
2913. Steffel J, Lüscher TF Predicting the development of atherosclerosis Circulation 2009 ; 119 : 919-21
2914. Steffen LM, Folsom AR, Cushman M et al. Greater fish, fruit, and vegetable intakes are related to lower incidence of venous thromboembolism. The Longitudinal Investigation of Thromboembolism Etiology Circulation 2007 ; 115 : 188-95
2915. Steffen LM Lower levels of sodium intake and reduced cardiovascular risk. The challenge to achieve lower sodium recommendations 2014 ; 129 : 956-7
2916. Stefler D, Pikhart H, Kubinova R et al. Fruit and vegetable consumption and mortality in Eastern Europe : longitudinal results from the Health, alcohol and psychological factors in Eastern Europe study Eur J Preven Cardiol 2016 ; 23 : 493-501
2917. Stegman B Regression of coronary atherosclerosis in diabetic patients with high intensity statin regimens : insights from Saturn ACC Congress San Francisco March 9-11 2013
2918. Stein JH, Keevil JG, Wiebe DA Purple grape juice improves endothelial function and reduces the susceptibility of LDL cholesterol to oxidation in patients with coronary artery disease Circulation 1999 ; 100 : 1050-55
2919. Stein EA, Gipe D, Bergeron J et al. Effect of a monoclonal antibody to

PCSK9, REGN727/SAR236553, to reduce low density lipoprotein cholesterol in patients with heterozygous hypercholesterolemia on stable statin dose with or without ezetimibe therapy : a phase 2 randomised controlled trial Lancet 2012 ; 380 : 29-36

2920. Stein EA, Dufour R, Gagne C et al. Apolipoprotein B synthesis inhibition with Mipomersen in heterozygous familial hypercholesterolemia Circulation 2012 ; 126 : 2283-92

2921. Steinberg D Earlier intervention in the management of hypercholesterolemia. What are we waiting for? J Am Coll Cardiol 2010 ; 56 : 627-9

2922. Steinhaus DA, Mostofsky E, Levitan EB et al. Chocolate intake and incidence of heart failure : Findings from the Cohort of Swedish Men Am Heart J 2017 ; 183 : 18-23

2923. Stensvold D, Viken H, Steinshamn SI et al. Effect of exercise training for five years on all cause mortality in older adults-the generation 100 study : randomized controlled trial BMJ 2020 ; 371 : m3485

2924. Steptoe A, Molloy GJ Personality and heart disease Heart 2007 ; 93 : 783-4

2925. Stessman J, Hammerman-Rozenberg R, Cohen A et al. Physical activity, function, and longevity among the very old Arch Intern Med 2009 ; 169 : 1476-83

2926. Stettler R, Ith M, Acheson KJ et al. Interaction between dietary lipids and physical inactivity on insulin sensitivity and on intramyocellular lipids in healthy men Diabetes Care 2005 ; 28 : 1404-09

2927. Stettler C, Allemann S, Jüni P et al. Glycemic control and macrovascular disease in types 1 and 2 diabetes mellitus : meta analyses of randomized trials Am Heart J 2006 ; 152 : 27-38

2928. Steur M, Johnson L, Sharp SJ et al. Dietary fatty acids, macronutrient substitutions, food sources and incidence of coronary heart disease : findings from the EPIC-CVD case cohort study across nine European countries J Am Heart Assoc doi : 10.1161/JAHA.120.019814.PMID: 34796724

2929. Stevens SL, Wood S, Koshiaris C et al. Blood pressure variability and cardiovascular disease : systematic review and meta analysis BMJ 2016 ; 354 : i4098

2930. Stevenson JL, Krishnan S, Stoner MA et al. Effects of exercise during the holiday season on changes in body weight, body composition and blood pressure Eur J Clin Nutr 2013 ; 67 : 944-49

2931. Stewart RAH, Held C, Hadziosmanovic N et al. Physical activity and mortality in patients with stable coronary heart disease J Am Coll Cardiol 2017 ; 70 : 1689-1700

2932. Stirban A, Nandrean S, Gotting C et al. Effects of n-3 fatty acids on macro and microvascular function in subjects with type 2 diabetes mellitus Am J Clin Nutr 2010 ; 91 : 808-13

2933. Stivala S, Sorrentino S, Gobbato S et al. Glycoprotein Ib clustering in platelets can be inhibited by A-Linolenic acid as revealed by cryo-electron tomography haematologica 2020 ; 105 (6) : 1660-6
2934. Stolarz-Skrzypek K, Kuznetsova T, Thijs L et al. Fatal and nonfatal outcomes, incidence of hypertension and blood pressure changes in relation to urinary sodium excretion JAMA 2011 ; 305 (17) : 1777-85.
2935. Stone NJ Reducing residual risk in secondary prevention of cardiovascular disease Circulation 2012 ; 125 : 1958-60
2936. Stoner GD, Dombkowski AA, Reen RK et al. Carcinogen altered genes in rat esophagus positively modulated to normal levels of expression by both black raspberries and phenylethyl isothiocyanate Cancer Res 2008 Aug 1 ; 68 (15) :6460-7
2937. Stote KS, Tracy RP, Taylor PR et al. The effect of moderate alcohol consumption on biomarkers of inflammation and hemostatic factors in postmenopausal women Eur J Clin Nutr 2016 ; 70 : 470-4
2938. Strandberg T et al. Mortality and incidence of cancer during 10-year follow-up of the Scandinavian Simvastatin Survival Study Lancet 2004 ; 364 :771-77
2939. Stranges S, Marshall JR, Trevisan M Effects of selenium supplementationon cardiovascular disease incidence and mortality : secondary analyses in a randomized clinical trial Am J Epidemiol 2006 ; 163 : 694-99
2940. Stranges S Relationship of alcohol drinking pattern to risk of hypertension. A population based study Hypertension 2004 ; 44 : 813-9
2941. Strath SJ, Kaminsky LA, Ainsworth BE et al. Guide to the assessment of physical activity : clinical and research applications. A scientific statement from the American Heart Association Circulation 2013 ; 128 : 2259-79
2942. Strauss RS, Pollack HA Epidemic increase in childhood overweight, 1986-1998 JAMA 2001 ; 286 : 2845-8
2943. Strazzullo P, D'Elia L, Kandala NB et al. Salt intake, stroke, and cardiovascular disease : meta-analysis of prospective studies BMJ ; 2009 : 339 : b4567
2944. Streppel MT, Ocké MC, Boshuizen HC et al. Dietary fiber intake in relation to coronary heart disease and all cause mortality over 40 y : the Zutphen study Am J Clin Nutr 2008 ; 88 : 1119-25
2945. Stringhini S, Carmeli C, Jokela M et al. Socioeconomic status, non communicable disease risk factors, and walking speed in older adults : multi cohort population based study BMJ 2018 ; 360 : k1046
2946. Stroes ES, Thompson PD, Corsini A et al. Statin associated muscle symptoms : impact on statin therapy-European Atherosclerosis Society Consensus Panel Statement on assessment, aetiology and management Eur Heart J 2015 ; 36 : 1012-22

2947. Struijk EA, Hagan KA, Fung TT et al. Diet quality and risk of frailty among older women in the Nurses' Health Study Am J Clin Nutr 2020 ; 111 (4) : 877-83
2948. Studer M, Briel M, Leimenstoll B et al. Effect of different antilipidemic agents and diets on mortality : a systematic review Arch Intern Med 2005 ; 165 (7) : 725-30
2949. Suez J, Korem T, Zeevi D et al. Artificial sweeteners induce glucose intolerance by altering the gut microbiota Nature 2014 ; 514 : 181-6
2950. Sukhija R, Bursac Z, Kakar P et al. Effect of statins on the development of renal dysfunction Am J Cardiol 2008 ; 101 : 975-9
2951. Sumner MD, Elliott-Eller M, Weidner G et al. Effects of Pomegranate juice consumption on myocardial perfusion in patients with coronary heart disease Am J Cardiol 2005 ; 96 : 810-4
2952. Sun Q, Hong X, Wold LE Cardiovascular effects of ambient particulate air pollution exposure Circulation 2010 ; 121 : 2755-65
2953. Sun Q, Shi L, Prescott J et al. Healthy lifestyle and leukocyte telomere length in U.S. women PlosONE 2012 ; 7 : e38374
2954. Sun YQ, Burgess S, Staley JR et al. Body mass index and all cause mortality in HUNT and UK biobank studies : linear and non linear mendelian randomisation analyses BMJ 2019 ; 364 : l1042
2955. Sun Y, Liu B, Snetselaar LG et al. Association of fried food consumption with all cause, cardiovascular, and cancer mortality : prospective cohort study BMJ 2019 ; 364 : k5420
2956. Sun Y, Liu B, Snetselaar LG et al. Association of normal weight central obesity with all cause and cause specific mortality among postmenopausal women JAMA Netw Open 2019 ; 2 (7) : e197337
2957. Sundström J, Arima H, Jackson R et al Effects of blood pressure reduction in mild hypertension : a systematic review and meta analysis Ann Intern Med 2015 ; 162 : 184-91
2958. Sundström J, Hedberg J, Thuresson M et al. Low dose aspirin discontinuation and risk of cardiovascular events : a Swedish nationwide, population based cohort study Circulation 2017 ; 136 : 1183-92
2959. Sung J, Cho SJ, Choe YH et al. Prevalence of coronary atherosclerosis in asymptomatic middle age men with high aerobic fitness Am J Cardiol 2012 ; 109 : 839-43
2960. Sung KC, Lee MY, Kim YH et al. Obesity and incidence of diabetes : effect of absence of metabolic syndrome,insulin resistance, inflammation and fatty liver Atherosclerosis 2018 ; 275 : 50-7
2961. Superko HR, Superko SM, Nasir K Omega-3 fatty acid blood levels. Clinical significance and controversy Circulation 2013 ; 128 : 2154-61
2962. Superko HR Non traditional markers of cardiovascular disease risk can improve the 2013 American College of Cardiology/American Heart Association prevention guidelines Circulation 2015 ; 132 : 904-6

2963. Sussman JB, Kent DM, Nelson JP et al. Improving diabetes prevention with benefit based tailored treatment : risk based reanalysis of Diabetes Prevention Program BMJ 2015 ; 350 : h454
2964. Swerdlow DI, Preiss D, Kuchenbaecker KB et al. HMG-coA reductase inhibition, type 2 diabetes, and body weight : evidence from genetic analysis and randomised trials Lancet 2014 September 24 ON LINE
2965. Swinburn BA, Sacks G, Ravussin E Increased food energy supply is more than sufficient to explain the US epidemic of obesity Am J Clin Nutr 2009 ; 90 : 1453-6
2966. Swinburn BA, Sacks G, Lo SK et al. Estimating the changes in energy flux that characterizes the rise in obesity prevalence Am J Clin Nutr 2009 ; 89 : 1723-8
2967. Swynghedauw B Le Resvératrol, responsable du "French Paradox"? Abstract Cardiologie Février 2007 N° 420 : 13
2968. Swynghedauw B Les bienfaits de l'exercice physique sous l'angle évolutionniste Cardio et sport 2007 ; 12 : 27-31
2969. Sze KA Wong M, leisegang MS, Kruse C et al. Vitamin D promotes vascular regeneration Circulation 2014 ; 130 : 976-86
2970. Tabatabaei SM, Fritschi L, Knuiman MW et al. Meat consumption and cooking practices and the risk of colorectal cancer Eur J Clin Nutr 2011 ; 65 : 668-75
2971. Tabung F, Steck SE, Ma J et al. Dietary inflammatory potential and risk of colorectal cancer in men and women JAMA Oncol doi : 10.1001/jamaoncol.2017.4844
2972. Tahir MJ, Willett W, Forman MR The association of television viewing in childhood with overweight and obesity throughout the life course Am J Epidemiol 2018 doi : 10.1093/aje/kwy236
2973. Tajeu GS, Booth JN, Colontanio LD et al. Incident cardiovascular disease among adults with blood pressure < 140/90 mmHg Circulation 2017 ; 136 : 798-812
2974. Takanori H, Tomoyuki O, Masakazu S et al. Serum elaidic acid concentration and risk of dementia Neurology 2019 doi.org/10.1212/WNL.0000000000008464
2975. Tall AR C-Reactive Protein reassessed N Engl J Med 2004 ; 350 ; 14 : 1450-52
2976. Tall AR Exercise to reduce cardiovascular risk-How much is enough? N Engl J Med 2002 ; 347 : 1522-24
2977. Tall AR , Yvan-Charvet L, Terasaka N et al HDL, ABC transporters, and cholesterol efflux : implications for the treatment of atherosclerosis Cell Metab 2008 ; 7 : 365-75
2978. Tall AR Increasing lipolysis and reducing atherosclerosis N Engl J Med 2017 ; 377 : 280-3
2979. Tamura A, Mikuriya Y, Nasu M et al. Effect of Pravastatin on progression of coronary atherosclerosis in patients with serum total

cholesterol levels from 160 to 220 mg/dl and angiographically documented coronary artery disease Am J Cardiol 1997 ; 79 : 893-96
2980. Tan CE, Glantz SA Association between smoke free legislation and hospitalizations for cardiac, cerebrovascular, and respiratory diseases. A meta analysis Circulation 2012 ; 126 : 2177-83
2981. Tanaka M, Sydow K, Gunawan F et al. Dimethylarginine dimethylaminohydrolase overexpression suppresses graft coronary artery disease Circulation 2005 ; 112 : 1549-56
2982. Tanaka F, Makita S, Onoda T et al. Predictive value of lipoprotein indices for residual risk of acute myocardial infarction and sudden death in men with low density lipoprotein cholesterol levels < 120 mg/dl Am J Cardiol 2013 ; 112 : 1063-8
2983. Tanasescu M, Leitzmann MF, Rimm EB et al. Exercise type and intensity in relation to coronary heart disease in men JAMA 2002 ; 288 : 1994-2000
2984. Tancredi M, Rosengren A, Svensson AM et al. Excess mortality among persons with type 2 diabetes N Engl J Med 2015 ; 373 : 1720-32
2985. Tang WHW, Wang Z, Levison BS et al. Intestinal microbial of metabolism of phosphadylcholine and cardiovascular risk N Engl J Med 2013 ; 368 : 1575-84
2986. Tang L, Patao C, Chuang J et al. Cardiovascular risk factor control and adherence to recommended lifestyle and medical therapies in persons with coronary heart disease (from the National Health and Nutrition Examination Survey 2007-2010) Am J Cardiol 2013 ; 112 :1126-32
2987. Tang G, Wang D, Long J et al. Meta analysis of the association between whole grain intake and coronary heart disease risk Am J Cardiol 2015 ; 115 : 625-9
2988. Tang ML, Zhou YQ, Song AQ et al. The relationship between body mass index and incident diabetes mellitus in Chinese aged population : a cohort study J Diabetes Res 2021 : 55811349
2989. Tang J, Dong JY, Eshak ES et al. Breakfast type and cardiovascular mortality : The Japan Collaborative Cohort Study J Atherosclr Throm 2022 ; 29 : 000-000
2990. Tangney CC, Kwasny MJ, Li H et al. Adherence to a Mediterranean type dietary pattern and cognitive decline in a community population Am J Clin Nutr 2011 ; 93 : 601-7
2991. Tanko LB, Bagger YZ, Qin G et al. Enlarged waist combined with elevated triglycerides is a strong predictor of accelerated atherogenesis and related cardiovascular mortality in postmenopausal women Circulation 2005 ; 111 : 1883-90
2992. Tantamango-Bartley Y, Knutsen SF, Knutsen R et al. Are strict vegetarians protected against prostate cancer ? Am J Clin Nutr 2016 ; 103 : 153-60
2993. Taraboanta C, Wu E, Lear S et al. Subclinical atherosclerosis in subjects

with family history of premature coronary artery disease Am Heart J 2008 ; 155 : 1020-6
2994. Tardif JC, Kouz S, Waters DD et al. Efficacy and safety of low dose colchicine after myocardial infarction N Engl J Med 2019 ; 381 : 2497-505
2995. Tasevska N, Park Y, Jiao L et al. Sugars and risk of mortality in the NIH-AARP Diet and Health Study Am J Clin Nutr 2014 ; 99 (5) : 1077-88
2996. Task Force for the management of arterial hypertension of the European Society of Hypertension (ESH) and of the European Society of Cardiology (ESC) Guigelines for the management of arterial hypertension Eur Heart J 2007 ; 28 : 1462-1536
2997. Tavoularis G, Hebel P Fruits et legumes : les Français suivent de moins en moins les recommandations Consommations et modes de vie CREDOC Juillet 2017 ; 292 ISSN 0295-9976
2998. Taylor EN, Stampfer MJ, Curhan GC et al. Obesity, weight gain, and the risk of kidney stones JAMA 2005 ; 293 : 455-62
2999. Taylor B Alcohol and hypertension : gender differences in dose response relationships determined through systematic review and meta analysis Addiction 2009 ; 104 (12) : 1981-90
3000. Taylor RS, Ashton KE, Moxham T et al. Reduced dietary salt for the prevention of cardiovascular disease : a meta-analysis of randomized controlled trials (Cochrane review) Am J Hypertens 2011 ; 24 : 843-53
3001. Taylor F, Huffman MD, Macedo AF et al. Statins for the primary prevention of cardiovascular disease. Cochrane Database Syst Rev 2013 ; 1 : CD004816
3002. Tecson KM, Kluger AY, Cassidy-Bushrow et al. Usefulness of Statins as secondary prevention against recurrent and terminal major adverse cardiovascular events Am J Cardiol doi.org/10.1016/j.amjcard.2022.04.018
3003. Teixeira L, Araujo L, Jopp D et al. Centenarians in Europe Maturitas 2017 ; 104 : 90-5
3004. Tektonidis TG, Akesson A, Gigante B et al. A mediterranean diet and risk of myocardial infarction, heart failure and stroke : a population based cohort study Atherosclerosis 2015 ; 243 (1) : 93-8
3005. Te Morenga LA, Howatson AJ, Jones RM et al. Dietary sugars and cardiometabolic risk : systematic review and meta analyses of randomized controlled trials of the effects on blood pressure and lipids Am J Clin Nutr 2014 ; 100 : 65-79
3006. Temporelli L, Zito G, Faggiano P Cardiovascular risk profile and lifestyle habits in a cohort of Italian Cardiologists (from the SOCRATES Survey) Am J Cardiol 2013 ; 112 : 226-30
3007. Tentzeris I, Rohla M, Jarai R et al. Influence of high dose highly efficient statins on short term mortality in patients undergoing

percutaneous coronary intervention with stenting for acute coronary syndromes Am J Cardiol 2014 ; 113 : 1099-1104
3008. Teramoto M, Muraki I, Yamagishi K et al. Green tea and coffee consumption and all cause mortality among persons with and without stroke or myocardial infarction Stroke 2021 doi : 10.1161/STROKEHA.120.032273.PMID:33535784
3009. Tessier AJ, Wing SS, Rahme E et al. Association of low muscle mass with cognitive function during a 3-year follow-up among adults aged 65 to 86 years in the Canadian Longitudinal Study on Aging JAMA Netw Open 2022 ; 5 (7) : e2219926
3010. Thanassoulis G Screening for high lipoprotein(a). The time is now Circulation 2019 ; 139 : 1493-6
3011. The ASCEND Study Collaborative Group Effect of Aspirin for primary prevention in persons with diabetes mellitus N Engl J Med 2018 ; 379 : 1529-39
3012. The ASCEND Study Collaborative Group Effects of n-3 fatty acid supplements in diabetes mellitus N Engl J Med 2018 ; 379 : 1540-50
3013. The Blood Pressure Lowering Treatment Trialists' Collaboration Blood pressure lowering treatment based on cardiovascular risk : a meta analysis of individual patient data Lancet 2014 ; 384 : 591-8
3014. The Cardiovascular Disease Statistics 2017 European Heart Network 2017 February www.ehnheart.org/component/downloads/downloads/2452
3015. The Emerging Risk Factors Collaboration Separate and combined associations of body mass index and abdominal adiposity with cardiovascular disease : collaborative analysis of 58 prospective studies The Lancet 2011 ; 377 : 1085-95
3016. The Emerging Risk Factors Collaboration C-Reactive protein, fibrinogen, and cardiovascular disease prediction N Engl J Med 2012 ; 367 : 1310-20
3017. The Heart Outcomes Prevention Evaluation Study Investigators(HOPE) Effects of an angiotensin-converting-enzyme inhibitor, Ramipril, on cardiovascular events in high risk patients N Engl J Med 2000 ; 342 : 145-53
3018. The SPRINT Research Group Final report of a trial of intensive versus standard blood pressure control N Engl J Med 2021 ; 384 : 1921-30
3019. Thies F, Masson L, Rudd A et al.Effect of a tomato-rich diet on markers of cardiovascular disease risk in moderately overweight, disease-free, middle-aged adults : a randomized controlled trial Am J Clin Nutr 2012 ; 95 : 1013-22
3020. Tholstrup T, Hoy CE, Andersen LN et al. Does fat in milk, butter and cheese affect blood lipids and cholesterol differently? J Am Coll Nutr 2004 ; 23 : 169-76
3021. Tholstrup T, Hjerpsted J, Raff M Palm olein increases plasma

cholesterol moderately compared with olive oil in healthy individuals Am J Clin Nutr 2011 ; 94 : 1426-32
3022. Thomazella MCD, Goes MFS, Andrade CR et al. Effects of high adherence to Mediterranean or low fat diets in medicated secondary prevention patients Am J Cardiol 2011 ; 108 : 1523-9
3023. Thompson GR, Grundy SM History and development of plant sterol and stanol esters for cholesterol lowering purposes Am J Cardiol 2005 ; 96 (Suppl) : 3D-9D
3024. Thompson IM, Tangen CM, Goodman PJ et al. Erectile dysfunction and subsequent cardiovascular disease JAMA 2005 ; 294 : 2996-3002
3025. Thompson PD Additional steps for cardiovascular health N Engl J Med 2002 ; 347 : 755-56
3026. Thompson PD, Yurgalevitch SM, Flynn MM et al. Effect of prolonged exercise training without weight loss on high density lipoprotein metabolism in overweight men Metabolism 1997 ; 46 : 217-23
3027. Thompson AK, Minihane AM, Williams CM Trans fatty acids, insulin resistance and diabetes Eur J Clin Nutr 2011 ; 65 : 553-564
3028. Thompson AK, Minihane AM, Williams CM Trans fatty acids and weight gain Int J Obesity 2011 ; 35 : 315-24
3029. Thorning TK, Raziani F, Bendsen NT et al. Diets with high fat cheese, high fat meat, or carbohydrate on cardiovascular risk markers in over weight postmenopausal women : a randomized crossover trial Am J Clin Nutr 2015 ; 102 : 573-81
3030. Threapleton DE, Greenwood DC, Evans CEL et al. Dietary fibre intake and risk of cardiovascular disease : systematic review and meta analysis BMJ 2013 ; 347 : f6879
3031. Threapleton DE, Burley VJ, Greenwood DC et al. Dietary fibre intake and risk of ischaemic and haemorrhagic stroke in the UK Women's Cohort Study Eur J Clin Nutr 2015 ; 69 : 464-74
3032. Thun MJ, Carter BD, FeskanichD et al. 50 Year trends in smoking related mortality in the United States N Engl J Med 2013 ; 368 : 351-64
3033. Tiainen AMK, Männistö S, Blomstedt PA et al. Leukocyte telomere length and its relation to food and nutrient intake in an elderly population Eur J Clin Nutr 2012 ; 66 : 1290-94
3034. Tian J, Ren X, Vergallo R et al. Distinct morphological features of ruptured culprit plaque for acute coronary events compared to those with silent rupture and thin cap fibroatheroma. A combined optical coherence tomography and intravascular ultrasound study J Am Coll Cardiol 2014 ; 63 : 2209-16
3035. Tian Y, Liu H, Wu Y et al. Association between ambient fine particulate pollution and hospital admissions for cause specific cardiovascular disease : time series study in 184 major Chinese cities BMJ 2019 ; 367 : l6572

3036. Tian T, Lv J, Jin G et al. Tea consumption and risk of stroke in Chinese adults : a prospective cohort study of 0,5 million men and women Am J Clin Nutr 2020 ; 111 (1) : 197-206
3037. Tiano L, Belardinelli R, Carnevali P et al. Effect of coenzyme Q10 administration on endothelial function and extracellular superoxide dismuitase in patients with ischaemic heart disease : a double blind randomized controlled study Eur Heart J 2007 ; 28 : 2249-55
3038. Tientcheu D, Ayers C, Das SR et al. Target organ complications and cardiovascular events associated with masked hypertension and white coat hypertension. Analysis from the Dallas Heart Study J Am Coll Cardiol 2015 ; 66 : 2159-69
3039. Tiffin R, Arnoult M The public health impacts of a fat tax Eur J Clin Nutr 2011 ; 65 : 427-33
3040. Tighe P, Duthie G, Vaughan N et al. Effect of increased consumption of whole grain foods on blood pressure and other cardiovascular risk markers in healthy middle aged persons : a randomized controlled trial Am J Clin Nutr 2010 ; 92 : 733-40
3041. Tikannen MJ, Szarek M, Fayyad R et al. Total cardiovascular disease burden : comparing intensive with moderate statin therapy J Am Coll Cardiol 2009 ; 54 : 2353-7
3042. Tikkanen-Dolenc H, Waden J, Forslom C et al. Frequent and intensive physical activity reduces risk of cardiovascular events in type 1 diabetes Diabetologia 2016 doi:10.1007/s00125-016-4189-8
3043. Tillmann T, Vaucher J, Okbay A Education and coronary heart disease : mendelian randomisation study BMJ 2017 ; 358 : j3542
3044. Tindall AM, Johnston EA, Kris-Etherton PM et al. The effect of nuts on markers of glycemic control : a systematic review and meta analysis of randomized controlled trials Am J Clin Nutr 2019 ; 10ç (2) : 297-314
3045. Ting R, Dugré N, Allan GM et al. Ketogenic diet for weight loss Canadian Family Physician 2018 ; 64 (12) : 906
3046. Tiret L, Godefroy T, Lubos E et al. Genetic analysis of the Interleukin-18 system highlights the role of the Interleukin-18 gene in cardiovascular disease Circulation 2005 ; 112 : 643-50
3047. Titze J Estimating salt intake in humans : not so easy! Am J Clin Nutr 2017 ; 105 : 1253-4
3048. Tivesten A, Vandenput L, Carlzon D et al. Dehydroépiandrostérone and its sulfate predict the 5 year risk of coronary heart disease events in elderly men J Am Coll Cardiol 2014 ; 64 : 1801-10
3049. Tobias DK, Pan A, Jackson CL et al. Body mass index and mortality among adults with incident type 2 diabetes N Engl J Med 2014 ; 370 : 233-44
3050. Today Study Group Long term complications in youth-onset type 2 diabetes N Engl J Med 2021 ; 385 : 416-26

3051. Todoriki H, Willlcox DC, Willcox BJ The effects of post war dietary change on longevity and health in Okinawa Okinawan J Am Stud 2004 ; 1 : 52-61
3052. Toews I, Lohner S, Küllenberg de Gaudry D et al. Association between intake of non sugar sweeteners and health outcomes : systematic rreview and meta analyses of randomised and non randomised controlled trials and observational studies BMJ 2019 ; 364 : k4718
3053. Tognon G, Nilsson LM, Shungin D et al. Nonfermented milk and other dairy products : associations with all cause mortality Am J Clin Nutr 2017 ; 105 : 1502-11
3054. Toledo E, Wang DD, Ruiz-Canela et al. Plasma lipidomic profiles and cardiovascular events in a randomized intervention trial with the Mediterranean diet Am J Clin Nutr 2017 ; 106 : 973-83
3055. Tolstrup J, Jensen MK, Tjonneland A et al. Prospective study of alcohol drinking patterns and coronary heart disease in women and men BMJ 2006 ; 332 : 1244-48
3056. Tomaszewski M, Charchar F, Crawford L et al. Serum C reactive protein and lipids in ultra marathon runners Am J Cardiol 2004 ; 94 : 125-26
3057. Tomé-Carneiro J, Gonzalvez M, Larrosa M et al. Resveratrol in primary and secondary prevention of cardiovascular disease : a dietary and clinical perspective Ann NY Acad Sci 2013 ; 1290 : 37-51
3058. Tomiyama H, Ohkuma T, Ninomiya T Simultaneously measured interarm blood pressure difference and stroke : an individual participants data meta-analysis Hypertension 2018 ; 71 : 1030-8
3059. Tommerdahl KL, Hu EA, Selvin E et al. Coffee consumption may mitigate the risk for acute kidney injury : results from the Atherosclerosis risk in communities study KI Reports doi.org/10.1016/j.ekir 2022.04.091
3060. Tomson J, Emberson J, Hill M et al. Vitamin D and risk of death from vascular and non vascular causes in the Whitehall study and meta analyses of 12 000 deaths Eur Heart J 2013 ; 34 (18) : 1365-74
3061. Tong X, Dong JY, Wu ZW et al. Dairy consumption and risk of type 2 diabetes mellitus : a meta analysis of cohort studies Eur J Clin Nutr 2011 ; 65 : 1027-31
3062. Torabian S, Haddad E, Cordero-McIntyre Z et al. Long term walnut supplementation without dietary advice induces favorable serum lipid changes in free living individuals Eur J Clin Nutr 2010 ; 64 : 274-9
3063. Tornwall M Effect of alpha tocopherol and beta carotene supplementation on coronary heart disease during the 6 year post trial follow-up in the ATBC study Eur Heart J 2004 ; 25(13) : 1171-78
3064. Torres-Collado L, Garcia de la Hera M, Navarrette-Munoz EM et al. Coffee consumption and mortality from all causes of death, cardiovascular disease and cancer in an elderly Spanish population Eur

J Nutr 2018 doi : 10.1007/s00394-018-1796-9
3065. Tota-Maharaj R, Blaha MJ, McEvoy JW et al. Coronary artery calcium for the prediction of mortality in young adults<45 years old and elderly<75 years old Eur Heart J 2012 ; 33 (23) : 2955-62
3066. Tota-Maharaj R, Joshi PH, Budoff MJ et al. Usefulness of regional distribution of coronary artery calcium to improve the prediction of all cause mortality Am J Cardiol 2015 ; 115 : 1229-34
3067. Toth PT High density lipoprotein and cardiovascular risk Circulation 2004 ; 109 : 1809-12
3068. Toth PT Impact of HDL-C and its subfractions on risk for CHD in the Framingham offspring population J Am Coll Cardiol 2013 ; 61 : doi 10.1016
3069. Trepanowski JF, Kroeger CM, Barnosky A et al. Effect of alternate day fasting on weight loss, weight maintenance and cardioprotection among metabolically healthy obese adults. A randomized clinical trial JAMA Intern Med 2017 ; 177 (7) : 930-8
3070. Trichopoulou A, Bamia C, Trichopoulos D Anatomy of health effects of Mediterranean diet : Greek EPIC prospective cohort study BMJ 2009 ; 338 : b2337
3071. Trichopoulou A, Bamia C, Trichopoulos D Mediterranean diet and survival among patients with coronary heart disease in Greece Arch Intern Med 2005 ; 165 : 929-35
3072. Trichopoulou A, Costacou T, Bamia C et al. Adherence to a Mediterranean Diet and survival in a Greek Population N Engl J Med 2003 ; 348 : 2599-08
3073. Trichopoulou A, Orfanos P, Norat T et al. Modified Mediterranean diet and survival : EPIC-Elderly prospective cohort study Br Med J 2005 ; 330 : 991
3074. Troiano RP, BerriganD, Dodd KW et al. Physical activity in the United States measured by accelerometer Med Sci Sports Exerc 2008 ; 40 : 181-8
3075. Tsimikas S, Brilakis ES, Miller ER et al. Oxidized phospholipids, Lp(a) Lipoprotein, and coronary heart disease N Engl J Med 2005 ; 353 : 46-57
3076. Tsivgoulis G, Judd S, Letter AJ et al. Adherence to a Mediterranean diet and risk of incident cognitive impairment Neurology 2013 ; 80 : 1684-92
3077. Tsujimoto T, Kajiho H, Sugiyama T et al. Statin therapy in patients with low serum levels of low density lipoprotein cholesterol Am J Cardiol 2017 ; 120 : 1947-54
3078. Tsuyuki RT, Houle SKD, Charrois TL et al. Randomized trial of the effect of pharmacist prescribing on improving blood pressure in the community. The Alberta Clinical Trial in Optimizing Hypertension (RxACTION) Circulation 2015 ; 132 : 93-100

3079. Tully PJ, Yano Y, Launer LJ et al. Association between blood pressure variability and cerebral small-vessel disease : a systematic review and meta-analysis J Am Heart Assoc 2020 ; 9 (1) : e13841
3080. Turunen AW, Männistö S, Kiviranta H et al. Dioxins, polychlorinated biphenyls, methyl mercury and omega-3 poly unsaturated fatty acids as biomarkers of fish consumption Eur J Clin Nutr 2010 ; 64 : 313-23
3081. Tuttle KR, Shuler LA, Packard DP et al. Comparison of low fat versus Mediterranean style dietary intervention after first myocardial infarction (from the Heart Institute of Spokane Diet Intervention and Evaluation Trial) Am J Cardiol 2008 ; 101 : 1523-30
3082. Tuttolomondo A, Casuccio A, Butta C et al. Mediterranean diet in patients with acute ischemic stroke : relationships between Meditérranean Diet score, diagnostic subtype, and stroke severity index Atherosclerosis 2015 ; 243 (1) : 260-7
3083. Tverdel A, Hjellvik V, Selmer R et al. Heart rate and mortality from cardiovascular causes : a 12 year follow-up study of 379843 men and women aged 40-45-year Eur Heart J 2008 ; 29 (22) : 2772-81
3084. Twig G, Yaniv G, Levine H et al. Body mass index in 2,3 million adolescents and cardiovascular death in adulthood N Engl J Med 2016 ; 374 : 2430-40
3085. TyrrellJ, Jones SE, Beaumont R et al. Height, body mass index, and socioeconomic status : mendelian randomisationstudy in UK Biobank BMJ 2016 ; 352 : i582
3086. Tzoulaki I, Murray GD, Lee AJ et al. C-Reactive Protein, Interleukin-6, and soluble adhesion molecules as predictors of progressive peripheral atherosclerosis in the general population. Edinburgh artery study Circulation 2005 ; 112 : 976-83
3087. Uddin SMI, Mirbolouk M, Kianoush S et al. Role of coronary artery calcium for stratifying cardiovascular risk in adults with hypertension Hypertension 2019 ; 73 (5) : 983-9
3088. Udell JA, Zawi R, Bhatt DL et al. Association between influenza vaccination and cardiovascular outcomes in high risk patients. A meta analysis JAMA 2013 ; 310 : 1711-20
3089. Ueda P, Woodward M, Lu Y et al. Laboratory based and office based risk scores and charts to predict 10 year risk of cardiovascular disease in 182 countries : a pooled analysis of prospective cohorts and health surveys Lancet Diabetes Endocrinol January 2017 doi.org.1016/S2213-8587 (17) 30015-3
3090. Usman MS, Siddiqi TJ, Memon MM et al. Sodium-Glucose co-transporter 2 inhibitors and cardiovascular outcomes : a systematic review and meta analysis Eur J Preven Cardiol 2018 ; 25 : 495-502
3091. US Department of Agriculture. Economic Research Service 1999 http//www.ers.usda.gov. Accessed March 25, 2012
3092. US Department of Health and Human Services. National Institutes of

Health Weight loss does not lower heart disease risk from type 2 diabetes. News : National Institutes of Diabetes and Digestive and Kidney Diseases (NIDDK), 2012

3093. US Preventive Services Task Force : Screening for lipid disorders in children and adolescents. USPSTF Recommandation Statement JAMA 2016 ; 316 : 625-33

3094. US Preventive ServicesTask Force : Statin use for the Primary Prevention of cardiovascular disease in adults JAMA 2016 ; 316 : 1997-2007

3095. US Preventive Services Task Force : Risk assessment for cardiovascular diseases with non traditional risk factors JAMA 2018 ; 320 : 272-80

3096. US Preventive Services Task Force Vitamins, mineral and multivitamins supplementation to prevent cardiovascular diseases and cancers USPSTF Recommandations Statement JAMA Netw 2022 ; 327 (23) : 2326-33

3097. US Preventive Services Task Force Behavioral counselling interventions to promote a healthy diet and physical activity for cardiovascular disease prevention in adults without cardiovascular disease risk factors : US Services Task Force recommendation statement JAMA 2022 ; 328 (4) : 367-74

3098. Utter J, Denny S, Teevale T et al. Energy drink consumption among New Zealand adolescents : associations with mental health behaviours and body size J Paediatr Child Health 2018 ; 54 : 279-83

3099. Uzhova I, Fuster V, Fernandez-Ortiz A et al. The importance of breakfast in atherosclerosis disease : insights from the PESA Study JACC 2017 ; 70 : 1833-42

3100. Vacek JL, Vanga SR, Good M et al. Vitamin D deficiency and supplementation and relation to cardiovascular health Am J Cardiol 2012 ; 109 : 359-63

3101. Vaduganathan M, Claggett BL, Juraschek SP et al. Assessment of long term benefit of intensive blood pressure control on residual kife span. Secondary analysis of the Systolic Blood Pressure Intervention Trial (SPRINT) JAMA Cardiol 2020 doi : 10.1001/jamacardio.2019.6192

3102. Vage V, Sande VA, Mellgren G Changes in obesity related diseases and biochemical variables after laparoscopic sleeve gastrectomy : a two years follow-up study BMC Surg 2014 ; 14 : 8

3103. Vaidya A, Forman JP Vitamin D and hypertension : current evidence and future directions Hypertension 2010 ; 56 : 774-9

3104. Vaiserman AM, Koliada AK, Marotta F et al. Gut microbiota : a player in aging and a target for anti-aging Ageing Reasearch Reviews 2017 ; 35 : 36-45

3105. Valgarda S, Holm L, Jensen JD The Danish tax on saturated fat : why it did not survive? Eur J Clin Nutr 2015 ; 69 : 223-6

3106. Valgimigli M, Frigoli E, Heg D et al. Dual antiplatelet therapy after PCI in patients at high bleeding risk N Engl J Med 2021 ; 385 : 1643-55
3107. Vallejo-Vaz AJ, Robertson M, Catapano AL et al. LDL-Cholesterol lowering fort he primary prevention of cardiovascular diseas among men with primary elevations of LDL-Cholesterol levels of 190 mg/dl or above : analyses from the WOSCOPS 5-year randomised trial and 20-year observational follow-up Circulation 2017 doi:10.1161/CIRCULATIONAHA.117.027966
3108. Vallejo-Vaz AJ, Ray KK, Ginsberg HN et al. Associations between lower levels of low-density lipoprotein cholesterol and cardiovascular events in very high risk patients : pooled analysis of nine ODYSSEY trials of alirocumab versus control Atherosclerosis 2019 ; 288 : 85-93
3109. Valls-Pedret C, Sala-Vila A, Serra-Mir M et al. Mediterranean diet and age related cognitive decline : a randomized clinical trial JAMA Intern Med 2015 ; 175 : 1094-1103
3110. Valtorta NK, Kanaan M, Gilbody S et al. Loneless and social isolation as risk factors for coronary heart disease and stroke : systematic review and meta analysis of longitudinal observational studies Heart doi : 10.1136/heartjnl-2015-308790
3111. Vamos EP, Millett C, Parsons C et al. Nationwide study on trends in hospital admissions for major cardiovascular events and procedures among people with and without diabetes in England, 2004-2009 Diabetes Care 2012 ; 35 : 265-72
3112. Vanderhout SM, Aglipay M, Torabi N et al. Whole milk compared with reduced fat milk and childhood overweight : a systematic review and meta-analysis Am J Clin Nutr 2019 ; 111 (2) : 266-279
3113. Vandevijvere S, de Keyzer W, Chapelle JP et al. Estimate of total salt intake in two regions of Belgium through analysis of sodium in 24 h urine samples Eur J Clin Nutr 2010 ; 64 : 1260-65
3114. Vanga SR, Good M, Howard PA et al. Role of vitamin D in cardiovascular health Am J Cardiol 2010 ; 106 : 798-805
3115. van Dam RM, Hu FB Coffee consumption and risk of type 2 diabetes : a systematic review JAMA 2005 ; 294 : 97-104
3116. van Dam RM, Hu FB, Willett WC Coffee, caffeine, and health N Engl J Med 2020 ; 383 : 369-78
3117. van de Laar RJJ, Stehouwer CDA, van Bussel BCT et al. Lower lifetime dietary fiber intake is associated with carotid artery stiffness : the Amsterdam Growth and Health Longitudinal Study Am J Clin Nutr 2012 ; 96 : 14-23
3118. van de Woestijne AP, van der Graaf Y, Westerink J et al. Effect of statin therapy on incident type 2 diabetes mellitus in patients with clinically manifest vascular disease Am J Cardiol 2015 ; 115 : 441-6
3119. van der Brandt PA The impact of a Mediterranean diet and healthy lifestyle on premature mortality in men and women Am J Clin Nutr

2011 ; 94 : 913-20
3120. van der Ploeg HP, Chey T, Korda RJ et al. Sitting time and all cause mortality risk in 222 497 Australian adults Arch Intern Med 2012 ; 172 (6) : 494-500
3121. van Eekelen E, Geelen A, Alssema M et al. Sweet snacks are positively and fruits and vegetables are negatively associated with visceral or liver fat content in middle-aged men and women J Nutr 2019 doi : 10.1093/jn/nxy260
3122. van Gils CH, Peeters PHM, Bueno-de-Mesquita HB et al. Consumption of vegetables and fruits and risk of breast cancer JAMA 2005 ; 293 (2) : 183-93
3123. van den Oord SCH, ten Kate GL, Sijbrands EJG et al. Effect of carotid plaque screening using contrast enhanced ultrasound on cardiovascular risk stratification Am J Cardiol 2013 ; 111 : 754-9
3124. van Dogen LH, Mölenberg FJM, Soedamah-Muthu SS et al. Coffee consumption after myocardial infarction and risk of cardiovascular mortality : a prospective analysis in the Alpha Omega Cohort Am J Clin Nutr 2017 ; 106 : 1113-20
3125. van Lammeren GW, den Ruijter HM, Vrijenhoek JEP et al. Time dependent changes in atherosclerotic plaque composition in patients undergoing carotid surgery Circulation 2014 ; 129 : 2269-76
3126. van Rosendael AR, van den Hoogen IJ, Gianni U et al. Association of statin treatment with progression of coronary atherosclerotic plaque composition JAMA Cardiol 2021 doi : 10.1001/jamacardio.2021.3055
3127. van Tassell, BW, Toldo S, Mezzaroma E et al. Targeting interleukin-1 in heart disease Circulation 2013 ; 128 : 1910-23
3128. van Veldhuisen SL, Gorter TM, van Woerden G et al. Bariatric surgery and cardiovascular disease : a systematic review and meta analysis Eur Heart J 2022 ; 43 (20) : 1955-69
3129. van Woudenbergh GJ, Kuijsten A, Tigcheler B et al. Meat consumption and its association with C-Reactive protein and incident type 2 diabetes Diabetes Care 2012 ; 35 : 1499-1505
3130. van Zuuren EJ, Fedorowicz Z, Kuijpers T et al. Effects of low carbohydrate compared with low fat diet interventions on metabolic control in people with type 2 diabetes : a systematic review including GRADE assessments Am J Clin Nutr 2018 ; 108 : 300-31
3131. Vargas-Santos AB, Neogi T, da Rocha Castelar-Pinheiro G et al. Cause specific mortality in gout : novel findings of elevated risk of non cardiovascular related deaths Arthritis Rheumatol 2019 ; 71 (11) : 1935-42
3132. Vasan RS, Pencina MJ, Robins SJ et al. Association of circulating cholesteryl ester transfer protein activity with incidence of cardiovascular disease in the community Circulation 2009 ; 120 : 2414-20

3133. Vazir A, Claggett B, Cheng S et al. Association of resting heart rate and temporal changes in heart rate with outcomes in participants of the Atherosclerosis Risk in Communities Study JAMA Cardiol January 2018 doi:10.1001/jamacardio.2017.4974
3134. Vedtofte LS, Jakobsen MU, Lauritzen L et al. Dietary alpha linolenic acid, linoleic acid, and n-3 long chain PUFA and risk of ischemic heart disease Am J Clin Nutr 2011 ; 94 (4) : 1097-1103
3135. Veeranna V, Zalawadiya SK, Niraj A et al. Homocysteine and reclassification of cardiovascular disease risk J Am Coll Cardiol 2011 ; 58 : 1025-33
3136. Veettil SK, Wong TY, Loo YS et al. Role of diet in colorectal cancer incidence. Umbrella review of meta analysis of prospective observationnal studies JAMA Netw Open 2021 ; 4 (2) : e2037341
3137. Velagaleti RS, Massaro J, Vasan RS et al. Relations of lipid concentrations to heart failure incidence. The Framingham Heart Study Circulation 2009 ; 120 : 2345-51
3138. Velmurugan S, Ming Can, J, athod KS et al. Dietary nitrate improves vascular function in patients with hypercholesterolemia : a randomized, double blind, placebo controlled study Am J Clin Nutr 2016 ; 103 : 25-38
3139. Venugopal SK, Devaraj S, Yuhanna I et al. Demonstration that C-Reactive protein decreases eNOS expression and bioactivity in human aortic endothelial cells Circulation 2002 ; 106 : 1439-41
3140. Vergeer M, Holleboom AG, Kastelein JJ et al. The HDL hypothesis : does high density lipoprotein protect from atherosclerosis ? J Lipid Res 2010 ; 51 : 2058-73
3141. Vergès B Les phytostérols : quels bénéfices ? Quels risques ? Méd Mal Métab 2009 ; 3 : 589-93
3142. Vergnaud AC, Péneau S, Chat-Yung S et al. Dairy consumption and 6-y changes in body weight and waist circumference in middle aged French adults Am J Clin Nutr 2008 ; 88 (5) : 1248-55
3143. Vergnaud AC, Norat T, Romaguera D et al. Fruit and vegetable consumption and prospective weight change in participants of the European Prospective Investigation into Cancer and Nutrition-Physical activity, nutrition, alcohol, cessation of smoking, eating out of home, and obesity study Am J Clin Nutr 2012 ; 95 : 184-93
3144. Véricel E, Calzada C, Chapuy P et al. The influence of low intake of n-3 fatty acids on platelets in elderly people Atherosclerosis 1999 ; 147 : 187-92
3145. Veronese N, Li Y, Manson JE et al. Combined associations of body weight and lifestyle factors with all cause and cause specific mortality in men and women : prospective cohort study BMJ 2016 ; 355 : i5855
3146. Veronese N, Watutantrige-Fernando S, Luchini C et al. Effect of magnesium supplementation on glucose metabolism in people with or

at risk of diabetes : a systematic review and meta analysis of double blind randomized controlled trials Eur J Clin Nutr 2016 ; 70 : 1354-9

3147. Vest AR, Heneghan HM, Schauer PR et al. Surgical management of obesity and the relationship to cardiovascular disease Circulation 2013 ; 127 : 945-59

3148. Vetrano DL, Rizzuto D, Calderon-Larranaga A et al. Walking speed drives the prognosis of older adults with cardiovascular and neuropsychiatric multimorbidity Am J Med doi : 10.1016/j.amjmed.2019-05-005

3149. Vetter C, Devore EE, Wegrzyn LR et al. Association between rotating night shift work and risk of coronary heart disease among women JAMA 2016 ; 315 : 1726-34

3150. Vidal-Petiot E, Ford I, Greenlaw N et al. Cardiovascular event rates and mortality according to achieved systolic and diastolic blood pressure in patients with stable coronary artery disease : an international cohort study Lancet 2016 ; 388 : 2142-52

3151. Vidyasagaran AL, Siddiqi K, Kanaan M Use of smokeless tobacco and risk of cardiovascular disease : a systematic review and meta analysis Eur J Preven Cardiol 2016 ; 23 : 1970-81

3152. Villareal DT, Aguirre L, Gumey AB et al. Aerobic or resistance, or both, in dieting obese older adults N Engl J Med 2017 ; 376 : 1943-55

3153. Villegas R, Gao YT, Dai Q et al. Dietary calcium and magnesium intakes and the risk of type 2 diabetes : The Shangai Women's Health Study Am J Clin Nutr 2009 ; 89 : 1059-67

3154. Villines TC, Taylor AJ Multi ethnic study of atherosclerosis arterial age versus Framingham 10 year or lifetime cardiovascular risk Am J Cardiol 2012 ; 110 : 1627-30

3155. Vimaleswaran KS, Cavadino A, Berry DJ et al. Association of vitamin D status with arterial blood pressure and hypertension risk : a mendelian randomisation study Lancet Diabetes Endocrinol 2014 ; 2 (9) : 719-29

3156. Viney N Antisense oligonucleotides targeting apolipoprotein (a) in people with raised lipoprotein (a) : two randomised, double blind, placebo-controlled, dose-ranging trials The Lancet 2016 ; 388 : 2239-53

3157. Vinograda Y, Loupland C, Brindle P et al. Discontinuation and restarting in patients on statin treatment : prospective open cohort study using a primary care database BMJ 2016 ; 353 : i3305

3158. Violi f, Loffredo L, Marcoccia A Should antioxydant status be considered in interventional trials with antioxidants? Heart 2004 ; 90 : 598-602

3159. Virani SS, Woodard LD, Ramsey DJ et al. Gender disparities in evidence based statin therapy in patients with cardiovascular disease Am J Cardiol 2014 ; 115 : 21-6

3160. Virani SS The Fibrate story-A tepid end to a PROMINENT drug N Engl J Med 2022 ; 387 (21) : 1991-2
3161. Virtanen JK, Mozaffarian D, Chiuve SE et al. Fish consumption and risk of major chronic disease in men Am J Clin Nutr 2008 ; 88 : 1618-25
3162. Virtanen JK, Mursu J, Voutilainen S et al. Serum long chain n-3 polyunsaturated fatty acids and risk of hospital diagnosis of atrial fibrillation in men Circulation 2009 ; 120 : 2315-21
3163. Virtanen JK, Mursu J, Tuomainen TP et al. Egg consumption and risk of incident type 2 diabetes in men : the Kuopio Ischaemic Heart Disease Risk Factor Study Am J Clin Nutr 2015 ; 101 : 1088-96
3164. Virtanen HEK, Voutilainen S, Koskinen TT et al. Intake of different dietary proteins and risk of heart failure in men : The Kuopio Ischaemic Heart Disease Risk Factor Study Circ Heart Fail 2018 doi : 10.1161/CIRCHEARTFAILURE.117.004531
3165. Virtanen M, Ferrie JE, Singh-Manoux A et al. Overtime work and incident coronary heart disease : the Whitehall II prospective cohort study Eur Heart J 2010 ; 31 (14) : 1737-44
3166. Virtanen JK, Mursu J, Virtanen HEK et al. Associations of egg and cholesterol intakes with carotid intima media thickness and risk of incident coronary artery disease according to apoliporotein E phenotype in men : the Kuopio Ischaemic Heart Disease Risk Factor Study Am J Clin Nutr 2016 ; 103 : 895-901
3167. Vivekananthan DP, Penn MS, Sapp SK et al. Use of antioxydant vitamins for the prevention of cardiovascular disease : meta analysis of randomised trials Lancet 2003 ; 361 : 2017-23
3168. Vodnala D, Rubenfire M, Brook RD Secondary causes of dyslipidemia Am J Cardiol 2012 ; 110 : 823-5
3169. Voelker R Framingham at 70 : What we've learned about women and heart disease JAMA doi : 10.1001/jama.2018.5069
3170. Voight BF, Peloso GM, Frikke-Schmidt R et al. Plasma HDL cholesterol and risk of myocardial infarction : a mendelian randomisation study Lancet 2012 ; 380 : 572-80
3171. Voko Z, Hollander M, Hofman A et al. Dietary antioxidants and the risk of ischemic stroke The Rotterdam Study Neurology 2003 ; 61(9) : 1273-75
3172. Volpe M, Patrono C The REDUCE-IT verdict on eicosapentaenoic acid and cardiovascular outcome challenged with STRENGTH Eur Heart J 2021 ; 42 (5) : 370-1
3173. Vollmer WM, Sacks FM, Ard J et al. DASH-Sodium Trial Collaborative Research Group. Effects of diet and sodium intake on blood pressure : subgroupanalysis of the DASH-sodium trial Ann Inter Med 2001 ; 135 : 1019-28
3174. von Schacky CA, Harris WS Cardiovascular risk and the omega-3

index J Cardiovasc Med 2007 ; 8(1) : S46-9
3175. Vona M, Codeluppi GM, Iannino T et al. Effects of different types of exercise training followed by detraining on endothelium dependent dilation in patients with recent myocardial infarction Circulation 2009 ; 119 : 1601-8
3176. Vos MB, Kaar JL, Welsh JA et al. Added sugars and cardiovascular disease risk in children : a scientific statement from the American Heart Association Circulation 2017 ; 135 : e1017-e1034
3177. Voss JD, Allison DB, Webber BJ et al. Lower obesity rate during residence at high altitude among a military population with frequent migration : a quasi experimental model for investigating spatial causation PloS ONE 2014 ; 9 (4) : e93493
3178. Vuilleumier S Worldwide production of high fructose syrup and crystalline fructose Am J Clin Nutr 1993 ; 58 : S733-6
3179. Wadden TA, Webb VL, Moran CH et al. Lifestyle modification for obesity. New developments in diet, physical activity, and behavior therapy Circulation 2012 ; 125 : 1157-70
3180. Wade AT, Davis CR, Dyer KA et al. A Mediterranean diet supplemented with dairy foods improves markers of cardiovascular risk : results from the MedDairy randomized controlled trial Am J Clin Nutr 2018 ; 108 (6) : 1166-82
3181. Wadham C, Albanese N, Roberts J. et al. High density lipoproteins neutralize CRP proinflammatory activity Circulation 2004 ; 109 : 2116-22
3182. Wagemakers JJ, Prynne CJ, Stephen AM et al. Consumption of red or processed meat does not predict risk factors for coronary heart disease ; results from a cohort of British adults in 1989 and 1999 Eur J Clin Nutr 2009 ; 63 : 303-11
3183. Wagner A, Sadoun A, Dallongeville J et al. High blood pressure prevalence and control in a middle aged French population and their associated factors : the MONA LISA study J Hypertension 2011 ; 29 : 43-50
3184. Wagner A, Simon C, Morio B et al. Omega 3 index levels and associated factors in a middle aged French population : the MONA LISA-NUT Study Eur J Clin Nutr 2015 ; 69 : 436-41
3185. Waldeyer C, Brunner FJ, Braetz J et al. Adherence to Mediterranean diet, high-sensitive C-reactive protein, and severity of coronary artery disease : Contemporary data from the INTERCATH cohort Atherosclerosis 2018 ; 275 : 256-61
3186. WalleT. Communication à l'American Society of Pharmacology and experimental therapeutics Washington 19 Avril 2004
3187. Wander PL, Boyko EJ, Leonetti DL et al. Change in visceral adiposity independently predicts a greater risk of developing type 2 diabetes over 10 years in Japanese Americans Diab Care 2013 ; 36 : 289-93

3188. Wang C, Harris WS, Chung M et al. n-3 fatty acids from fish or fish oil supplements, but not alpha linolenic acid, benefit cardiovascular disease outcomes in primary and secondary prevention studies : a systematic review Am J Clin Nutr 2006 ; 84 : 5-17
3189. Wang DD, Li Y, Chiuve SE et al. Association of specific dietary fats with total and cause specific mortality JAMA Intern Med 2016 ; 176 : 1134-45
3190. Wang DD, Li Y, Bhupathiraju SN et al. Fruit and vegetable intake and mortality : results from a prospective cohort studies of US men and women and a meta analysis of 26 cohort studies Circulation 2021 ; 143 (17) : 1642-54
3191. Wang H, Lichtenstein AH, Lamon-Fava S et al. Association between statin use and serum cholesterol concentrations is modified by whole grain consumption : NHANES 2003-2006 Am J Clin Nutr 2014 ; 100 (4) : 1149-57
3192. Wang J, Wollert KC, Larson MG et al. Prognostic utility of novel biomarkers of cardiovascular stress. The Framingham Heart Study Circulation 2012 ; 126 : 1596-1604
3193. Wang KL, Liu CJ, Chao TF et al. Risk of new onset diabetes mellitus versus reduction in cardiovascular events with statin therapy Am J Cardiol 2014 ; 113 : 631-6
3194. Wang L, Zhao Z, Xu M et al. Ideal cardiovascular health is inversely associated with non-alcoholic fatty liver disease : a prospective analysis Am J Med 2018 ; 131 : 1515.e1-1515.e10
3195. Wang L, Tao L, Hao L et al. A moderate fat diet with one advocate per day increases plasma anti oxydants and decreases the oxidation of small, dense LDL in adults with overweight and obesity : a randomized controlled trial J Nutrition 2020 ; 150 (2) : 276-84
3196. Wang M, Qin S, Zhang T et al. The effect of fruit and vegetable intake on the development of lung cancer : a meta analysis of 32 publications and 20414 cases Eur J Clin Nutr 2015 ; 69 : 1184-92
3197. Wang S, Fashanu OE, Zhao D et al. Relation of elevated resting heart rate in mid life to cognitive decline over 20 years (from the Atherosclerosis Risk in Communities Study) Am J Cardiol 2019 ; 123 (2) : 334-40
3198. Wang TJ, Pencina MJ, Booth SL et al. Vitamin D deficiency and risk of cardiovascular disease Circulation 2008 ; 117 : 503-11
3199. Wang TJ The polypill at 20-What have we learned ? New Engl J Med 2022 ; 387 : 1034-6
3200. Wang X, Quyang Y, Liu J et al. Fruit and vegetable consumption and mortality from all causes, cardiovascular and cancer : systematic review and dose response meta analysis of prospective cohort studies BMJ 2014 ; 349 : g4490
3201. Wang X, Karvonen-Gutierrez CA, Heman WH et al. Urinary heavy

metals and longitudinal changes in blood pressure in midlife women. The study of women's health acroos the nation Hypertension 2021 ; 78 : 543-51

3202. Wang ZM, Zhou B, Wang YS et al. Black and green tea consumption and the risk of coronary artery disease : a meta-analysis Am J Clin Nutr 2011 ; 93 : 506-15

3203. Wang Y, Wellenius GA, Hickson DA et al. Residual proximity to traffic related pollution and atherosclerosis in 4 vascular beds among African-American adults : results from the Jackson Heart Study Am J Epidemiol DOI:10.1093/aje/KWW080

3204. Wang Y, Lee DC, Brellenthin AG Leisure time running reduces the risk of incident type 2 diabetes Am J Med 2019 doi : 10.1016/j.amjmed.2019.04.035.

3205. Wang Y, Nie J, Ferrari G et al. Association of physical activity intensity with mortality. A National Cohort Study of 403 681 US Adults JAMA Intern Med doi : 10.1001/jamainternmed.2020.6331

3206. Wang Y, Lebwohl B, Mehta R et al. Long term intake of gluten and cognitive function among US women JAMA Netw Open 2021 ; 4 (5) e:2113020

3207. Wang Y, Wang K, Du M et al. Maternal consumption of ultra processed foods and subsequent risk of offspring overweight or obesity : results from three prospective cohort studies BMJ 2022 ; 379 : e0711767

3208. Wang JJ Risk of coronary heart disease in people with chronic obstructive pulmonary disease : a meta analysis Int J Chron Obstruct Pulmon Dis 2021 : 16 ; 2939-44

3209. Wann LS, Narula J, Blankstein R et al. Atherosclerosis in 16 th-century Greenlandic Inuit Mummies JAMA Netw Open 2019 ; 2 (12) :e1918270

3210. Wannamethee SG Exercise really is good for you Heart 2006 ; 92 : 1185-6

3211. Wannamethee SG, Whincup PH, Lennon L et al. Circulating adiponectin levels and mortality in elderly men with and without cardiovascular disease and heart failure Arch Intern Mes 2007 ; 167 : 1510-7

3212. Warburton DER, Bredin SSD Reflections on physical activity and health : what should we recommend? Can J Cardiol 2016 ; 32 : 495-504

3213. Ward ZJ, Bleich SN, Cradock AL et al. Projected US state level prevalence of adult obesity and severe obesity N Engl J Med 2019 ; 381 : 2440-50

3214. Warensjo E, Jansson JH, Berglund L et al. Estimated intake of milk fat is negatively associated with cardiovascular risk factors and does not increase the risk of a first acute myocardial infarction. A prospective case-control study Br J Nutr 2004 ; 91 : 635-42

3215. Warren HR, Evangelou E, Cabrera CP et al. Genome wide association analysis identifies novel blood pressure loci and offers biological insights into cardiovascular risk : The UK Biobank Cardiometabolic Traits Consortium Blood Pressure Working Group Nature Genetics doi:10.1038/ng.3768
3216. Wassel CL, Loomba R, Ix JH et al. Family history of peripheral disease is associated with prevalence and severity of peripheral artery disease J Am Coll Cardiol 2011 ; 58 : 1386-92
3217. Watson KE A Polypill Strategy for the Secondary Prevention of Cardiovascular Disease NEJM Journal Watch Aug 29 2022
3218. Wayne Alexander R Inflammation and coronary artery disease N Engl J Med 1994 ; 331 : 468-69
3219. Webber BJ, Piercy KL, Hyde ET et al. Association of muscle strengthening and aerobic physical activity with mortality in US adults 65 years or older JAMA Netw Open 2022 ; 5 (10) : e2236778
3220. Weber BJ, Seguin PG, Burnett DG et al. Prevalence of and risk factors for autopsy determined atherosclerosis among US service members, 2001-2011 JAMA 2012 ; 308 (24) : 2577-83
3221. Weber MA Relationships between systolic blood pressure and cardiovascular outcomes in patients with high risk hypertension : an analysis of the ACCOMPLISH Trial ACC San Francisco 2013 8-11 March
3222. Wechsler LR Statins and stroke-It's complicated N Engl J Med 2020 ; 381 (1) : 81-2
3223. Wedick NM, Pan A, Cassidy A et al. Dietary flavonoid intakes and risk of type 2 diabetes in US men and women Am J Clin Nutr 2012 ; 95 : 925-33
3224. Wei L, Thompson P, Wong S et al. Adherence to statin treatment and readmission of patients after myocardial infarction: a six year follow up study Heart 2002 ; 88 : 229-33
3225. Wei X, Wei W, Xiao-Ying L Short term effects of fish oil supplementation on heart rate variability in humans : a meta analysis of randomized controlled trials Am J Clin Nutr 2013 ; 97 : 926-35
3226. Wei Y, Wang Y, Di Q et al. Short term exposure to fine particulate matter and hospital admission risks and costs in the Medicare population : time stratified, case cross over study BMJ 2019 ; 367 : l6258
3227. Wei J, Ketner E, Mammen AL Increased risk of statin associated autoimmune myopathy among American Indians Arthritis Rheumatol 2022 ; 74 (9) : 1602-3
3228. Wei-Chih L, Yu-Kang T, Ming-Shiang W et al. Blood glucose concentration and risk of pancreatic cancer : systematic review and dose response meta analysis BMJ 2015 ; 349 : g7371
3229. Weinstein AR, Sesso HD, Lee IM et al The joint effects of physical

activity and body mass index on coronary heart disease risk in women Arch Inter Med 2008 ; 168 : 884-90
3230. Weintraub WS, Daniels SR, Burke LE et al. Value of primordial and primary prevention for cardiovascular disease. A policy statement from the American Heart Association Circulation 2011 ; 124 : 967-990
3231. Weijs PJM, Wolfe RR Exploration of the protein requirement during weight loss in obese older adults Clin Nutr 2015 doi : 10.1016/j.clnu 2015.02.016
3232. Weiss EP, Albert SG, Reeds DN et al. Effects of matched weight loss from caloric restriction, exercise, or both on cardiovascular disease risk factors : a randomized intervention trial Am J Clin Nutr 2016 ; 104 : 576-86
3233. Welch GN, Loscalzo J Homocystein and atherothrombosis N Engl J Med 1998 ; 338 : 1042-49
3234. Welch AA, Shakya-Shrestha S, Lentjes MAH et al. Dietary intake and status of n-3 polyunsaturated fatty acids in a population of fish eating and non fish eating meat eaters, vegetarians, and vegans and the precursor product ratio of a alpha linolenic acid to long chain n-3 polyunsaturated fatty acids : results from the EPIC-Norfolk cohort Am J Clin Nutr 2010 ; 92 : 1040-51
3235. Welles CC, Schafer AL, Vittinghoff E et al. Urine calcium excretion, cardiovascular events, and mortality in outpatients with stable coronary artery disease (from the Heart and soul study) Am J Cardiol 2012 ; 119 : 1729-34
3236. Welsh JA, Sharma A, Cunningham SA et al. Consumption of added sugars and indicators of cardiovascular disease risk among US adolescents Circulation 2011 ; 123 : 249-57
3237. Welsh P, Doolin O, Willeit P et al. N-terminal pro-B-type natriuretic peptide and the prediction of primary cardiovascular events : results from 15 year follow-up of WOSCOPS Eur Heart J 2013 ; 34 (6) : 443-50
3238. Wen CP, Wai JPM, Tsai MK et al. Minimum amount of physical activity for reduced mortality and extended life expectancy : a prospective cohort study Lancet 2011 ; 378 : 1244-53
3239. Wennberg M, Bergdahl IA, Hallmans G et al. Food prospective biomarker study from northern Sweden Am J Clin Nutr 2011 ; 93 : 27-36
3240. Wennberg M, Strömberg U, Bedrgdahl IA et al. Myocardial infarction in relation to mercury and fatty acids from fish : a risk benefit analysis based on pooled Finnish and Swedish data in men Am J Clin Nutr 2012 ; 96 : 706-13
3241. Wennersberg MH, Smedman A, Turpeinen AM et al. Dairy products and metabolic effects in overweight men and women : results from a 6-mo intervention study Am J Clin Nutr 2009 ; 90 : 960-8

3242. Werner N, Kosiol S, Schiegl T et al. Circulating endothelial progenitor cells and cardiovascular outcomes N Engl J Med 2005 ; 353 : 999-1007
3243. West HW, Juonala M, Gall SL et al. Exposure to prental smoking in childhood is associated with increased risk of carotid atherosclerotic plaque in adulthood. The Cardiiovascular Risk in Young Finns Study Circulation 2015 ; 131 : 1239-46
3244. Westin GG, Armstrong EJ, Bang H et al. Association between statin medications and mortality, major adverse cardiovascular event, and amputation free survival rates in patients with critical limb ischemia J Am Coll Cardiol 2014 ; 63 (7) : 682-90
3245. Weuve J, Puett RC, Schwartz J et al. Exposure to particulate air pollution and cognitive decline in older women Arch Intern Med 2012 ; 172 (3) : 219-27
3246. Weyer C, Funahashi T, Tanaka S et al. Hypoadiponectinemia in obesity and type 2 diabetes : close association with insulin resistance and hyperinsulinemia J Clin Endocrinol Metab 2001 ; 86 : 1930-5
3247. Wheeler JG, Mussolino ME, Danesh J Associations between differential leucocyte count and incident coronary heart disease : 1764 incident cases from seven prospective studies of 30,374 individuals Eur Heart J 2004 Aug ; 25(15) : 1287-92
3248. Whelton SP, Whelton PK, Muntner P. Meta analysis of observational studies on fish intake and coronary heart disease Am J Cardiol 2004 ; 93(9) : 1119-23
3249. Whelton SP, Chin A, Xin X et al. Effect of aerobic exercise on blood pressure : a meta analysis of randomized, controlled trials Ann Intern Med 2002 ; 136 : 493-503
3250. Whelton SP, Narla V, Blaha MJ et al. Association between resting heart rate and inflammatory biomarkers (high sensitivity C-Reactive Protein, Interleukin-6 , and Fibrinogen) (from the Multi-Ethnic Study of Atherosclerosis) Am J Cardiol 2014 ; 113 : 644-9
3251. Whelton SP, McAuley P, Orimoloye OA et al. Fitness and 10 year risk of mortality among adults >=70 years old at the extremes of cardiovascular disease risk factor burden : the FIT Project JACC 2019 ; 73(9) : 8
3252. Whelton PK, Appel LJ, Sacco RL et al. Sodium, blood pressure, and cardiovascular disease. Further evidence supporting the American Heart Association sodium reduction recommendations Circulation 2012 ; 126 : 2880-9
3253. Whelton PK Sodium, blood pressure, and cardiovascular disease. A compelling scientific case for improving the health of the public Circulation 2014 ; 129 : 1085-7
3254. Whitehead A, Beck EJ, Tosh S et al. Cholesterol lowering effects of oat beta glucan : a meta analysis of randomized controlled trials Am J Clin Nutr 2014 ; 100 : 1413-21

3255. Whigting DR Global estimates of the prevalence of diabetes for 2011 and 2030 Diabetes Res Clin Pract 2011 ; 94 : 311-21
3256. White A, Thompson TD, White MC et al. Cancer screening test use_United States, Morb Mortal Wkly Rep 2017 ; 66 : 201-6
3257. Widlanski ME, Vita JA, Keyes MJ et al. Relation of season and temperature to endothelium dependent flow mediated vasodilation in subjects without clinical evidence of cardiovascular disease (from the Framingham Heart Study) Am J Cardiol 2007 ; 100 : 518-23
3258. Wierzejska R Coffee consumption and cardiovascular diseases- Has the time come to change dietary advice? A mini review Polish Journal of Food Nutrition 2016 ; 56 : 5-10
3259. Wilbert-Lampen U, Leistner D, Greven S et al. Cardiovascular events during world cup soccer N Engl J Med 2008 ; 358 : 475-83
3260. Wilding JPH, Batterham RL, Calanna S et al. Once weekly Semaglutide in adults with overweight or obesity N Engl J Med 2021 ; 384 : 989-1002
3261. Wildman RP, Muntner P, Reynolds K et al. The obese without cardiometabolic risk factor clustering and the normal weight with cardiometabolic risk factor clustering prevalence and correlates of 2 phenotypes among the US population (NHANES 1999-2004) Arch Inter Med 2008 ; 168 (15) :1617-24
3262. Wilk JB, Tsai MY, Hanson NQ et al. Plasma and dietary omega 3 fatty acids, fish intake, and heart failure risk in the Physicians' Health Study Am J Clin Nutr 2012 ; 96 : 882-8
3263. Wilker EH, Ljungman PL, Rice MB et al. Relation of long term exposure to air pollution to brachial artery flow mediated dilation and reactive hyperemia Am J Cardiol 2014 ; 113 : 2057-63
3264. Wilkinson MJ, Manoogian ENC, Zadourian A et al. Ten hour time restricted eating reduces weight, blood pressure, and atherogenic lipids in patients with metabolic syndrome Cell Metabolism 2020 ; 31 (1) : 92-104
3265. Willett WC Diet and cancer : An evolving picture JAMA 2005 ; 293 : 233-4
3266. Willett WC, Sacks F, Trichopoulou A et al. Mediterranean diet pyramid : a cultural model for healthy eating Am J Clin Nutr 1995 ; 61 : Suppl : 1402 S- 1406 S
3267. Willett WC, Ludwig DS Milk and Health N Engl J Med 2020 ; 382 : 644-54
3268. Williams PT Usefulness of cardiorespiratory fitness to predict coronary heart disease risk independent of physical activity Am J Cardiol 2010 ; 106 (2) : 210-5
3269. Williams PT, Stefanick ML, Vranizan KM et al. The effects of weight loss by exercise or by dieting on plasma high density lipoprotein levels in men with low, intermediate, and normal to high HDL at baseline

Metabolism 1994 ; 43 : 917-24
3270. Williams PT Walking and running produce similar reductions in cause specific disease mortality in hypertensives Hypertension 2013 ; 62 : 485-491
3271. Williams MA, Fleg JL, Ades PA et al. Secondary prevention of coronary heart disease in the elderly Circulation 2002 ; 105 : 1735-43
3272. Williams MA, Haskell WL, Ades PA et al. Resistance exercise in individuals with and without cardiovascular disease : 2007 update : a scientific statement from the American Heart Association council on clinical cardiology and council on nutrition, phycical activity, and metabolism Circulation 2007 ; 116 : 572-84
3273. Williams RB Myocardial infarction and risk of suicide : another reason to develop and test ways to reduce distress in postmyocardial infarction patients? Circulation 2010 ; 122 : 2356-8
3274. Williams MC, Kwiecinski J, Doris M Low attenuation noncalcified plaques on coronary computed tomography angiography predicts myocardial infarction : results from the Multicenter SCOT-HEART trial Circulation 2020 ; 141 (18) : 1452-62
3275. Williamson JD, Supiano MA, Applegate WB et al. Intensive vs standard blood pressure control and cardiovascular disease outcomes in adults aged > 75 years JAMA 2016 ; 315 : 2673-82
3276. Willis BL, Leonard D, Barlow CE et al. Association of midlife cardiorespiratory fitness with incident depression and cardiovascular death after depression in later life JAMA Psychiatry doi : 10.1001/jamapsychitry.2018.1467.PMID:29955781
3277. Wilmot KA, O'Flaherty M, Capewell S et al. Coronary heart disease mortality declines in the United States from 1979 through 2011. Evidence for stagnation in young adults, especially women Circulaton 2015 ; 132 : 997-1002
3278. Wilson PWF, Pencina M, Jacques P et al. C-Reactive Protein and reclassification of cardiovascular risk in the Framingham Heart Study Circulation 2008 ; 1 : 92-7
3279. Wilson PWF Changing cholesterol levels and coronary heart disease risk Circulation 2016 ; 133 : 239-41
3280. Wilson Tang WH, Wang Z, Cho L et al. Diminished global arginine bioavaiilability and increased arginine catabolism as metabolic profile of increased cardiovascular risk JACC 2009 ; 53 : 2061-7
3281. Wilson KM, Shui IM, Mucci LA et al. Calcium and phosphorus intake and prostate cancer risk : a 24 –y follow-up study Am J Clin Nutr 2015 ; 101 : 173-83
3282. Wing RR Physical activity in the treatment of the adulthood overweight and obesity : current evidence and research issues Med Sci. Sports Exerc. 1999 ; 31 : S547-552
3283. Wing JJ, August E, Adar SD et al. Change in neighborhood

characteristics and change in coronary artery calcium : a longitudinal investigation in the MESA (Multi Ethnic Study of Atheroclerosis) cohort Circulation 2016 ; 134 : 504-13
3284. Winkelmayer WC, Stampfer MJ, Willett WC et al. Habitual caffeine intake and the risk of hypertension in women JAMA 2005 ; 294 : 2330-5
3285. Winter JE, Macinnis RJ, Wattanapenpaiboon N et al. BMI and all cause mortality in older adults : a meta analysis Am J Clin Nutr 2014 ; 99 (4) : 875-90
3286. Wirström T, Hilging A, Gu HF et al. Consumption of whole grain reduces risk of deteriorating glucose tolerance, including progression to prediabetes Am J Clin Nutr 2013; 97 : 179-87
3287. Wirth R, Smoliner C, Spamer C et al. Do doctors know how much nutrition patients need? Eur J Clin Nutr 2014 ; 68 : 840-3
3288. Wirth J, di Giuseppe R, Wientzek A et al. Presence of gallstones and the risk of cardiovascular diseases : the EPIC-Germany cohort study Eur J Preven Cardiol 2015 ; 22 : 326-34
3289. Wirtz PH, von Känel R, Rohleder N et al. Monocyte proinflammatory cytokine release is higher and glucocorticoid sensitivity is lower in middle aged men than in women independent of cardiovascular risk factors Heart 2004 ; 90 : 853-58
3290. Witberg G, Ayers CR, Turer AT et al. Relation of adiponectin to all cause mortality, cardiovascular mortality, and major adverse cardiovascular events (from the Dallas Heart Study) Am J Cardiol 2016 ; 117 : 574-9
3291. Wofford MR, Rebholz CM, Reynolds K et al. Carbohydrates, glycemic index and diabetes mellitus. Effect of soy and milk protein supplementation on serum lipid levels : a randomized controlled trial Eur J Clin Nutr 2012 ; 66 : 419-25
3292. Wojciechowska W, Januszewicz A, Drozdz T et al. Blood pressure and arterial stiffness in association with aircraft noise exposure : long term observation and potential effect of Covid-19 lockdown hypertension doi : 10.1161/HYPERTENSIONAHA.121.17704
3293. Wolever TMS Is glycaemic index (GI) a valid measure of carbohydrate quality? Eur J Clin Nutr 2013 ; 67 : 522-31
3294. Wolfe ML, Rader DJ Cholesteryl ester transfer protein and coronary artery disease Circulation 2004 ; 110 : 1338-40
3295. Wolk R, Berger P, Lennon RJ et al. Association between plasma adiponectin levels and unstable coronary syndromes Eur Heart J 2007 ; 28 : 292-8
3296. Womack CJ, Nagelkirk PR, Coughlin AM Exercise induced changes in coagulation and fibrinolysis in healthy populations and patients with cardiovascular disease Sports Med 2003 ; 33 : 795-807
3297. Wong CK, White HD Relation between blood pressure after an acute

coronary event and subsequent cardiovascular risk Heart 2002 ; 88 : 555-58
3298. Wong WW, Taylor AA, O'Brian Smith E et al. Effect of soy isoflavone supplementation on nitric oxide metabolism and blood pressure in menopausal women Am J Clin Nutr 2012 ; 95 : 1487-94
3299. Wong ND, Chuang J, Wong K et al. Residual dyslipidemia among United States adults treated with lipid modifying therapy (data from National Health and Nutrition Examination Survey 2009-2010) Am J Cardiol 2013 ; 112 : 373-9
3300. Wood DA Clinical reality of coronary prevention in Europe: a comparison of EuroAspire I, II and III surveys Abstract 316. Hot Line1 ESC Vienne September 2007
3301. Wood DA, Kotseva K, Connolly S et al. Nurse coordinated multidiscilpinary, family-based cardiovascular disease prevention programme (EUROACTION) for patients with coronary heart disease and asymptomatic individuals at high risk of cardiovascular disease : a paired, cluster-randomised controlled trial Lancet 2008 ; 371 : 1999-2012
3302. Wood AM, Kaptoge S, Butterworth AS et al. Risk thresholds for alcohol consumption : combined analysis of individual participant data for 599912 current drinkers in 83 prospective studies Lancet 2018 ; 391 : 1513-23
3303. Woodward M, Webster R, Murakami Y et al. The association between resting heart rate, cardiovascular disease and mortality : evidence from 112,680 men and women in 12 cohorts Eur J Prev Cardiol 2014 ; 21 : 719-26
3304. Woolf SH Changes in midlife death rates across racial and ethnic groups in the United States : systematic analysis of vital statistics BMJ 2018 ; 362 : k3096
3305. Woolf SH, Schoomaker H Life expectancy and mortality rates in the United States, 1959-2017 JAMA 2019 ; 322 (20) : 1996-2016
3306. World Cancer Research Fund International Diet, nutrition, physical activity and prostate cancer Continuous Update Project Report 2014
3307. Woyengo TA, Ramprasath VR, Jones PJH Anticancer effects of phytosterols Eur J Clin Nutr 2009 ; 63 : 813-20
3308. Wright RS, Ray KK, Raal FJ et al. Pooled patient level analysis of inclisiran trials in patients with familial hypercholesterolemia or atherosclerosis J Am Coll Cardiol 2021 ; 77 (9) : 1182-93
3309. Wu JN, Ho SC, Ling WH et al. Coffee consuption and risk of coronary heart diseases : a meta-analysis of 21 prospective cohort studies Int J Cardiol 2009 ; 137 : 216-225
3310. Wu JN, Leung WYS, Chang S et al. Effectiveness of telephone counseling by a pharmacist in reducing mortality in patients receiving polypharmacy : randomized controlled trial Br Med J 2006 ; (doi :

10.1136/bmj.38905.447118.2F)
3311. Wu JHY, Lemaitre RN, King IB et al. Association of plasma phospholipid long chain omega fatty acids with incident atrial fibrillation in older adults : the Cardiovascular Health Study Circulation 2012 ; 125 : 1084-93
3312. Wu JHY, Lemaitre RN, King IB et al. Circulating omega 6 polyunsaturated fatty acids and total and cause specific mortality. The Cardiovascular Health Study Circulation 2014 ; 130 : 1245-53
3313. Wu JHY, Marklund M, Imamura F et al. Omega-6 fatty acid biomarkers and incident type 2 diabetes : pooled analysis of individual level data for 39 740 adults from 20 prospective cohort studies Lancet Diabetes Endocrinol 2017 ; doi.org/10.1016/S2213-8587 (17) 30307-8
3314. Wu H, Flint AJ, Qibin Qi et al. Association between dietary whole grain intake and risk of mortality. Two large prospective studies in US men and women JAMA Intern Med 2015 ;175 : 373-84 doi : 10.1001/jamainternmed.2014.6283
3315. Xanthakis V, Enserro DM, Murabito JM et al. Ideal Cardiovascular Health. Associations with biomarkers and subclinical disease and impact on incidence of cardiovascular disease in the Framingham Offspring Study Circulation 2014 ; 130 : 1676-83
3316. Xia W, Huang Y, Peng B et al. Relationship between obstructive sleep apnea syndrome and essential hypertension : a dose response meta analysis Sleep Med 2018 ; 47 : 11-18
3317. Xiao Q, Kiechl S, Patel S et al. Endothelial progenitor cells, cardiovascular risk factors, cytokine levels and atherosclerosis : results from a large population based study PloS One 2007 ; 2 : e975
3318. Xie Y, Qin J, Nan G et al. Coffee consumption and the risk of lung cancer : an updated meta analysis of epidemiological studies Eur J Clin Nutr 2016 ; 70 : 199-206
3319. Xie C, Zhu R, Tian Y et al. Association of obstructive sleep apnoea with the risk of vascular outcomes and all-cause mortality : a meta-analysis BMJ Open 2017 ; 7 : e013983
3320. Xie J, Wang M, Long Z et al. Global burden of type 2 diabetes in adolescents and young adults, 1999-2019 : systematic analysis of the Global Burden of Disease Study 2019 BMJ 2022 ; 379 : e072385
3321. Xin X Effects of alcohol reduction on blood pressure. A meta analysis of randomized controlled trials Hypertension 2001 ; 38 : 1112-7
3322. Xuan C, Tian QW, Li H et al. Levels of asymetric dimethylarginine (ADMA), an endogenous nitric oxide synthase inhibitor, and risk of coronary artery disease : a meta analysis based on 4713 participants Eur J Preven Cardiol 2016 ; 23 : 502-10
3323. Xun P, Qin B, Song Y et al. Fish consumption and risk of stroke and its subtypes : accumulative evidence from a meta analysis of prospective cohort studies Eur J Clin Nutr 2012 ; 66 : 1199-1207

3324. Xun P, Wu Y, He Q et al. Fasting insulin concentration and incidence of hypertension, stroke, and coronary heart disease : a meta analysis of prospective cohort studies Am J Clin Nutr 2013 ; 98 : 1543-54
3325. Yaffe K, Kanaya A, Lindquist K et al. The metabolic syndrome, inflammation, and risk of cognitive decline JAMA 2004 ; 292 : 2237-42
3326. Yaffe K, Vittinghoff E, Pletcher MJ Early adult to midlife cardiovascular risk factors and cognitive function Circulation 2014 ; 129 : 1560-7
3327. Yahagi K, Joner M, Virmani R Should CMR become the new darling of noninvasive imaging for the monitoring of progression and regression of coronary heart disease? J Am Coll Cadiol 2015 ; 66 : 257-60
3328. Yakoob MY, Hu FB, Campos H et al. Circulating biomarkers of dairy fat and risk of incident stroke in US men and women in two large prospective cohorts Am J Clin Nutr 2014 ; 100 : 1437-47
3329. Yakoob MY, Shi P, Willett W et al. Circulating biomarkers of dairy fat and risk of incident diabetes mellitus among men and women in the United States in two large prospective cohorts Circulation 2016 ; 113 : 1645-54
3330. Yamada T, Hara K, Umematsu H et al. Male pattern baldness and its association with coronary heart disease : a meta analysis BMJ Open 2013 ; 3 : 4 e002537
3331. Yamagishi K, Iso H, Yatsuya H et al. Dietary intake of saturated fatty acids and mortality from cardiovascular disease in Japanese : the Japan Cohort Study for Evaluation of Cancer Risk (JACC) Study Am J Clin Nutr 2010 ; 92 : 759-65
3332. Yanci WS, Westman EC, French PA et al. Diets and clinical coronary events Circulation 2003 ; 107 : 10-16
3333. Yanci CW Is ideal cardiovascular health attainable? Circulation 2011 ; 123 : 835-7
3334. Yanek LR, Kral BG, Moy TF et al. Effect of positive well being on incidence of symptomatic coronary artery disease Am J Cardiol 2013 ; 112 : 1120-5
3335. Yang Y, Lu N, Chen D et al. Effects of n-3 PUFA supplementation on plasma soluble adhesion molecules : a meta analysis of randomized controlled trials Am J Clin Nutr 2012 ; 95 : 972-80
3336. Yang Q Gain weight by "going diet" Artificial sweeteners and the neurobiology of sugar cravings : Neuroscience Yale J Biol Med 2010 ; 83(2) : 101-8
3337. Yang Q, Liu T, Kuklina EV et al. Sodium and potassium intake and mortality among US adults : prospective data from the third National Health and Nutrition Examination Survey Arch Intern Med 2011 ; 171 : 1183-91

3338. Yang Q, Cogswell ME, Flanders WD et al. Trends in cardiovascular health metrics and associations with all cause and CVD mortality among US adults JAMA 2012 ; 307 : 1273-83
3339. Yang Q, Zhang Z, Gregg EW et al. Added sugar intake and cardiovascular diseases mortality among US adults JAMA Intern Med 2014 ; 174 : 516-24
3340. Yang J, Teehan D, Farioli A et al. Sudden cardiac death among firefighters < 45 years of age in the United States Am J Cardiol 2013 ; 112 : 1962-7
3341. Yang M, Hu FB, Giovannucci EL et al. Nut consumption and risk of colorectal cancer in women Eur J Clin Nutr 2016 ; 70 : 333-7
3342. Yang L, Cao C, Kantor ED et al. Trends in sedentary behaviour among the US population JAMA 2019 ; 321 (16) : 1587-97
3343. Yang JJ, Lipworth LP, Shu XO et al. Associations of choline related nutrients with cardiometabolic and all cause mortality : results from 3 prospective cohort studies of blacks, whites, and Chinese Am J Clin Nutr 2020 ; 111 (3) : 644-56
3344. Yano Y, Stamler J, Garside DB et al. Isolated systolic hypertension in young and middle aged adults and 31 year risk for cardiovascular mortality. The Chicago Heart Associarion Detection Project in Industry Study J Am Coll Cardiol 2015 ; 65 : 327-35
3345. Yanovski JA, Parikh SJ, Denkinger BI et al. Effects of calcium supplementation on body weight and adiposity in overweight and obese adults Ann Int Med 2009 ; 150 : 821-9
3346. Yanovski SZ, Yanovski JA Progress in pharmacotherapy for obesity JAMA 2021 ; 326 (2) : 129-30
3347. Yao X, Shah ND, Gersh BJ et al. Statins underused for secondary prevention, especially in women and people of color JAMA Network 2020 ; 3 (11) : e2025505
3348. Yates T, Haffner SM, Schulte P et al. Association between change in daily ambulatory activity and cardiovascular events in people with impaired glucose tolerance (NAVIGATOR trial) : a cohort analysis Lancet 2013 ; 383 : 1059-66
3349. Yatsuya H, Foloms AR Risk of incident cardiovascular disease among users of smokeless tobacco in the Atherosclerosis Risk in Communities (ARIC) study Am J Epidemiol 2010 ; 172 (5) : 600-5
3350. Ye S, Shaffer JA, Kang MS et al. Relation between leukocyte telomere length and incident coronary heart disease events (from the 1995 Canadian Nova Scotia Health Survey) Am J Cardiol 2013 ; 111 : 962-7
3351. Ye EQ, Chacko SA, Chou EL et al. Greater whole grain intake is associated with lower risk of type 2 diabetes, cardiovascular disease, and weight gain J Nutr 2012 ; 142 : 1304-1313
3352. Ye Q, Svatikova A, Meeusen JW et al. Effect of proprotein convertase

subtilisin/kexin type 9 inhibitors on plasma ceramide levels Am J Cardiol 2020 ; 128 : 163-7
3353. Yeh E.T.H., Willerson JT Coming of age of C-Reactive Protein Circulation 2003 ; 107 : 370-72
3354. Yeung AC, Tsao P Statin therapy. Beyond cholesterol lowering and antiinflammatory effects Circulation 2002 ; 105 : 2937-38
3355. Yi SW, Lee SH, Hwang HJ et al. Gamma-Glutamyl Transferase and cardiovascular mortality in Korean adults : a cohort study Atherosclerosis 2017 ; 265 : 102-9
3356. Yip CSC, Lam W, Fielding R A summary of meat intakes and health burdens Eur J Clin Nutr 2018 ; 72 : 18-29
3357. Yokoyama M, Origasa H Effects of eicosapentaenoic acid on cardiovascular events in Japanese patients with hypercholesterolemia : rationale, design, and baseline characteristics of the Japan EPA Lipid Intervention Study (JELIS) Am Heart J 2003 ; 146 : 613-20
3358. Yokoyama M, Origasa H, Matsuzaki Y et al. Effects of eicosapentaenoic acid in major coronary events in hypercholesterolaemic patients (JELIS) : a randomised open-label, blinded endpoint analysis Lancet 2007 ; 369 : 1090-8
3359. Yokoyama Y, Barnard ND, Levin SM et al. Vegetarian diets and glycemic control in diabetes : a systematic review and meta analysis Cardiovasc Diagn Ther 2014 ; 4 : 373-82
3360. Yokoyama Y, Levin SM, Barnard ND Association between plant based diets and plasma lipids : a systematic review and meta analysis Nutrition Reviews 2017 ; 75 (9) : 683-98
3361. Yoshizawa K, Rimm EB, Morris JS et al. Mercury and the risk of coronary heart disease in men N Engl J Med 2002 ; 347 : 1755-60
3362. Young RL Impact of artificial sweeteners on glaecemic control in healthy humans Congrès de l'EASD Lisbonne, 14 Septembre 2017
3363. Younossi ZM, Ratziu V, Loomba R et al. Obeticholic acid for the treatment of non alcoholic steatohepatitis : interim analysis from a multicenter, randomized, placebo-controlled phase 3 trial Lancet 2019 doi.org/10.1016/S0140-6736 (19) 33041-7
3364. Yu D, Zhang X, Xiang YB et al. Adherence to dietary guidelines and mortality : a report from prospective cohort studies of 134.000 Chinese adults in urban Shangaï Am J Clin Nutr 2014 ; 100 : 693-700
3365. Yu Z, Malik VS, Keum N et al. Associations between nut consumption and inflammatory biomarkers Am J Clin Nutr 2016 ; 104 : 722-8
3366. Yu J, Zhou Z, McEvoy RD et al. Association of positive airway pressure with cardiovascular events and death in adults with sleep apnea : a systematic review and meta analysis JAMA 2017 ; 318 : 156-66
3367. Yu EL, Golshan S, Harlow KE et al. Prevalence of non-alcoholic fatty liver disease in children with obesity J Pediatr 2019 ; 207 : 64-70
3368. Yu Y, Arah O, Liew Z et al. Maternel diabetes during pregnancy and

early onset of cardiovascular disease in offsring : population based cohort study with 40 years of follow-up BMJ 2019 ; 367 : l6398
3369. Yu EYW, Dai Y, Wesselius A et al. Coffee consumption and risk of bbladder cancer : a pooled analysis of 501,604 participants from 12 cohort studies in the Bladder Cancer Epidemiology and Nutritional Determinants (BLEND) international study Eur J Epidemiol 2020 doi : 10.1007/s10654-019-00597-0
3370. Yuan JM Urinary biomarkers of tea polyphenols and risk of colorectal cancer in the Shanghaï Cohort Study Cancer 2006 Dec 5
3371. Yuan C, Lee HJ, Shin HJ et al. Fruit and vegetable consumption and hypertriglyceridemia : Korean National Health and Nutrition Examination Surveys (KNHANES) 2007-2009 Eur J Clin Nutr 2015 ; 69 : 1193-9
3372. Yuan M, He FJ, Sun Q et al. 24 hour urinary sodium and potassium excretion and cardiovascular risk N Eng J Med 2021 doi : 10.1056/NEJMoa2109794
3373. Yuan M, Singer MR, Pickering RT et al. Saturated fat from dairy sources is associated with lower cardiometabolic risk in the Framingham Offspring Study Am J Clin Nutr 2022 ; 116 (6) : 1682-92
3374. Yue WS, Wang M, Yan GH et al. Smoking is associated with depletion of circulating endothelial progenitor cells and elevated pulmonary artery systolic pressure in patients with coronary artery disease Am J Cardiol 2010 ; 106 : 1248-54
3375. Yusuf S The Indian Polycap Study (TIPS). Effects of a polypill (Polycap) on risk factors in middle aged individuals without cardiovascular disease : a phase II, double blind, randomised trial Lancet 2009 ; 373 : 1341-51
3376. Yusuf S, Hawken S, Ounpuu S et al. Effect of potentially modifiable risk factors associated with myocardial infarction in 52 countries (The InterHeart study) : case-control study Lancet 2004 ; 364 : 937-52
3377. Yusuf S, Hawken S, Ôunpuu S et al. Obesity and the risk of myocardial infarction in 27000 participants from 52 countries : a case control study Lancet 2005 ; 366 : 1640-49
3378. Yusuf S, Sleight P, Pogue J et al. Effects of an angiotensin converting enzyme inhibitor, ramipril, on cardiovascular events in high risk patients. The Heart Outcomes Prevention Evaluation Study Invesigators N Engl J Med 2000 ; 342 : 145-53
3379. Yusuf S, Rangarajan S, Teo K et al. Cardiovascular risk and events in low, middle, and high income countries N Engl J Med 2014 ; 371 : 818-27
3380. Yusuf S, Bosch J, Dagenas G et al. Cholesterol lowering in intermediate risk persons without cardiovascular disease N Engl J Med 2016 ; 374 : 2021-31
3381. Yusuf S, Joseph P, Dans A et al. Polypill with or without Aspirin in

persons without cardiovascular disease N Engl J Med 2021 ; 384 : 216-28

3382. Zacho J, Tybjaerg-Hansen A, Jenbsen JS Genetically elevated C-Reactive protein in ischemic vascular disease N Engl J Med 2008 ; 359 : 1897-1908

3383. Zairis MN, Ambrose JA, Thoma MA et al. C Reactive protein, moderate alcohol consumption, and long term prognosis after successful coronary stenting :four year results from the GENERATION study Heart 2004 ; 90 : 419-24

3384. Zalawadiya SK, Veeranna V, Panaich S et al. Non high density lipoprotein cholesterol and coronary artery calcium progression in a multiethnic US population Am J Cardiol 2014 ; 113 : 471-4

3385. Zalawadiya SK, Gunasekaran PC, Bavishi CP et al. Left ventricular hypertrophy and risk reclassification for coronary events in multi ethnic adults Eur J Preven Cardiol 2015 ; 22 : 673-9

3386. Zaribaf F, Falahi E, Barak F et al. Fish consumption is inversely associated with the metabolic syndrome Eur J Clin Nutr 2014 ; 68 : 474-80

3387. Zazpe I, Beunza JJ, Bes-Rastrollo M et al. Egg consumption and risk of cardiovascular disease in the SUN Project Eur J Clin Nutr 2011 ; 65 : 676-682

3388. Zeevi D, Korem T, Zmora N et al. Personalized nutrition by prediction of glycemic responses Cell 2015 ; 163 : 1079-94

3389. Zethelius B, Gudjörnsdottir S, Eliasson B et al. Level of physical activity associated with risk of cardiovascular diseases and mortality in patients with type 2 diabetes : report from the Swedish National Diabetes Register Eur J Prev Cardiol 2014; 21 : 244-51

3390. Zhang C, Rexrode K, van Dam R et al. Abdominal obesity and the risk of all cause, cardiovascular, and cancer mortality Sixteen years of follow-up in US Women Circulation 2008 ; 117 : 1658-67

3391. Zhang J, Yu H, Huang N et al. Importance of ideal cardiovascular health metrics in the risk of colorectal cancer among people aged 50 ears or older : a UK Biobank cohort study BMJ Open 2022 ; 12 (5) : e059642

3392. Zhang P, Peterson M, Su GL et al. Visceral adiposity is negatively associated with bone density and muscle attenuation Am J Clin Nutr 2015 ; 101 : 337-43

3393. Zhang P, Guo D, Xu B et al. Association of serum Vit.D with cardiovascular outcomes and all cause mortality in individuals with pre diabetes and diabetes. Results from the UK Biobank prospective cohort study Diabetes Care 2022 doi : 10.2337/dc21-2193

3394. Zhang S, Fu J, Zhang Q et al. Association between habitual yogurt consumption and newly diagnosed non alcoholic fatty liver disease Eur J Clin Nutr 2020 ; 74 : 491-9

3395. Zhang SM, Cook NR, Albert CM et al. Effect of combined folic acid

vitamin B6 and vitamin B12 on cancer risk in women JAMA 2008 ; 300 (17) : 2012-21
3396. Zhang Z, Hu G, Caballero B et al. Habitual coffee consumption and risk of hypertension : a systematic review and meta analysis of prospective observational studies Am J Clin Nutr 2011 ; 93 : 1212-19
3397. Zhang Z, Jackson SL, Martinez E et al. Association between ultraprocessed food intake and cardiovascular health in US adults : a cross sectional analysis of the NHANRS 2011-16 Am J Clin Nutr 2021 ; 113 (2) : 428-36
3398. Zhang H, Plutzky J, Skentzos S et al. Discontinuation of statins in routine care settings Ann Intern Med 2013; 158 : 526-34
3399. Zhang H, Plutzky J, Shubina M et al. Continued statin prescriptions after adverse reactions and patient outcomes Annals Intern Med 2017 ; 167 : 221-7
3400. Zhang X, Liu C, Guo J et al. Selenium status and cardiovascular diseases : meta analysis of prospective observational studies and randomized controlled trials Eur J Clin Nutr 2016 ; 70 : 162-9
3401. Zhang X, Han H, Ge X et al. Effect of n-3 long chain polyunsaturated fatty acids on mild cognitive impairment : a meta-analysis of randomized clinical trials Eur J Clin Nutr 2020 ; 74 : 548-54
3402. Zhang Y, Chen J, Qiu J et al. Intakes of fish and polyunsaturated fatty acids and mild to severe cognitive impairment risks : a dose response meta analysis of 21 cohort studies Am J Clin Nutr 2016 ; 103 : 330-40
3403. Zhang Y, Fang F, Tang J et al. Association between vitamin D supplementation and mortality : systematic review and meta analysis BMJ 2019 ; 366 : l4673
3404. Zhang Y, Ma R, Ban J et al. Risk of cardiovascular hospital dmission after exposure to fine particulate pollution J Am Coll Cardiol 2021 ; 78 : 1015-24
3405. Zhang T, Zhang H, Li Y et al. Temporal relationship between childhood body mass index and insulin and its impact on adult hypertension : The Bogalusa Heart Study Hypertension 2016, 68 : 818-23
3406. Zhang B, Zhao Q, Guo W et al. Association of whole grain intake with all cause, cardiovascular, and cancer mortality : a systematic review and dose response meta analysis from prospective cohort studies Eur J Clin Nutr 2018 ; 72 : 57-65
3407. Zhang R, Shen L, Miles T et al. Association of low to moderate alcohol drinking with cognitive functions from middle to older age among US adults JAMA Network open 2020 ; 3 (6) : e207922
3408. Zhang WY, Selamet Tierney ES, Chen AC et al. Vascular health of children conceived via in vitro fertilization J Pediatr 2019 ; 214 : 47-53
3409. Zhang FF, Barr SI, McNulty et al. Health effects of vitamin and mineral supplements BMJ 2020 ; 369 : m2511

3410. Zhang YB, Chen C, Pan XF et al. Associations of healthy lifestyle and socioeconomic status with mortality and incident cardiovascular disease : two prospective cohort studies BMJ 2021 ; 372 : n604
3411. Zhang M, Liu HH, Jin JL et al. Lipoprotein (a) and cardiovascular death in oldest-old (>=80 years) patients with acute myocardial infarction : a prospective cohort study Atherosclerosis 2020 ; 312 : 54-9
3412. Zhao B, Gan L, Graubard BI et al. Associations of dietary cholesterol, serum cholesterol, and egg consumption with overall and cause specific mortality : systematic review and updated meta-analysis Circulation 2022 ; 145 : 1506-20
3413. Zhao G, Ford ES, Li C et al. Serum 25 hydroxyvitamin D levels and all cause and cardiovascular disease mortality among US adults with hypertension : the NHANES linked mortality study J Hypertens 2012 ; 30 : 284-9
3414. Zhao XQ, Krasuski RA, Baer J et al. Effects of combination lipid therapy on coronary stenosis progression and clinical cardiovascular events in coronary disease patients with metabolic syndrome : a combined analysis of the familial atherosclerosis treatment study (FATS), the HDL-Atherosclerosis treatment study (HATS), and the armed forces regression study (AFREGS) Am J Cardiol 2009 ; 104 : 1457-64
3415. Zhao W, Katzmarzyk PT, Horswell R et al. Body mass index and the risk of all cause mortality among patients with type 2 diabetes mellitus Circulation 2014 ; 130 : 2143-51
3416. Zhao LG, Sun JW, Yang Y et al. Fish consumption and all cause mortality : a meta analysis of cohort studies Eur J Clin Nutr 2016 ; 70 : 155-61
3417. Zhao M, Veeranki SP, Magnussen CG et al. Recommended physical activity and all cause and cause specific mortality in US adults : prospective cohort study BMJ 2020 ; 370 : m2031
3418. Zheng W, Mc Lerran DF, Rolland B et al. Association between body mass index and risk of death in more than 1 million asians N Engl J Med 2011 ; 364 : 719-29
3419. Zheng W, Lee SA Well done meat intake, heterocyclic amine exposure, and cancer risk Nutr Cancer 2009 ; 61 : 437-46
3420. Zheng JS, Hu XJ, Zhao YM et al. Intake of fish and marine n-3 polyunsaturated fatty acids and risk of breast cancer : meta analysis of data from 21 independent prospective cohort studies BMJ 2013 ; 346 : f3706
3421. Zheng Y, Manson JE, Yuan C et al. Associations of weight gain from early to middle adulthood with major health outcomes later in life JAMA 2017 ; 318 : 255-69
3422. Zheng Y, Li Y, Satija A et al. Association of changes in red meat

consumption with total and cause specific mortality among US women and men : two prospective cohort study BMJ 2019 ; 365 : l2110
3423. Zheng J, Zhu T, Yang G et al. The isocaloric substitution of plant based and animal based protein in relation to aging related healthy outcomes. A systematic review Nutrients 2022 ; 14 (2) : 272
3424. Zhong S, Chen W, Yu X et al. Coffee consumption and risk of prostate cancer : an up to date meta analysis Eur J Clin Nutr 2014 ; 68 : 330-7
3425. Zhong VW, Van Horn L, Greenland P et al. Associations of processed meat, unprocessed red meat, poultry, or fish intake with incident cardiovascular disease and all cause mortality JAMA Intern Med doi : 10.1001/jamainternmed.2019.6969
3426. Zhong Y, Zhu Y, Li Q et al. Association between Mediterranean diet adherence and colorectal cancer : a dose-response meta-analysis Am J Clin Nutr 2020 ; 111 (6) : 1214-25
3427. Zhou D, Yu H, Heather Reilly K et al. Nut consumption in relation to cardiovascular disease risk and type 2 diabetes : a systematic review and meta analysis of prospective studies Am J Clin Nutr 2014 ; 100 : 270-7
3428. Zhou A, Hyppönen E Long term coffee consumption, caffeine metabolism genetics, and risk of cardiovascular disease : a prospective analysis of up to 347,077 individuals and 8368 cases Am J Clin Nutr 2019 ; 109 : 509-16
3429. Zhou Z, Ofori-Asenso R, Curtis AJ et al. Association of statin use with disability-free survival and cardiovascular disease among healthy adults J Am Coll Cardiol 2020 ; 76 : 17-27
3430. Zhu N, Pankow JS, Ballantyne CM et al. High molecular weight adiponectin and the risk of type 2 diabetes in the ARIC Study J Clin Endocrinol Metab 2010 ; 95 : 5097-5104
3431. Zhu SH E, Zhuang YL, Wong S et al. Cigarette use and associated changes in population smoking cessation : evidence from US current population surveys BMJ 2017 ; 358 : j3262
3432. Zhu Z, Bundy JD, Mills KT et al. Secular trends in cardiovascular health in US adults (from NHANES 2007 to 2018) Am J Cardiol 2021 ; 159 : 121-8
3433. Zissimipoulos JM, Barthold D, Brinton RD et al. Sex and race differences in the association between statin use and the incidence of Alzheimer disease JAMA Neurology December 2016.doi:10.1001/jamaneurol.2016.3783
3434. Zittermann A, Iodice S, Pilz S et al. Vitamin D deficiency and mortality risk in the general population : a meta analysis of prospective cohort studies Am J Clin Nutr 2012 ; 95 : 91-100
3435. Zomer E, Owen A, Magliano DJ et al. The effectiveness and cost effectiveness of dark chocolate consumption as prevention therapy in people at high risk of cardiovascular disease : best case scenario

analysis using a Markov model BMJ 2012 ; 344 : e3657
3436. Zong G, Gao A, Hu FB et al. Whole grain intake and mortality from all causes, cardiovascular disease, and cancer Circulation 2016 ; 133 : 2370-80
3437. Zong G, Li Y, Wanders AJ et al. Intake of individual saturated fatty acids and risk of coronary heart disease in US men and women : two prospective longitudinal cohort studies BMJ 2016 ; 355 : i5796
3438. Zylberstein ED, Bengtsson C, Björklund C et al. Serum homocysteine in relation to mortality and morbidity from coronary heart disease. A 24 year follow up of the population study of women in Gothenburg Circulation 2004 ; 109 : 601-6
3439. Zyriax BC, Lau K, Klähn T Association between alcohol consumption and carotid intima-media thickness in a healthy population : data of the STRATEGY study (Stress, Atherosclerosis and ECG Study) Eur J Clin Nutr 2010 ; 64 : 1199-1206

Structures éditoriales du groupe L'Harmattan

L'Harmattan Italie
Via degli Artisti, 15
10124 Torino
harmattan.italia@gmail.com

L'Harmattan Hongrie
Kossuth l. u. 14-16.
1053 Budapest
harmattan@harmattan.hu

L'Harmattan Sénégal
10 VDN en face Mermoz
BP 45034 Dakar-Fann
senharmattan@gmail.com

L'Harmattan Cameroun
TSINGA/FECAFOOT
BP 11486 Yaoundé
inkoukam@gmail.com

L'Harmattan Burkina Faso
Achille Somé – tengnule@hotmail.fr

L'Harmattan Guinée
Almamya, rue KA 028 OKB Agency
BP 3470 Conakry
harmattanguinee@yahoo.fr

L'Harmattan RDC
185, avenue Nyangwe
Commune de Lingwala – Kinshasa
matangilamusadila@yahoo.fr

L'Harmattan Congo
219, avenue Nelson Mandela
BP 2874 Brazzaville
harmattan.congo@yahoo.fr

L'Harmattan Mali
ACI 2000 - Immeuble Mgr Jean Marie Cisse
Bureau 10
BP 145 Bamako-Mali
mali@harmattan.fr

L'Harmattan Togo
Djidjole – Lomé
Maison Amela
face EPP BATOME
ddamela@aol.com

L'Harmattan Côte d'Ivoire
Résidence Karl – Cité des Arts
Abidjan-Cocody
03 BP 1588 Abidjan
espace_harmattan.ci@hotmail.fr

Nos librairies en France

Librairie internationale
16, rue des Écoles
75005 Paris
librairie.internationale@harmattan.fr
01 40 46 79 11
www.librairieharmattan.com

Librairie des savoirs
21, rue des Écoles
75005 Paris
librairie.sh@harmattan.fr
01 46 34 13 71
www.librairieharmattansh.com

Librairie Le Lucernaire
53, rue Notre-Dame-des-Champs
75006 Paris
librairie@lucernaire.fr
01 42 22 67 13

www.ingramcontent.com/pod-product-compliance
Lightning Source LLC
LaVergne TN
LVHW021148061026
849535LV00002B/387